图说眼科检查系列丛书

总主编 文 峰

图说视觉电生理

主 编 李世迎 阴正勤

副主编 刘 勇 黄厚斌 黄小勇 刘 波

人民卫生出版社

图书在版编目（CIP）数据

图说视觉电生理 / 李世迎，阴正勤主编. —北京：
人民卫生出版社，2019
（图说眼科检查系列丛书）
ISBN 978-7-117-29246-7

Ⅰ．①图… Ⅱ．①李…②阴… Ⅲ．①视觉－电生理
学－图解 Ⅳ．①R770.43-64

中国版本图书馆 CIP 数据核字（2019）第 256138 号

| 人卫智网 | www.ipmph.com | 医学教育、学术、考试、健康，
购书智慧智能综合服务平台 |
| 人卫官网 | www.pmph.com | 人卫官方资讯发布平台 |

图说视觉电生理
（图说眼科检查系列丛书）

主　　编：李世迎　阴正勤
出版发行：人民卫生出版社（中继线 010-59780011）
地　　址：北京市朝阳区潘家园南里 19 号
邮　　编：100021
E - mail：pmph @ pmph.com
购书热线：010-59787592　010-59787584　010-65264830
印　　刷：人卫印务（北京）有限公司
经　　销：新华书店
开　　本：889×1194　1/16　印张：46
字　　数：1457 千字
版　　次：2019 年 12 月第 1 版　2019 年 12 月第 1 版第 1 次印刷
标准书号：ISBN 978-7-117-29246-7
定　　价：358.00 元
打击盗版举报电话：010-59787491　E-mail：WQ @ pmph.com
质量问题联系电话：010-59787234　E-mail：zhiliang @ pmph.com

编者及单位

（以姓氏笔画为序）

于　茜　陆军军医大学第一附属医院（重庆西南医院）
马大卉　深圳市眼科医院
王　刚　陆军军医大学第一附属医院（重庆西南医院）
王　青　陆军军医大学第一附属医院（重庆西南医院）
王　敏　陆军军医大学第一附属医院（重庆西南医院）
龙艳玲　陆军军医大学第一附属医院（重庆西南医院）
冉　黎　陆军军医大学第一附属医院（重庆西南医院）
任佳云　陆军军医大学第一附属医院（重庆西南医院）
刘　波　陆军军医大学第一附属医院（重庆西南医院）
刘　娜　陆军军医大学第一附属医院（重庆西南医院）
刘　勇　陆军军医大学第一附属医院（重庆西南医院）
齐冬梅　陆军军医大学第一附属医院（重庆西南医院）
阴正勤　陆军军医大学第一附属医院（重庆西南医院）
李　莎　陆军军医大学第一附属医院（重庆西南医院）
李世迎　陆军军医大学第一附属医院（重庆西南医院）
李付亮　陆军军医大学第一附属医院（重庆西南医院）
李佐霞　陆军军医大学第一附属医院（重庆西南医院）
李嘉文　陆军军医大学第一附属医院（重庆西南医院）
吴　楠　陆军军医大学第一附属医院（重庆西南医院）
何军材　陆军军医大学第一附属医院（重庆西南医院）
余　涛　陆军军医大学第一附属医院（重庆西南医院）
应　希　陆军军医大学第一附属医院（重庆西南医院）

汪　方　陆军军医大学第一附属医院（重庆西南医院）
张辰星　陆军军医大学第一附属医院（重庆西南医院）
张国明　深圳市眼科医院
张朝斌　陆军军医大学第一附属医院（重庆西南医院）
季　红　陆军军医大学第一附属医院（重庆西南医院）
周　序　陆军军医大学第一附属医院（重庆西南医院）
郑　莎　陆军军医大学第一附属医院（重庆西南医院）
屈　娅　陆军军医大学第一附属医院（重庆西南医院）
孟晓红　陆军军医大学第一附属医院（重庆西南医院）
赵同涛　陆军军医大学第一附属医院（重庆西南医院）
段　平　陆军军医大学第一附属医院（重庆西南医院）
徐　燕　陆军军医大学第一附属医院（重庆西南医院）
徐海伟　陆军军医大学第一附属医院（重庆西南医院）
翁传煌　陆军军医大学第一附属医院（重庆西南医院）
高利霞　陆军军医大学第一附属医院（重庆西南医院）
陶　醉　陆军军医大学第一附属医院（重庆西南医院）
黄小勇　陆军军医大学第一附属医院（重庆西南医院）
黄厚斌　中国人民解放军总医院海南医院
彭鸿翰　陆军军医大学第一附属医院（重庆西南医院）
谢　晶　陆军军医大学第一附属医院（重庆西南医院）
谭　莲　陆军军医大学第一附属医院（重庆西南医院）

编写秘书　冉　黎　王　刚

主编简介

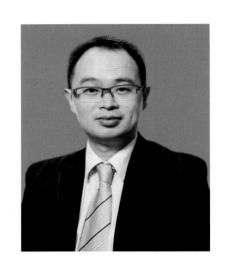

李世迎

陆军军医大学第一附属医院（重庆西南医院）眼科支部书记、主任助理、博士研究生导师，副教授，副主任医师，澳大利亚悉尼大学博士后。担任重庆西南医院眼科干细胞2组（玻璃体视网膜手术组）三线、眼科A病区主任及临床视觉电生理组组长。曾获第48届国际临床视觉电生理学会（ISCEV）年会Eberhard Dodt Memorial Award，获ISCEV实验室访问奖学金赴英国伦敦Moorfields眼科医院访学视觉电生理。主要从事玻璃体视网膜疾病及视觉电生理的临床和基础研究，专注于各类疑难眼底病的诊断和治疗。2018年获陆军军医大学校级临床新技术评审二级甲等。

现任中华医学会眼科学分会视觉生理学组组长、中国医师协会眼科医师分会视觉生理学组副主任委员、《眼科》《中华实验眼科杂志》编委、国际临床视觉电生理学会（ISCEV）理事。代表中国参与《ISCEV国际临床指南》（2018版）的编撰。主持国家自然科学基金课题2项、作为骨干参与国家重点研发计划2项，获中华医学会"第八届全国教育技术成果评比"二等奖2项，荣立三等功1次。发表论文40余篇，参编英文专著2部、中文专著4部，参译1部，获国家专利5项。

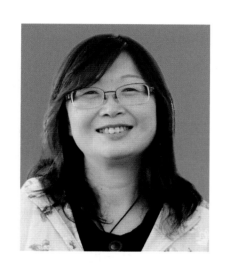

阴正勤

国家"973计划"首席科学家，解放军专业技术二级教授、主任医师、博士生研究生导师，陆军军医大学第一附属医院（重庆西南医院）眼科分院院长、中国人民解放军总医院第一医学中心眼科名誉主任、著名眼科专家。澳大利亚新南威尔士大学客座教授。担任国际临床视觉电生理学会常务委员、亚洲细胞治疗学会委员、第十一届中华医学会眼科学分会副主任委员、中国女医师学会眼科专业委员会副主任委员、第九届全军眼科学会主任委员、重庆市医学会眼科学专业委员会主任委员、中国细胞研究与治疗专业委员会常务委员等学术职务，在国内外近10个杂志担任副主编、编委等职务。

主持国家"973计划"项目、国家杰出青年科学基金、国家重大国际合作项目、国家自然科学基金重点项目和面上项目等20余项，累计科研经费4000多万元。获重庆市、军队科技进步奖等4项；获亚太眼科学会防盲杰出贡献奖、中华眼科杰出贡献奖、中美眼科学会金钥匙奖等；获国家专利22项。在国内外有影响的学术期刊发表论文307篇，其中在国外SCI杂志发表138篇（第一作者或通讯作者114篇），主编、参编中英文专著11部。招收培养博士研究生36人，硕士研究生41人。从事眼科工作40余年，主要从事视网膜变性疾病临床与基础研究，致力于儿童眼病和眼底病的诊治，对疑难复杂病例经验丰富，在干细胞治疗视网膜变性疾病方面处于国际先进水平。

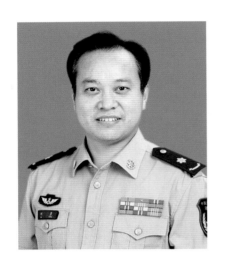

刘 勇

博士研究生导师，副主任医师、副教授，哈佛医学院 Schepens 眼科研究所访问学者。陆军军医大学第一附属医院（重庆西南医院）眼科主任。

担任中华医学会眼科学分会眼底病学组委员，中国医师协会眼科医师分会委员，重庆市医学会眼科学专业委员会委员兼秘书，重庆市医学会眼科学专业委员会青年委员会主任委员。

获国家自然科学基金 3 项，作为学术骨干参与"973 计划"项目和国家重点计划研发项目各一项，发表 SCI 论文 12 篇，参编原卫生部视听教材 2 部。2005 年获重庆市科技进步奖二等奖一项（排名第三），2012 年获第三军医大学二级甲等临床新技术，2017 年获中华眼科学会奖，2018 年获重庆市眼科杰出贡献奖，2019 年获重庆市"优秀眼科医师"荣誉称号。

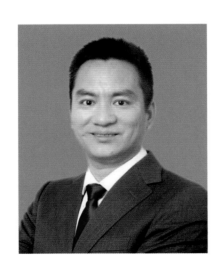

黄厚斌

男，医学博士，中国人民解放军总医院眼科副主任、中国人民解放军总医院海南医院眼科主任，主任医师、硕士研究生导师。曾以国家公派高级访问学者身份赴英国 Moorfields 眼科医院访学。主持并完成多项国家及省部级科研项目，主编（译）专著 4 部，参编专著 11 部，发表论文 110 余篇。获军队医疗成果二等奖、解放军总医院医疗成果二等奖、解放军医学院教学成果二等奖。担任中华医学会眼科学分会视觉生理学组副组长、海南省医学会眼科专业委员会主任委员兼眼底病学组组长、海南省医学会器官移植专业委员会副主任委员、海南省医学会医学遗传专业委员会副主任委员、海南省中西医结合学会眼科专业委员会副主任委员、海南省妇幼保健协会儿童眼保健专业委员会副主任委员、全军眼科专业委员会青年委员会副主任委员，《中华眼底病杂志》《眼科》《中华眼科医学杂志》编委、国际临床视觉电生理学会（ISCEV）会员等。

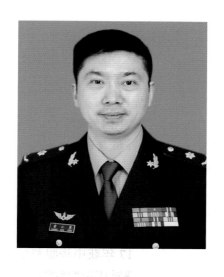

黄小勇

  陆军军医大学第一附属医院（重庆西南医院）眼科教学主任、主任助理，主任医师，教授，研究生导师，眼科 B 病区主任，玻璃体视网膜第一学组暨神经眼科学组组长，美国 Wills 眼科医院和 Scheie Eye Institute 访问学者。

  担任中华医学会眼科学分会神经眼科学组委员，重庆市医学会眼科学专业委员会神经眼科学组组长，重庆市医师协会眼科医师分会葡萄膜炎暨神经眼科学组副组长，中国研究型医院学会神经眼科专业委员会委员，《眼科学报》编委，《中国中医眼科杂志》编委。

  擅长玻璃体视网膜手术和疑难神经眼科疾病的诊治，具有全面的眼科各类疾病的诊治技术。获校级临床新技术两项，主持国家自然科学基金 2 项、"973 计划"项目子课题 1 项等各项课题十余项。发表论著等 30 余篇，其中 SCI 收录 10 篇。授权国家发明等专利 5 项。参编（译）英文专著、译著各 1 本。

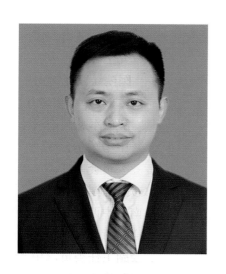

刘　波

  陆军军医大学第一附属医院（重庆西南医院）眼科视光部主任，硕士研究生，国家一级验光师。从事眼视光临床、科研工作 17 年，理论知识扎实，实践经验丰富，擅长青少年近视防控。现为重庆市视光学会委员，重庆市健康促进与健康教育学会眼科专业委员会主任委员，国际角膜塑形学会亚洲分会（IAOA）会员。重庆市科技进步一等奖"儿童弱视发病机制与临床应用研究"项目完成人之一。参与国家"十一五"课题研究 1 项，国际多中心临床试验 4 项。在国家统计源期刊发表论文 8 篇，参编中文专著 2 部，获专利 1 项。

"图说眼科检查系列丛书"

总 序

　　近十年来，随着科学技术的飞速发展，新的眼科影像检查设备和检查技术层出不穷，眼科影像的诊断与创新已成为眼科发展的前沿领域之一，是眼科临床循证的重要来源，备受众多眼科医生及相关人员的关注与重视。为此，我们在眼科开创眼影像学科，专注于眼科影像学的研究、创新与应用。眼影像学与微循环密切相关，在中国眼微循环专业委员会的支持下，我们成立了全国性的眼影像学组，旨在推动中国眼影像学的创新与发展。并在 2017 年 12 月 2 日在广州成功举办了以"协同众基层医生，引领眼影像学术"为主题的第一届全国眼影像学术大会，来自全国 31 个省、市、自治区及澳门地区的 600 余位眼科专家出席。全国性眼影像学组的成立及第一届全国眼影像学术大会的成功举办，奠定了中国眼影像学发展的基础，其意义深远。

　　创立与发展眼影像学科是我从事眼科事业三十余年的目标与追求。自己一直在该领域勤勉钻研，在国人息肉状脉络膜血管病变（PCV）、点状内层脉络膜病变（PIC）、急性黄斑神经视网膜病变（AMN）和 Vogt- 小柳 - 原田综合征的脉络膜细皱褶等眼科疾病的影像学研究上有所创新。但眼影像学在眼科临床检查及眼病诊断与治疗方面的价值与意义仍值得竭力推广与实践。对于广大眼科的工作者，尤其是基层眼科医生，更需要眼影像学术会议及眼影像专著去引领及指导。

　　为此，由中国眼微循环专业委员会眼影像学组牵头，组织学组委员及相关的眼科专家，撰写了两套有关眼影像诊断与指导治疗的系列丛书，即"图说眼科检查系列丛书"与"图说眼科疾病系列丛书"。系列丛书是各主编及编者多年来临床影像诊断和指导治疗经验的结晶，可以为广大的眼科临床医师和影像技术人员提供有益参考，对眼影像学的发展将产生巨大影响。

　　祝愿眼影像学这门新兴的学科，随着"图说眼科检查系列丛书"与"图说眼科疾病系列丛书"的面世，必将引起更多眼科医务工作者及视觉科学研究者的重视，有效提升我国相关从业人员对眼影像学的认识水平，并结出丰硕的果实！

文 峰

"图说眼科检查系列丛书"总主编

中国微循环学会眼影像学组主任委员

中山大学中山眼科中心教授、博士生导师

2019 年 7 月 3 日

序 一

这是科技昌盛的大时代，医学科学也在不断发展。随着视觉检测水平的进步，人们对眼至大脑的视觉系统的认识有了很大的飞越。视觉测定既是对视功能的了解，也是对视觉器官的相互关系和结构联系的进一步认识，大大有利于对眼病的诊治。

视觉电生理是一门客观测定视功能的检查，在视觉测定中居重要地位。本书包含了众多眼病的视觉电生理检测内容，覆盖了大量不同病种。编者不仅引入多种视觉电生理测定的图像结果，还结合临床病症予以分析，使广大读者可从中掌握更多病症的相关信息，有益于对眼病的诊治、病情探讨和预后判断。这是客观视功能测定——视觉电生理的贡献。

我们寄希望于中国眼科学发展能充分运用各种先进的诊疗技术，并对应用成果加以学术整理和探讨。本书在此方面发挥了很好的作用。谨向李世迎主编和各位编者们致以热烈祝贺，并愿受益的读者们造福广大的眼病患者。

吴乐正
亚非眼科学会主席
中山大学中山眼科中心

序 二

近二十年来，眼科领域许多诊断新技术飞速涌现，发展迅速，极大地提高了对眼科各类疾病的诊断和治疗水平。但许多医院对于视觉电生理技术的认识和临床应用还存在不足和困难，所以临床运用尚不够普及，视觉电生理检查的作用还没有得到充分发挥。

在吴乐正和阴正勤两位视觉生理学组前任组长的带领下，中国视觉电生理研究取得了长足的发展，并在国际上占有了一席之地。近三年来在李世迎组长的积极推动下，进一步促进了视觉电生理检查标准化的推广，为广大眼科医生和研究者在临床和科研中提供了一件非常有用的武器。陆军军医大学第一附属医院（重庆西南医院）眼科组织了多次关于视觉电生理的继续教育学习班，并邀请眼科各亚专业领域的相关专家共同撰写了这套从眼前节到眼后节，以及眼眶和神经眼科领域的视觉电生理书籍。

视觉电生理对于临床医生来说，是一门比较生疏的学科，为此作者收集了眼科临床上各种不同疾病的病例，对其各项临床检查结果特别是视觉电生理指标进行了深度而贴合实际的解读，以期为广大的眼科临床医师和检查技术人员提供有益的帮助。本书也可以成为高年资眼科专家教学和科研的参考用书。

希望随着《图说视觉电生理》的面世，带动更多眼科医务工作者对视觉电生理技术的重视，推动视觉电生理在眼科临床诊断和随访中发挥更大作用，更好地造福于眼科患者。

浙江大学眼科研究所所长
浙江大学医学院附属第二医院眼科中心主任
中华医学会眼科学分会主任委员

前　言

随着检查技术和对疾病认识的不断更新，眼科的发展日新月异，其中眼科特殊检查发挥了极其重要的作用。视觉电生理（visual electrophysiology）检查是眼科功能检查领域中的一个重要里程碑，迄今已有100余年的历史。视觉电生理是一套通过记录视觉系统生物电活动以帮助诊断疾病、评估疗效、判断预后的检查方法，主要包括眼电图（eletrooculogram，EOG）、视网膜电图（electroretinogram，ERG）和视觉诱发电位（visual evoked potential，VEP）。视觉电生理因其具有的无创、客观、可量化的独特优势，在眼科检查中具有重要的价值和作用。临床上有许多疾病，在运用了其他检查后仍然无法明确诊断的情况下，视觉电生理检查则起到另辟蹊径的作用。对于一些诊断明确的疾病，视觉电生理检查也为其功能评估和疗效鉴定提供重要依据。

视觉电生理检查技术和报告解读的规范化和标准化，是保证其临床实际应用可行性和准确性的重要前提。由于各家使用的仪器不同，操作方法各异，再加上经验不足等，往往导致各家分析结论悬殊，难以进行正确的诊断和功能评估。鉴于此，本书收集眼科不同类别的疾病，针对临床病例的影像和功能检查图片，结合疾病在不同病程时期的特点，详细解读如何将影像和功能检查相结合，重点图解如何综合运用视觉电生理检查。希望这种尝试能对广大眼科医生和相关研究人员有所帮助，也欢迎大家多提宝贵建议和反馈。

本书在病例收集和解读过程中得到了陆军军医大学第一附属医院（重庆西南医院）眼科、解放军总医院海南医院眼科、深圳市眼科医院的大力支持，在此深表感谢！感谢陆军军医大学第一附属医院的冉黎和王刚在具体的编排中认真细致的工作；感谢人民卫生出版社的老师为本书顺利出版付出的辛勤劳动；感谢中山大学中山眼科中心文峰教授、吴乐正教授的殷切关怀和大力帮助；感谢浙江大学医学院附属第二医院眼科姚克教授对本书和视觉电生理检查技术规范化推广的大力支持！

李世迎　阴正勤

陆军军医大学第一附属医院（重庆西南医院）眼科

2019年7月18日

目　录

第一章

视觉电生理基本原理及操作

第一节　视觉电生理基本原理

【视觉电生理信号的来源】

眼电图（EOG，Electro-oculogram）：刺激光经角膜、晶状体、玻璃体，透过视网膜刺激视网膜色素上皮层产生静息电位。

全视野视网膜电图 FERG（full-field electroretinogram）包含以下基本项目：暗适应 0.01（ERG，electroretinogram）：暗适应状态下，使用 $0.01cd/m^2$ 亮度弱光刺激感光细胞层的视杆细胞产生视杆 a 波（临床检查中该信号极为弱小，一般不将其作为测量目标，如暗适应 0.01ERG 的 a 波），视杆 a 波信号传导至视杆 ON 双极细胞产生视杆 b 波（暗适应 0.01ERG 的 b 波）。暗适应 3.0ERG：暗适应状态下，增强刺激光强度至 $3.0cd/m^2$ 亮度时，由视杆和视锥系统的光感受器和双极细胞产生复合反应，由视杆主导（感光细胞产生暗适应 3.0ERG 的 a 波，双极细胞产生 b 波）。暗适应 10.0ERG：暗适应状态下，增强刺激光强度至 $10.0cd/m^2$ 亮度时，由视杆和视锥系统的光感受器和双极细胞产生复合反应，由视杆主导（感光细胞产生相较于暗适应 3.0ERG 的 a 波幅值更大的增强型 a 波，双极细胞产生 b 波）。暗适应振荡电位 OPS：暗适应反应中，a 波至 b 波过程中以无长突细胞层为主的内层视网膜产生振荡电位。明适应 3.0ERG：经过明适应后，视杆系统受到抑制，使用 $3.0cd/m^2$ 亮度刺激光刺激视锥光感受器细胞和 OFF 型双极细胞产生明适应 3.0 的 a 波，而 b 波则来自于视锥 ON 型和 OFF 型双极细胞。明适应 30HzERG：明适应状态下使用 30Hz 闪烁光刺激后，整个视锥通路产生一系列近似于锯齿波的尖峰状波形。

图形视网膜电图 PERG（pattern electroretinogram）：当使用图形刺激视网膜黄斑区域时，产生反映黄斑区功能的 P50 和反映视网膜神经节细胞层功能的 N95 波形。

视觉诱发电位 VEP（visual evoked potential）：当视网膜的视觉电活动经由视觉神经通路传导至视皮层时，产生视觉诱发电位[闪光视觉诱发电位（flash visual evoked potential，FVEP）、图形视觉诱发电位（pattern visual evoked potential，PVEP）]。以上各视觉信号来源如图 1-1-1 所示。

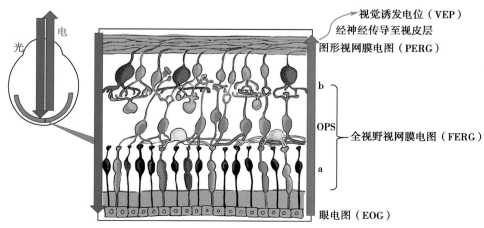

图 1-1-1　视觉电生理信号的来源

第二节　视觉诱发电位检查

【物品准备与基本操作】

准备皮肤电极 3 条、皮肤清洁膏、导电膏和棉签若干。清洁前额 FZ 处皮肤、枕骨粗隆上方约 1.5cm 的 OZ 处皮肤及耳垂。使用皮肤电极分别将 FZ、OZ 及耳垂与放大器对应接口连接，如图 1-2-1 所示。

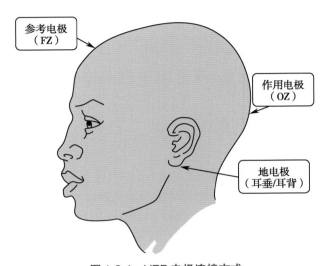

图 1-2-1　VEP 电极连接方式
参考电极贴在 FZ 位置皮肤。作用电极贴在枕骨粗隆上方约
1.5cm 处 OZ 位置。地电极贴在耳垂或者耳背

【操作要点与注意事项】

图形视觉诱发电位（PVEP）：自然瞳孔状态下，屈光矫正检测眼，遮盖对侧眼。嘱受检者自然睁眼看刺激屏幕视标，在检查过程中可少量眨眼。开始检查后，至少应检查国际眼电生理协会推荐的 1° 翻转棋盘格和 15′ 翻转棋盘格图形刺激。每次检查在受检者耐受性能支持情况下最好能采集 64 次，以采集到较稳定波形为目的。

闪光视觉诱发电位（FVEP）：自然瞳孔状态下，绝对严密遮盖对侧眼。嘱受检者自然睁眼看正前方，在检查过程中可少量眨眼。至少应检查国际眼电生理协会推荐的 $3.0cd/m^2$ 亮度闪光刺激。每次检查在受检者耐受性能支持情况下最好能采集 64 次，以采集到较稳定波形为目的。

第三节　图形视网膜电流图检查

【物品准备与基本操作】

准备皮肤电极 3 条、金箔电极（foil）2 条、皮肤清洁膏、导电膏、眼表麻醉药、氯霉素滴眼液、棉签若干。清洁前额 FZ 处、颞侧距外眦角约 1cm 处皮肤。将地电极贴在前额 FZ 处，参考电极贴在距离外眦角约 1cm 处。为受检眼滴表面麻醉药 1 滴并嘱其闭眼 1min。检查者左手执棉签，右手执 foil 电极。嘱受检者稍向上看或者平视正前方，用棉签向下轻拨下睑，放置 foil 电极并使用医用胶布将 foil 电极固定在脸颊上。矫正检测眼。嘱受检者自然睁眼看刺激屏幕视标，在检查过程中可少量眨眼，如图 1-3-1 所示。

开始检查，国际眼电生理协会推荐至少应检查 1° 翻转棋盘格。每次检查在受检者耐受性能支持情况下最好能采集 64 次，以采集到较稳定波形为目的。检查完毕，为受检者取下 foil 电极，为受检眼点 1 滴氯霉素后嘱其闭眼 0.5min，嘱其不可揉眼。

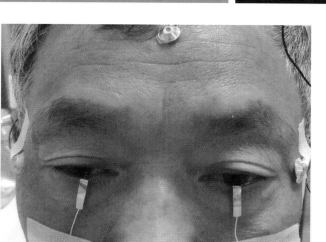

图 1-3-1　图形视网膜电图电极连接方式

参考电极贴在颞侧皮肤，作用电极戴在下眼睑内，地电极贴在前额

【操作要点与注意事项】

自然瞳孔下检查。应保证 foil 电极埋于下眼睑内的镀金面紧贴于眼角膜缘，同时 foil 电极未埋于眼睑内的非镀金面不可接触眼睑外表面皮肤，防止引入皮肤动作电位干扰。屈光矫正后可双眼同时或者单眼依次进行信号采集，以采集时检测眼能正视刺激屏幕为佳。

第四节　全视野视网膜电流图检查

【物品准备与基本操作】

准备皮肤电极 3 条、金箔电极（foil）2 条或者角膜接触镜（JET）2 条或者 DTL 电极 2 条、皮肤清洁膏、导电膏、眼表麻醉药、氯霉素滴眼液、棉签若干。清洁前额 FZ 处、颞侧距外眦角约 1cm 处皮肤。将地电极贴在前额 FZ 处，参考电极贴在距离外眦角约 1cm 处。受检者于暗室中暗适应 20min。暗室中，暗红光下为受检眼滴表面麻醉药。佩戴角膜接触电极并依次进行 $0.01cd\cdot s/m^2$、$3.0cd\cdot s/m^2$、$10.cd\cdot s/m^2$ 亮度闪光检查。打开灯光，进入明适应步骤，受检者在 $3.0cd/m^2$ 背景光下明适应 10min。依次进行明适应 $3.0cd\cdot s/m^2$ 亮度闪光检查、30Hz 闪烁光检查。如图 1-4-1 所示。

检查完毕，为受检者取下角膜接触电极，为受检眼点 1 滴氯霉素后嘱其闭眼 0.5min，嘱其不可揉眼、少看强光、缓慢行动。每次检查以采集到较稳定波形为目的。

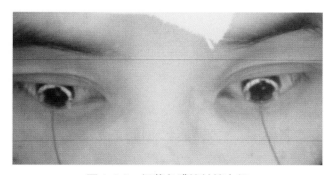

图 1-4-1　佩戴角膜接触镜电极

【操作要点与注意事项】

充分散大瞳孔下检查。应保证 foil 电极埋于下眼睑内的镀金面紧贴于眼角膜缘，同时 foil 电极未埋于眼睑内的非镀金面不可接触眼睑外表面皮肤，防止引入皮肤动作电位干扰。一般双眼同时进行信号

采集,以采集时检测眼能正视刺激光源为佳。当患者斜视时,应单眼依次进行检查,检查时严密遮盖未受检眼。

第五节 多焦视网膜电图检查

【物品准备与基本操作】

准备皮肤清洁膏、导电膏、眼表麻醉药、氯霉素滴眼液、棉签若干。准备 B-A 电极 1 条和皮肤电极 1 条,或者金箔电极 2 条和皮肤电极 3 条,或者 DTL 电极 2 条和皮肤电极 3 条,如图 1-5-1 所示。

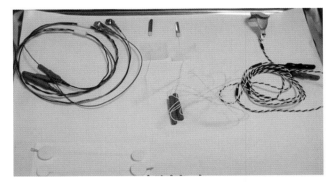

图 1-5-1 多焦视网膜电图电极准备

检查时可以根据具体机器型号和患者配合度选择 3 种电极方式检查,第 1 种是 B-A 电极 1 条和皮肤电极 1 条,第二种是金箔电极 2 条和皮肤电极 3 条,第三种是 DTL 电极 2 条和皮肤电极 3 条

若使用 B-A 电极:为受检眼点表面麻醉药 2~3 次,间隔时间约 2min。检查者左手执电极,右手执医用棉签,嘱患者放松往下看,用棉签轻轻上拨上眼睑,将电极上部贴着结膜斜上方戴入,嘱患者平视正前方,用棉签轻轻下拨下眼睑,将电极下部贴着下方结膜戴入。如图 1-5-2 所示。将刺激器对准患者瞳孔,调节屈光,进行采集。采集结束后,用左手握住 B-A 电极手柄微微向外轻拉少许,嘱患者轻轻看上方,用棉签轻拨下眼睑,取出电极下部。嘱患者轻轻看下方,用棉签轻轻上拨上眼睑,取出电极上部。为受检眼点 1 滴氯霉素后嘱其闭眼 1min。

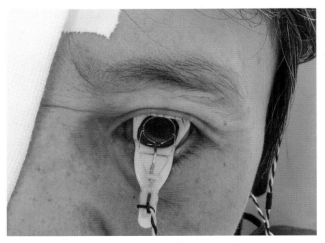

图 1-5-2 B-A 电极佩戴

B-A 电极 1 条和皮肤电极 1 条,皮肤电极放置于前额正中,单眼依次检查。第二种和第三种与 PERG(图 1-3-1)和 FERG(图 1-4-1)贴电极方式一致

【操作要点与注意事项】

充分散大瞳孔下检查。根据机器具体型号采用单眼或者双眼同时检查。

第六节 眼电图检查

【物品准备与基本操作】

准备皮肤电极5条、皮肤清洁膏、导电膏和棉签若干。患者需散瞳、室内光线下明适应约15min。清洁皮肤颞侧、鼻侧及前额。连接电极方式如图1-6-1所示。

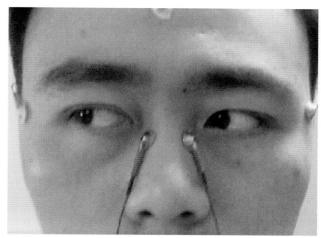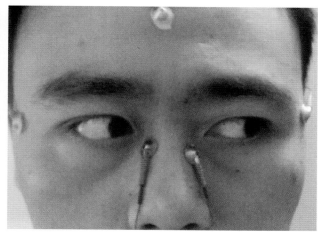

图1-6-1 眼电图电极连接

地电极在前额正中，右眼参考电极在右眼颞侧，右眼作用电极在右眼鼻侧，左眼参考电极在左眼鼻侧，左眼作用电极在左眼颞侧。特别说明：部分电生理仪器的左眼参考电极设置为左眼颞侧，左眼作用电极设置为左眼鼻侧。应仔细阅读仪器说明书，防止电极位置错误

开始检查后，嘱受检者自然睁眼看，并在检查过程中眼球随视标左右闪现而左右水平转动。依次进行基线定标阶段、暗适应阶段、明适应阶段检查。该过程约需要35min。采集过程中应不定时提醒受检者集中精神随着视标闪动节奏转动眼球。

【操作要点与注意事项】

充分散大瞳孔下检查。

第七节 临床操作中注意事项与检查护理

【临床操作中注意事项】

与受检者的沟通特别重要，受检者精神状态不佳时不建议行电生理检查。受检者对检查过程中所用药物易敏感时应谨慎使用。受检者角膜状况不佳（角膜穿孔、角膜外伤后初愈等）时不建议戴角膜接触镜。受检眼硅油填充后行ERG检查，其结果应考虑硅油影响。斜视眼及眼球震颤者不建议行EOG检查。斜视者行电生理检查时应保证受检眼正对刺激屏幕或者刺激光源。使用角膜接触镜时应保证角膜接触镜透光性良好。眼睑下垂、翼状胬肉等可能遮挡注视效果的受检者，应尽量排除遮挡或在出具报告时注明干扰因素。行荧光造影、彩色照相等强光照射后，应充分休息后方可行电生理检查。一般检查顺序为PVEP、PERG、FVEP、FERG、mfERG、EOG。安装好仪器，检查地线，排除干扰（50Hz）。尽量少进行软件滤波，放大器应远离电源，手机等电磁干扰源应避免带入检查室。

【检查护理】

检查完毕嘱患者在休息室休息 20min，无不适方可离开，对高龄散瞳者检查后注意观察眼压变化，对可疑者应告知其高眼压的症状和体征，发现异常及时就诊。使用散瞳药者交代瞳孔散大期间会出现视物模糊、畏光等情况，外出注意安全，0.5% 托吡卡胺散瞳后 6h 可以恢复正常。检查完毕嘱患者在 2h 内勿揉眼，预防表面麻醉剂致角膜暂时无知觉引起角膜上皮擦伤或脱落。在行视觉电生理检查佩戴角膜接触镜前半小时用重组牛碱性成纤维细胞生长因子滴眼液 10min 一次，连续点三次，能有效保护患者角膜上皮，如图 1-7-1 所示。对不能配合检查使用镇静剂的婴幼儿，应备好急救器材，以防意外发生，检查完毕应待患儿完全清醒后，方可离开。

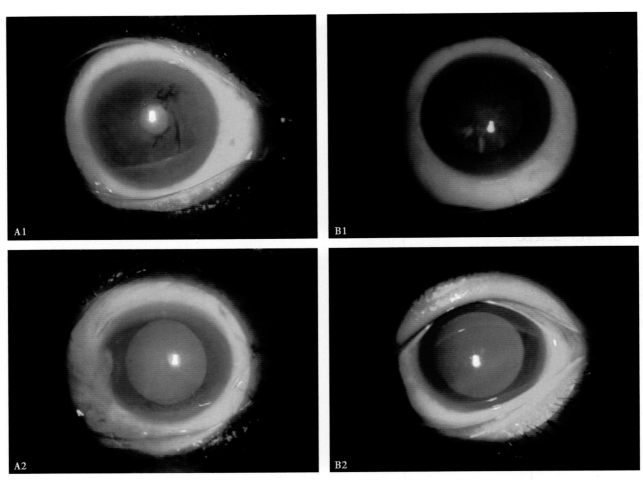

图 1-7-1　佩戴角膜接触镜前使用重组牛碱性成纤维细胞生长因子滴眼液干预实验

A 为对照眼，B 为干预眼，用药前对角膜染色行前节照相（A1，B1）观察角膜上皮情况，检查后 10min 再次对角膜染色行前节照相（A2，B2）观察角膜上皮情况，可见角膜上皮脱落现象有显著减少

（王　刚　徐　燕）

第二章

视觉电生理检查正常值的建立

第一节 视觉诱发电位

【临床应用】

视觉诱发电位（VEP）是对从角膜到视皮层的整体视通路功能的检测，若某一部位发生病变或功能障碍时，视觉诱发电位就会出现波形峰时、幅值的改变。按照刺激方式的不同，又分为闪光视觉诱发电位（FVEP）和图形视觉诱发电位（PVEP）。图形视觉诱发电位又包含图形翻转视觉诱发电位（pattern-reversal visual evoked potential）、图形给撤诱发电位。图形翻转诱发电位波形稳定，广泛应用于临床。后续本书统称图形翻转视觉诱发电位为 PVEP。FVEP 的峰时和幅值在不同个体间变异较大，适用于配合度差、低视力等类型病人。PVEP 的波形及峰时相对稳定，可为临床提供更多信息，因此患者配合固视的情况下首选 PVEP。

【FVEP 主要波形及命名】

P 表示正向波，N 表示负向波。FVEP 按照波形出现的顺序分别为 N1、P1、N2、P2、N3 和 P3，但有的仪器只有 P1、N2、P2、N3。因 P2 波波形较稳定，但 P2 波幅值变异大，故主要分析 P2 波的峰时。峰时是从刺激开始到 P2 波波峰出现的时间。本检查室峰时的正常范围为 75～134ms（迈威），75～130ms（Espion）。如图 2-1-1（迈威，峰时 130ms）、图 2-1-2（Espion，峰时 125ms）为正常波形图形。

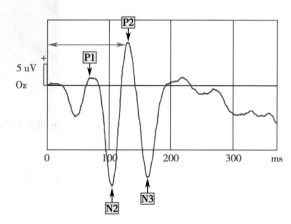

Oz			
N°	ms	μV	%
P1	68.5	1.6	99
N2	104	−23.3	99
P2	130	30.8	99
N3	162	−28.9	99

图 2-1-1　正常的 FVEP 图形（迈威机器检查）

男，55 岁，右眼，最佳矫正视力（BCVA）：1.0，其中红线表示 P2 的峰时

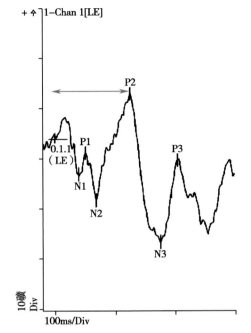

图 2-1-2　正常的 FVEP 图形(Espion 机器检查)
男, 42 岁, 左眼, BCVA: 1.0, 其中红线表示 P2 的峰时

R	Name	μV	ms
1	N1	−7.12	40
1	P1	4.462*	51
1	N2	−9.589*	69
1	P2	21.43*	125
1	N3	−29.84*	176
1	P3	16.42*	205

【PVEP 主要波形及命名】

PVEP 主要波根据方向与峰时分为 N75 波、P100 波和 N135 波, 由于 N75 波和 N135 波的峰时和幅值变异较大, 而 P100 波的幅值最稳定, 故主要观察 P100 波的幅值和峰时。幅值是 P100 的波峰与 N75 波波谷的差值, 峰时是刺激开始到 P100 波波峰出现的时间, P100 波幅值体现视觉功能受棋盘格翻转刺激产生的反应大小, 峰时体现视觉功能反应的速度, 因此解读结果时, 峰时和幅值均是分析指标。正常波形如图 2-1-3、图 2-1-4 所示。PVEP 主要反映视野中央的电活动, 国际视觉电生理协会制定了 3 种空间频率即 1° 空间频率、30′ 空间频率和 15′ 空间频率检查, 至少应检查 1° 和 15′ 空间频率。其中 15′ 空间频率因棋盘格密度大, 需要更精细的注视, 故更能体现黄斑部位反应引起的视功能。

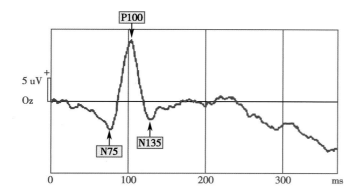

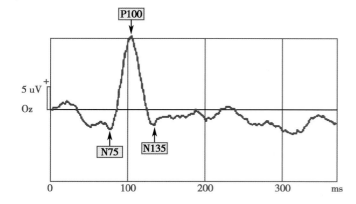

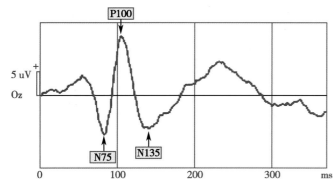

图 2-1-3　PVEP 波形（迈威机器检查）
女，20 岁，右眼，BCVA：0.8

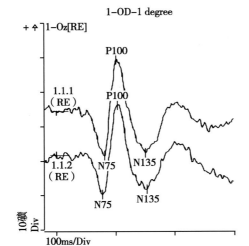

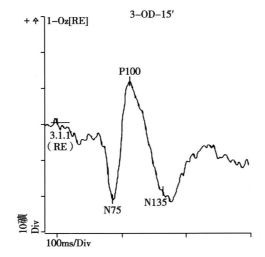

图 2-1-4 PVEP 波形（Espion 机器检查）

女，21 岁，右眼，BCVA：1.0

图点评：

FVEP（图 2-1-1，图 2-1-2）的波形统一性较低，仅 P2 稳定性相对较高，因此临床一般将 P2 波作为检测指标，应同时注重双眼比较。PVEP（图 2-1-3、图 2-1-4）的 P100 波最为稳定，临床将 P100 波幅值及峰时均作为常用检测指标。因检测指标的正常值范围较大，应特别重视同一病人双眼间的比较。

【正常值范围】

尽管按照视觉电生理协会的标准进行检查时，不同品牌的机器也会得到不太相同的结果，相同品牌的每台机器也可能有差异，所以各检查室对每台机器要搜集正常结果，建立正常结果数据范围和分布。正常儿童青少年的 P100 波幅值较正常成年人明显偏高。举例来说，例如本科室一套电生理设备（Espion）PVEP 正常成年人数据范围大致如表 2-1-1：

表 2-1-1 PVEP 正常值（年龄＞18 岁）

1° 空间频率 P100 幅值 /μV	1° 空间频率 P100 峰时 /ms	15′ 空间频率 P100 幅值 /μV	15′ 空间频率 P100 峰时 /ms
≥9	≤105	≥11	≤114

第二节 图形视网膜电流图

【临床应用】

图形视网膜电图中的 P50 波幅值反映黄斑区的功能, N95/P50 的比值更能反映视神经节细胞的功能, 因此主要分析 P50 波幅值和 N95/P50 的比值。

【PERG 主要波形及命名】

图形视网膜电流图(PERG)主要波根据方向和峰时分为负向的 N35 波、正向的 P50 波和负向的 N95 波。正常波形如图 2-2-1 所示。

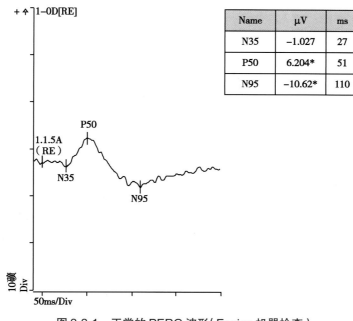

Name	μV	ms
N35	−1.027	27
P50	6.204*	51
N95	−10.62*	110

图 2-2-1 正常的 PERG 波形(Espion 机器检查)
女, 29 岁, 右眼, BCVA: 1.0

图点评:

PERG 由于其信号弱, 其正常幅值低至几 μV, 因此需要系统具有较高的抗干扰能力及受检者较好的配合。一个可信的波形应具有波形变异小, 平滑度较好(多次采集叠加而非后期数字滤波)的特点, 如图 2-2-1。图 2-2-2 所示为 50Hz 工频干扰偏高, 其真实幅值应低于测量值。

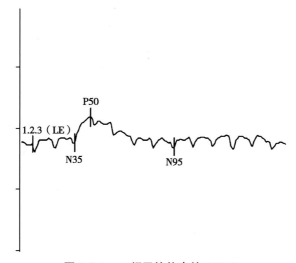

图 2-2-2 工频干扰偏高的 PERG

【正常值范围】

本科室一套电生理设备（Espion）PERG正常成年人数据范围大致如表2-2-1和图2-2-3：

表2-2-1　PERG正常值（年龄＞18岁）

P50幅值（μV）	N95/P50值
≥3.6	1.74±0.18

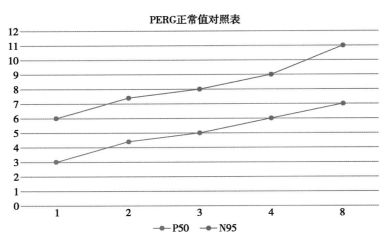

图2-2-3　本科室PERG正常值对照表

第三节　全视野视网膜电流图

【临床应用】

全视野视网膜电流图（FERG）是反映视网膜功能的客观检查。

【FERG主要波形及命名】

暗适应0.01视杆细胞反应（dark-adapted 0.01 ERG）波形主要是向上的正波b波，体现视杆细胞通路的整体功能。暗适应3.0视杆细胞-视锥细胞混合反应＋振荡电位（dark-adapted 3.0 ERG+OPs）主要是向下的负波a波和向上的正波b波，以及OPs波。a波主要来自于视网膜外层，b波主要来自于视网膜内层，临床发现OPs波反映视网膜内层的循环功能。暗适应10.0视杆细胞-视锥细胞混合反应（dark-adapted 10.0 ERG）与暗适应3.0视杆细胞-视锥细胞混合反应类似，因刺激光强度大，更能排除屈光介质混浊对结果的影响。明适应3.0反应（light-adapted 3.0 ERG）产生向下的负波a波和向上的正波b波，a波主要来自于视网膜外层，b波主要来自于视网膜内层。明适应3.0HZ闪烁光反应（light-adapted 3.0 flicker ERG）产生向上的P波，体现视锥细胞通路的整体功能。

【幅值的测量方法】

以暗适应3.0视杆-视锥细胞混合反应为例，此反应主要分析a波和b波的幅值。幅值的测量方法（如图2-3-1所示）：a波的幅值是从基线到波谷的差值，b波的幅值是a波波谷到b波波峰的差值。

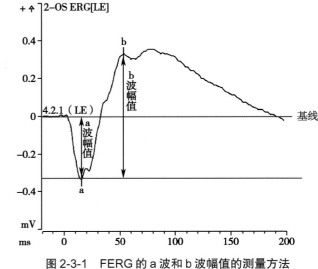

图2-3-1　FERG的a波和b波幅值的测量方法

【检查步骤】

按照国际电生理协会规定此项检查包含五个步骤：①暗适应 0.01 视杆细胞反应（dark-adapted 0.01 ERG）（图 2-3-2）；②暗适应 3.0 视杆细胞 - 视锥细胞混合反应 + 振荡电位（dark-adapted 3.0 ERG＋OPs）（图 2-3-3）；③暗适应 10.0 视杆细胞 - 视锥细胞混合反应（dark-adapted 10.0 ERG）（图 2-3-4）；④明适应 3.0 反应（light-adapted 3.0 ERG）（图 2-3-5）；⑤明适应 3.0Hz 闪烁光反应（light-adapted 3.0 flicker ERG）（图 2-3-6）。

2–Dark–adapted 0.01 ERG

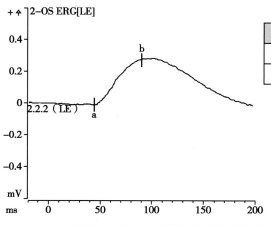

Name	μV	ms
a	−12.21	45
b	290*	91

图 2-3-2　正常暗适应 0.01 反应（Espion 机器检查）

3–Dark–adapted 3.0 ERG+OPs

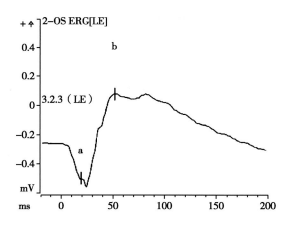

Name	μV	ms
a	−237.9	19
b	576.6*	52

Name	μV	ms
Average	23.4	
OP1	14.74	19
OP2	42.06	26
OP3	20.76	33
OP4	16.02	41

图 2-3-3　正常暗适应 3.0 和 3.0 的 OPS 反应（Espion 机器检查）

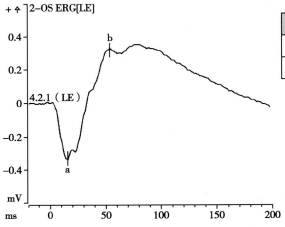

图 2-3-4　正常暗适应 10.0 反应（Espion 机器检查）

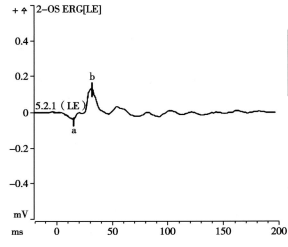

图 2-3-5　正常明适应 3.0 反应（Espion 机器检查）

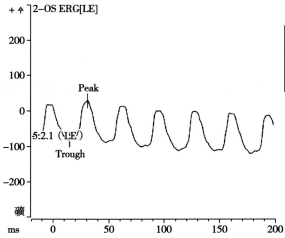

图 2-3-6　正常明适应 3.0Hz 闪烁光反应（Espion 机器检查）

图点评：

　　FERG 结果应尽可能完成 ISCEV 所推荐的六项检查（图 2-3-2～图 2-3-6）。其结果应尽可能在检查时即排除工频干扰、肌电干扰，不可在得到波形后使用后期滤波，因其会导致幅值降低。结果基线漂移时会导致幅值不准确（图 2-3-7），应避免漂移情况发生。

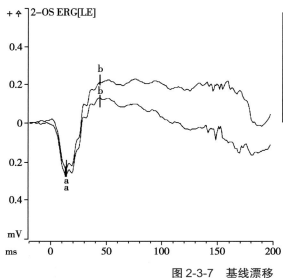

R	Name	μV	ms
3	a	−238	15
3	b	453.1*	45
4	a	−273	14
4	b	406.7*	45

图 2-3-7　基线漂移

【正常值范围】

　　ISCEV 建议各检查室建立自己的正常值范围（表 2-3-1）。

表 2-3-1　本实验室 FERG 正常最低极限值（成人）

暗适应 0.01-b 波	暗适应 3.0-a 波	暗适应 3.0-b 波	暗适应 3.0-OP2	暗适应 10.0-a 波
≥180μV	≥180μV	≥320μV	≥30μV	≥200μV
暗适应 10.0-b 波	明适应 3.0-a 波	明适应 3.0-b 波	明适应 30Hz	
≥360μV	≥30μV	≥100μV	≥100μV	
FERG 正常最低极限值（成人，本实验室）				

第四节　多焦视网膜电图

　　多焦视网膜电图（mfERG）反映黄斑区的局部功能。通过观察测试的黄斑区范围内的每一局域的振幅密度，观察黄斑区视网膜功能的区域性改变。由于检查室使用不同品牌的机器会得到不太相同的结果，正常值也不相同，所以需对每台机器搜集正常结果，建立正常结果数据范围。

【mfERG 组成部分】

　　mfERG 组成部分包括：① Trace 图（图 2-4-1）；②三维立体图（图 2-4-2）；③幅值密度环比图（图 2-4-3）；④峰时环比图（图 2-4-4）；⑤各环振幅密度图（图 2-4-5）；⑥峰时和振幅密度图（图 2-4-6）。

Retinal View
me103h4md75 2019-07-03 16-02-08 Right

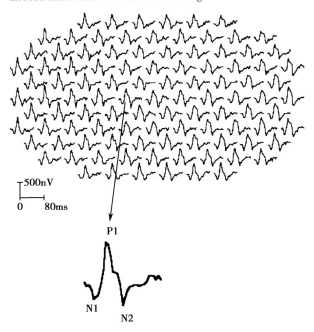

图 2-4-1 右眼 Trace 图显示不同视网膜区的电反应曲线图,每个反应波包含负向 N1 波,正向 P1 波和第二个负向 N2 波。一般临床统计选取 P1 波,P1 波的振幅由 N1 波的波谷至 P1 波的波峰值(nV)。但由于六边形的面积不等,因而统计采用振幅密度(六边形波振幅/六边形面积,单位为 nV/deg^2),P1 波的峰时为从刺激开始至 P1 波波峰的时间(ms)

Right

3D

Retinal View
me103h4md75_2019-07-03_16-02-08_Right

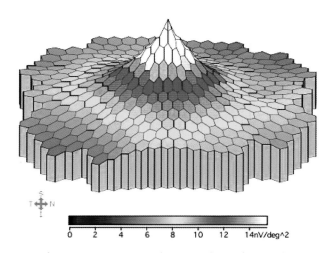

图 2-4-2 右眼 3D 图,即用振幅密度显示的伪彩色三维地形图,色越蓝表示反应密度越低,反之色越白表示反应密度越高

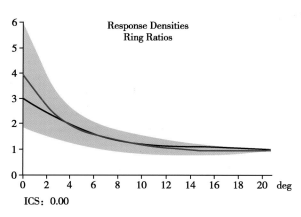

图 2-4-3　右眼幅值密度环比图

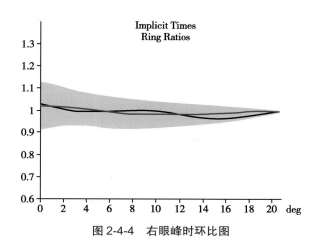

图 2-4-4　右眼峰时环比图

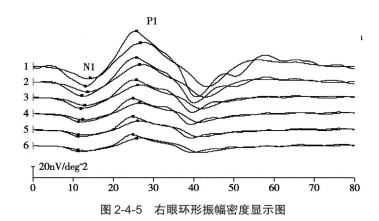

图 2-4-5　右眼环形振幅密度显示图

Latencies ms	Values △nV/deg^2	Latencies ms	Values △nV/deg^2
13.167	95.556	14.333	61.111
25.833		26.833	
12.333	66.667	13.667	47.778
25.833		26.667	
12.000	50.000	13.000	35.556
25.833		26.167	
11.500	40.000	12.500	28.889
25.000		26.667	
11.333	34.444	11.500	23.333
25.000		26.167	
11.500	28.889	11.333	20.000
25.000		25.833	

图 2-4-6　第一列和第二列分别为患者右眼的峰时和振幅密度；
第三列和第四列分别为正常组的峰时和振幅密度

17

mfERG 的打印报告如下（图 2-4-7）：

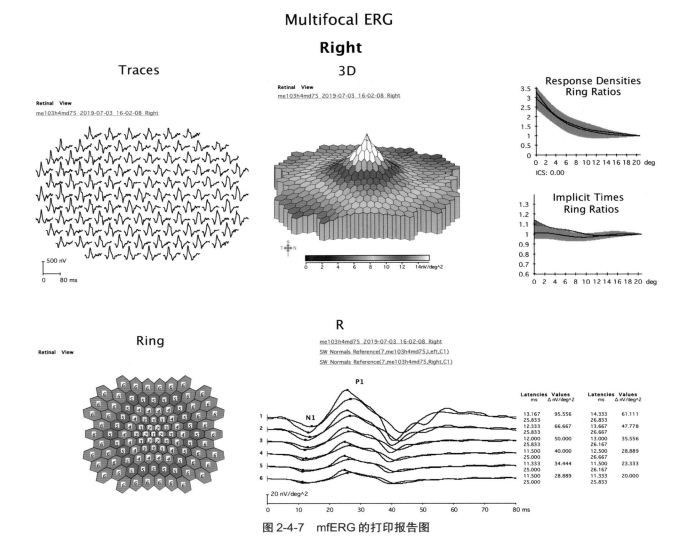

图 2-4-7 mfERG 的打印报告图

图点评：

正常的 mfERG 应每个小波形均匀干净无杂波（图 2-4-1），无肌电干扰（图 2-4-8），避免旁中心固视（图 2-4-9）。

Traces(distributed presentation)

Field View
me 103h4md75 2012–04–12 16–23–00 Left

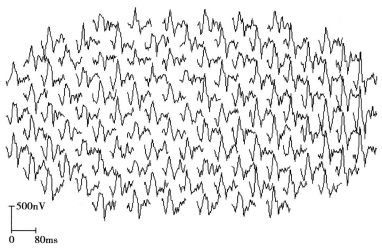

图 2-4-8　肌电干扰

Traces

3D

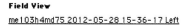

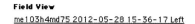

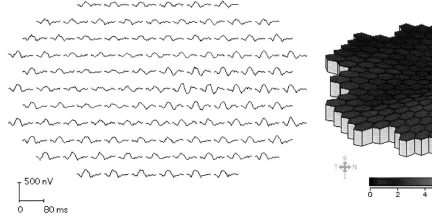

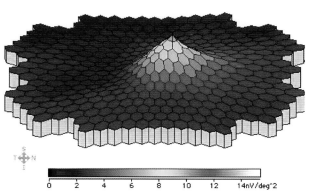

图 2-4-9　旁中心固视

第五节　眼　电　图

【临床应用】

视网膜色素上皮及视网膜光感受器之间存在着静息电位，眼电图（EOG）通过检测静息电位在暗适应和明适应不同的条件下出现的变化，从而评估 RPE 的功能。眼电图（EOG）是在暗适应和明适应条件下，记录视网膜色素上皮（RPE）功能状态的一种检测方法。

【检查步骤】

检查开始后，被检查眼首先是在暗适应情况下，静息电位逐渐下降，降至最低值（暗适应波谷，dark trough）后出现轻度回升；接下来在明适应状态下，该静息电位逐渐上升达最高值（明适应波峰，light peak）

后,又缓慢下降(图 2-5-1)。EOG 是间接记录到的眼静息电位,是一个相对值,因此 EOG 主要是分析暗适应阶段和明适应阶段所测得的电位比值,即 Arden 比。

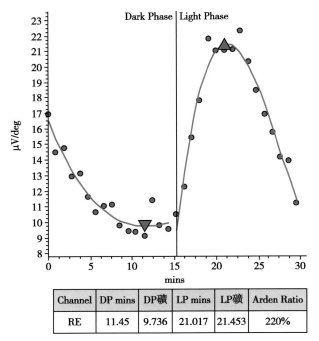

Channel	DP mins	DP礦	LP mins	LP礦	Arden Ratio
RE	11.45	9.736	21.017	21.453	220%

图 2-5-1 正常的 EOG 波形,三角形尖向下的位置是波谷,三角形尖向上的位置是波峰,Arden 比值:2.20

图点评:

眼电图检查需要患者能自主追踪视标、转动眼球,当患者具有眼球震颤等异常眼球运动状况时,其结果准确度会降低。由于患者可能不能每次转动都配合良好,就可能导致结果中某一个标记点偏离整体拟合曲线轨迹太多,应该舍弃此点以保证结果准确性。

【正常值范围】

ISCEV 建议各检查室建立自己的正常值范围。本实验室的 Arden 比,正常值≥1.8。

(王 敏 王 青)

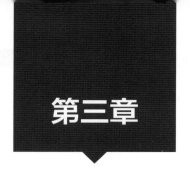

第三章

白 内 障

　　白内障是指各种原因导致的晶状体蛋白变性而发生的混浊。临床表现主要包括：视物模糊、视力进行性减退、复视、畏光、眩光、视物变暗等。按照病因分类主要包括：先天性白内障、年龄相关性白内障、外伤性白内障、并发性白内障等。按照晶状体混浊的部位可分为：皮质性、核性、后囊下混浊。

第一节　年龄相关性白内障

【临床特征】

　　年龄相关性白内障（age-related cataract，ARC）是最常见的白内障类型。多见于 50 岁以上的中老年人，随年龄增长发病率增高。主要症状为患者自觉眼前有固定不动的黑点，呈渐进性、无痛性视力下降。根据晶状体混浊部位不同，可有单眼复视、多视和屈光改变等。按混浊开始形成部位不同，年龄相关性白内障分为皮质性、核性和后囊膜下三种类型，以皮质性白内障最常见。

　　年龄相关性白内障一般行 FVEP 和 FERG 检查，其 FVEP 一般无显著异常，其 FERG 一般表现为暗适应 0.01 反应幅值较低，当增强刺激光强度后直至暗适应 10.0 项目，其幅值较暗适应 0.01 会有显著增大。

【病例 1】

　　患者男性，80 岁。主诉：双眼视力下降。专科检查：右眼裸眼视力：0.05，左眼裸眼视力：光感。右眼角膜透明，晶状体 C3N4；左眼角膜透明，晶状体 C4N4（图 3-1-1）。右眼眼压：11mmHg，左眼眼压：14mmHg。诊断：双眼年龄相关性白内障。患者电生理检查结果见图 3-1-2，图 3-1-3。

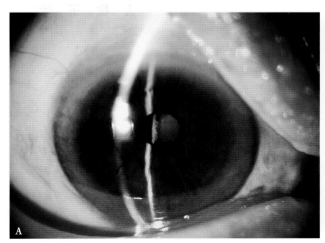 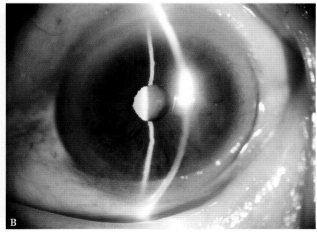

图 3-1-1　双眼年龄相关性白内障患者前节照相
A. 右眼晶状体 C3N4；B. 左眼晶状体 C4N4

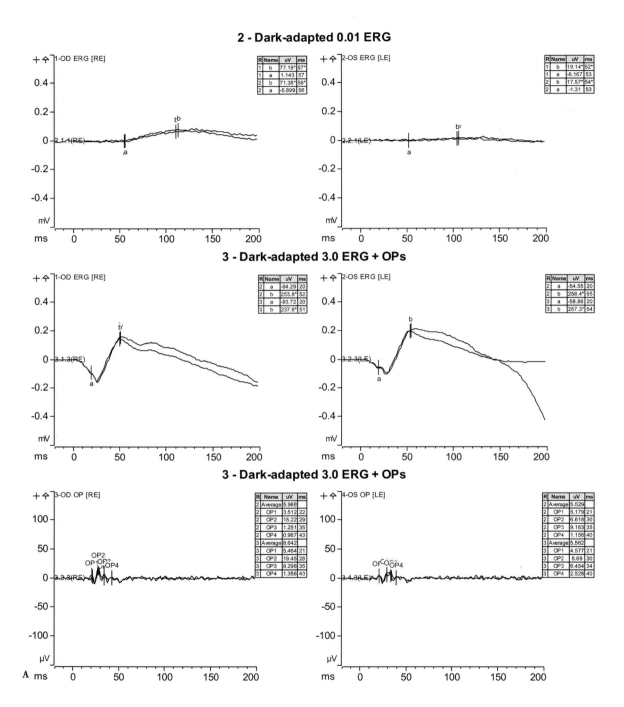

2 - Dark-adapted 0.01 ERG

3 - Dark-adapted 3.0 ERG + OPs

3 - Dark-adapted 3.0 ERG + OPs

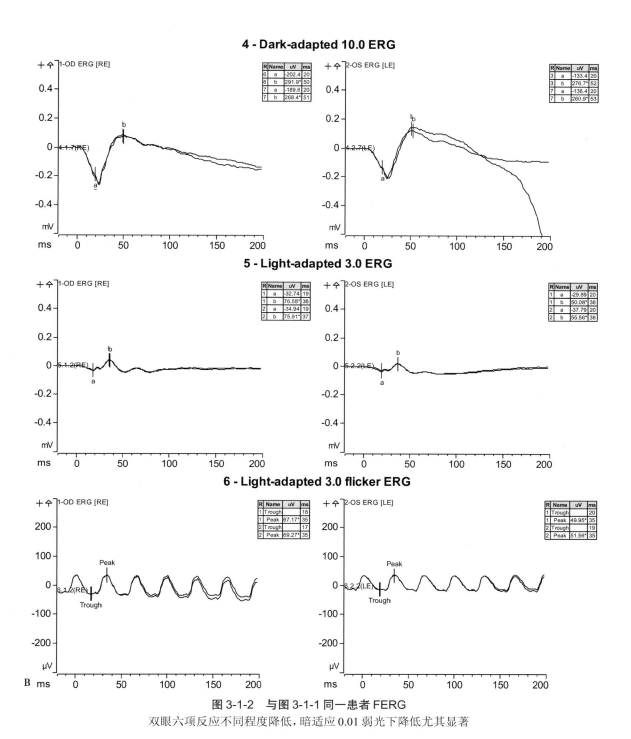

图 3-1-2　与图 3-1-1 同一患者 FERG

双眼六项反应不同程度降低,暗适应 0.01 弱光下降低尤其显著

1 - Flash VEP - RIGHT EYE(3.0)　　　　**2 - Flash VEP - LEFT EYE(3.0)**

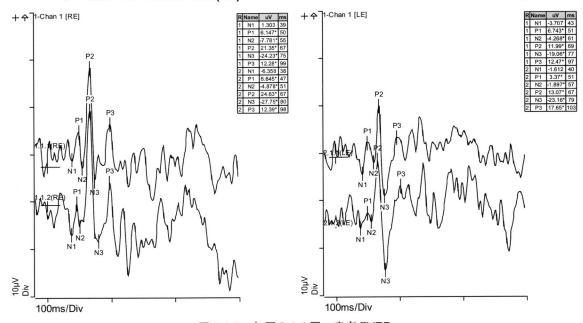

R	Name	uV	ms
1	N1	1.303	39
1	P1	6.147*	50
1	N2	-7.781*	55
1	P2	21.35*	67
1	N3	-24.23*	75
1	P3	12.28*	99
2	N1	-6.358	38
2	P1	6.645*	47
2	N2	-4.878*	51
2	P2	24.63*	67
2	N3	-27.75*	80
2	P3	12.39*	98

R	Name	uV	ms
1	N1	-3.707	43
1	P1	6.743*	51
1	N2	-4.268*	61
1	P2	11.99*	69
1	N3	-19.06*	77
1	P3	12.47*	97
2	N1	-1.612	40
2	P1	3.37*	51
2	N2	-1.897*	57
2	P2	13.07*	67
2	N3	-23.16*	79
2	P3	17.65*	103

图 3-1-3　与图 3-1-1 同一患者 FVEP

双眼均能诱发 P2 波,峰时未见显著延迟,波形稳定性好

图点评:

受屈光介质混浊的影响,双眼 FERG 的各波均明显降低,随着闪光强度的增加,a、b 波幅值增加。其中皮质性混浊对光线散射作用更明显,导致传入视网膜的光线更少,故对电生理的影响更大。FVEP 未见明显影响,提示患者整个视觉通路的传导正常。结合患者电生理检查的结果预测患者术后效果应该比较理想。患者行双眼白内障手术后视力恢复至右眼 0.6,左眼 0.6。

【病例2】

患者男性,46 岁。主诉:左眼视力下降。专科检查:右眼裸眼视力:1.0;左眼裸眼视力:0.1。右眼角膜透明,晶状体透明;左眼角膜透明,晶状体 C1N2P2(图 3-1-4)。右眼眼压:15mmHg,左眼眼压:15mmHg。诊断:左眼后囊下型白内障。患者其他各项检查(电生理、OCT)见图 3-1-5~图 3-1-8。

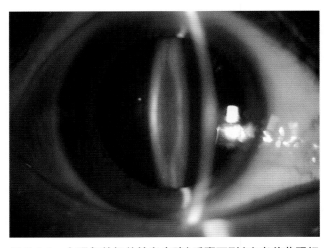

图 3-1-4　左眼年龄相关性白内障(后囊下型)患者前节照相

Multifocal ERG

Left

Traces

Retinal View

me103h4md75 2019-01-08 09-11-22 Left

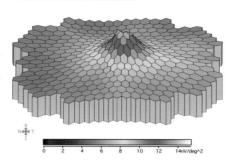

500 nV

0   80 ms

3D

Retinal View

me103h4md75 2019-01-08 09-11-22 Left

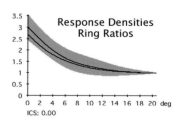

0   2   4   6   8   10   12   14nV/deg^2

Response Densities Ring Ratios

ICS: 0.00

Implicit Times Ring Ratios

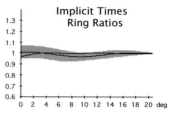

Ring

Retinal View

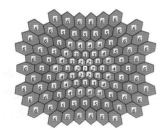

L

me103h4md75 2019-01-08 09-11-22 Left
SW_Normals Reference(7,me103h4md75,Left,C1)
SW_Normals Reference(7,me103h4md75,Right,C1)

P1

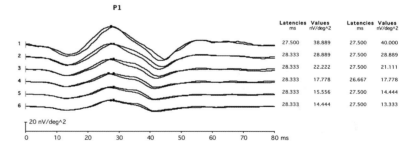

20 nV/deg^2

	Latencies ms	Values nV/deg^2	Latencies ms	Values nV/deg^2
1	27.500	38.889	27.500	40.000
2	28.333	28.889	27.500	28.889
3	28.333	22.222	27.500	21.111
4	28.333	17.778	26.667	17.778
5	28.333	15.556	27.500	14.444
6	28.333	14.444	27.500	13.333

图 3-1-5 与图 3-1-4 同一患者 mfERG
左眼各环振幅密度未见明显降低

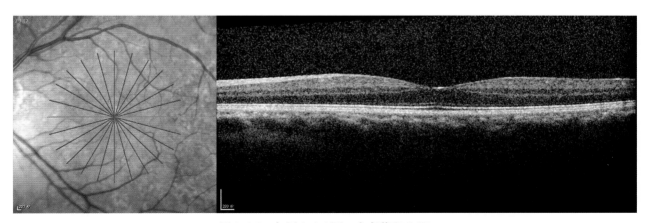

图 3-1-6 与图 3-1-4 同一患者黄斑 OCT
左眼黄斑区视网膜各层结构未见明显异常

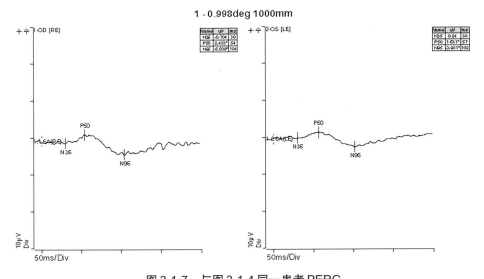

图 3-1-7　与图 3-1-4 同一患者 PERG

右眼 PERG 正常，左眼 P50、N95 幅值中度降低，N95/P50 比值正常

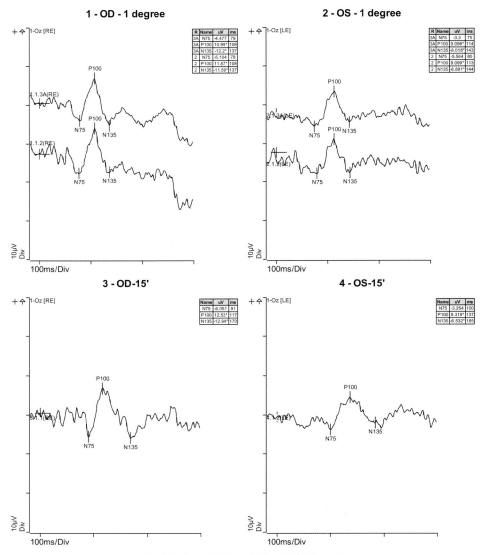

图 3-1-8　与图 3-1-4 同一患者 PVEP

左眼 1° 空间频率幅值基本正常，峰时略延迟；15′ 空间频率 P100 幅值略降低，峰时中度延迟，余未见显著异常

图点评：

患者黄斑 OCT 提示黄斑结构正常，mfERG 提示黄斑功能正常。PERG 幅值的降低考虑为屈光介质混浊影响传入相关。PVEP 提示患者视神经传导异常度低，结合患者电生理检查的结果预测患者术后效果应该比较理想。患者行左眼白内障手术后视力恢复至左眼 1.0。

第二节　并发性白内障

【临床特征】

并发性白内障（complicated cataract）是由于眼部的炎症或退行性病变，使晶状体发生营养或代谢障碍而变混浊。常见于葡萄膜炎、视网膜色素变性、视网膜脱离、晚期青光眼、眼内肿瘤、眼压过低、高度近视等。

并发性白内障一般行 FVEP 和 FERG 检查，可评估视神经和视网膜功能。FVEP 若 P2 峰时延迟显著，则提示其视神经功能受损，FERG 若暗适应 10.0 和明适应反应幅值降低显著，则提示视网膜功能受损显著。此两种情况均提示其白内障术后效果有限。

【病例 1】

患者男性，65 岁。主诉：右眼视力下降半个月。既往史：2 年前曾因右眼外伤后玻璃体积血行玻璃体切除手术。专科检查：右眼裸眼视力：手动 / 眼前，左眼裸眼视力：0.6。右眼角膜透明，晶状体 C4N4（图 3-2-1）；左眼角膜透明，晶状体 C1N2P0。右眼眼压：10mmHg，左眼眼压：12mmHg。诊断：右眼并发性白内障，右眼玻璃体切除术后。患者电生理检查见图 3-2-2，图 3-2-3。

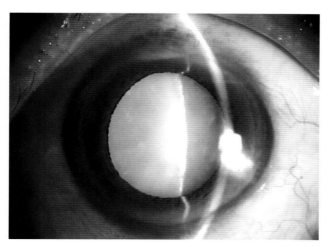

图 3-2-1　右眼并发性白内障患者前节照相
右眼晶状体 C4N4

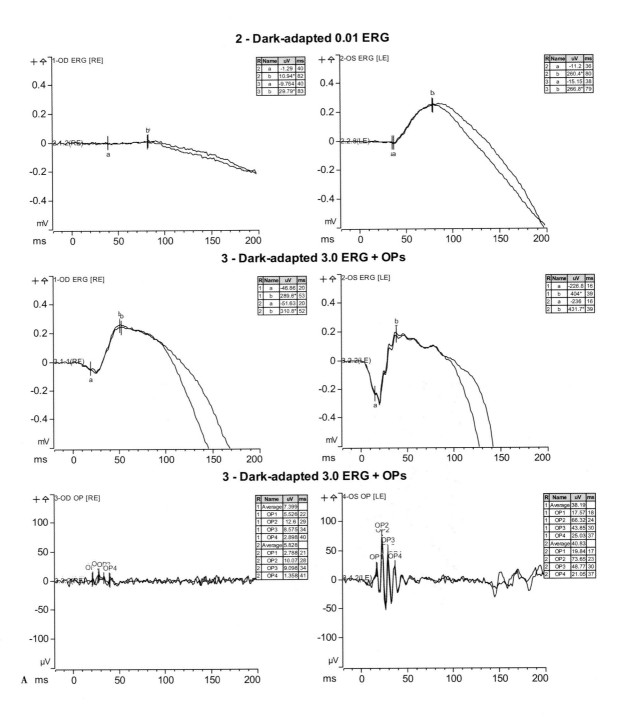

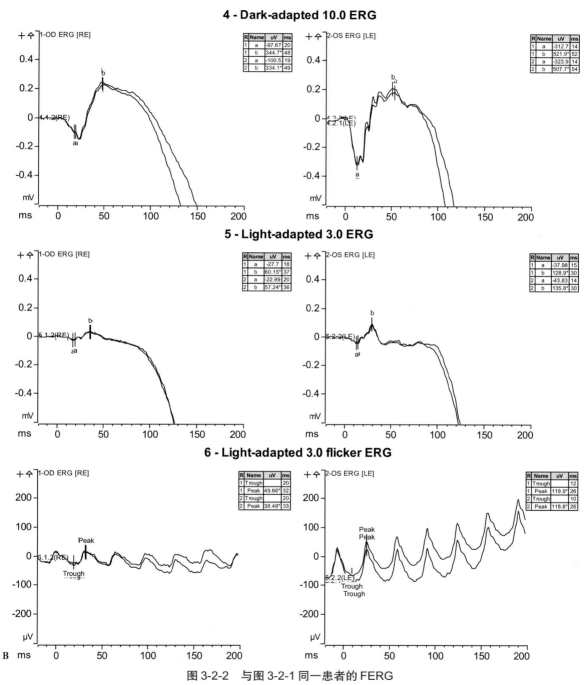

图 3-2-2 与图 3-2-1 同一患者的 FERG

右眼暗适应 0.01 幅值重度降低，增大闪光强度至暗适应 10.0s 时，其幅值增大显著，提示其视网膜功能尚可

1 - Flash VEP - RIGHT EYE(3.0)　　　　**2 - Flash VEP - LEFT EYE(3.0)**

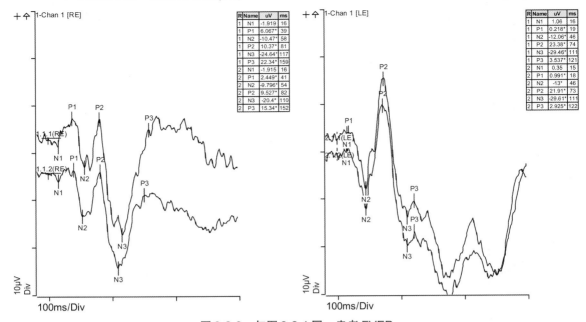

R	Name	uV	ms
1	N1	-1.919*	16
1	P1	6.067*	39
1	N2	-10.47*	58
1	P2	10.37*	81
1	N3	-24.64*	117
1	P3	22.34*	159
2	N1	-1.915*	16
2	P1	2.449*	41
2	N2	-9.796*	54
2	P2	9.527*	82
2	N3	-20.4*	110
2	P3	15.34*	152

R	Name	uV	ms
1	N1	1.06	16
1	P1	0.218*	19
1	N2	-12.06*	46
1	P2	23.38*	74
1	N3	-29.46*	111
1	P3	3.537*	121
2	N1	0.35	15
2	P1	0.991*	18
2	N2	-13*	46
2	P2	21.91*	73
2	N3	-29.61*	111
2	P3	2.925*	122

图 3-2-3　与图 3-2-1 同一患者 FVEP

双眼均能诱发 P2 波,峰时未见显著延迟,波形稳定性好

图点评:

受屈光介质混浊的影响,右眼 FERG 的各波均明显降低,随着闪光强度的增加,a、b 波幅值增加。FVEP 未见明显异常,提示患者整个视觉通路的传导正常。结合患者电生理检查的结果预测患者术后效果应该比较理想。患者行双眼白内障手术后视力恢复至右眼 1.0。

【病例 2】

患者男性,57 岁。主诉:右眼视物不见 10 年,左眼视力下降 10 年;既往史:曾在外院诊断为双眼葡萄膜炎,仅使用滴眼液未全身用药。专科检查:右眼裸眼视力:无光感,左眼裸眼视力:数指 / 眼前。右眼角膜周边变性,可见大量色素 KP,前房清亮,Tyn(-),晶状体 C3N3P2;左眼角膜透明,可见陈旧性色素 KP,前房清亮,Tyn(-),晶状体 C3N3P2(图 3-2-4)。右眼眼压:27mmHg,左眼眼压:12mmHg。诊断:双眼并发性白内障;双眼陈旧性葡萄膜炎;右眼继发性青光眼;右眼盲。患者电生理检查见图 3-2-5,图 3-2-6。

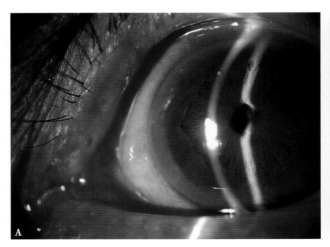
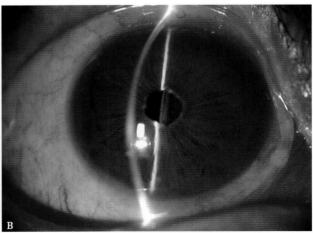

图 3-2-4　双眼并发性白内障患者前节照相

A. 右眼角膜周边变性,可见大量色素 KP,前房清亮,Tyn(-),晶状体 C3N3P2;B. 左眼角膜透明,可见陈旧性色素 KP,前房清亮,Tyn(-),晶状体 C3N3

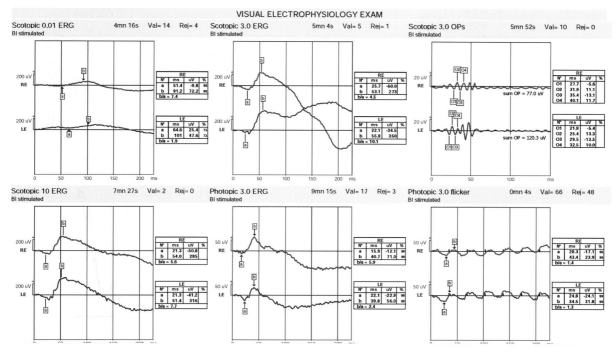

图 3-2-5　与图 3-2-4 同一患者 FERG

双眼暗适应 0.01 重度降低，增大闪光强度至暗适应 10.0 时，双眼幅值 a 波重度降低，b 波轻度降低，提示视网膜功能受损

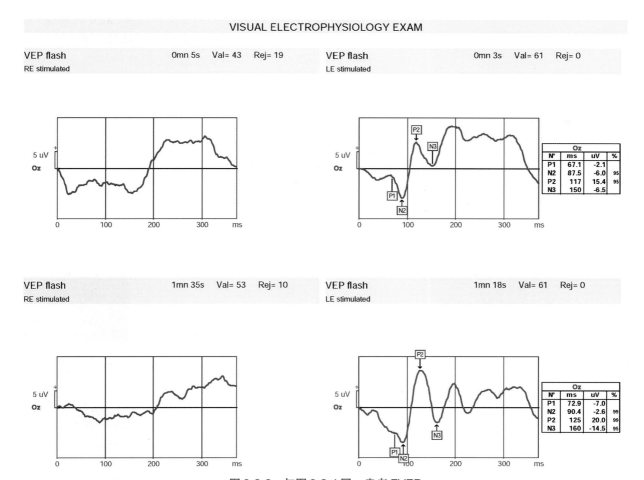

图 3-2-6　与图 3-2-4 同一患者 FVEP

右眼未能诱发显著 P2 波形；左眼能诱发 P2 波，峰时未见显著延迟，波形稳定性好

图点评：

受屈光介质混浊和葡萄膜炎对视网膜神经功能的影响，双眼 FERG 的各波均明显降低。由于右眼继发性青光眼，右眼 FVEP 未能诱发 P2 波，提示右眼视神经功能极差，无行白内障手术的指征。患者左眼 FVEP 波形稳定性较好，提示视神经功能良好，有行白内障手术的指征。患者行左眼白内障手术后视力恢复至 0.3。

第三节　外伤性晶状体疾病

【临床特征】

外伤性晶状体疾病大多由于伤情复杂，其临床表现亦错综复杂。主要包括外伤性白内障和外伤性晶状体脱位。大多数病例可述及明显的外伤史，然而在婴幼儿，切不可忽视无明确外伤史的外伤性白内障。晶状体在受伤部位混浊之后，很快水化，形成液泡、水肿。混浊很快波及晶状体的周边部，最后导致整个晶状体的混浊。

外伤性晶状体疾病由于伤情复杂，其视功能障碍并不一定局限于晶状体，还有可能存在视神经、视网膜以及瞳孔状态异常等会影响视觉电生理检查结果的各种复杂情况。在检查以及结果判读时应结合临床情况谨慎甄别。

【病例 1】

患者男性，57 岁。主诉：右眼钝挫伤后视力下降 20 年。专科检查：右眼裸眼视力：0.1。左眼裸眼视力：1.0。右眼外斜约 30°，角膜透明，鼻侧 1 点～4 点虹膜根部离断，瞳孔欠圆，晶状体 C2N3P1（图 3-3-1）；左眼角膜透明，晶状体透明。右眼眼压：13mmHg，左眼眼压：11mmHg。诊断：右眼外伤性白内障；右眼虹膜根部离断；右眼知觉性外斜视。患者电生理检查见图 3-3-2，图 3-3-3。

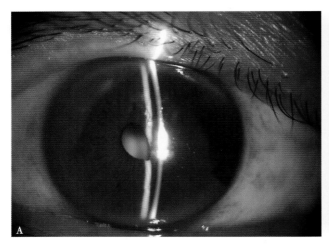 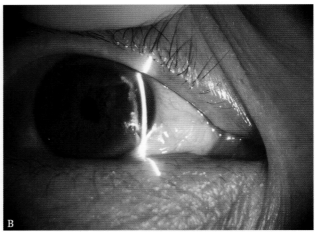

图 3-3-1　右眼外伤性白内障患者前节照相
A、B. 右眼鼻侧 1 点～4 点虹膜根部离断，瞳孔欠圆，晶状体 C2N3P1

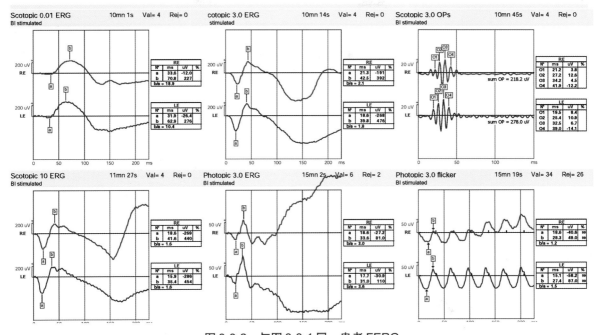

图 3-3-2　与图 3-3-1 同一患者 FERG

右眼各项幅值轻度降低，左眼幅值未见明显降低

VISUAL ELECTROPHYSIOLOGY EXAM

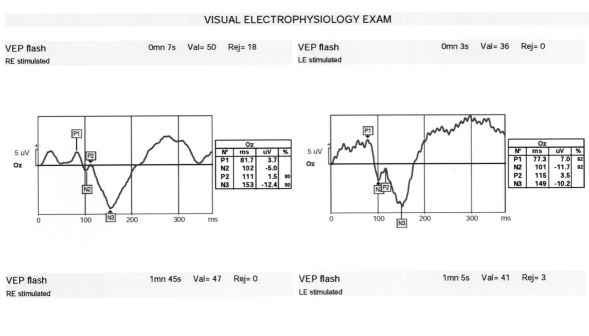

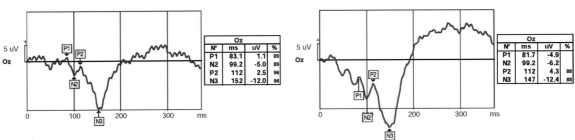

图 3-3-3　与图 3-3-1 同一患者 FVEP

双眼均能诱发 P2 波，峰时未见显著延迟，波形稳定性好

图点评：

患者右眼屈光介质混浊明显，且受虹膜根部离断的影响，散瞳后瞳孔无法散大至对侧眼大小，影响光线进入眼内，故 FERG 各波幅值轻度降低。FVEP 未见明显异常，提示患者外伤对视神经功能影响不大，有行白内障手术的指征。患者行右眼白内障联合虹膜根部离断修复手术后视力恢复至 0.8。

【病例2】

患者女性，45 岁。主诉：右眼外伤后视力下降 20 余年。既往史：否认眼部手术史。专科检查：右眼裸眼视力：0.02，左眼裸眼视力：1.0。右眼角膜鼻下方可见前粘性角膜白斑，瞳孔区可见约 3mm×4mm 的不规则色素残膜（图 3-3-4）；左眼角膜透明，晶状体透明。右眼眼压：13mmHg，左眼眼压：11mmHg。经各项检查（图 3-3-5～图 3-3-8），诊断：右眼外伤性无晶状体眼；右眼外伤性瞳孔残膜；右眼前粘性角膜白斑。

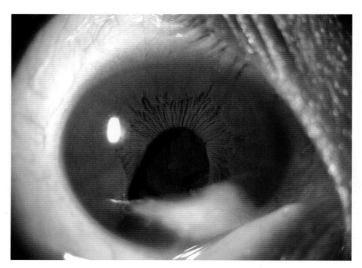

图 3-3-4　右眼外伤性无晶状体眼患者前节照相
右眼角膜鼻下方可见前粘性角膜白斑，瞳孔区可见约 3mm×4mm 的不规则色素残膜

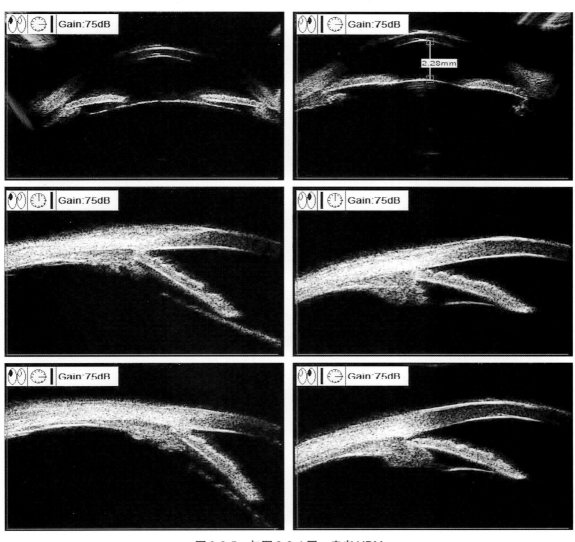

图 3-3-5　与图 3-3-4 同一患者 UBM

右眼虹膜晶状体接触面分离，部分虹膜前粘，部分房角开放，所见睫状体未见明显脱离回声

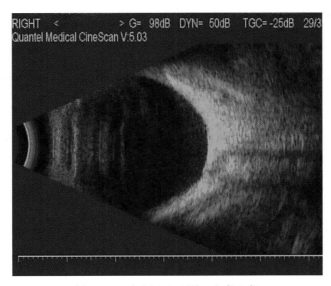

图 3-3-6　与图 3-3-4 同一患者 B 超

右眼未见明显晶状体弧形回声

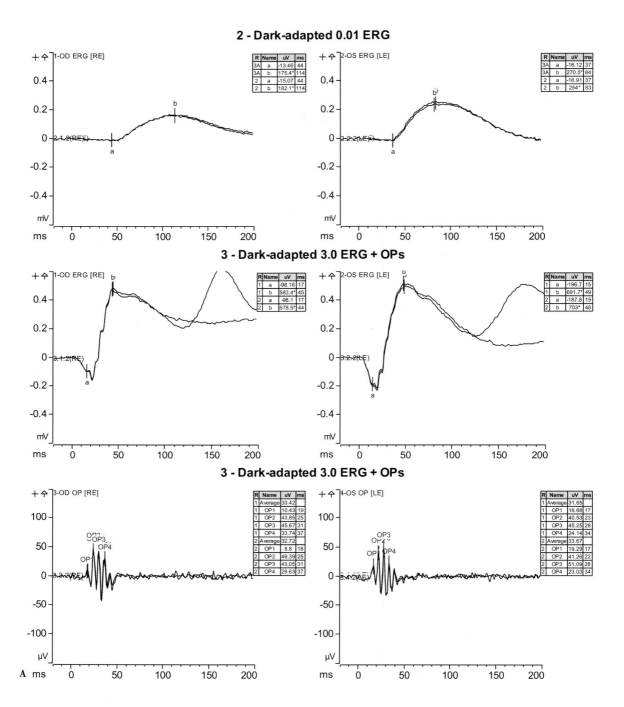

2 - Dark-adapted 0.01 ERG

3 - Dark-adapted 3.0 ERG + OPs

3 - Dark-adapted 3.0 ERG + OPs

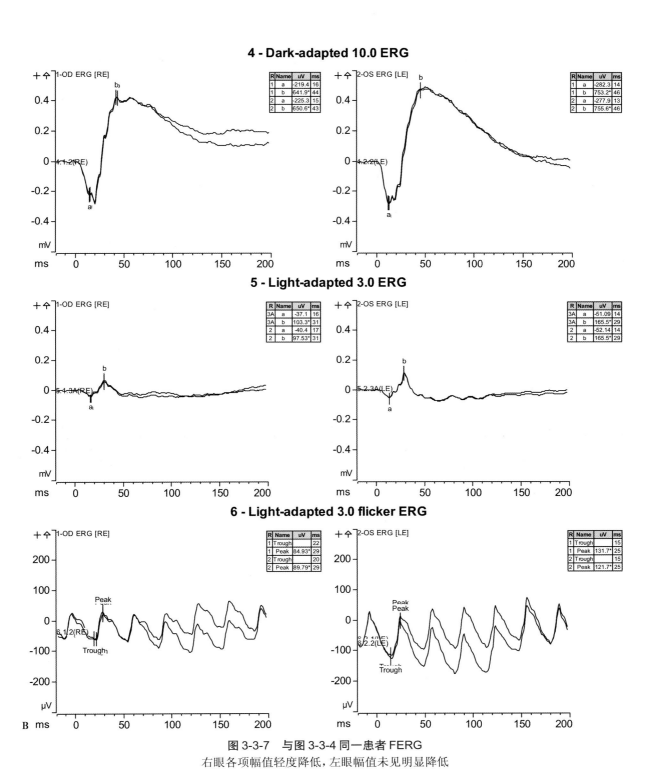

图 3-3-7 与图 3-3-4 同一患者 FERG
右眼各项幅值轻度降低，左眼幅值未见明显降低

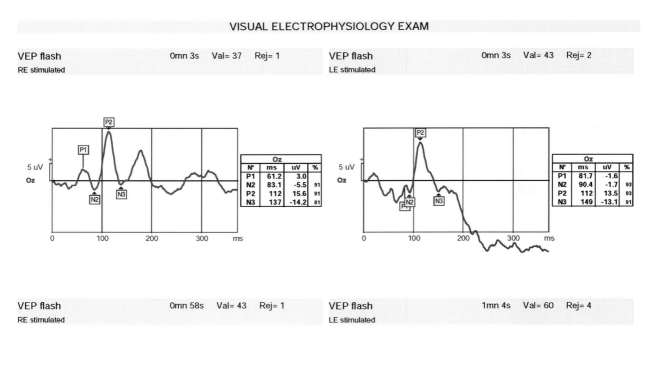

VISUAL ELECTROPHYSIOLOGY EXAM

VEP flash — Omn 3s Val= 37 Rej= 1 — RE stimulated

VEP flash — Omn 3s Val= 43 Rej= 2 — LE stimulated

VEP flash — Omn 58s Val= 43 Rej= 1 — RE stimulated

VEP flash — 1mn 4s Val= 60 Rej= 4 — LE stimulated

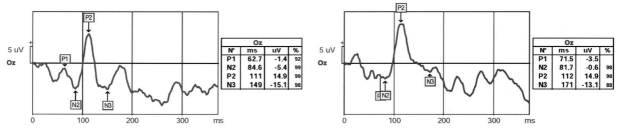

图 3-3-8　与图 3-3-4 同一患者 FVEP
双眼均能诱发 P2 波，峰时未见显著延迟，波形稳定性好

图点评：

　　患者右眼外伤后瞳孔残膜遮挡视轴，虹膜后粘连与残膜影响散瞳，均影响光线进入眼内，故 FERG 各波幅值轻度降低。FVEP 未见明显异常，提示患者外伤对视神经功能影响不大，有行瞳孔残膜切除手术的指征。患者行右眼瞳孔残膜切除术后矫正视力恢复至 0.8，拟二期行人工晶状体植入术。

第四节　后发性白内障

【临床特征】

后发性白内障（after cataract）是指白内障囊外摘除（包括超声乳化吸除）术后或晶状体外伤后，残留的皮质和脱落在晶状体后囊上的上皮细胞增生，在瞳孔区形成半透明的膜称为后发性白内障，简称后发障，白内障术后发生的又称后囊膜混浊（posterior capcular opacification）。

后发障由于屈光介质影响会导致电生理幅值一定程度降低，但一般对峰时无影响。

【病例】

患者男性，44 岁。主诉：右眼白内障术后 4 年，双眼逐渐视力下降 1 年。专科检查：右眼视力：0.2（-3.00DS＝0.2），左眼视力：0.15（-11.00DS＝0.15）。右眼角膜透明，人工晶状体位正，后囊混浊 ++；左眼角膜透明，晶状体 C2N3P1（图 3-4-1）。右眼眼压：13mmHg，左眼眼压：11mmHg。诊断：右眼人工晶状体眼（白内障术后）；右眼后发障；左眼年龄相关性白内障。患者 FERG 检查结果见图 3-4-2。

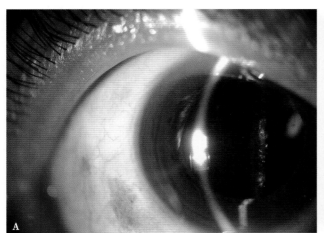 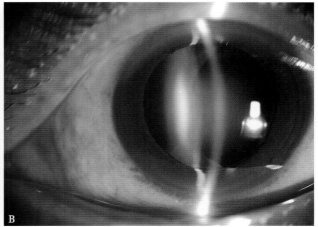

图 3-4-1　右眼后发性白内障患者前节照相

A. 右眼人工晶状体位正，后囊混浊 ++；B. 左眼晶状体 C2N3P1

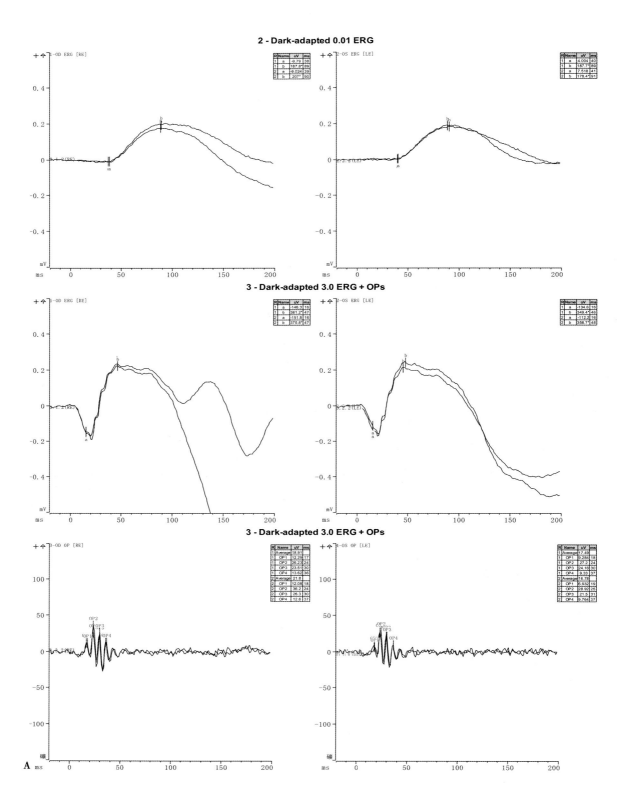

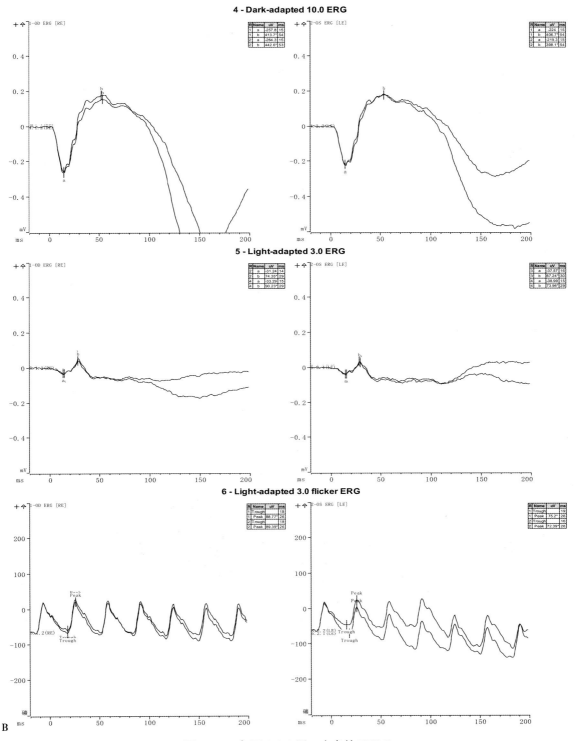

图 3-4-2 与图 3-4-1 同一患者的 FERG
双眼部分幅值轻度降低,双眼间差异性不显著

图点评:

患者 FERG 受屈光介质混浊影响有轻度降低,但随着闪光强度增加幅值增高,提示患者视网膜功能好。患者行右眼后囊 YAG 激光切开术后矫正视力恢复至 0.8,左眼行白内障矫正术后视力恢复至 0.8。

第五节　白内障合并其他眼病

【临床特征】

当患者的晶状体混浊程度和矫正视力无法匹配时,应警惕是否同时合并有眼底或者视路疾病的存在。

合并有其他眼病的白内障患者其视觉电生理结果判读应紧密结合其临床情况,如瞳孔大小等,注意其他眼病对其视功能影响。

【治疗原则】

通常情况下若患者晶状体混浊不影响眼底疾病的治疗时,应先治疗眼底疾病,待病情稳定后再行白内障手术;若晶状体混浊程度影响眼底的随访和治疗时,应先行白内障手术再治疗眼底疾病。

一、年龄相关性白内障合并闭角型青光眼

【病例】

患者男性,86 岁。主诉:右眼视力下降 5 个月。专科检查:右眼裸眼视力:0.01,左眼裸眼视力:0.5。右眼上方结膜可见滤过泡扁平,角膜透明,前房轴深约 2.5CT,周边前房 <1/3CT,虹膜上方可见周切孔,晶状体 C3N5;左眼上方结膜可见滤过泡扁平,角膜透明,前房轴深约 2.5CT,周边前房 <1/3CT,上方虹膜可见周切孔,晶状体 C2N3P0(图 3-5-1)。右眼眼压:17mmHg,左眼眼压:21mmHg。诊断:双眼年龄相关性白内障;双眼小梁切除术后。患者电生理检查结果见图 3-5-2,图 3-5-3。

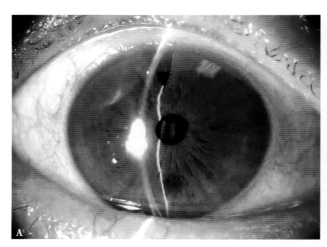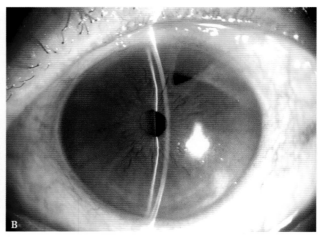

图 3-5-1　双眼年龄相关性白内障合并闭角型青光眼患者前节照相

A. 右眼前房轴深约 2.5CT,虹膜上方可见周切孔,晶状体 C3N5;B. 左眼前房轴深约 2.5CT,上方虹膜可见周切孔,晶状体 C2N3P0

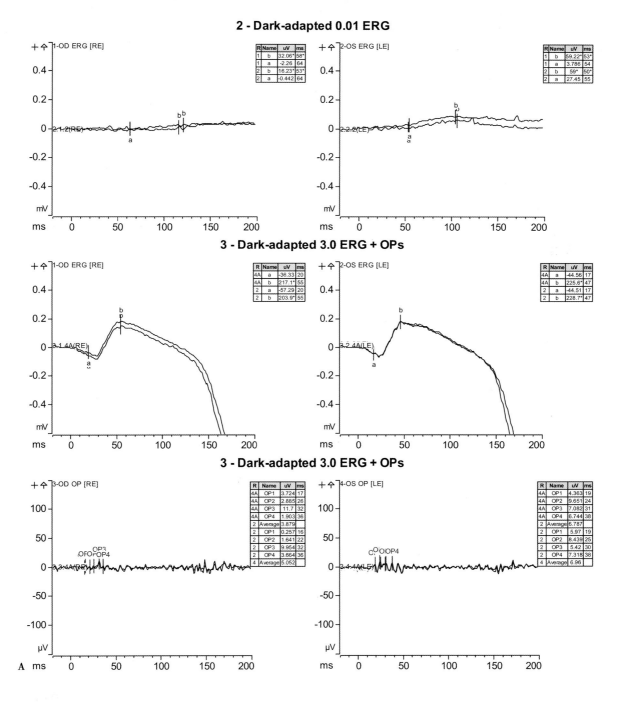

2 - Dark-adapted 0.01 ERG

R	Name	uV	ms
1	b	32.06*	58*
1	a	-2.26	64
2	b	16.23*	53*
2	a	-0.442	64

R	Name	uV	ms
1	b	59.22*	53*
1	a	3.786	54
2	b	59*	50*
2	a	27.45	55

3 - Dark-adapted 3.0 ERG + OPs

R	Name	uV	ms
4A	a	-36.33	20
4A	b	217.1*	55
2	a	-57.29	20
2	b	203.9*	55

R	Name	uV	ms
4A	a	-44.56	17
4A	b	225.6*	47
2	a	-44.51	17
2	b	228.7*	47

3 - Dark-adapted 3.0 ERG + OPs

R	Name	uV	ms
4A	OP1	3.724	17
4A	OP2	2.885	26
4A	OP3	11.7	32
4A	OP4	1.903	36
2	Average	3.879	
2	OP1	0.257	16
2	OP2	1.641	22
2	OP3	9.954	32
2	OP4	3.664	36
4	Average	5.052	

R	Name	uV	ms
4A	OP1	4.363	19
4A	OP2	9.651	24
4A	OP3	7.082	31
4A	OP4	6.744	38
2	Average	6.787	
2	OP1	5.97	19
2	OP2	8.439	25
2	OP3	5.42	30
2	OP4	7.318	38
4	Average	6.96	

A

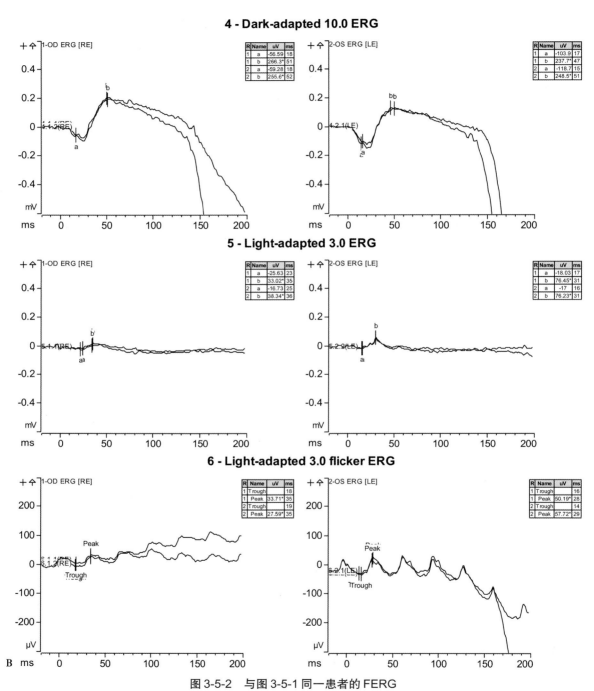

图 3-5-2　与图 3-5-1 同一患者的 FERG

双眼各项反应不同程度降低，右眼较显著，本患者为闭角型青光眼，但双眼小梁切除术后，因此可以散瞳行 FERG 检查

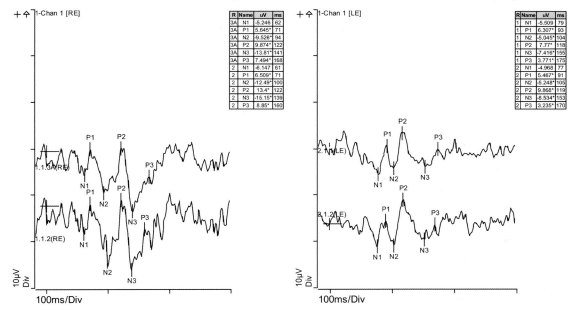

1 - Flash VEP - RIGHT EYE(3.0)

R	Name	uV	ms
3A	N1	-5.246	62
3A	P1	5.645*	71
3A	N2	-9.526*	94
3A	P2	9.874*	122
3A	N3	-13.81*	141
3A	P3	7.494*	168
2	N1	-6.147	61
2	P1	6.509*	71
2	N2	-12.49*	100
2	P2	13.4*	122
2	N3	-15.15*	139
2	P3	8.85*	160

2 - Flash VEP - LEFT EYE(3.0)

R	Name	uV	ms
1	N1	-5.509	79
1	P1	6.307*	93
1	N2	-5.045*	104
1	P2	7.77*	118
1	N3	-7.416*	155
1	P3	3.771*	175
2	N1	-4.968	77
2	P1	5.467*	91
2	N2	-5.248*	105
2	P2	9.868*	119
2	N3	-8.534*	153
2	P3	3.235*	170

图 3-5-3 与图 3-5-1 同一患者的 FVEP
双眼均能诱发 P2 波,峰时未见显著延迟,波形稳定性好

图点评:

受屈光介质混浊的影响,双眼 FERG 的各波均明显降低,随着闪光强度的增加,a、b 波幅值增加。FVEP 未见明显影响,提示患者整个视觉通路的传导正常。结合患者电生理检查的结果预测患者术后效果应该比较理想。患者行双眼白内障手术后视力恢复至右眼 0.4,左眼 0.6。

二、年龄相关性白内障合并开角型青光眼、高度近视

【病例】

患者男性,67 岁。主诉:双眼视力下降 10 余年。专科检查:右眼视力:数指 / 眼前(-23.00DS/-4.50DC×85 = 0.05);左眼视力:数指 / 眼前(-9.50DS/-3.00DC×95 = 0.2)。右眼角膜透明,前房轴深约 4CT,晶状体 C2N4;左眼角膜透明,前房轴深约 4CT,晶状体 C2N2P2(图 3-5-4)。右眼眼压:19mmHg,左眼眼压:16mmHg。其他检查结果(OCT、视野、电生理)见图 3-5-5～图 3-5-8。诊断:双眼年龄相关性白内障;双眼开角型青光眼;双眼高度近视。

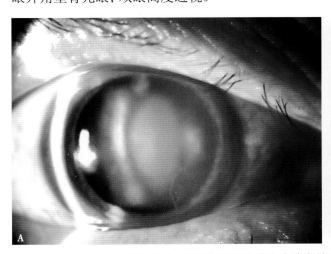
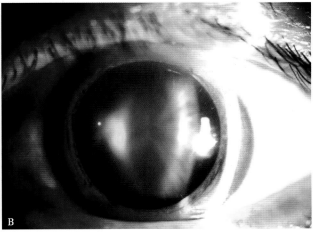

图 3-5-4 双眼年龄相关性白内障合并开角型青光眼、高度近视患者前节照相
A. 右眼晶状体 C2N4;B. 左眼晶状体 C2N2P2

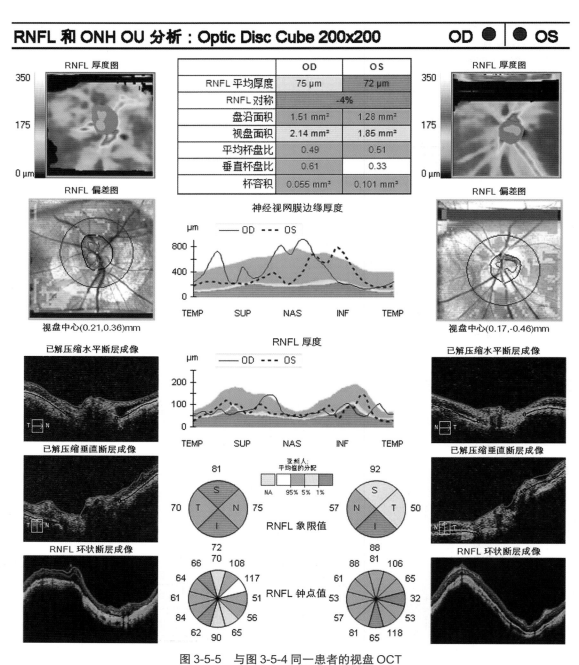

图 3-5-5 与图 3-5-4 同一患者的视盘 OCT
双眼视盘下方及右眼上方、左眼颞侧厚度值变薄；右眼 C/D = 0.61，左眼 C/D = 0.33

Central 30-2 Threshold Test

Fixation Monitor: Blind Spot　　Stimulus: III, White　　Pupil Diameter:　　Date: 01-25-2019

Fixation Target: Central　　Background: 31.5 ASB　　Visual Acuity:　　Time: 12:58 PM

Fixation Losses: 11/18 xx　　Strategy: SITA-Fast　　RX:　DS　DC X　　Age: 66

False POS Errors: 54 % xx

False NEG Errors: 28 %

Test Duration: 09:38

Fovea: OFF

```
          26  12   2  ⟨0
       23  26  25   3   5   3
    25  25  24  27   8   4  15  27
 23  26  27  18  18   9  11  28  28  29
 22  26  28  29  24  19 Δ10 12  29  26
 13  10   4   8  23  21  23  40  27  23
 10  19   4   0   6  18  14  30  28  19
    13   6   9  27  29  29  27  28
       11  25   5  28  29  27
            9  11  30  31
```

Total Deviation
```
     2 -12 -22 -25
  -3   0  -1 -23 -21 -23
 -2  -4  -5  -2 -21 -24 -13   0
 -3  -2  -3 -13 -13 -22 -19  -1   0   1
 -5  -3  -3  -3  -9 -12 -21       0  -3
-14 -19 -28 -24  -9 -11  -8      -2  -6
-17 -10 -26 -32 -26 -14 -18   0  -1 -10
   -15 -24 -22  -4  -2  -2  -3  -2
       -17  -4 -24  -1   0  -2
           -18 -17   1   3
```

Pattern Deviation
```
     4 -10 -20 -24
  -2   1   0 -22 -20 -21
 -1  -2  -3  -1 -19 -22 -11   2
 -2  -1  -1 -11 -11 -20 -18   1   1   3
 -3  -2  -1  -7 -11 -20       1  -2
-13 -18 -26 -23  -8 -10  -7      -1  -5
-15  -9 -25 -30 -24 -13 -16   1   0  -9
   -14 -22 -20  -2  -1   0  -1   0
       -16  -2 -23   0   1  -1
           -17 -15   3   4
```

*** Excessive High False Positives ***

GHT

Outside normal limits

VFI　65%

MD　−11.12 dB　P < 0.5%

PSD　10.74 dB　P < 0.5%

:: < 5%
▨ < 2%
▩ < 1%
■ < 0.5%

Chong Qing South West Hospital

A

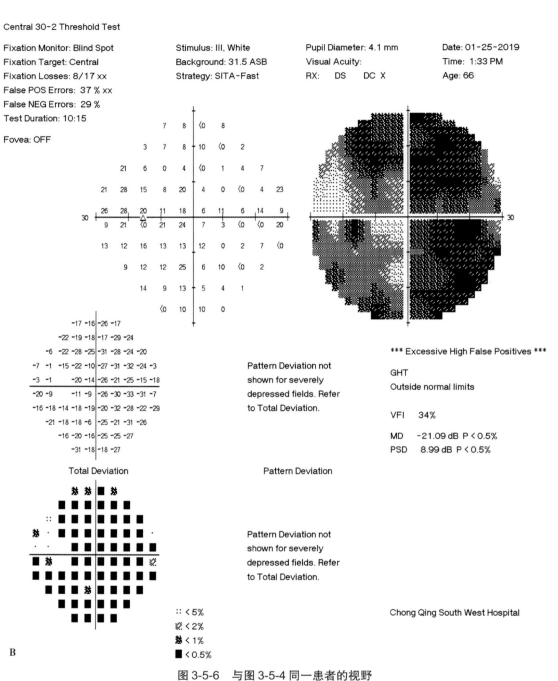

Central 30-2 Threshold Test

Fixation Monitor: Blind Spot
Fixation Target: Central
Fixation Losses: 8/17 xx
False POS Errors: 37 % xx
False NEG Errors: 29 %
Test Duration: 10:15

Fovea: OFF

Stimulus: III, White
Background: 31.5 ASB
Strategy: SITA-Fast

Pupil Diameter: 4.1 mm
Visual Acuity:
RX:　DS　DC X

Date: 01-25-2019
Time: 1:33 PM
Age: 66

*** Excessive High False Positives ***

GHT
Outside normal limits

VFI　　34%

MD　　-21.09 dB P < 0.5%
PSD　　8.99 dB P < 0.5%

Pattern Deviation not
shown for severely
depressed fields. Refer
to Total Deviation.

Total Deviation

Pattern Deviation

Pattern Deviation not
shown for severely
depressed fields. Refer
to Total Deviation.

∷ < 5%
▨ < 2%
▩ < 1%
■ < 0.5%

Chong Qing South West Hospital

B

图 3-5-6　与图 3-5-4 同一患者的视野
A. 右眼颞上方部分视野缺损，鼻上方视岛；B. 左眼残存颞侧中心及周边视岛

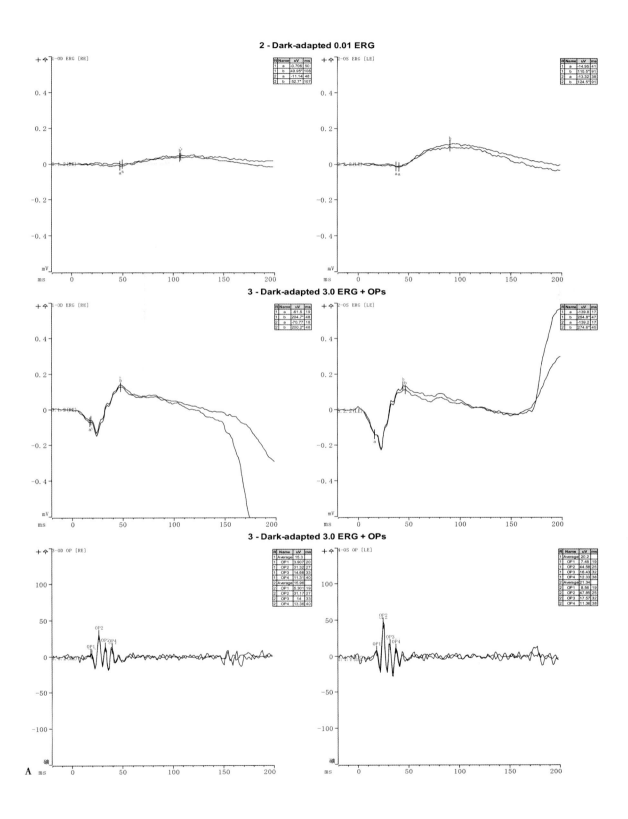

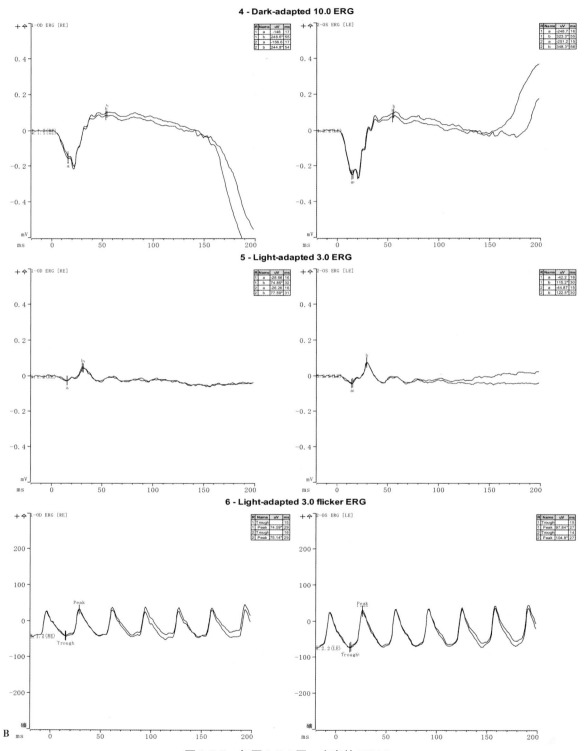

4 - Dark-adapted 10.0 ERG

5 - Light-adapted 3.0 ERG

6 - Light-adapted 3.0 flicker ERG

图 3-5-7 与图 3-5-4 同一患者的 FERG

双眼部分反应不同程度降低，右眼较显著

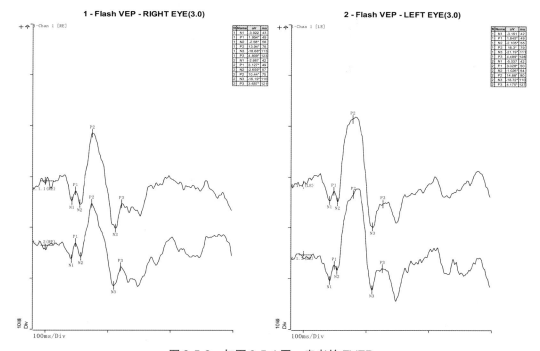

图 3-5-8　与图 3-5-4 同一患者的 FVEP
双眼均能诱发 P2 波，峰时未见显著延迟，波形稳定性好

图点评：

患者为高度近视合并开角型青光眼，受屈光介质混浊的影响，双眼闪光 ERG 的各波均降低，右眼白内障程度更重，故幅值更低。闪光 VEP 未见明显影响，提示患者视神经的功能尚可。结合患者电生理检查的结果预测患者术后效果应该比较理想。患者行双眼白内障手术后视力恢复至右眼 0.4，左眼 0.6。

三、年龄相关性白内障合并视神经炎

【病例】

患者女性，69 岁。主诉：右眼视神经炎治疗后 3 个月。专科检查：右眼视力：0.04（+1.500DS/−2.50DC×90＝0.04）；左眼视力：0.4（+1.00DS/−2.50DC×90＝0.5）。右眼角膜透明，直接对光反射迟钝，瞳孔直径约 5mm，前房轴深约 3CT，晶状体 C3N3P1；左眼角膜透明，前房轴深约 3CT，晶状体 C3N2P1（图 3-5-9）。右眼眼压：19mmHg，左眼眼压：16mmHg。其他检查结果（视野、电生理）见图 3-5-10～图 3-5-12。诊断：右眼视神经脊髓炎相关视神经炎；双眼年龄相关性白内障。

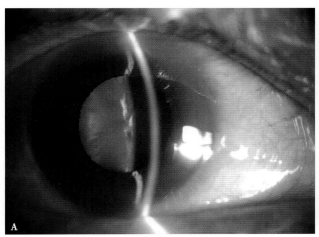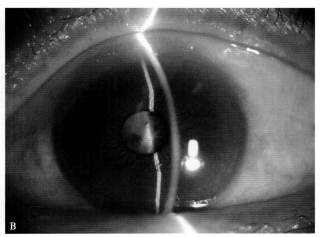

图 3-5-9　双眼年龄相关性白内障，右眼合并视神经炎患者前节照相
A．右眼直接对光反射迟钝，瞳孔直径约 5mm，晶状体 C3N3P1；B．左眼晶状体 C3N2P1

Central 30-2 Threshold Test

Fixation Monitor: Blind Spot

Fixation Target: Central

Fixation Losses: 1/17

False POS Errors: 1 %

False NEG Errors: 29 %

Test Duration: 06:47

Fovea: OFF

Stimulus: III, White

Background: 31.5 ASB

Strategy: SITA-Fast

Pupil Diameter:

Visual Acuity:

RX: DS   DC X

Date: 03-14-2019

Time: 8:43 AM

Age: 69

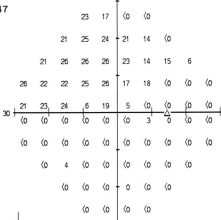

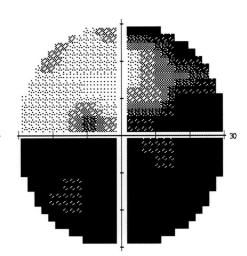

```
          -1  -7 -26 -25
      -5  -2  -2 -5 -12 -27
   -5  -3  -3 -3 -6 -14 -13 -21
 0 -7  -8  -6 -5 -13 -12 -31 -30 -30
-5 -6  -7 -25 -13 -27 -33     -31 -31
-29 -31 -33 -34 -34 -34 -28    -32 -31
-28 -31 -32 -33 -34 -34 -33 -32 -32 -31
   -30 -26 -32 -33 -33 -32 -32 -31
      -30 -31 -31 -29 -31 -31
          -29 -30 -30 -30
```

Total Deviation

Pattern Deviation not
shown for severely
depressed fields. Refer
to Total Deviation.

Pattern Deviation

Pattern Deviation not
shown for severely
depressed fields. Refer
to Total Deviation.

GHT
Outside Normal Limits

VFI   27%

MD   -22.95 dB P < 0.5%

PSD   13.24 dB P < 0.5%

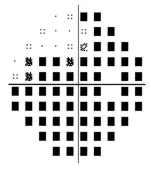

∷ < 5%

▨ < 2%

▩ < 1%

■ < 0.5%

A

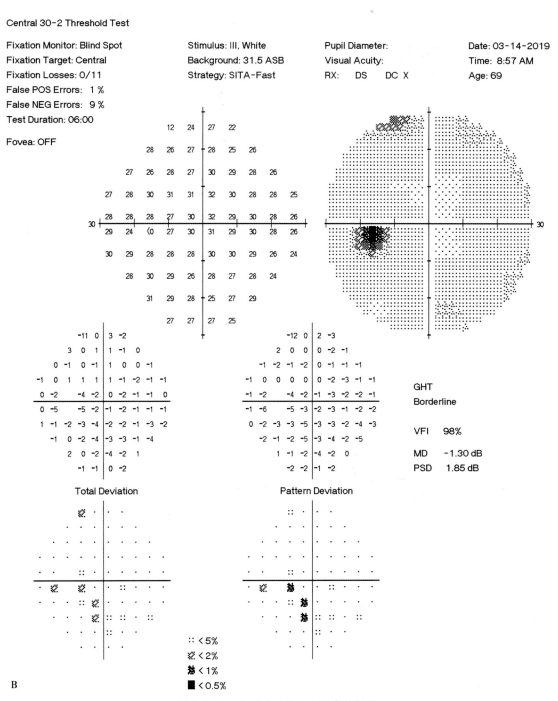

图 3-5-10　与图 3-5-9 同一患者的视野

A. 右眼残存鼻上方部分视野；B. 左眼旁中心暗点

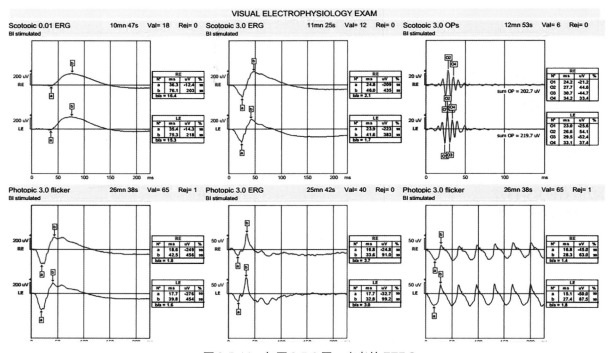

图 3-5-11　与图 3-5-9 同一患者的 FERG
双眼明适应 30Hz 反应轻度降低，余各项波形未见明显降低

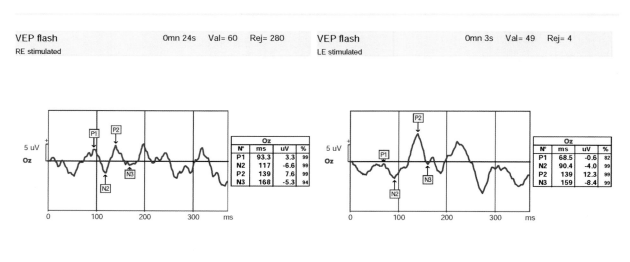

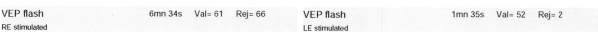

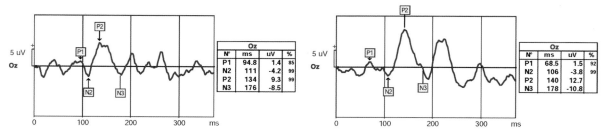

图 3-5-12　与图 3-5-9 同一患者的 FVEP
双眼均能诱发 P2 波，峰时中度延迟

图点评：

患者右眼为视神经脱髓鞘改变，FVEP峰时明显延迟，经过治疗后病情稳定，要求行白内障手术，提高视力。结合患者电生理和视野检查的结果预测患者术后效果不理想，患者强烈要求行白内障手术，表示对手术效果理解。患者行双眼白内障手术后视力恢复至右眼0.1，左眼0.8。

四、并发性白内障合并视网膜色素变性

【病例】

患者男性，43岁。主诉：双眼视物模糊1年余，自幼夜盲。专科检查：右眼视力：0.15（+2.25DS=0.3）；左眼视力：0.3（+2.50DS/-1.00DC×15=0.4）。右眼角膜透明，晶状体C3N2P1；左眼角膜透明，晶状体C2N2P1（图3-5-13）。其他检查结果（OCT、电生理）见图3-5-14～图3-5-16。诊断：双眼并发性白内障；双眼视网膜色素变性。

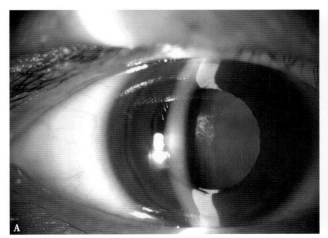
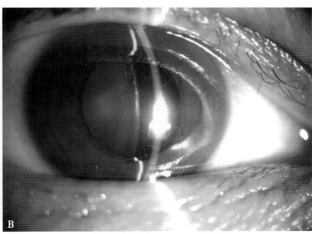

图3-5-13　双眼并发性白内障合并视网膜色素变性患者前节照相

A. 右眼晶状体C3N2P1；B. 左眼晶状体C2N2P1

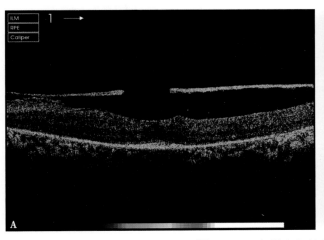
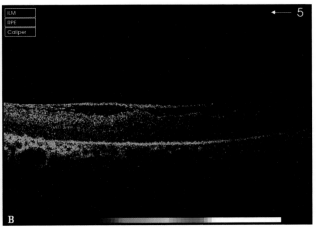

图3-5-14　与图3-5-13同一患者的黄斑区OCT

A、B. 双眼黄斑区视网膜内界膜前见条带状增强反射，黄斑中心凹形态消失，视网膜局部组织反射增厚，椭圆体带反射广泛消失，RPE/脉络膜复合带组织反射粗糙，A为右眼，B为左眼

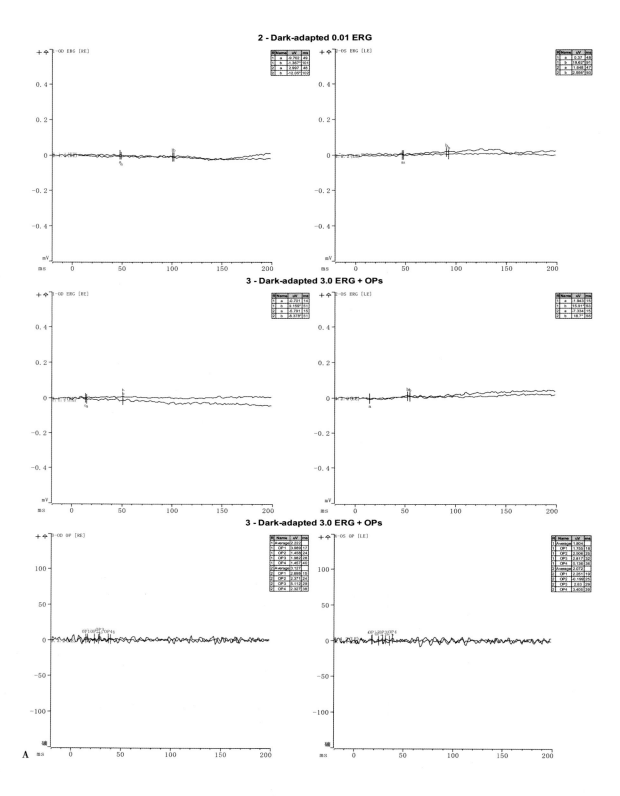

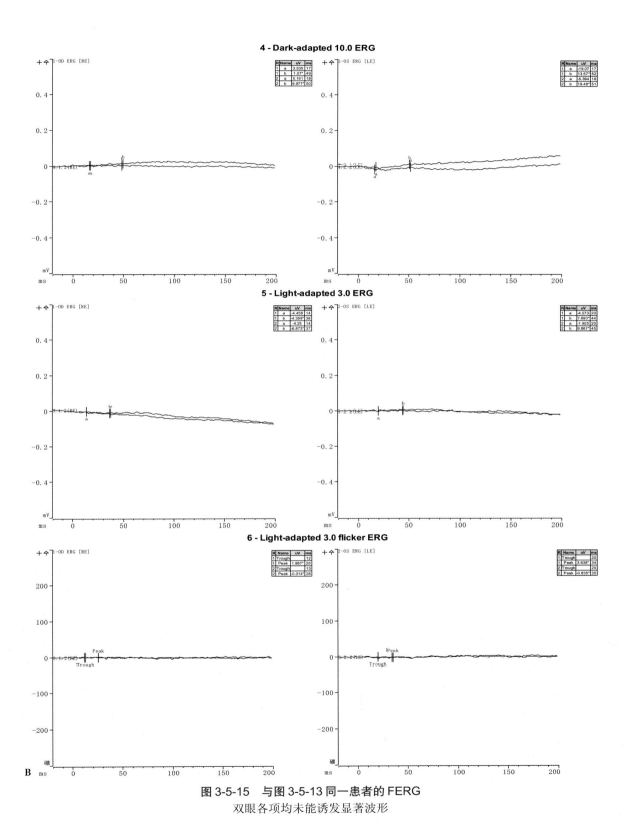

4 - Dark-adapted 10.0 ERG

R	Name	uV	ms
1	a	3.535	17
1	b	1.07*	49
2	a	5.161	18
2	b	9.977*	50

R	Name	uV	ms
1	a	-19.07*	17
1	b	13.57*	52
2	a	-5.394	18
2	b	19.48*	51

5 - Light-adapted 3.0 ERG

R	Name	uV	ms
1	a	-4.458	14
1	b	-4.359*	38
2	a	-4.25	14
2	b	-8.873*	37

R	Name	uV	ms
1	a	-4.073	20
1	b	7.693*	44
2	a	-1.925	20
2	b	9.887*	45

6 - Light-adapted 3.0 flicker ERG

R	Name	uV	ms
1	Trough		12
1	Peak	1.987*	26
2	Trough		13
2	Peak	-0.014*	26

R	Name	uV	ms
1	Trough		20
1	Peak	3.638*	34
2	Trough		20
2	Peak	-0.835*	35

B

图 3-5-15　与图 3-5-13 同一患者的 FERG

双眼各项均未能诱发显著波形

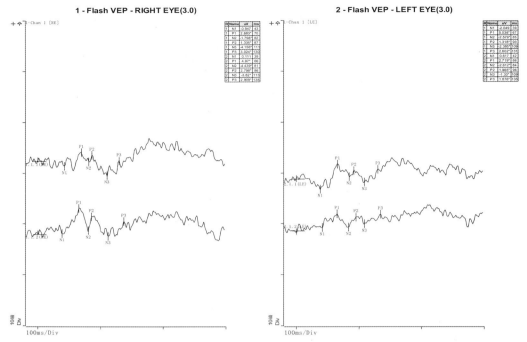

图 3-5-16 与图 3-5-13 同一患者的 FVEP

双眼均能诱发 P2 波,幅值重度降低

图点评:

患者双眼为视网膜色素变性,FERG 为熄灭型,长期在我院随访,近一年来因白内障加重视力进一步下降,要求行白内障手术。结合患者电生理检查的结果预测患者术后效果不理想,但患者表示对手术效果理解。患者行右眼白内障手术后视力恢复至 0.4。

五、外伤性白内障合并铁锈症

【病例】

患者男性,42 岁。主诉:左眼外伤 1 年余,视力下降 3 个月。专科检查:右眼视力:1.0(+2.25DS＝0.3);左眼视力:数指/30cm(+2.50DS/−1.00DC×15＝0.4)。右眼角膜透明,晶状体透明;左眼角膜透明,1 点位角膜缘可见长约 1mm 的白斑,内皮面可见黄色沉积物,晶状体 C4N3,晶状体前囊可见黄色沉积物(图 3-5-17)。其他检查结果(B 超、UBM、眼眶 CT、电生理)见图 3-5-18～图 3-5-22。诊断:左眼外伤性白内障;左眼球内异物;左眼铁锈症。

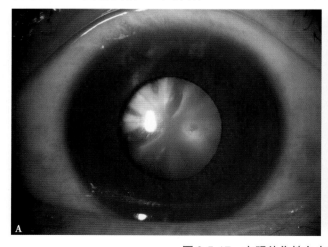
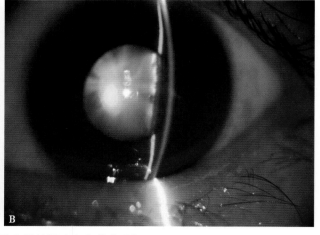

图 3-5-17 左眼外伤性白内障合并铁锈症患者前节照相

A、B. 左眼角膜透明,1 点位角膜缘可见长约 1mm 的白斑,内皮面可见黄色沉积物,晶状体 C4N3,晶状体前囊可见黄色沉积物

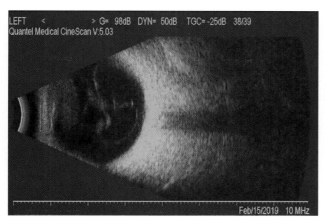

图 3-5-18　与图 3-5-17 同一患者的 B 超

左眼可见晶状体后囊弧形回声，玻璃体腔内见点絮状、条状中低回声

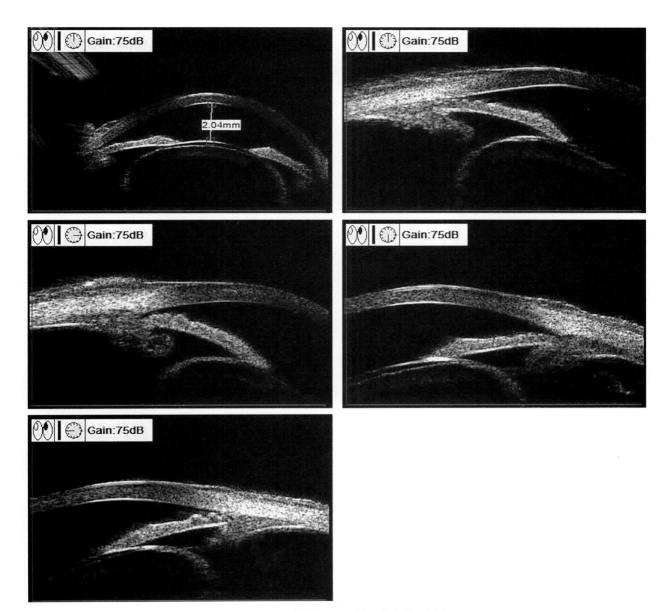

图 3-5-19　与图 3-5-17 同一患者的 UBM

左眼前房浅，晶状体位置靠前，部分虹膜前粘，部分房角关闭，所见睫状体未见明显脱离回声

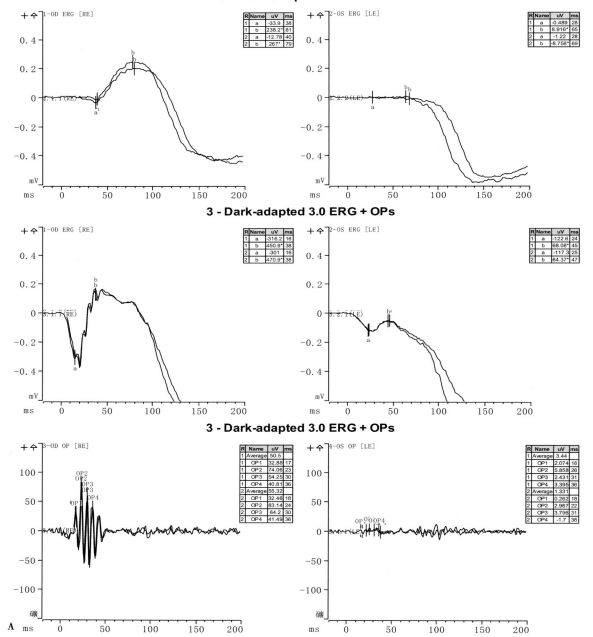

图 3-5-20　与图 3-5-17 同一患者的眼眶 CT
左眼晶状体旁可见高密度异物影

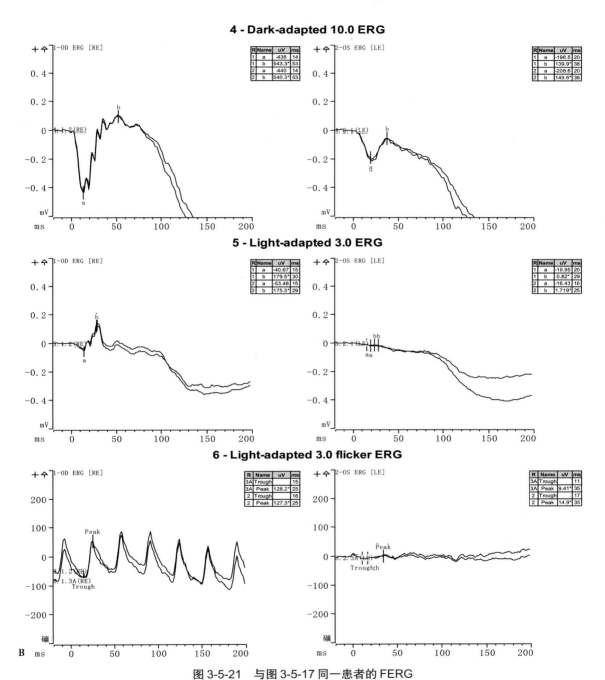

图 3-5-21　与图 3-5-17 同一患者的 FERG

右眼各项反应正常；左眼各项反应不同程度降低，其暗适 3.0 的 b 波降低尤其显著，呈负波型反应，提示其视网膜功能受损严重，内层视网膜尤其显著

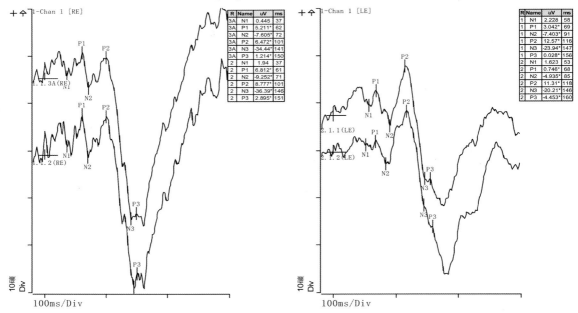

1 - Flash VEP - RIGHT EYE(3.0)　　**2 - Flash VEP - LEFT EYE(3.0)**

图 3-5-22　与图 3-5-17 同一患者的 FVEP
双眼均能诱发 P2 波,左眼峰时较右眼轻度延迟

图点评:

　　患者左眼为眼内异物伤造成的铁锈症,角膜和晶状体均可见铁质沉积,FERG 的 b 波呈负性波形,提示内层视网膜受损,术后视力恢复欠佳,但有行白内障和异物取出的手术指征。患者行左眼白内障联合异物取出手术后视力恢复至左眼 0.4。

　　小结: 视觉电生理对于无法评估眼底的成熟期白内障患者术后视力的预估具有重要意义。屈光介质的混浊对于闪光视网膜电流图的幅值影响较大,皮质混浊较核性混浊影响更大。闪光视觉诱发电位反映整个视觉通路的功能,受屈光介质混浊的影响相对较小。两者结合运用,可以指导医生更好地把握手术指征,判断手术预后,对于临床中复杂白内障手术有较强的指导意义。

(李嘉文　李付亮　段　平)

第四章

黄斑病变

第一节 黄斑前膜

【概述】

视网膜内表面的纤维无血管增殖膜发生在黄斑部称为黄斑视网膜前膜,简称黄斑前膜。

【临床特征】

黄斑前膜的常见症状有中心视力下降、视物变形等。黄斑前膜对视网膜无明显牵拉时可无症状。当黄斑前膜影响到黄斑中心凹时可出现视力改变,通常为轻度或中度下降。当出现黄斑中心凹移位或变形、视网膜血管扭曲时,可导致黄斑水肿,引起明显的视力下降或视物变形。少数情况下,发生玻璃体完全后脱离、黄斑前膜与视网膜分离时,症状可以自行缓解。

在疾病早期,黄斑前膜为一层透明的膜组织,附着在视网膜表面,表现为后极部一些区域呈丝绸状、闪烁或漂移的视网膜光反射。此时,黄斑中心凹一般未受侵犯,多不影响视力。当黄斑前膜组织增厚、收缩时,可牵引视网膜使其表面形成皱褶。视网膜受到牵引后,可见视盘颞侧血管弓的小血管变形、扭曲,甚至血管弓向心性收缩,黄斑无血管区面积减小。晚期,视网膜大静脉可变暗、扩张或变形。如果黄斑前膜偏中心,其牵引将导致黄斑区移位。

OCT 检查对黄斑前膜有较好的诊断作用,可表现为黄斑区表面一层高反射信号带,也可显示出黄斑水肿、神经上皮增厚、中心凹变平或隆起。

黄斑前膜的基本电生理检查一般首选 mfERG,可直观得到黄斑区的功能反应强度。

【病例】

女性患者,52 岁,右眼进行性视力下降 1 年余,加重伴视物变形 3 个月。专科检查:视力:右眼 0.4(矫正不提高),左眼 1.0。眼压:右眼:13.3mmHg,左眼:15.9mmHg(非接触式眼压计)。经各项检查后(图 4-1-1~图 4-1-5),诊断为:右眼黄斑前膜。

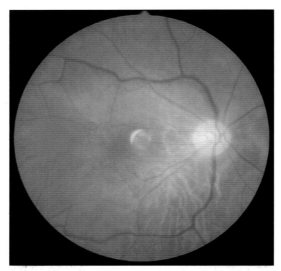

图 4-1-1 右眼黄斑前膜患者右眼眼底照相
右眼黄斑区视网膜可见皱褶、反光，颞侧血管弓旁小血管扭曲、变形

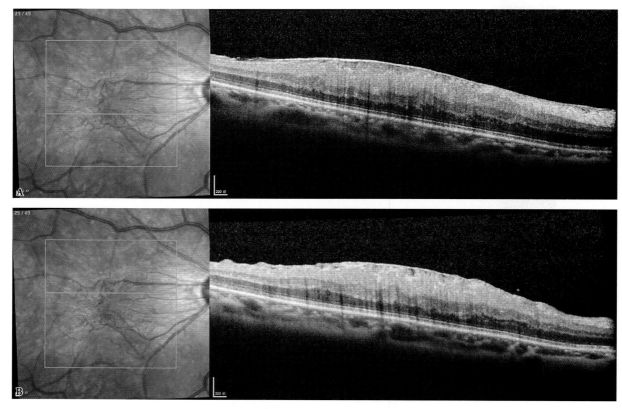

图 4-1-2 与图 4-1-1 同一患者右眼 OCT
A、B. 右眼黄斑区内界膜前可见膜状增强反射，中心凹形态未见，黄斑区神经上皮组织反射疏松增厚，层间可见无反射暗区，RPE/Bruch 复合体组织反射不光滑

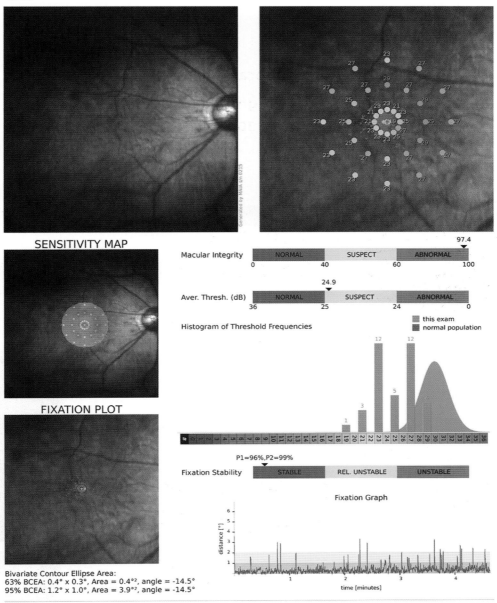

图 4-1-3　与图 4-1-1 同一患者右眼微视野

右眼：P1 96%，P2 99%，MI 97.4，AT 24.9（固视稳定度评估：P1＝96%，P2＝99% 表示 96% 的固视点在 1 度范围内，99% 的点在 2 度范围内，MI 黄斑完整度评估低于 40 为正常、40～60 为高危，高于 60 为严重异常；AT 平均阈值≥26 为正常、24～26 为高危、低于 24 为异常）

Bivariate Contour Ellipse Area（固视稳定度评估，BCEA）：

63% BCEA：$0.4° \times 0.3°$，Area $= 0.4°^2$，angle $= -14.5°$（63% 的点位于 $0.4° \times 0.3°$）

95% BCEA：$1.2° \times 1.0°$，Area $= 3.9°^2$，angle $= -14.5°$（95% 的点位于 $1.2° \times 1.0°$ 范围）

Multifocal ERG

Right

Traces

Retinal View
me103h4md75 2018-02-08 11-35-35 Right

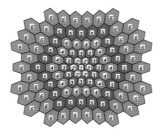

500 nV

0   80 ms

3D

Retinal View
me103h4md75 2018-02-08 11-35-35 Right

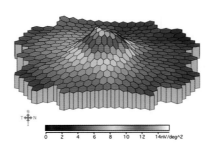

0 2 4 6 8 10 12 14nV/deg^2

Response Densities Ring Ratios

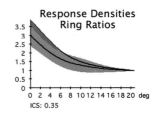

ICS: 0.35

Implicit Times Ring Ratios

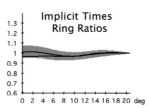

Ring

Retinal View

R
me103h4md75 2018-02-08 11-35-35 Right
SW Normals Reference(7,me103h4md75,Left,C1)
SW Normals Reference(7,me103h4md75,Right,C1)

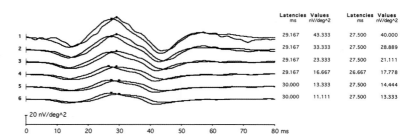

	Latencies ms	Values nV/deg^2	Latencies ms	Values nV/deg^2
1	29.167	43.333	27.500	40.000
2	29.167	33.333	27.500	28.889
3	29.167	23.333	27.500	21.111
4	29.167	16.667	26.667	17.778
5	30.000	13.333	27.500	14.444
6	30.000	11.111	27.500	13.333

20 nV/deg^2

0   10   20   30   40   50   60   70   80 ms

图 4-1-4　与图 4-1-1 同一患者右眼 mfERG
右眼：振幅密度第 6 环略降低，余未见明显降低

2 - Dark-adapted 0.01 ERG

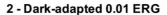

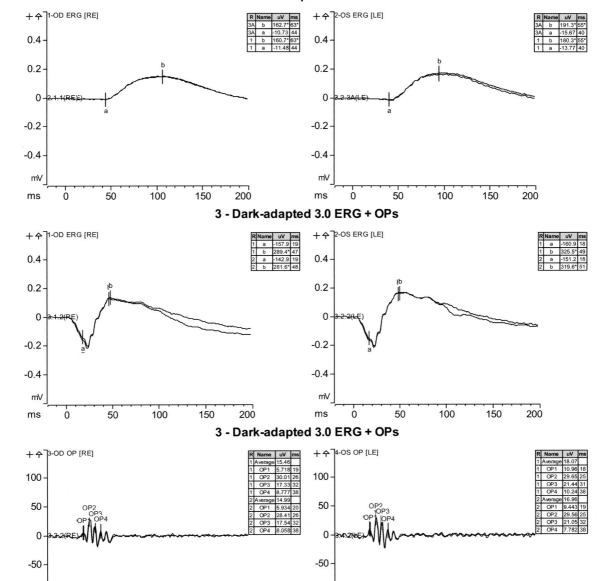

R	Name	uV	ms
3A	b	162.7*	63*
3A	a	-10.73	44
1	b	160.7*	63*
1	a	-11.48	44

R	Name	uV	ms
3A	b	191.3*	55*
3A	a	-15.67	40
1	b	180.3*	55*
1	a	-13.77	40

3 - Dark-adapted 3.0 ERG + OPs

R	Name	uV	ms
1	a	-157.9	19
1	b	289.4*	47
2	a	-142.9	19
2	b	281.6*	48

R	Name	uV	ms
1	a	-160.9	18
1	b	325.5*	49
2	a	-151.2	18
2	b	319.6*	51

3 - Dark-adapted 3.0 ERG + OPs

R	Name	uV	ms
1	Average	15.46	
1	OP1	5.718	19
1	OP2	30.01	26
1	OP3	17.33	32
1	OP4	8.777	38
2	Average	14.99	
2	OP1	5.934	20
2	OP2	28.41	26
2	OP3	17.54	32
2	OP4	8.058	38

R	Name	uV	ms
1	Average	18.07	
1	OP1	10.96	18
1	OP2	29.65	25
1	OP3	21.44	31
1	OP4	10.24	38
2	Average	16.96	
2	OP1	9.443	19
2	OP2	29.56	25
2	OP3	21.05	32
2	OP4	7.782	38

A

4 - Dark-adapted 10.0 ERG

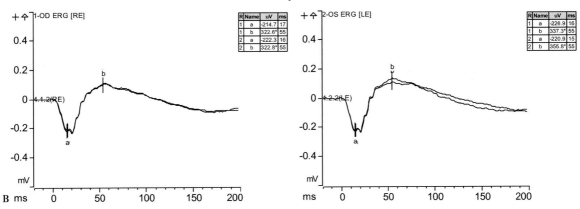

R	Name	uV	ms
1	a	-214.7	17
1	b	322.6*	55
2	a	-222.3	16
2	b	322.8*	55

R	Name	uV	ms
1	a	-226.9	16
1	b	337.3*	55
2	a	-220.9	15
2	b	355.8*	55

B

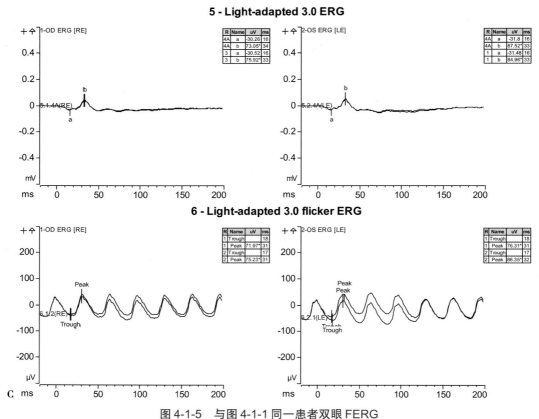

图 4-1-5　与图 4-1-1 同一患者双眼 FERG

右眼部分反应略低,余正常;左眼各波幅值未见明显异常

图点评:

该患者 OCT 可见明确右眼黄斑前膜,但具体原因不明,考虑为特发性的黄斑前膜,是其右眼进行性视力下降,并出现视物变形的原因,有玻璃体视网膜手术治疗指征。mfERG 和 FERG 反应均未见明显降低,微视野提示:右眼的视敏度及黄斑整体功能下降、黄斑中心暗点,微视野检查可早期灵敏地反映黄斑功能。由于黄斑前膜为透明的膜组织,其不存在遮挡刺激光情况,一般情况下其 FERG 和 mfERG 异常度均不会太高。如果病变导致黄斑区水肿,mfERG 才可能表现为水肿区域振幅密度降低。如果其 FERG 和mfERG 显著异常,则提示其黄斑功能受损显著,其剥膜术后视力恢复能力有限。

第二节　黄 斑 裂 孔

【概述】

黄斑裂孔是指黄斑区视网膜组织缺损形成的裂孔。黄斑中心凹易发生裂孔,其发病率约为 0.33%,多见于老年妇女,发病年龄平均约 66 岁,95% 为 50 岁以上。单眼发病较多,双眼发病者约占 6%~28%。

黄斑区的视网膜组织完全缺损,称为全层黄斑裂孔。黄斑区的视网膜组织尚有保留,未完全缺损,则称为板层黄斑裂孔。

主要分为:①特发性黄斑裂孔,无明显可查的病因;②变性所致黄斑裂孔,如高度近视、老年性退行性病变、中心性视网膜脉络膜病变和血管性病变等病因;③外伤性黄斑裂孔,如严重的眼球钝挫伤,眼底激光治疗时的误伤等。

【临床特征】

1. 主要症状　中心视力下降,中心暗点、视物变形。

2. 眼底检查　黄斑中心凹可见新月形、椭圆形或圆形暗红色的视网膜裂孔。

3. 视野有中心或旁中心暗点。

4. OCT 检查可明确诊断,并判断黄斑裂孔为全层或板层。

视觉电生理检查一般首选 mfERG,可直观得到黄斑区的功能反应强度,一般表现为裂孔以及裂孔周边部位局限性降低。

【病例】

女性患者,59 岁,左眼视力下降 1 年,加重 1 个月余。专科检查:视力:右眼 0.1(−5.75DS/−1.00DC×20＝0.7),左眼 0.04(−7.50DS＝0.05)。眼压:右眼:15.8mmHg,左眼:10.1mmHg(非接触式眼压计)。经各项检查后(图 4-2-1～图 4-2-4),诊断为:左眼黄斑裂孔性视网膜脱离,双眼屈光不正。

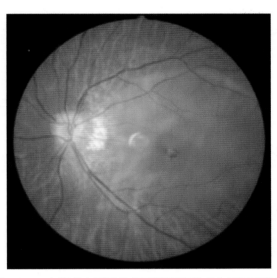

图 4-2-1 左眼黄斑裂孔性视网膜脱离患者左眼眼底照相
黄斑中心凹可见暗红色圆形裂孔,伴后极部视网膜灰白色隆起

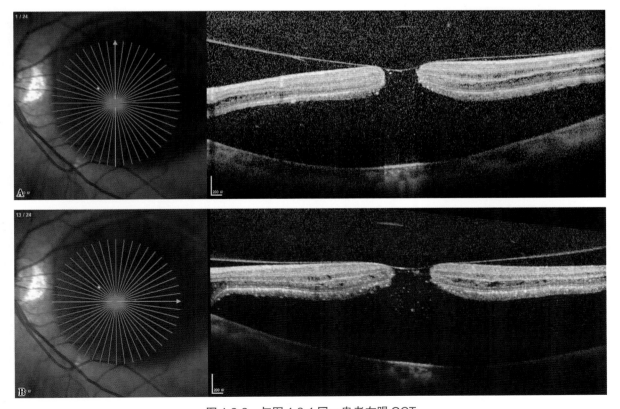

图 4-2-2 与图 4-2-1 同一患者左眼 OCT
A、B. 左眼黄斑区内界膜前可见膜状增强反射,黄斑中心凹全层神经上皮组织反射中断

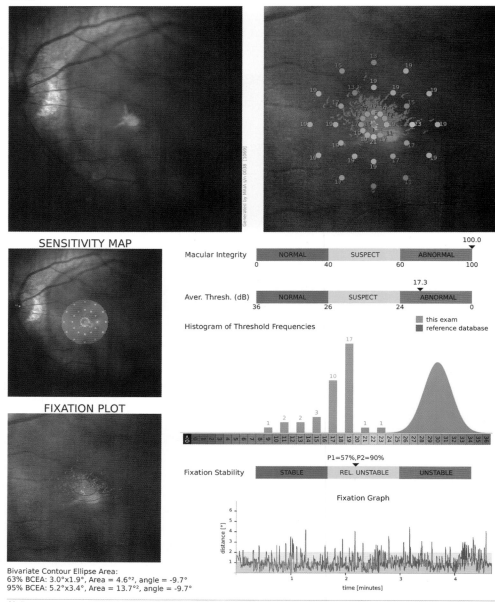

图 4-2-3　与图 4-2-1 同一患者左眼微视野

左眼 P1 57%，P2 92%，MI 100，AT 17.3

Bivariate Contour Ellipse Area（固视稳定度评估，BCEA）：

63% BCEA：3.0°×1.9°，Area = 4.6°² ，angle = −9.7°

95% BCEA：5.2°×3.4°，Area = 13.7°² ，angle = −9.7°

Multifocal ERG

Left

Traces

3D

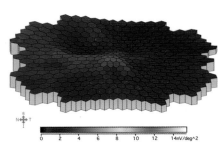

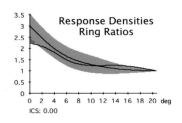

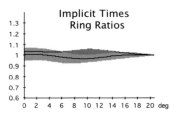

Ring

L

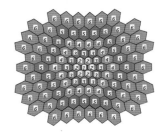

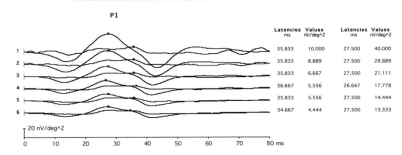

图 4-2-4　与图 4-2-1 同一患者左眼 mfERG

左眼振幅密度普遍降低，中心重度降低，边缘中偏重度降低

图点评：

　　该患者进行性视力下降，考虑为黄斑裂孔所致，加重考虑为出现后极部视网膜脱离所致。OCT 可明确诊断黄斑裂孔伴视网膜脱离，需要行玻璃体视网膜手术治疗。mfERG 提示：视网膜功能下降，特别是黄斑功能。微视野提示：左眼视网膜视敏度及注视稳定性显著下降。均很好地反映出了患者的视网膜及黄斑功能情况。本例的 mfERG 显示，患眼（左眼）黄斑区振幅密度显著降低，说明其黄斑区裂孔对其黄斑功能影响甚大。但同时，阅图可见其右眼的 mfERG 振幅密度亦显著降低，这提示其右眼黄斑功能亦受损显著，存在发生裂孔的高风险性，在治疗左眼的同时也应密切随访其右眼。

第三节　年龄相关性黄斑变性

【概述】

　　年龄相关性黄斑变性（age-related macular degeneration，AMD），为黄斑区结构的衰老性改变，是欧美发达国家 50 岁以上人群中致盲性眼病的最常见原因。在我国 AMD 的发病率也逐年增高，现已成为我国第三大致盲性眼病。

AMD 主要表现为视网膜色素上皮细胞对感光细胞外节的吞噬消化能力下降，残余的代谢产物向细胞外排出，沉积于 Bruch 膜，形成玻璃膜疣，由此继发病理改变后，导致变性发生。由于黄斑部结构与功能上的特殊性，此种改变更为明显。Bruch 膜的改变，激发内源性 VEGF 释放，脉络膜毛细血管通过破裂的 Bruch 膜进入 RPE 下及视网膜神经上皮下，形成脉络膜新生血管。由于新生血管壁的结构异常，导致血管的渗漏和出血，进而引发一系列的继发性病理改变。

【临床特征】

主要分为干性 AMD 和湿性 AMD，主要区别在于有无出血、渗出和水肿。

1. 干性 AMD 双眼常同期发病，特点为进行性色素上皮萎缩，发病缓慢，病程冗长。早期与晚期之间渐次移行，很难截然分开。病程长短不一，但双眼眼底的病变程度基本对称。

早期（萎缩前期）中心视力轻度损害，甚至在相当长时间内保持正常或接近正常。Amsler 表检查常为阳性。晚期（萎缩期）中心视力严重损害，有绝对性中心暗点。检眼镜下可见密集或融合的玻璃膜疣及大片萎缩区，色素脱失或增生。

2. 湿性 AMD 特点是视网膜下或脉络膜新生血管膜形成，从而引起一系列渗出、出血、瘢痕改变。

（1）早期：视物模糊、视物变形，病变累及黄斑中心凹、中心视力明显下降，少数患者无明显症状。Amsler 方格表阳性。

（2）中期：主要特征为黄斑部新生血管渗漏，形成色素上皮层和／或神经上皮层浆液或／和出血性脱离，中心视力急剧下降。

（3）晚期：渗出和出血逐渐吸收并为瘢痕组织所替代，视力进一步损害。眼底检查见略隆起的团块状或形成不规则的白色斑块（血肿吸收过程中呈红黄色）病灶。在斑块表面或其边缘常可见出血斑及色素斑。在瘢痕边缘处可出现新的新生血管，再次经历渗出、出血、吸收、瘢痕化的过程，使病灶瘢痕范围扩大。

年龄相关性黄斑变性（AMD）的视觉电生理一般首选 mfERG 检查，表现为变性区域反应局限性降低，降低程度及范围与变性程度相关。临床检查时结果判读时还需要注意白内障等屈光介质混浊的影响。

【病例】

女性患者，69 岁，左眼视力下降 2 年。眼部查体：视力：右眼 0.5（+0.75DS/−1.50DC×80＝0.7），左眼 0.05（+0.75DS/−1.50DC×95＝0.05）。双眼晶状体 C2N1P0。眼压：右眼：14.4mmHg，左眼：13.6mmHg（NCT）。经各项检查后（图 4-3-1～图 4-3-6），诊断为：左眼湿性 AMD，双眼老年性白内障。

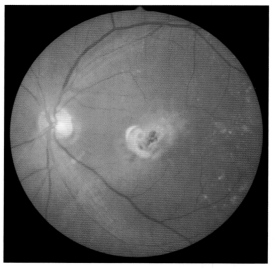

图 4-3-1 左眼湿性 AMD 患者左眼眼底照相

左眼视盘界清，黄斑区有黄白色病灶，中间及黄斑鼻侧可见出血

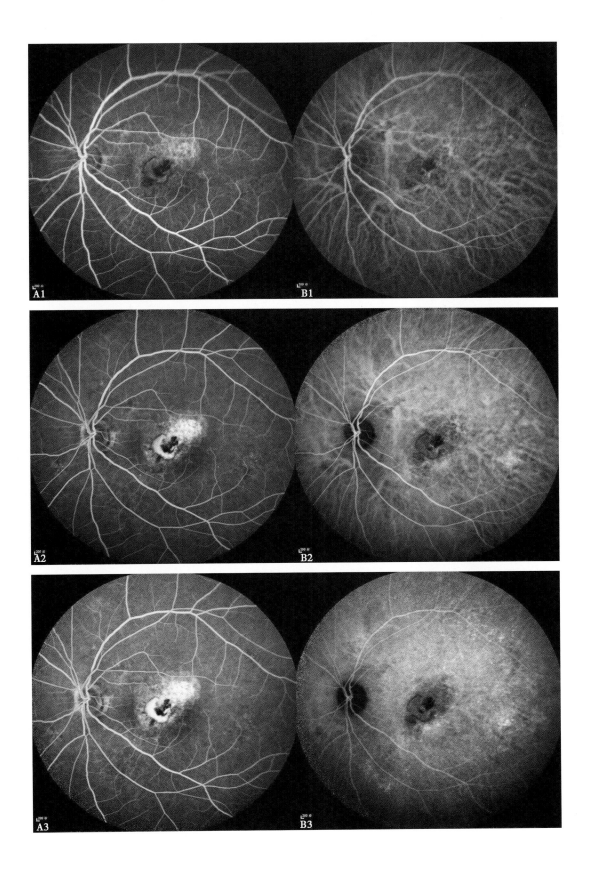

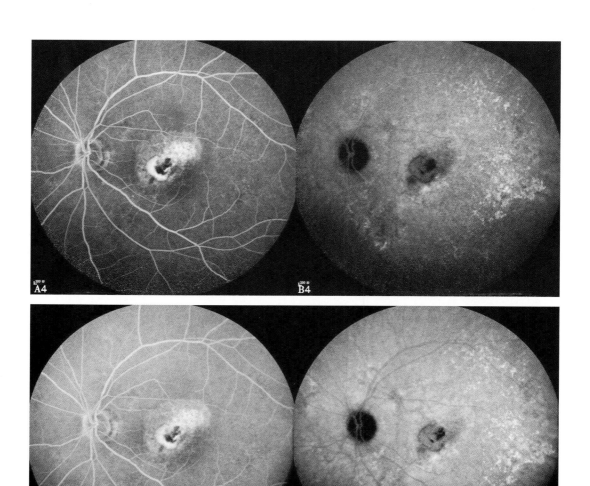

图 4-3-2　与图 4-3-1 同一患者左眼 FFA + ICGA

A1～A5．FFA 左眼黄斑区早期可见斑驳高低荧光交织，后期荧光扩大增强，视盘边界大致可见，视网膜静脉稍迂曲；B1～B5．ICGA 左眼后极部脉络膜血管迂曲扩张，近视盘处见膜状强荧光，后期荧光增强，黄斑区及后极部后期荧光斑驳不均

OS

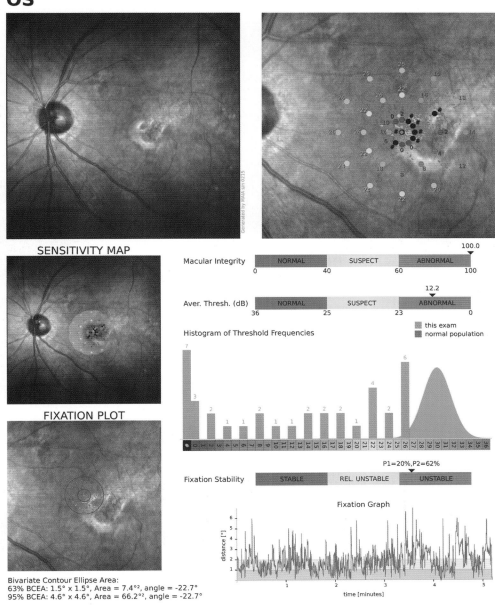

SENSITIVITY MAP

FIXATION PLOT

Bivariate Contour Ellipse Area:
63% BCEA: 1.5° x 1.5°, Area = 7.4°², angle = -22.7°
95% BCEA: 4.6° x 4.6°, Area = 66.2°², angle = -22.7°

Notes:

图 4-3-3　与图 4-3-1 同一患者左眼微视野
P1 20%，P2 62%，MI 100，AT 12.2
Bivariate Contour Ellipse Area（固视稳定度评估，BCEA）：
63% BCEA：1.5°×1.5°，Area = 7.4°²，angle = −22.7°
95% BCEA：4.6°×4.6°，Area = 66.2°²，angle = −22.7°

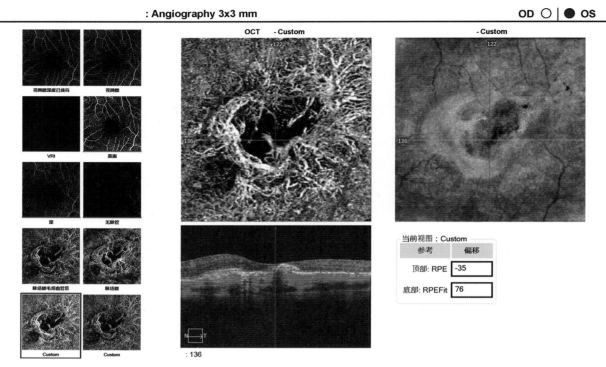

图 4-3-4　与图 4-3-1 同一患者左眼 OCTA

黄斑拱环结构大致可见，无脉管层及自定义层成像均见异常网状血管血流信号。黄斑中心凹形态异常，黄斑区神经上皮组织反射略疏松，RPE/脉络膜复合带组织可见局限隆起增强反射

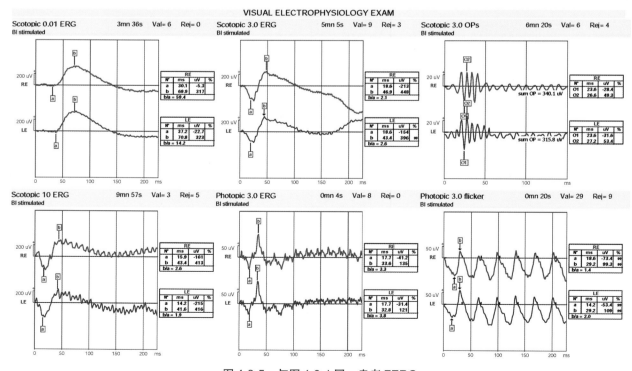

图 4-3-5　与图 4-3-1 同一患者 FERG
各波幅值未见明显异常

Multifocal ERG

Left

Traces

Retinal View

me103h4md75 2017-12-22 12-04-24 Left

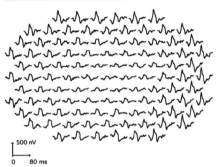

500 nV

0   80 ms

3D

Retinal View

me103h4md75 2017-12-22 12-04-24 Left

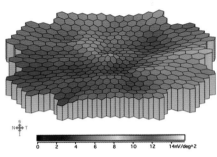

S
N + T
I

0   2   4   6   8   10   12   14nV/deg^2

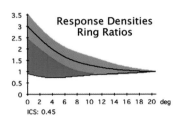

Response Densities
Ring Ratios

ICS: 0.45

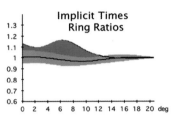

Implicit Times
Ring Ratios

Ring

Retinal View

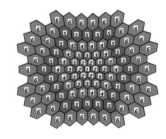

A

L

me103h4md75 2017-12-22 12-04-24 Left

SW Normals Reference(7,me103h4md75,Left,C1)

SW Normals Reference(7,me103h4md75,Right,C1)

P1

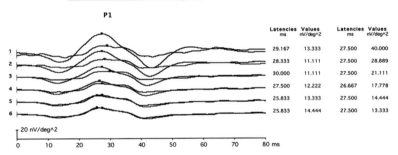

	Latencies ms	Values nV/deg^2	Latencies ms	Values nV/deg^2
1	29.167	13.333	27.500	40.000
2	28.333	11.111	27.500	28.889
3	30.000	11.111	27.500	21.111
4	27.500	12.222	26.667	17.778
5	25.833	13.333	27.500	14.444
6	25.833	14.444	27.500	13.333

20 nV/deg^2

0   10   20   30   40   50   60   70   80 ms

Multifocal ERG
Left

Retinal View

me103h4md75 2017-12-22 12-04-24 Left

500 nV

0   80 ms

B

图 4-3-6 与图 4-3-1 同一患者 mfERG

A、B. 左眼振幅密度呈中心凹陷型降低

图点评：

患者为一老年患者，黄斑疾病诊断为湿性 AMD，予以玻璃体腔抗 VEGF 治疗。FERG 提示：各波幅值未见明显异常，而 mfERG 提示：患者黄斑区振幅密度重度降低，黄斑功能受损重，微视野提示：左眼视敏度普遍降低及注视稳定性显著降低，左眼中心及颞侧局限性视野缺损；说明患者病变集中在黄斑部，主要影响黄斑功能。此类病变集中于黄斑中心的患者，其中心固视能力会显著降低，此时其 FERG 由于是反映大范围视网膜的功能，因此其异常度不高，做 mfERG 时需要严格监测其固视效果，最好是使用带眼底监控的检查模式，才能准确反映其黄斑病变处的功能。

第四节　脉络膜新生血管膜

【概述】

脉络膜新生血管膜（choroidal neovascularization，CNV）又称视网膜下新生血管膜，是指来自脉络膜毛细血管的新生血管，经 Bruch 膜侵入 RPE 下，在 Bruch 膜与视网膜色素上皮之间、或神经视网膜与视网膜色素上皮之间、或视网膜色素上皮与脉络膜之间形成增殖。Bruch 膜的损害是产生 CNV 的条件，因此许多累及 RPE-Bruch 膜 - 脉络膜毛细血管复合体的疾病均可导致 CNV 的形成，多发生于黄斑区，因而严重影响中心视力。

根据影响视网膜色素上皮 -Bruch 膜 - 脉络膜毛细血管的疾病按其性质可分为：①变性疾病，如年龄相关性黄斑变性、近视、视乳头玻璃膜疣、血管样条纹等；②遗传性或先天性疾病，如 Best 病、Stargardt 病、黄色斑点视网膜变性、遗传性原发性玻璃膜疣、成人型黄斑区色素上皮萎缩等；③炎症或感染性疾病，如急性后极部多发性鳞状色素上皮病变、匐行性脉络膜炎、结节病、Vogt- 小柳原田病、弓形虫病、风疹性视网膜病变、梅毒性脉络膜视网膜炎等；④肿瘤性疾病，如脉络膜色素痣、脉络膜黑色素瘤、脉络膜骨瘤、脉络膜血管瘤、脉络膜转移癌、视网膜色素上皮错构瘤等；⑤外伤，如脉络膜破裂、氩激光治疗或视网膜冷凝损伤后的晚期并发症等；⑥其他或特发性。

【临床特征】

视力减退、视物变形及中心或旁中心暗点。眼底可见黄斑中心凹或中心凹旁灰白或黄白色病灶，病灶周围或表面可有出血、反光晕。

脉络膜新生血管膜的一般首选 mfERG 检查，条件允许最好还行 FERG 检查，以评估黄斑区功能以及全视网膜功能是否正常。

【病例】

女性患者，32 岁，右眼视物变形 5 天，既往有双眼 PIC（punctate inner choroidopathy，点状内层脉络膜病变）病史。眼部查体：视力：右眼 0.05（-6.00DS/-1.50DC×15＝0.5），左眼 0.2（-6.50DS/-0.75DC×160＝1.0）。眼压：右眼：17.5mmHg，左眼：14.2mmHg（NCT）。经各项检查后（图 4-4-1～图 4-4-5），诊断为：右眼黄斑CNV，双眼 PIC，双眼高度近视。

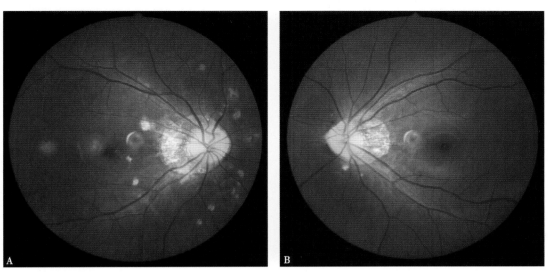

图 4-4-1 右眼黄斑 CNV，双眼 PIC 患者双眼眼底照相

A. 右眼：视网膜呈豹纹状改变，黄斑反光可，黄斑颞侧可见灰白色病灶，周围水肿，视盘周围可见散在穿凿样陈旧病灶；B. 左眼：视网膜呈豹纹状改变，黄斑反光可，视盘周围可见散在穿凿样陈旧病灶

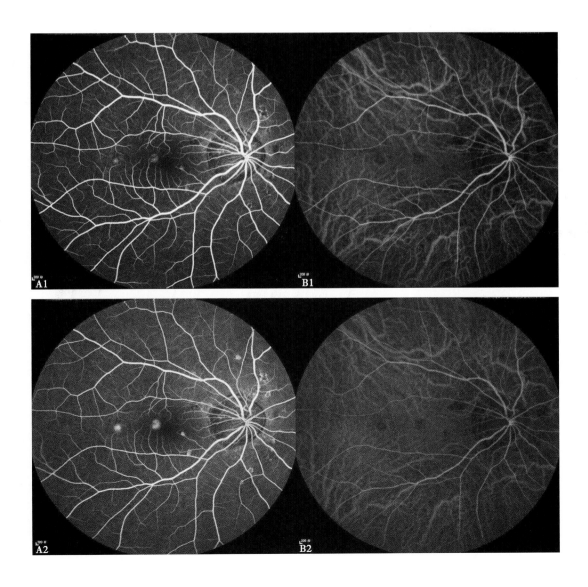

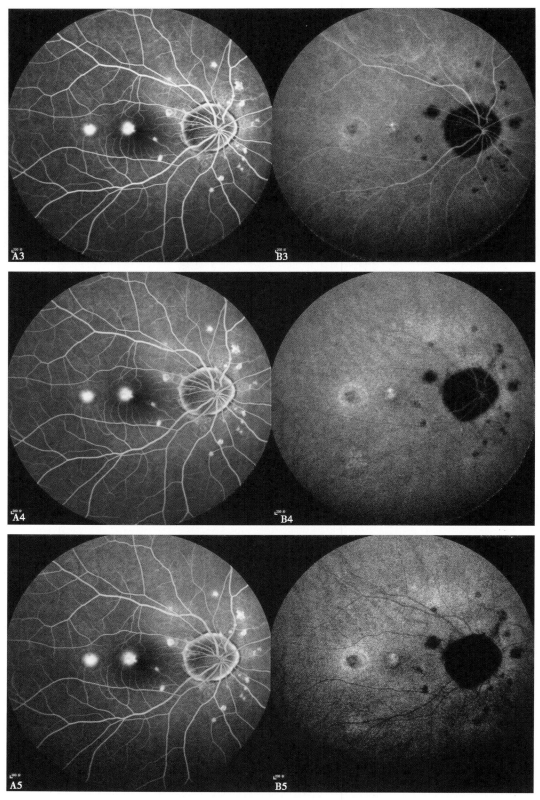

图 4-4-2　与图 4-4-1 同一患者右眼 FFA

A1～A5. FFA：右眼黄斑区早期可见两处斑块状强荧光，后期荧光扩大增强，右眼后极部、视盘周围见斑点状略高荧光，后期荧光稍增强，双眼视盘周围见萎缩弧；B1～B5. ICGA：右眼黄斑区及其颞侧见斑块状强荧光，后期荧光稍增强，右眼后极部、视盘周围见点状弱荧光，后期右眼部分荧光稍增强

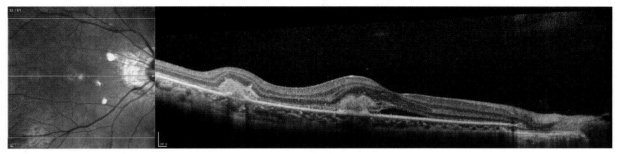

图 4-4-3　与图 4-4-1 同一患者右眼 OCT

右眼黄斑中心凹形态异常，视网膜神经上皮组织层间未见明显异常反射，层下可见局限性无反射区，RPE/ 脉络膜复合体组织可见局限性隆起增强反射带

Multifocal ERG

Right

Traces

Retinal　View

me103h4md75_2017-04-01_16-51-17_Right

500 nV

0　　80 ms

3D

Retinal　View

me103h4md75_2017-04-01_16-51-17_Right

T ← → N

0　2　4　6　8　10　12　14nV/deg^2

Response Densities Ring Ratios

0　2　4　6　8　10 12 14 16 18 20 deg

ICS: 0.00

Implicit Times Ring Ratios

0　2　4　6　8　10 12 14 16 18 20 deg

Ring

Retinal　View

R

me103h4md75_2017-04-01_16-51-17_Right

SW_Normals_Reference(7,me103h4md75,Left,C1)

SW_Normals_Reference(7,me103h4md75,Right,C1)

	Latencies ms	Values nV/deg^2	Latencies ms	Values nV/deg^2
1	29.167	15.556	27.500	40.000
2	28.333	20.000	27.500	28.889
3	28.333	15.556	27.500	21.111
4	26.667	12.222	26.667	17.778
5	26.667	10.000	27.500	14.444
6	27.500	7.778	27.500	13.333

20 nV/deg^2

0　10　20　30　40　50　60　70　80 ms

A

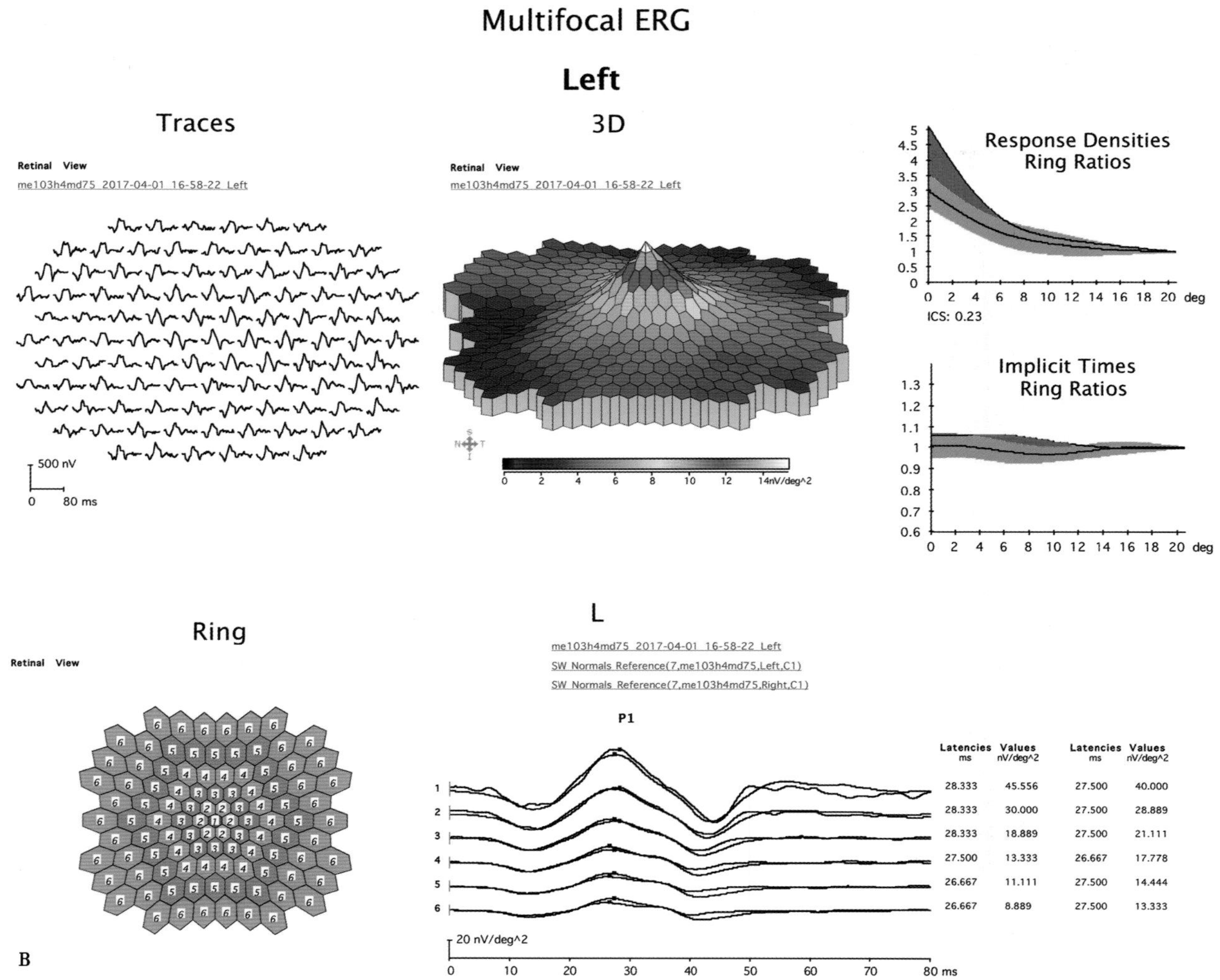

Multifocal ERG

Left

Traces

Retinal View
me103h4md75 2017-04-01 16-58-22 Left

500 nV

0   80 ms

3D

Retinal View
me103h4md75 2017-04-01 16-58-22 Left

0   2   4   6   8   10   12   14nV/deg^2

Response Densities Ring Ratios

5
4.5
4
3.5
3
2.5
2
1.5
1
0.5
0

0 2 4 6 8 10 12 14 16 18 20 deg
ICS: 0.23

Implicit Times Ring Ratios

1.3
1.2
1.1
1
0.9
0.8
0.7
0.6

0 2 4 6 8 10 12 14 16 18 20 deg

Ring

Retinal View

B

L

me103h4md75 2017-04-01 16-58-22 Left
SW_Normals Reference(7,me103h4md75,Left,C1)
SW_Normals Reference(7,me103h4md75,Right,C1)

P1

	Latencies ms	Values nV/deg^2	Latencies ms	Values nV/deg^2
1	28.333	45.556	27.500	40.000
2	28.333	30.000	27.500	28.889
3	28.333	18.889	27.500	21.111
4	27.500	13.333	26.667	17.778
5	26.667	11.111	27.500	14.444
6	26.667	8.889	27.500	13.333

20 nV/deg^2

0 10 20 30 40 50 60 70 80 ms

图 4-4-4　与图 4-4-1 同一患者 mfERG

A. 右眼黄斑各环振幅密度呈中心削峰状降低,中心中度降低,周边略降低,波形稳定;B. 左眼振幅密度中心 1、2、3 环未见明显降低,4、5、6 环略降低,波形稳定

OD

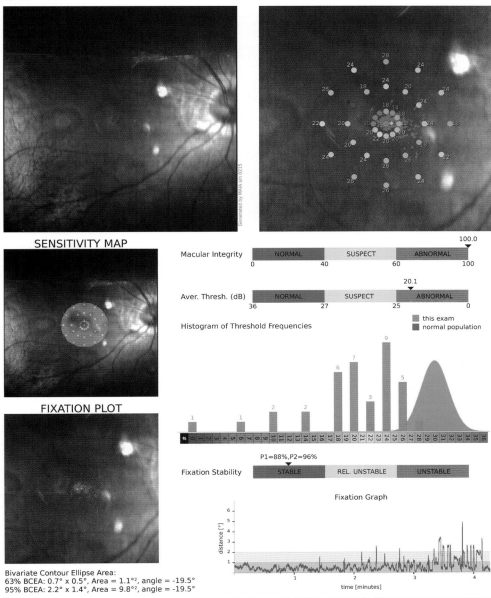

SENSITIVITY MAP

FIXATION PLOT

Macular Integrity
NORMAL · SUSPECT · ABNORMAL
100.0

Aver. Thresh. (dB)
NORMAL · SUSPECT · ABNORMAL
20.1

Histogram of Threshold Frequencies

this exam
normal population

Fixation Stability
P1=88%,P2=96%
STABLE · REL. UNSTABLE · UNSTABLE

Fixation Graph

Bivariate Contour Ellipse Area:
63% BCEA: 0.7° x 0.5°, Area = 1.1°², angle = -19.5°
95% BCEA: 2.2° x 1.4°, Area = 9.8°², angle = -19.5°

Notes:

图 4-4-5　与图 4-4-1 同一患者右眼微视野
右眼：P1 88%，P2 96%，MI 100，AT 20.1
Bivariate Contour Ellipse Area（固视稳定度评估，BCEA）：
63% BCEA：0.7°×0.5°，Area = 1.1°²，angle = −19.5°
95% BCEA：2.2°×1.4°，Area = 9.8°²，angle = −19.5°

图点评:

PIC 病灶常位于视网膜后极部,多处病灶进展可不一致,罕见复发,但超过 1/2 的患者继发 CNV,需要警惕。该患者即为 PIC 后右眼继发 CNV 的患者,诊断明确。mfERG 提示:右眼黄斑区功能明显减低。微视野提示:右眼黄斑中心及颞侧暗点、鼻上相对暗点,视网膜敏感度下降,注视稳定性稳定。本例黄斑病变,针对性地进行了 mfERG 和微视野检查,mfERG 完全客观,被动固视,检查范围为黄斑区直径 40°范围,微视野需要主动固视,检查范围为黄斑区直径 8°~10°范围。如本例患者主动固视尚佳可互为对照,如果患者固视欠佳时,则需要增加 mfERG 权重(带有眼底监控模式的 mfERG)。

第五节 黄斑水肿

【概述】

黄斑水肿(macular edema,ME)是指血-视网膜屏障破坏后血管通透性增加,致黄斑区视网膜内和视网膜下液体积聚,形成水肿,并非一独立眼病,多是视网膜中央及分支静脉阻塞、糖尿病视网膜病变、湿性老年性黄斑变性、高度近视眼底病变引起的脉络膜新生血管病变(CNV)等多种眼病的常见眼部表现,是视力急剧下降甚至丧失的主要原因。

【临床特征】

中心视力减退,可有相对或绝对中心暗点。

黄斑水肿的视觉电生理首选 mfERG 检查,以评估黄斑功能,若伴有全视网膜病变则还应行 FERG 检查看整体视网膜功能。

【病例】

男性患者,57 岁,右眼视力下降 2 周。专科检查:视力右眼 0.3(矫正不提高),左眼 1.2。眼压:右眼:16.5mmHg,左眼:15.7mmHg(NCT)。经各项检查后(图 4-5-1~图 4-5-6),诊断为:右眼视网膜颞上分支静脉阻塞合并黄斑水肿。

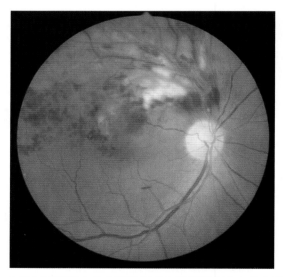

图 4-5-1 右眼视网膜颞上分支静脉阻塞合并黄斑水肿患者右眼眼底照相
右眼颞上分支静脉走行区可见火焰状出血及白色渗出,黄斑水肿

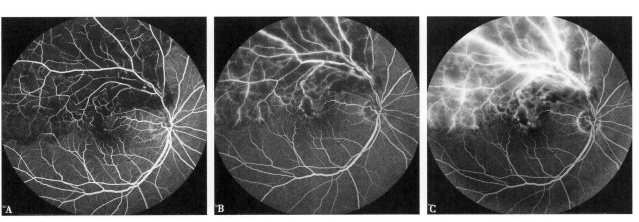

图 4-5-2　与图 4-5-1 同一患者右眼 FFA

右眼视网膜颞上分支静脉早期荧光充盈迟缓,所属区域可见广泛出血遮挡及片状无灌注区,静脉管壁迂曲不均,荧光着染,黄斑拱环形态破坏

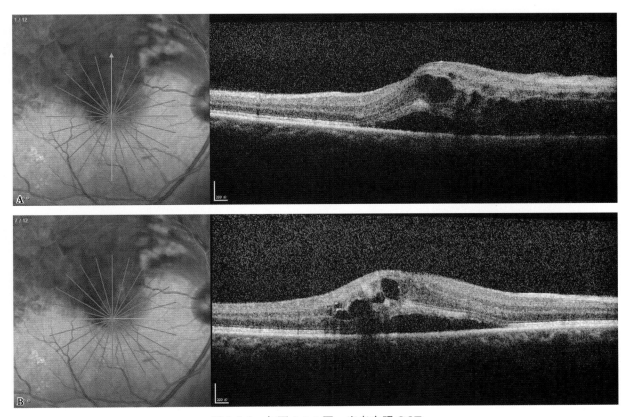

图 4-5-3　与图 4-5-1 同一患者右眼 OCT

A、B. 右眼中心凹形态未见,黄斑区神经上皮组织反射疏松增厚,层间可见无反射暗区,RPE/Bruch 复合体组织反射不光滑

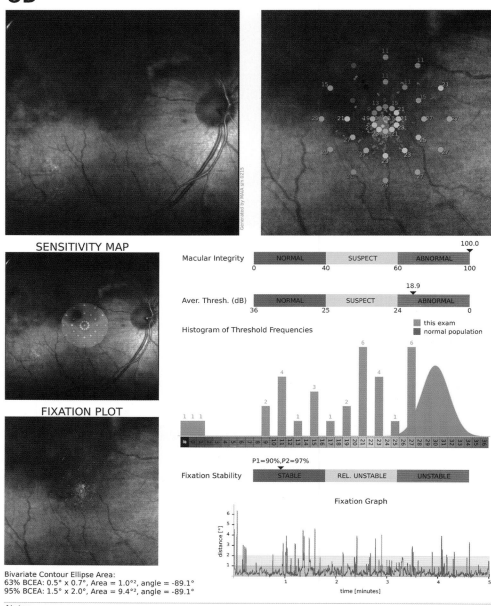

图4-5-4 与图4-5-1同一患者右眼微视野

右眼：P1 90%，P2 97%；MI 100；AT 18.9

Bivariate Contour Ellipse Area（固视稳定度评估，BCEA）：

63% BCEA：0.5°×0.7°，Area = 1.0°²，angle = −89.1°

95% BCEA：1.5°×2.0°，Area = 9.4°²，angle = −89.1°

Multifocal ERG

Right

Traces

Retinal View
me103h4md75 2018-11-27 10-57-36 Right

500 nV
0   80 ms

3D

Retinal View
me103h4md75 2018-11-27 10-57-36 Right

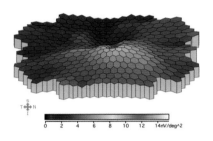

0 2 4 6 8 10 12 14nV/deg^2

Response Densities Ring Ratios

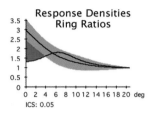

ICS: 0.05

Implicit Times Ring Ratios

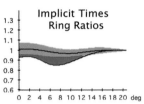

Ring

Retinal View

R

me103h4md75 2018-11-27 10-57-36 Right
SW Normals Reference(7,me103h4md75,Left,C1)
SW Normals Reference(7,me103h4md75,Right,C1)

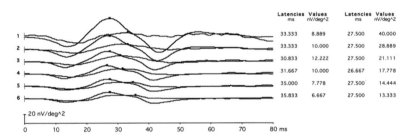

	Latencies ms	Values nV/deg^2	Latencies ms	Values nV/deg^2
1	33.333	8.889	27.500	40.000
2	33.333	10.000	27.500	28.889
3	30.833	12.222	27.500	21.111
4	31.667	10.000	26.667	17.778
5	35.000	7.778	27.500	14.444
6	35.833	6.667	27.500	13.333

20 nV/deg^2
0 10 20 30 40 50 60 70 80 ms

A

Multifocal ERG
Right

Retinal View
me103h4md75 2018-11-27 10-57-36 Right

500 nV
0   80 ms

B

图 4-5-5　与图 4-5-1 同一患者 mf-ERG

A、B. 右眼振幅密度普遍降低，上方较明显降低，中央 1 环重度降低，其余各环中度降低

2 - Dark-adapted 0.01 ERG

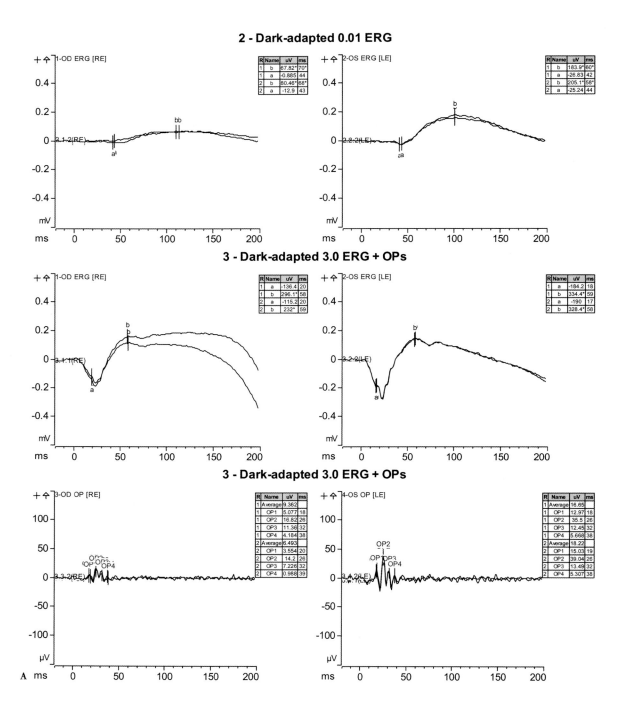

1-OD ERG [RE]

R	Name	uV	ms
1	b	67.82*	70*
1	a	-0.885	44
2	b	80.46*	68*
2	a	-12.9	43

2-OS ERG [LE]

R	Name	uV	ms
1	b	183.9*	60*
1	a	-26.83	42
2	b	205.1*	58*
2	a	-25.24	44

3 - Dark-adapted 3.0 ERG + OPs

1-OD ERG [RE]

R	Name	uV	ms
1	a	-136.4	20
1	b	296.1*	58
2	a	-115.2	20
2	b	232*	59

2-OS ERG [LE]

R	Name	uV	ms
1	a	-184.2	18
1	b	334.4*	59
2	a	-190	17
2	b	328.4*	58

3 - Dark-adapted 3.0 ERG + OPs

3-OD OP [RE]

R	Name	uV	ms
1	Average	9.362	
1	OP1	5.077	18
1	OP2	16.82	26
1	OP3	11.36	32
1	OP4	4.184	38
2	Average	6.493	
2	OP1	3.554	20
2	OP2	14.2	26
2	OP3	7.226	32
2	OP4	0.988	39

4-OS OP [LE]

R	Name	uV	ms
1	Average	16.65	
1	OP1	12.97	18
1	OP2	35.5	26
1	OP3	12.45	32
1	OP4	5.668	38
2	Average	18.22	
2	OP1	15.03	19
2	OP2	39.04	26
2	OP3	13.49	32
2	OP4	5.307	38

A

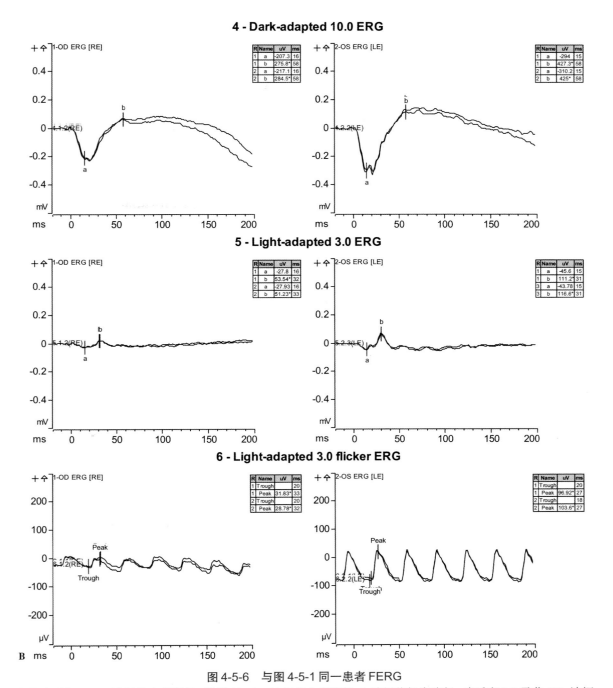

图4-5-6 与图4-5-1同一患者FERG

右眼暗适应0.01 b波幅值中度降低；暗适应3.0 a波幅值中度降低，b波幅值轻度降低；暗适应3.0震荡OPs波幅值中度降低；暗适应10.0s a波幅值轻度降低，b波幅值轻偏中度降低；明适应3.0 a波幅值轻度降低，b波幅值中度降低；明适应30Hz P波幅值重度降低

图点评：

右眼视网膜分支静脉阻塞导致黄斑水肿而引起视力下降，治疗上首先排除患者的全身情况，如血糖、血脂、血压等因素导致，并可行颈动脉超声检查了解有无斑块，再配合全身治疗及预防。玻璃体腔注射抗VEGF治疗可有效减轻黄斑水肿，提高患者视力。mfERG提示：与病变区域一致的视网膜功能下降、特别是黄斑功能降低。FERG提示：视网膜功能受损、视网膜缺血。微视野提示：右眼中心暗点及上方局限性视野缺损，视网膜敏感度下降，注视稳定性稳定。FERG检查中的OPs反应可以反映视网膜循环功能，在

患者不能行 FFA 检查时对视网膜缺血与否具有重要辅助诊断作用。在本例的缺血性视网膜病变中，可见其患眼（右眼）OPs 显著降低，提示其视网膜显著缺血。并且其明适应 b 波和明适应 30Hz 反应显著降低，提示其视锥系统的内层视网膜双极细胞层功能显著障碍。mfERG 亦准确提示其黄斑区直径 40° 范围的缺血区域功能显著降低。

第六节　中心性浆液性视网膜脉络膜病变

【概述】

中心性浆液性脉络视网膜病变（central serous chorioretinopathy，CSC）简称"中浆"。Von Graefe 于 1866 年首先提出。本病在我国发病率较高，为常见的眼底疾病之一。病者大多为青壮年男性，男：女约 5：1～10：1。发病年龄 25～45 岁，发病高峰在 40 岁前后。多为单眼发病，左右眼无差别。是一种自限性疾病，但易复发，多次反复后可导致视力不可逆损害。

【临床特征】

1. 多见于中青年男性，反复发作，有自愈倾向。

2. 临床表现　视力模糊，中心视力减退，有注视性暗影，视物变形、变色。Amsler 方格视野表检查有中心暗点及变形曲线。

3. 眼底　黄斑区水肿，色暗红，呈圆形或椭圆形隆起，绕以反光晕，中心凹光反射消失，水肿区内可见典型白色渗出小点。反复发作后，可遗留灰黄色硬性渗出，有色素脱失及色素沉着。

中心性浆液性脉络视网膜病变的视觉电生理一般选择 mfERG 检查。如果病变范围过于小，则有可能结果不能反映病变部位。

【病例】

男性患者，32 岁，右眼视物模糊伴视物变暗 3 个月余。专科检查：视力：右眼 0.3（−0.25DS/−1.75DC×85＝0.7），左眼 0.7（＋0.50DS/−2.25DC×90＝1.0）。眼压：右眼：16.5mmHg，左眼：15.7mmHg（NCT）。经各项检查后（图 4-6-1～图 4-6-6），诊断为：右眼中心性浆液性脉络视网膜病变。

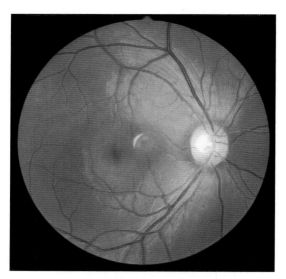

图 4-6-1　右眼中心性浆液性脉络视网膜病变患者右眼眼底照相

右眼黄斑区可见晕轮状改变

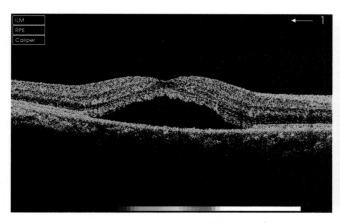
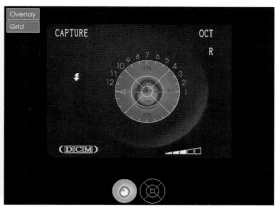

图 4-6-2 与图 4-6-1 同一患者右眼 OCT

右眼黄斑中心视网膜神经上皮层组织下方可见局限性无反射区，局部 RPE 组织反射不光滑

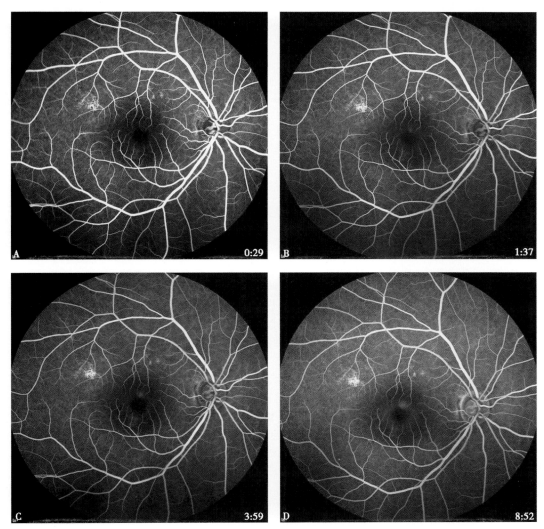

图 4-6-3 与图 4-6-1 同一患者右眼 FFA

右眼黄斑区视网膜均可见斑点状强荧光，黄斑中心视网膜见盘状荧光渗漏，周边视网膜未见明显异常荧光，视盘边界清

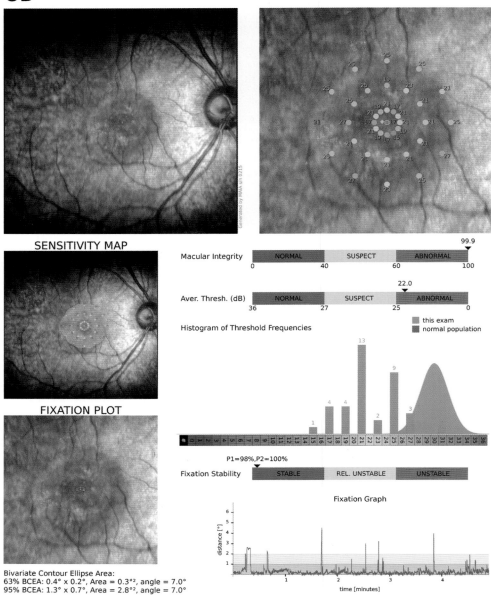

图4-6-4 与图4-6-1同一患者双眼微视野
右眼：P1 98%，P2 100%；MI 99.9；AT 22
Bivariate Contour Ellipse Area（固视稳定度评估，BCEA）：
63% BCEA：0.4°×0.2°，Area = 0.3°²，angle = 7.0°
95% BCEA：1.3°×0.7°，Area = 2.8°²，angle = 7.0°

Multifocal ERG

Right

Traces

3D

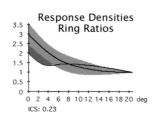

Response Densities
Ring Ratios

ICS: 0.23

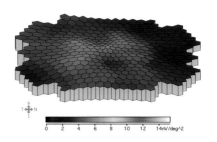

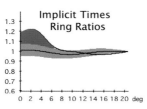

Implicit Times
Ring Ratios

Ring

Retinal View

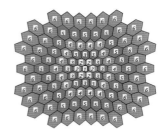

A

R

me103h4md75 2015-07-13 10-21-07 Right
SW Normals Reference(7,me103h4md75,Left,C1)
SW Normals Reference(7,me103h4md75,Right,C1)

	Latencies ms	Values nV/deg^2	Latencies ms	Values nV/deg^2
1	31.667	15.556	27.500	40.000
2	32.500	11.111	27.500	28.889
3	28.333	11.111	27.500	21.111
4	26.667	11.111	26.667	17.778
5	25.833	10.000	27.500	14.444
6	26.667	7.778	27.500	13.333

Multifocal ERG
Right

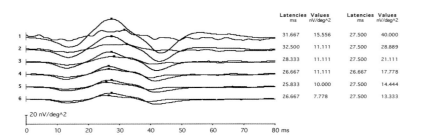

Retinal View
me103h4md75 2015-07-13 10-21-07 Right

B

图 4-6-5　与图 4-6-1 同一患者 mfERG
A、B. 右眼的 1～2 环振幅密度中度降低，余各环轻中度降低

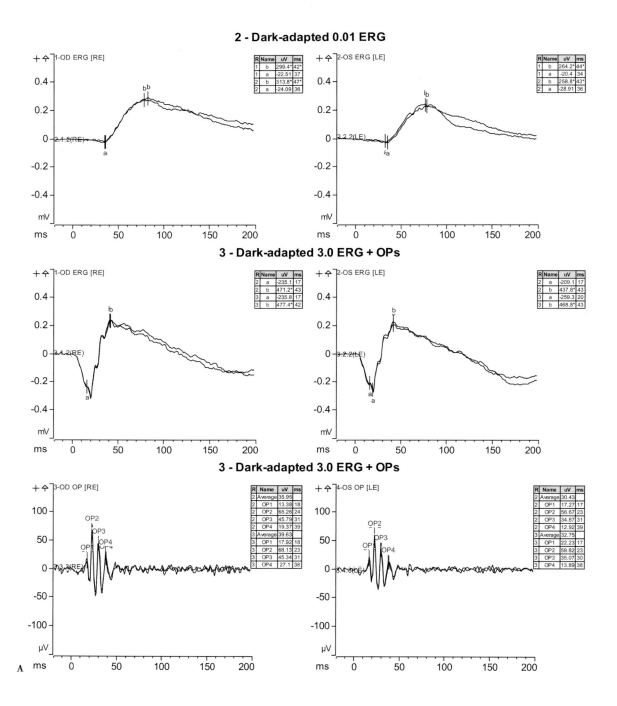

2 - Dark-adapted 0.01 ERG

1-OD ERG [RE]

R	Name	uV	ms
1	b	299.4*	42*
1	a	-22.51	37
2	b	313.8*	47*
2	a	-24.09	36

2-OS ERG [LE]

R	Name	uV	ms
1	b	264.2*	44*
1	a	-20.4	34
2	b	258.8*	43*
2	a	-28.91	36

3 - Dark-adapted 3.0 ERG + OPs

1-OD ERG [RE]

R	Name	uV	ms
2	a	-235.1	17
2	b	471.2*	43
3	a	-235.8	17
3	b	477.4*	42

2-OS ERG [LE]

R	Name	uV	ms
2	a	-209.1	17
2	b	437.8*	43
3	a	-259.3	20
3	b	468.8*	43

3 - Dark-adapted 3.0 ERG + OPs

3-OD OP [RE]

R	Name	uV	ms
2	Average	35.95	
2	OP1	13.38	18
2	OP2	65.26	24
2	OP3	45.79	31
2	OP4	19.37	39
3	Average	39.63	
3	OP1	17.92	18
3	OP2	68.13	23
3	OP3	45.34	31
3	OP4	27.1	38

4-OS OP [LE]

R	Name	uV	ms
2	Average	30.43	
2	OP1	17.27	17
2	OP2	56.67	23
2	OP3	34.87	31
2	OP4	12.92	39
3	Average	32.75	
3	OP1	22.23	17
3	OP2	59.82	23
3	OP3	35.07	30
3	OP4	13.89	38

A

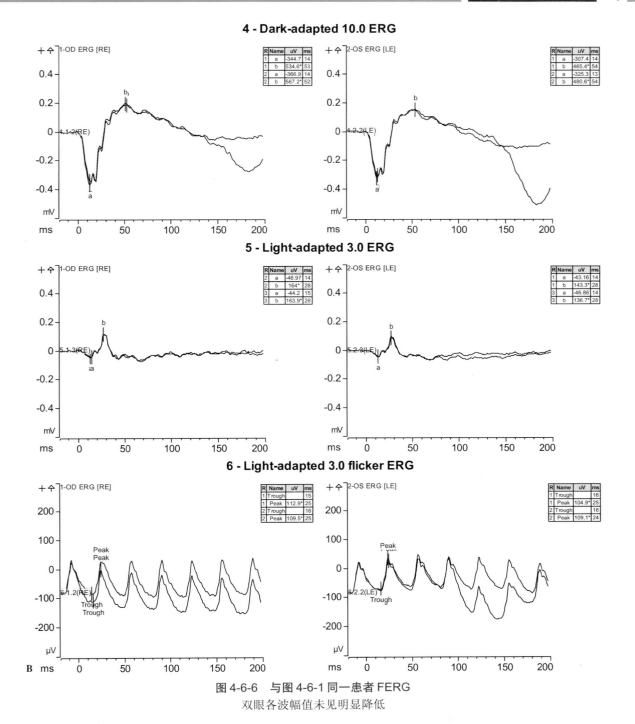

图 4-6-6 与图 4-6-1 同一患者 FERG
双眼各波幅值未见明显降低

图点评:

患者为一青年男性,病史及眼科检查可明确为右眼中心性浆液性脉络视网膜病变,病程 3 个月以上,FFA 提示仍有明确渗漏点,故予以激光治疗。该患者疾病累及黄斑部,FERG 未见明确异常,但 mfERG(提示右眼黄斑区振幅密度降低)和微视野(提示右眼的视网膜敏感度下降,黄斑区中心暗点,注视稳定性稳定)均较好地检测到了病变区域功能的改变,在黄斑疾病的诊治中提供较好的功能学依据。

在所有的黄斑疾病中,行 mfERG 检查时均应注意检查过程中的固视情况,条件允许则最好选用带有眼底监控模式程序行 mfERG 检查。

(刘 娜 刘 勇)

第五章

视网膜血管性病变

第一节　糖尿病视网膜病变

【概述】

糖尿病视网膜病变（diabetic retinopathy，DR）是糖尿病特异性微血管并发症，是一种影响视力甚至致盲的慢性进行性疾病。主要危险因素包括糖尿病病程、高血糖、高血脂及高血压。

【临床特征】

症状：早期可无症状，病变波及黄斑或玻璃体积血则有视力下降、飞蚊症或视物变形等症状，严重者可致盲。

眼底检查：按疾病的严重程度，国际上分为 0～Ⅳ期。0 期：无糖尿病视网膜病变表现；Ⅰ期：轻度非增殖性糖尿病视网膜病变（non-proliferative diabetic retinopathy，NPDR），仅有微血管瘤；Ⅱ期：中度 NPDR，介于轻度和重度之间，可合并视网膜出血、硬渗和（或）棉絮斑；Ⅲ期：重度 NPDR，眼底表现遵循 4-2-1 法则，即在 4 个象限中每个象限视网膜内出血≥20 个出血点，或者至少 2 个象限中有明确的静脉串珠样改变或者至少 1 个象限视网膜内微血管异常（intraretinal microvascular abnormalities，IRMA）；Ⅳ期：增殖性糖尿病视网膜病变（proliferative diabetic retinopathy，PDR），即出现下列任何一种改变：新生血管形成、玻璃体积血或视网膜前出血。

糖尿病视网膜病变的视觉电生理检查首选 FERG，以反映整体视网膜功能。在 FERG 的各项反应中，OPs 项目能反映视网膜循环功能，对于糖尿病视网膜病变尤其重要。

一、糖尿病视网膜病变（非增殖期）

（一）糖尿病视网膜病变（中度非增殖期）

【病例 1】

74 岁男性，双眼逐渐视力下降半年余。2 型糖尿病、高血压病 20 余年病史。就诊时未行眼底激光及玻璃体腔注药治疗。眼部查体：右眼矫正视力：0.2，左眼矫正视力：0.7，双眼角膜透明，右眼晶状体混浊+++，左眼晶状体混浊 ++，眼压：右眼 14mmHg，左眼 15mmHg。经各项检查后（图 5-1-1～图 5-1-7），诊断为：双眼糖尿病视网膜病变（中度非增殖期）。

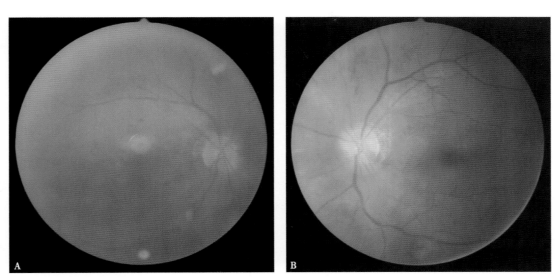

图 5-1-1 双眼糖尿病视网膜病变（中度非增殖期）患者眼底照相
A、B. 双眼视网膜表面点状出血及渗出，黄斑水肿

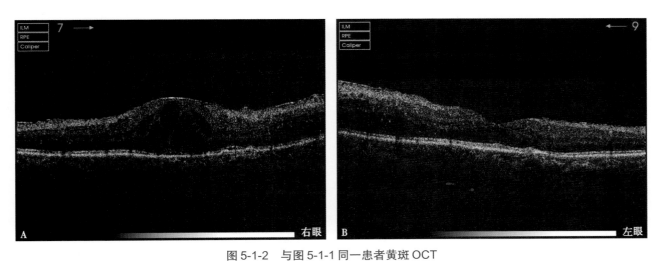

图 5-1-2 与图 5-1-1 同一患者黄斑 OCT
A、B. 双眼黄斑区层间可见无反射囊腔及点状增强反射，右眼（A）视网膜神经上皮组织层下可见局限性无反射区；左眼（B）RPE 组织下可见裂隙样无反射区。OCT 提示：双眼黄斑水肿、右眼黄斑区局限性视网膜神经上皮层脱离

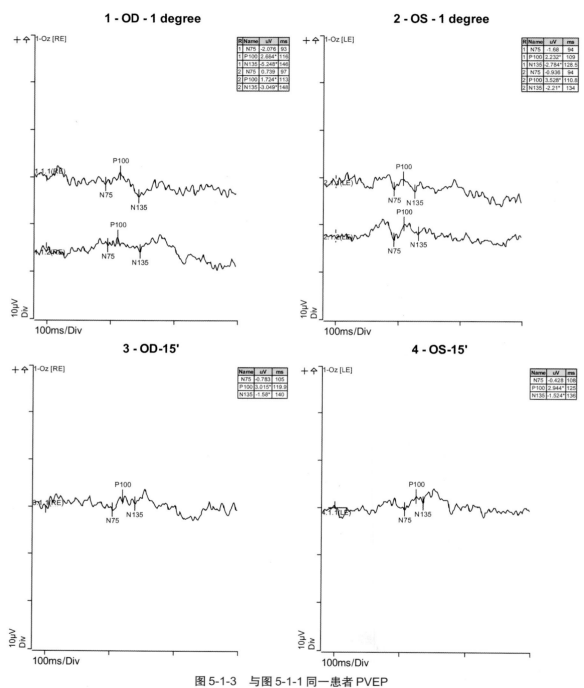

图 5-1-3　与图 5-1-1 同一患者 PVEP
双眼 P100 波幅值重度降低，峰时延迟不显著

1 - 0.998deg 1000mm

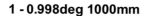

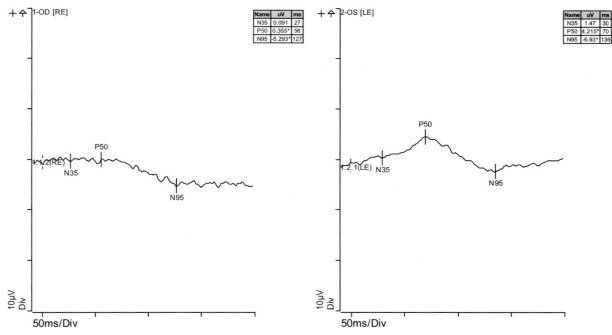

Name	uV	ms
N35	0.091	27
P50	0.355*	56
N95	-5.293*	127

Name	uV	ms
N35	1.47	30
P50	4.215*	70
N95	-6.93*	136

图 5-1-4　与图 5-1-1 同一患者 PERG

右眼 P50 波幅值重度降低，N95 波幅值轻度降低，N95/P50 比值偏大，波形稳定；左眼各波未见明显异常

1 - Flash VEP - RIGHT EYE(3.0)　　**2 - Flash VEP - LEFT EYE(3.0)**

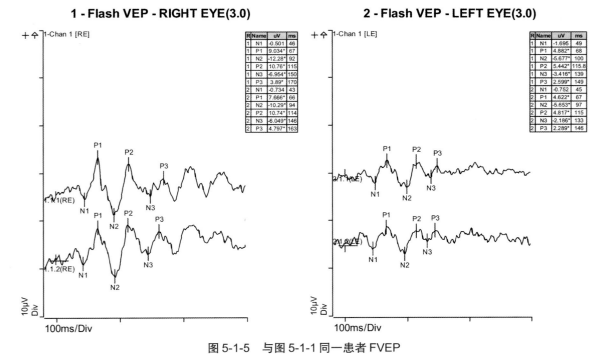

R	Name	uV	ms
1	N1	-0.501	46
1	P1	9.034*	67
1	N2	-12.28*	92
1	P2	10.76*	115
1	N3	-6.954*	150
1	P3	3.89*	170
2	N1	-0.734	43
2	P1	7.666*	66
2	N2	-10.29*	94
2	P2	10.74*	114
2	N3	-6.049*	146
2	P3	4.797*	163

R	Name	uV	ms
1	N1	-1.695	49
1	P1	4.882*	68
1	N2	-5.677*	100
1	P2	5.442*	115.8
1	N3	-3.416*	139
1	P3	2.599*	149
2	N1	-0.752	45
2	P1	4.622*	67
2	N2	-5.653*	97
2	P2	4.817*	115
2	N3	-2.186*	133
2	P3	2.289*	146

图 5-1-5　与图 5-1-1 同一患者 FVEP

双眼能诱发 P2 波，P2 波峰时未见显著延迟，双眼波形稳定

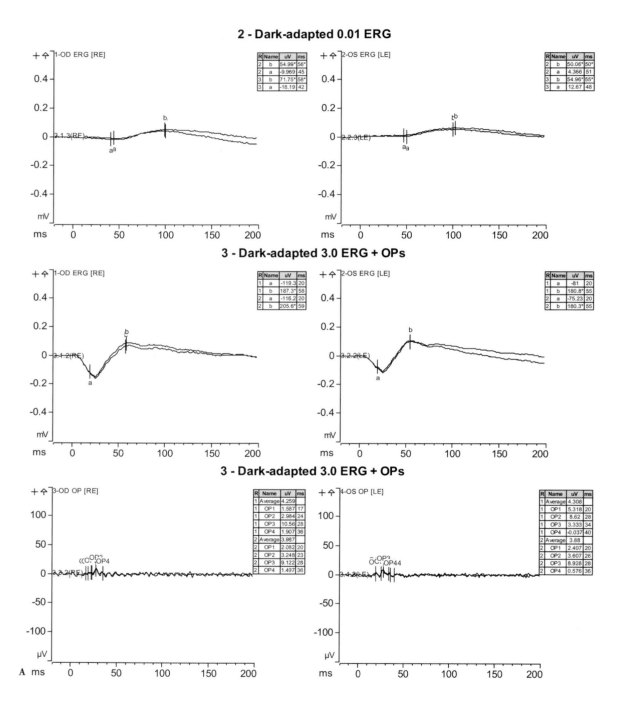

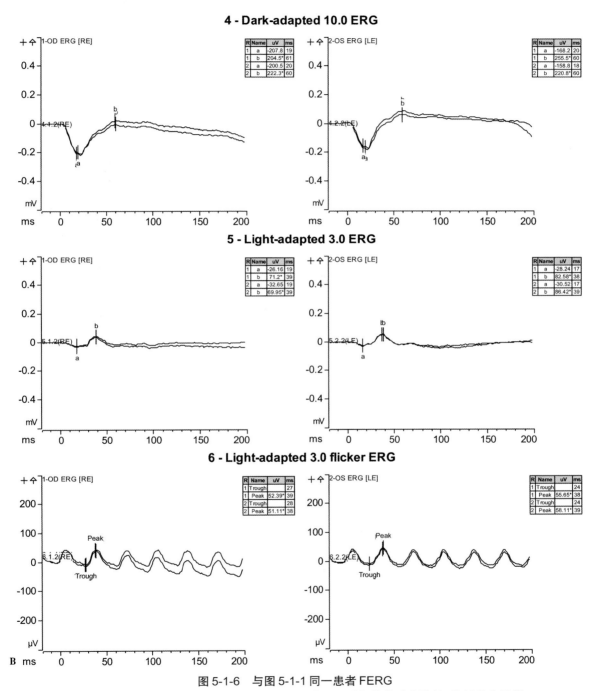

图 5-1-6　与图 5-1-1 同一患者 FERG

双眼各项反应不同程度降低，其中暗适应 3.0 振荡 OPs 波幅值均重度降低，降低尤为显著

101

Multifocal ERG

Right

Traces

Retinal View

me103h4md75 2018-10-11 11-34-40 Right

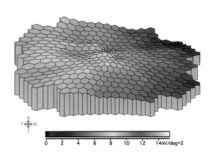

500 nV

0   80 ms

3D

Retinal View

me103h4md75 2018-10-11 11-34-40 Right

0 2 4 6 8 10 12 14nV/deg^2

Response Densities Ring Ratios

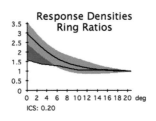

3.5
3
2.5
2
1.5
1
0.5
0

0 2 4 6 8 10 12 14 16 18 20 deg

ICS: 0.20

Implicit Times Ring Ratios

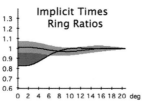

1.3
1.2
1.1
1
0.9
0.8
0.7
0.6

0 2 4 6 8 10 12 14 16 18 20 deg

Ring

Retinal View

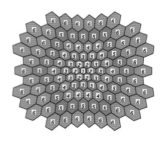

R

me103h4md75 2018-10-11 11-34-40 Right
SW Normals Reference(7,me103h4md75,Left,C1)
SW Normals Reference(7,me103h4md75,Right,C1)

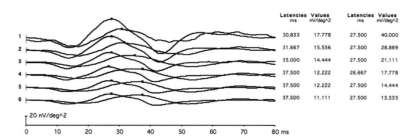

	Latencies ms	Values nV/deg^2	Latencies ms	Values nV/deg^2
1	30.833	17.778	27.500	40.000
2	31.667	15.556	27.500	28.889
3	35.000	14.444	27.500	21.111
4	37.500	12.222	26.667	17.778
5	37.500	12.222	27.500	14.444
6	37.500	11.111	27.500	13.333

20 nV/deg^2

0 10 20 30 40 50 60 70 80 ms

A

Multifocal ERG

Left

Traces

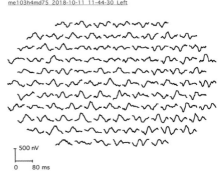

3D

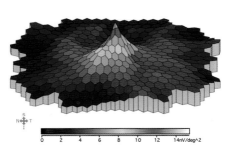

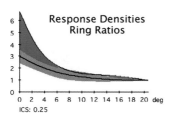

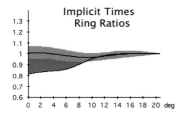

Ring

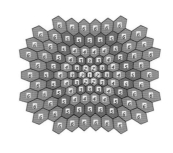

B

L

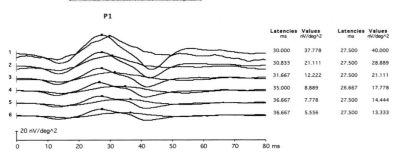

图 5-1-7　与图 5-1-1 同一患者 mfERG

A. 右眼：1 环振幅密度中度降低，2 环轻中度降低，余各环轻度降低，视网膜鼻侧振幅密度降低明显；B. 左眼：1 环振幅密度未见明显降低，2 环轻度降低，余各环中度降低。双眼波形稳定

图点评：

　　糖尿病视网膜病变是由于微血管病变导致的视网膜缺血，故视网膜电图（FERG）OPs 各波幅值降低，降低程度一般与缺血程度成正比。PERG 的 P50 波及 mfERG 反映黄斑的功能。

　　本例患者 FERG 的 OPs 波及暗适应 3.0 的 a 波、b 波提示双眼视网膜缺血明显，外层及内层视网膜功能均有降低。PERG 的 P50 波结合 mfERG 提示右眼黄斑功能明显下降，左眼黄斑功能受损较轻。这与该患者黄斑 OCT 提示右眼黄斑水肿重、左眼黄斑水肿轻一致。

【病例 2】

　　53 岁女性，双眼视力下降 1 年，2 型糖尿病病史 4 年。就诊时未行眼底激光及玻璃体腔注药治疗。眼部查体：右眼矫正视力：0.2，左眼矫正视力：0.3，双眼角膜透明，晶状体混浊 +，眼压：右眼 16.7mmHg，左眼 17mmHg。经各项检查后（图 5-1-8～图 5-1-14），诊断为：双眼糖尿病视网膜病变（中度非增殖期）。

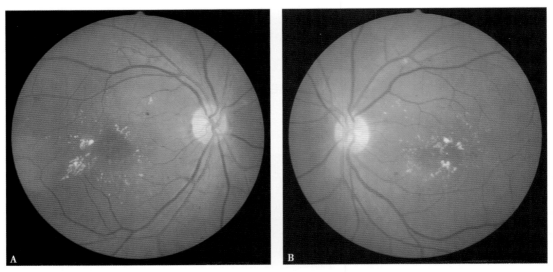

图 5-1-8　双眼糖尿病视网膜病变（中度非增殖期）患者眼底照相
A、B. 双眼视网膜表面点状出血及渗出，黄斑水肿

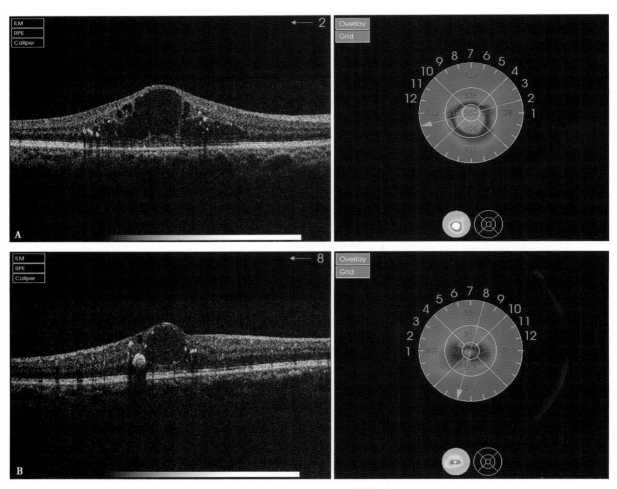

图 5-1-9　与图 5-1-8 同一患者黄斑 OCT

A、B. 双眼黄斑中心凹形态异常，视网膜神经上皮组织反射疏松增厚、隆起，层间可见无反射囊腔及团点状增强反射，RPE 组织反射较光滑，提示双眼黄斑囊样水肿

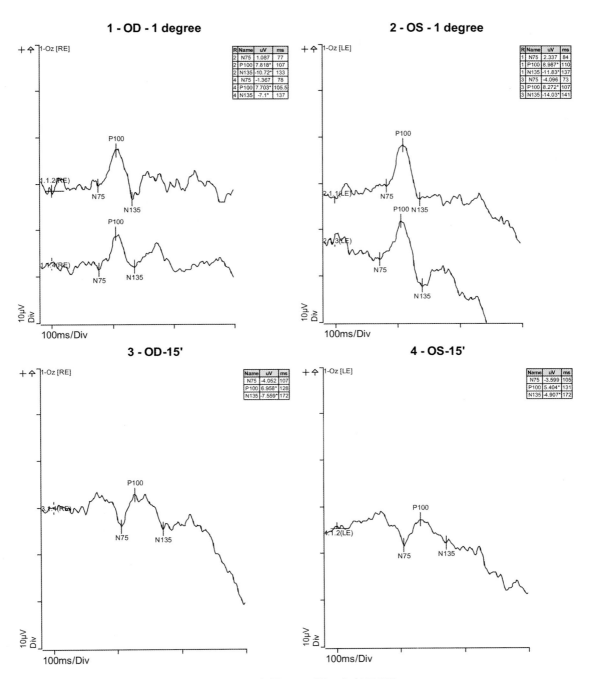

图 5-1-10 与图 5-1-8 同一患者 PVEP

双眼 P100 波幅值略降低，双眼 P100 波峰时未见明显延迟；15′ 空间频率：双眼 P100 波幅值轻度降低，P100 波峰时轻度延迟，双眼波形较稳定

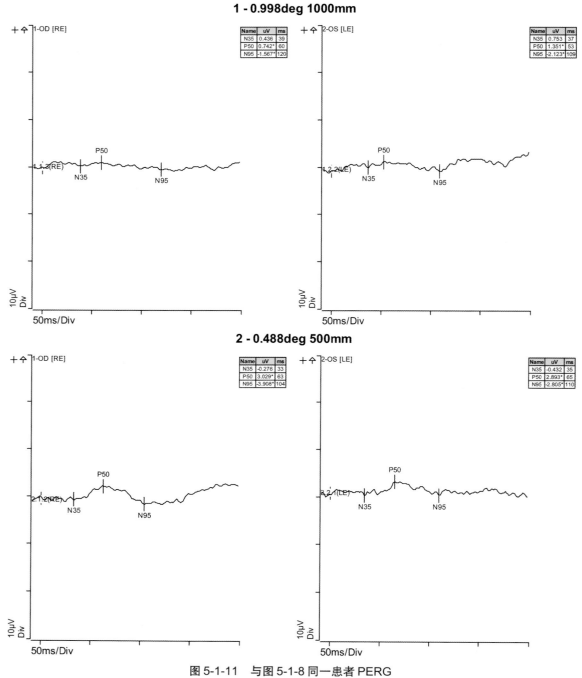

1 - 0.998deg 1000mm

Name	uV	ms
N35	0.436	39
P50	0.742*	60
N95	-1.567*	120

Name	uV	ms
N35	0.753	37
P50	1.351*	53
N95	-2.123*	109

2 - 0.488deg 500mm

Name	uV	ms
N35	-0.276	33
P50	3.029*	63
N95	-3.908*	104

Name	uV	ms
N35	-0.432	35
P50	2.893*	65
N95	-2.805*	110

图 5-1-11　与图 5-1-8 同一患者 PERG

双眼 P50 波幅值重度降低，N95 波幅值重度降低，N95/P50 比值不稳定

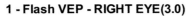

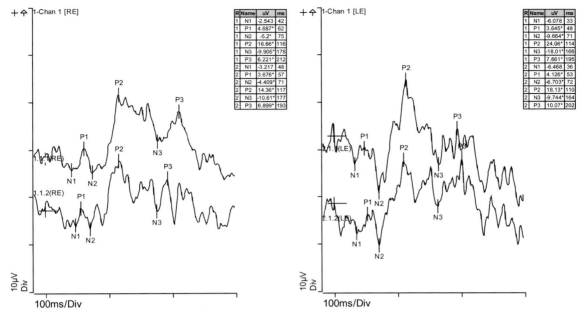

图 5-1-12　与图 5-1-8 同一患者 FVEP

双眼能诱发 P2 波，P2 波峰时未见显著延迟，双眼波形稳定

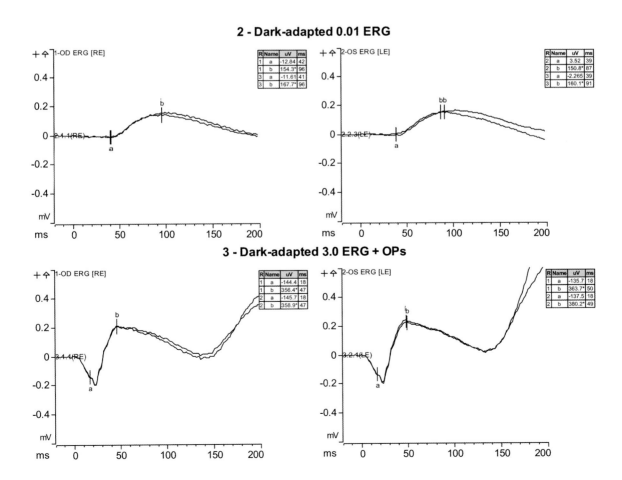

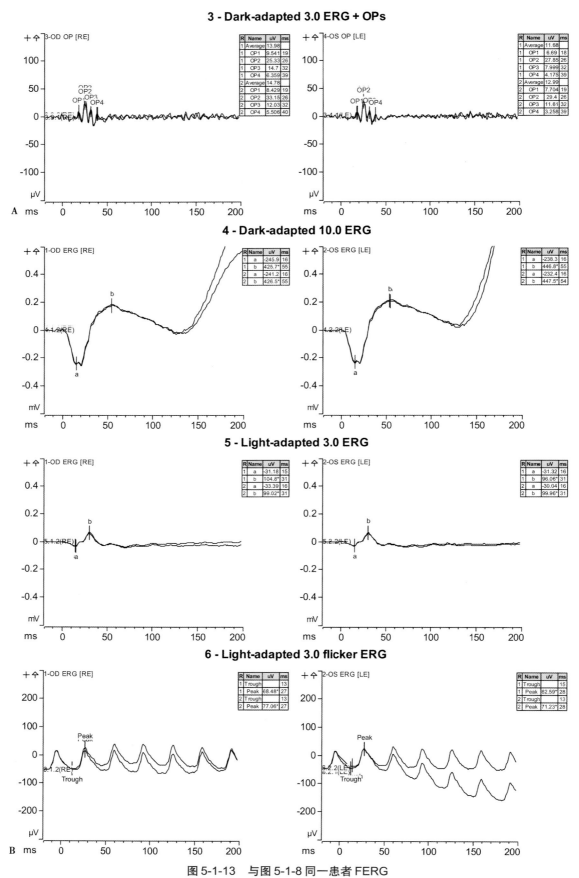

3 - Dark-adapted 3.0 ERG + OPs

R	Name	uV	ms
1	Average	13.98	
1	OP1	9.541	19
1	OP2	25.33	26
1	OP3	14.7	32
1	OP4	6.359	39
2	Average	14.78	
2	OP1	8.429	19
2	OP2	33.15	26
2	OP3	12.03	32
2	OP4	5.506	40

R	Name	uV	ms
1	Average	11.68	
1	OP1	6.69	18
1	OP2	27.85	26
1	OP3	7.999	32
1	OP4	4.175	39
2	Average	12.99	
2	OP1	7.704	19
2	OP2	29.4	26
2	OP3	11.61	32
2	OP4	3.258	39

4 - Dark-adapted 10.0 ERG

R	Name	uV	ms
1	a	-245.9*	16
1	b	425.7*	55
2	a	-241.2	16
2	b	426.5*	55

R	Name	uV	ms
1	a	-238.3	16
1	b	446.8*	55
2	a	-232.4	16
2	b	447.5*	54

5 - Light-adapted 3.0 ERG

R	Name	uV	ms
1	a	-31.18	15
1	b	104.8*	31
2	a	-33.39	16
2	b	99.02*	31

R	Name	uV	ms
1	a	-31.32	16
1	b	96.06*	31
2	a	-30.04	16
2	b	99.96*	31

6 - Light-adapted 3.0 flicker ERG

R	Name	uV	ms
1	Trough		13
1	Peak	68.48*	27
2	Trough		13
2	Peak	77.06*	27

R	Name	uV	ms
1	Trough		15
1	Peak	62.59*	28
2	Trough		13
2	Peak	71.23*	28

图 5-1-13　与图 5-1-8 同一患者 FERG

双眼暗适应 0.01：b 波幅值略降低，双眼 OPs 波幅值未见明显降低，余降低不显著，双眼波形稳定

Multifocal ERG

Right

Traces

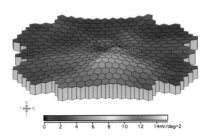

500 nV

0   80 ms

3D

Retinal View
me103h4md75 2018-12-19 15-36-51 Right

T   S   N

0 2 4 6 8 10 12 14nV/deg^2

Response Densities Ring Ratios

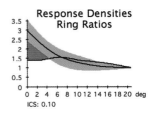

0 2 4 6 8 10 12 14 16 18 20 deg

ICS: 0.10

Implicit Times Ring Ratios

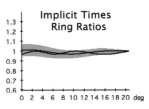

0 2 4 6 8 10 12 14 16 18 20 deg

Ring

Retinal View

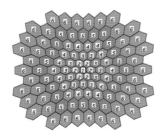

R

me103h4md75 2018-12-19 15-36-51 Right
SW Normals Reference(7,me103h4md75,Left,C1)
SW Normals Reference(7,me103h4md75,Right,C1)

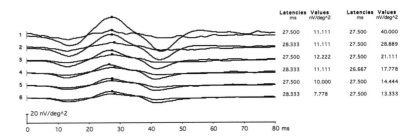

	Latencies ms	Values nV/deg^2	Latencies ms	Values nV/deg^2
1	27.500	11.111	27.500	40.000
2	28.333	11.111	27.500	28.889
3	27.500	12.222	27.500	21.111
4	28.333	11.111	26.667	17.778
5	27.500	10.000	27.500	14.444
6	28.333	7.778	27.500	13.333

20 nV/deg^2

0 10 20 30 40 50 60 70 80 ms

A

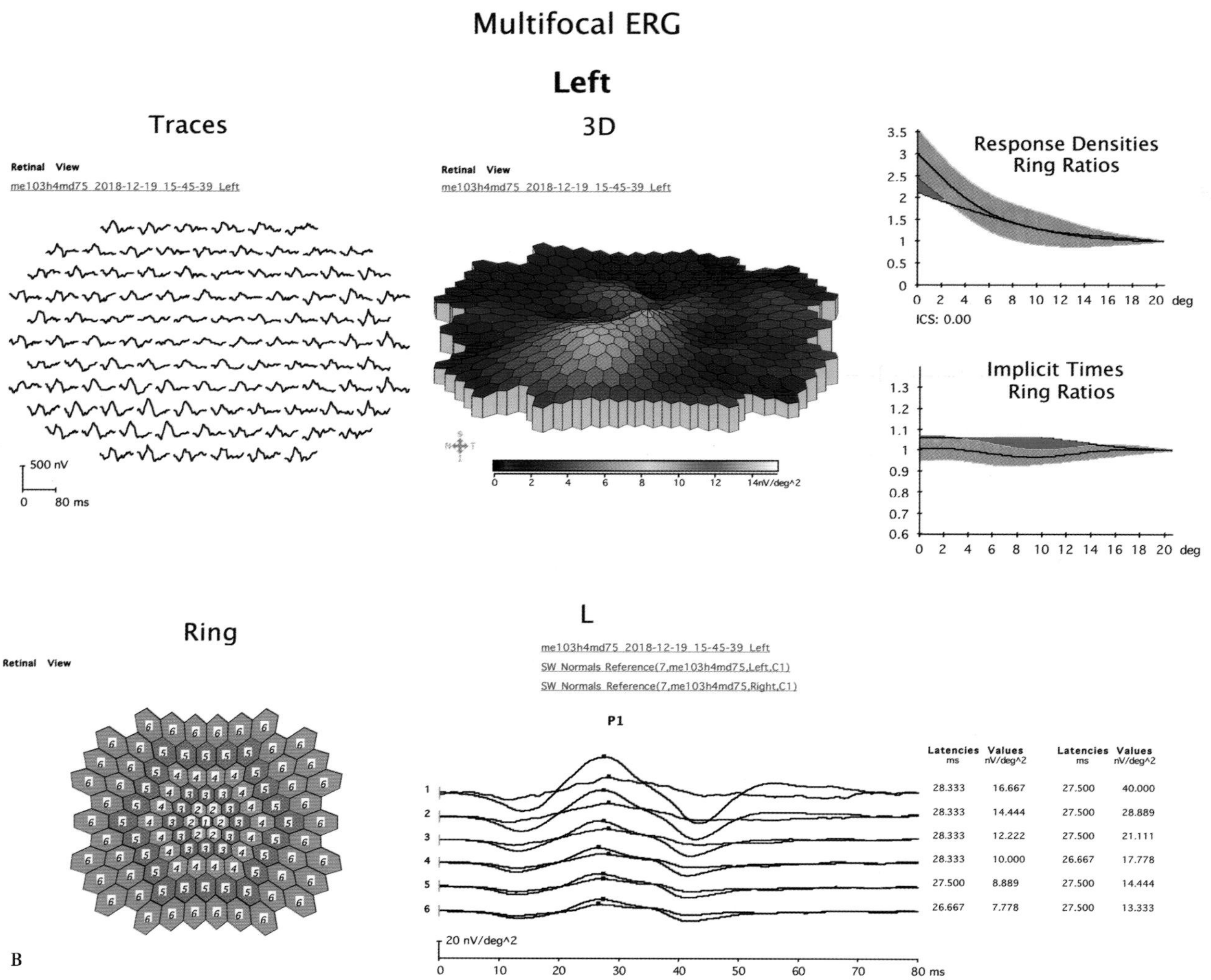

Multifocal ERG

Left

Traces

Retinal View
me103h4md75 2018-12-19 15-45-39 Left

500 nV
0   80 ms

3D

Retinal View
me103h4md75 2018-12-19 15-45-39 Left

N E ← → T
0   2   4   6   8   10   12   14nV/deg^2

Response Densities Ring Ratios

ICS: 0.00

Implicit Times Ring Ratios

Ring

Retinal View

B

L

me103h4md75 2018-12-19 15-45-39 Left
SW_Normals Reference(7,me103h4md75,Left,C1)
SW_Normals Reference(7,me103h4md75,Right,C1)

P1

	Latencies ms	Values nV/deg^2	Latencies ms	Values nV/deg^2
1	28.333	16.667	27.500	40.000
2	28.333	14.444	27.500	28.889
3	28.333	12.222	27.500	21.111
4	28.333	10.000	26.667	17.778
5	27.500	8.889	27.500	14.444
6	26.667	7.778	27.500	13.333

20 nV/deg^2
0   10   20   30   40   50   60   70   80 ms

图 5-1-14　与图 5-1-8 同一患者 mfERG

A. 右眼黄斑各环削峰状降低，1 环重度降低，其余各环中度降低；B. 左眼黄斑各环振幅密度普遍中度降低，中心降低更明显，双眼波形稳定性好

图点评：

本例患者 FERG 的 OPs 波提示双眼视网膜缺血尚不明显。PERG 结合 mfERG 提示双眼黄斑功能严重受损，与该患者黄斑 OCT 提示双眼黄斑水肿病变吻合。

【病例 3】

55 岁女性，双眼视力下降 1 年余，2 型糖尿病病史 5 年。就诊时未行眼底激光及玻璃体腔注药治疗。眼部查体：右眼矫正视力 0.6，左眼矫正视力 0.4，双眼角膜透明，晶状体混浊 +，眼压：右眼 21mmHg，左眼 18mmHg。经各项检查后（图 5-1-15～图 5-1-21），诊断为：双眼糖尿病视网膜病变（中度非增殖期）。

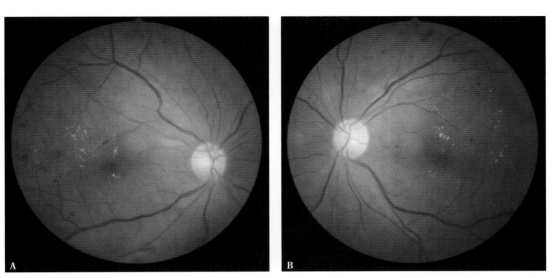

图 5-1-15　双眼糖尿病视网膜病变(中度非增殖期)患者眼底照相

A、B. 双眼视网膜表面出血及渗出，黄斑水肿

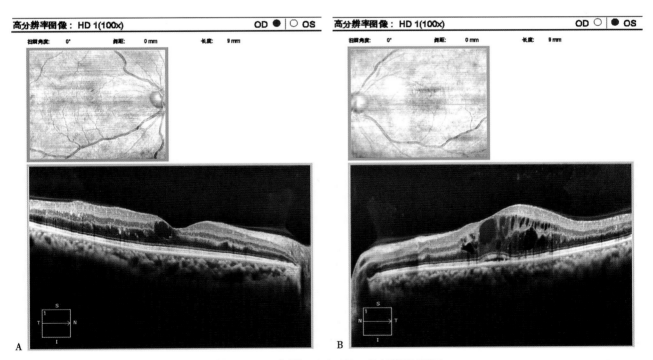

图 5-1-16　与图 5-1-15 同一患者黄斑 OCT

A、B. 双眼黄斑中心凹形态异常，视网膜神经上皮层组织反射疏松增厚，组织层间见无反射区及团点状增强反射带，提示双眼黄斑水肿，A 为右眼，B 为左眼

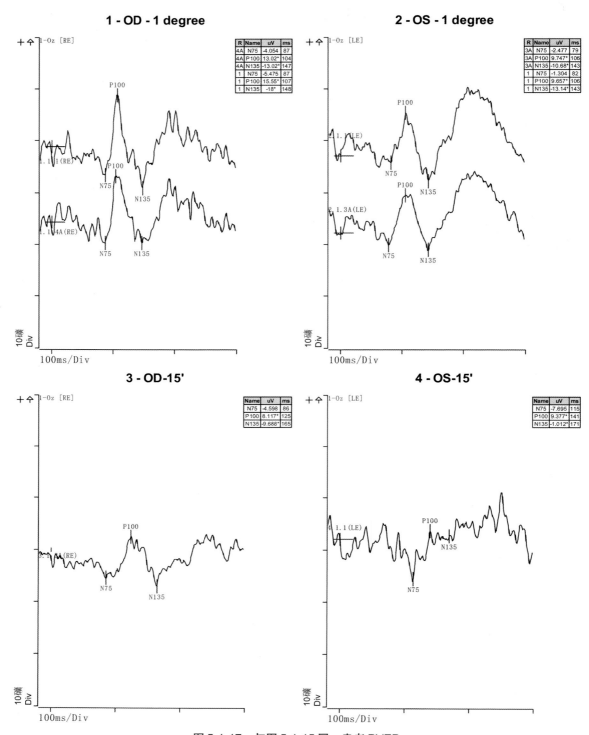

图 5-1-17　与图 5-1-15 同一患者 PVEP

1°空间频率：右眼 P100 波幅值未见明显降低，左眼 P100 波幅值轻度降低，双眼 P100 波峰时未见明显延迟；15′空间频率：双眼 P100 波幅值中度降低，右眼 P100 波峰时轻度延迟，左眼 P100 波峰时中度延迟；双眼波形较稳定

1 - 0.998deg 1000mm

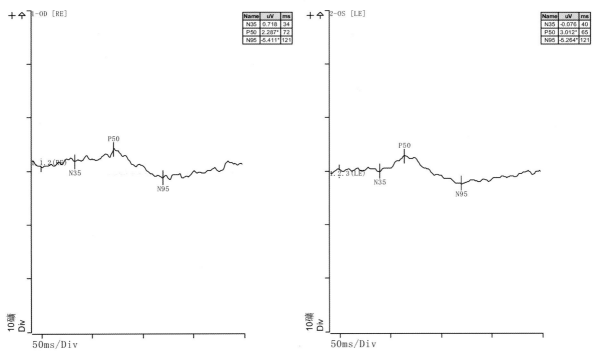

图 5-1-18　与图 5-1-15 同一患者 PERG

双眼 P50 波幅值轻度降低，N95 波幅值轻度降低，N95/P50 比值未见明显异常，双眼波形稳定

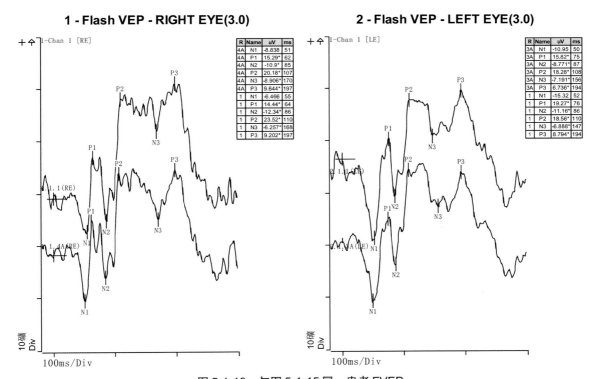

图 5-1-19　与图 5-1-15 同一患者 FVEP

双眼能诱发 P2 波，P2 波峰时未见显著延迟，双眼波形稳定

2 - Dark-adapted 0.01 ERG

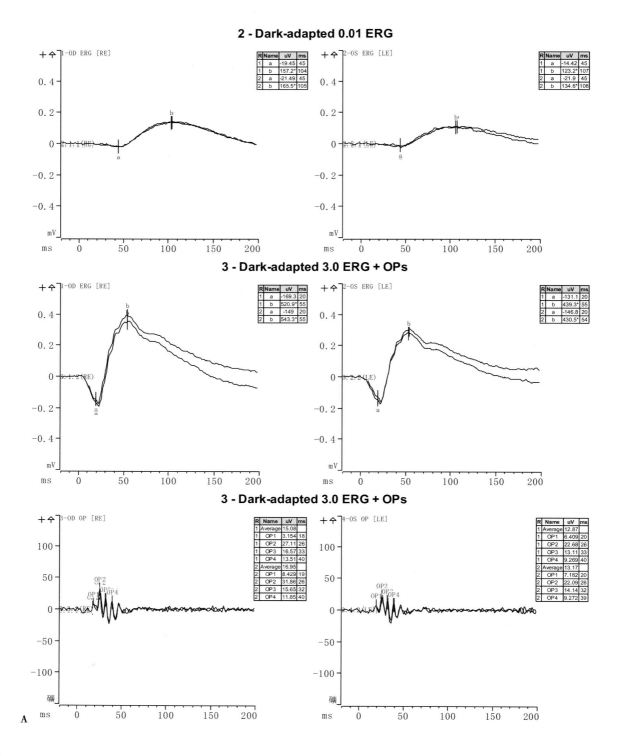

1-OD ERG [RE]

R	Name	uV	ms
1	a	-19.45	45
1	b	157.2*	104
2	a	-21.49	45
2	b	165.5*	105

2-OS ERG [LE]

R	Name	uV	ms
1	a	-14.42	45
1	b	123.2*	107
2	a	-21.9	45
2	b	134.6*	108

3 - Dark-adapted 3.0 ERG + OPs

1-OD ERG [RE]

R	Name	uV	ms
1	a	-169.3	20
1	b	520.9*	55
2	a	-149	20
2	b	543.3*	55

2-OS ERG [LE]

R	Name	uV	ms
1	a	-131.1	20
1	b	439.3*	55
2	a	-146.8	20
2	b	430.5*	54

3 - Dark-adapted 3.0 ERG + OPs

3-OD OP [RE]

R	Name	uV	ms
1	Average	15.08	
1	OP1	3.154	18
1	OP2	27.11	26
1	OP3	16.57	33
1	OP4	13.51	40
2	Average	16.95	
2	OP1	8.429	19
2	OP2	31.86	26
2	OP3	15.65	32
2	OP4	11.85	40

4-OS OP [LE]

R	Name	uV	ms
1	Average	12.87	
1	OP1	6.409	20
1	OP2	22.68	26
1	OP3	13.11	33
1	OP4	9.269	40
2	Average	13.17	
2	OP1	7.182	20
2	OP2	22.09	26
2	OP3	14.14	32
2	OP4	9.272	39

A

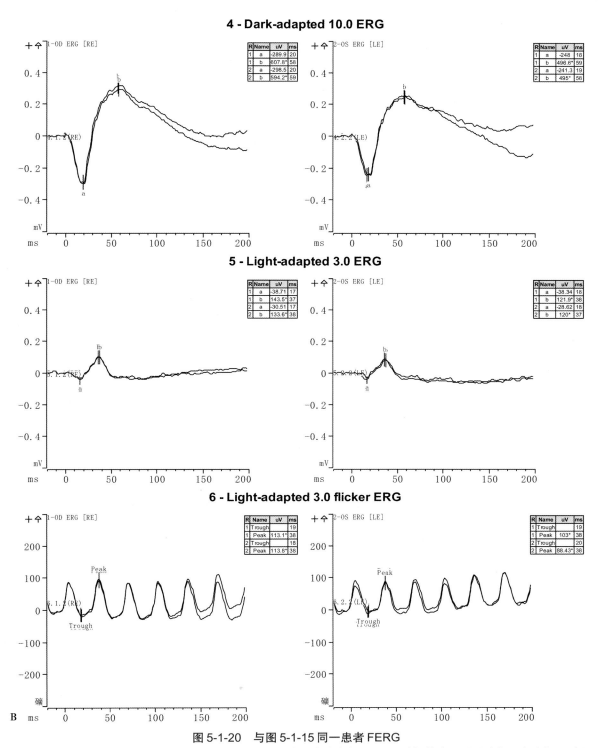

图 5-1-20　与图 5-1-15 同一患者 FERG

暗适应 0.01：双眼 b 波幅值略降低；暗适应 3.0：双眼 a 波幅值略降低，双眼 b 波幅值未见明显降低；暗适应 3.0 振荡：右眼 OPs 波幅值未见明显降低，左眼 OPs 波幅值略降低；暗适应 10.0：右眼 a、b 波幅值未见明显降低，左眼 a 波较对侧眼幅值略降低，b 波较对侧眼幅值轻度降低；明适应 3.0：右眼 a、b 波幅值未见明显降低，左眼 a 波幅值未见明显降低，b 波较对侧眼幅值略降低；明适应 30Hz：右眼 P 波幅值未见明显降低，左眼 P 波较对侧眼幅值略降低，双眼波形稳定

Multifocal ERG

Right

Traces

Retinal View

me103h4md75 2019-03-13 16-51-22 Right

500 nV

0   80 ms

3D

Retinal View

me103h4md75 2019-03-13 16-51-22 Right

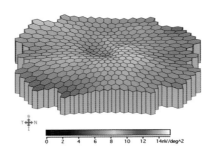

T—S—N
I

0 2 4 6 8 10 12 14nV/deg^2

**Response Densities
Ring Ratios**

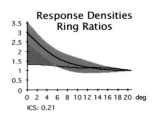

ICS: 0.21

**Implicit Times
Ring Ratios**

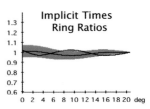

Ring

Retinal View

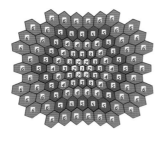

A

R

me103h4md75 2019-03-13 16-51-22 Right
SW Normals Reference(7,me103h4md75,Left,C1)
SW Normals Reference(7,me103h4md75,Right,C1)

P1

	Latencies ms	Values nV/deg^2	Latencies ms	Values nV/deg^2
1	35.833	17.778	27.500	40.000
2	34.167	17.778	27.500	28.889
3	35.000	16.667	27.500	21.111
4	35.833	15.556	26.667	17.778
5	34.167	15.556	27.500	14.444
6	35.000	13.333	27.500	13.333

20 nV/deg^2

0   10   20   30   40   50   60   70   80 ms

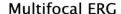

Multifocal ERG

Left

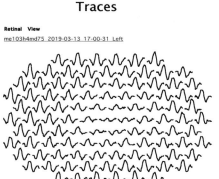

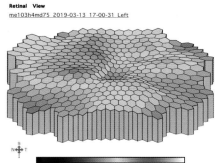

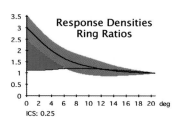

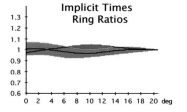

图 5-1-21　与图 5-1-15 同一患者 mfERG

A. 右眼黄斑 1 环振幅密度中度降低，2 环轻度降低，3 环略降低，余各环未见明显降低；B. 左眼黄斑 1 环振幅密度中度降低，2 环轻度降低，3 环略降低，余各环未见明显降低，双眼波形稳定性好

图点评：

本例患者 FERG 的 OPs 波提示右眼视网膜缺血不明显，左眼视网膜略缺血；结合暗适应 10.0 的 a 波、b 波也提示左眼视网膜缺血致外层及内层视网膜功能均有降低。该患者 PERG mfERG 提示双眼黄斑功能均有下降，与黄斑 OCT 提示的双眼黄斑水肿吻合。

（二）糖尿病视网膜病变（中度非增殖期）、糖尿病视网膜病变激光光凝术后

【病例 1】

57 岁男性，双眼视力下降半年。2 型糖尿病病史 10 年余，高血压病史 1 年。4 个多月前行双眼视网膜激光光凝治疗。眼部查体：右眼矫正视力 0.9，左眼矫正视力 0.7，双眼角膜透明，晶状体混浊 +，眼压：右眼 13.1mmHg，左眼 15.6mmHg。经各项检查后（图 5-1-22～图 5-1-28），诊断为：双眼糖尿病视网膜病变（中度非增殖期）、双眼糖尿病视网膜病变激光光凝术后。

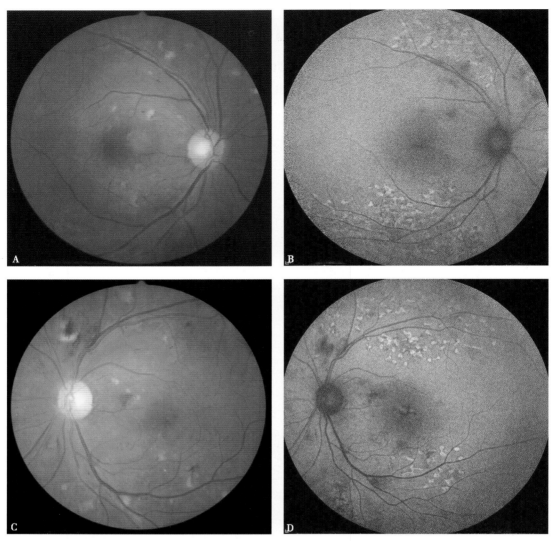

图 5-1-22　双眼糖尿病视网膜病变（中度非增殖期）、双眼糖尿病视网膜病变激光光凝术后患者眼底照相及自发性荧光（auto-fluorescence，AF）

视网膜表面散在出血及渗出，视网膜可见激光光凝斑，黄斑水肿

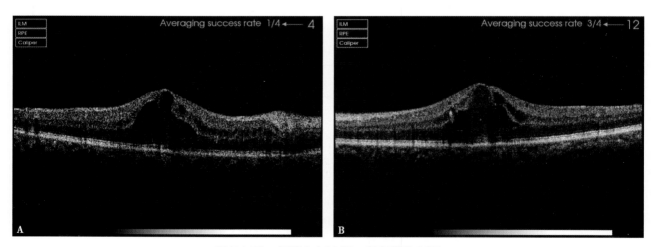

图 5-1-23　与图 5-1-22 同一患者黄斑 OCT

A、B．双眼黄斑中心凹形态异常，视网膜神经上皮层组织反射疏松增厚，隆起，组织层间见无反射囊腔及团点状增强反射带，部分视网膜光感受器椭圆体带反射连续性中断，提示双眼黄斑囊样水肿，A 为右眼，B 为左眼

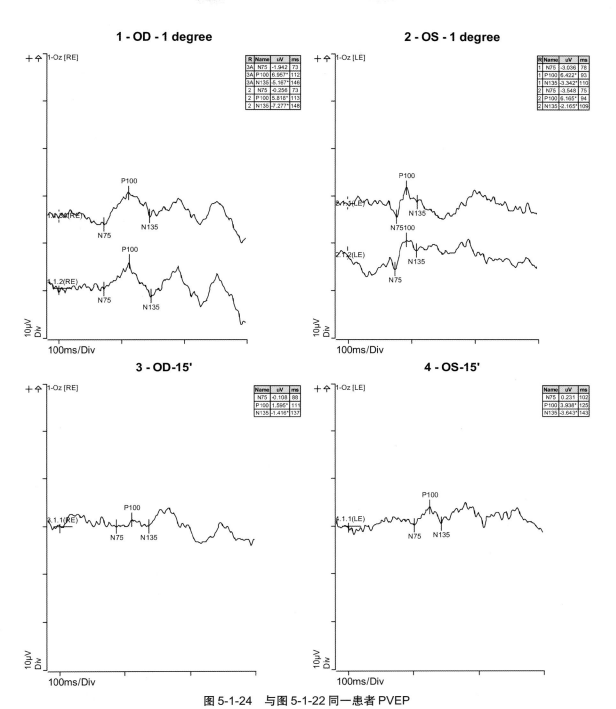

图 5-1-24　与图 5-1-22 同一患者 PVEP

1° 空间频率：双眼 P100 波幅值中度降低，右眼 P100 波峰时略延迟，左眼 P100 波峰时未见明显延迟；15′ 空间频率：双眼 P100 波幅值重度降低，右眼 P100 波峰时未见明显延迟，左眼 P100 波峰时略延迟；双眼波形 1° 稳定，15′ 稍欠佳

1 - 0.998deg 1000mm

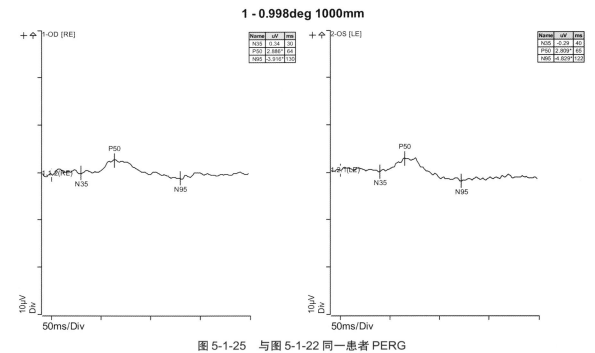

图 5-1-25　与图 5-1-22 同一患者 PERG

双眼 P50 波幅值未见明显降低，右眼 N95 波幅值中度降低，左眼 N95 波幅值轻度降低，双眼 N95/P50 比值降低，双眼波形稳定

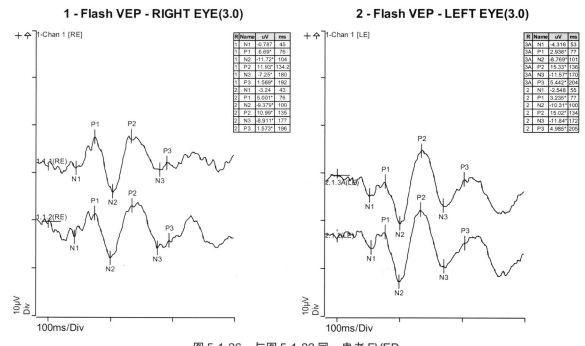

图 5-1-26　与图 5-1-22 同一患者 FVEP

双眼能诱发 P2 波，P2 波峰时轻度延迟，双眼波形稳定

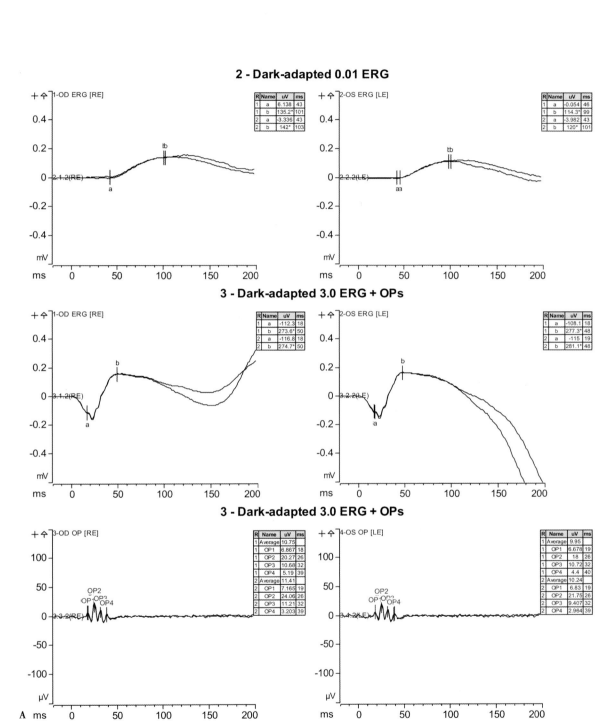

2 - Dark-adapted 0.01 ERG

1-OD ERG [RE]

R	Name	uV	ms
1	a	6.138	43
1	b	135.2*	101
2	a	-3.336	43
2	b	142*	103

2-OS ERG [LE]

R	Name	uV	ms
1	a	-0.054	46
1	b	114.3*	99
2	a	-3.982	43
2	b	120*	101

3 - Dark-adapted 3.0 ERG + OPs

1-OD ERG [RE]

R	Name	uV	ms
1	a	-112.3	18
1	b	273.6*	50
2	a	-116.8	18
2	b	274.7*	50

2-OS ERG [LE]

R	Name	uV	ms
1	a	-108.1	18
1	b	277.3*	48
2	a	-115	19
2	b	281.1*	48

3 - Dark-adapted 3.0 ERG + OPs

3-OD OP [RE]

R	Name	uV	ms
1	Average	10.75	
1	OP1	6.867	18
1	OP2	20.27	26
1	OP3	10.68	32
1	OP4	5.19	39
2	Average	11.41	
2	OP1	7.165	19
2	OP2	24.06	26
2	OP3	11.21	32
2	OP4	3.203	39

4-OS OP [LE]

R	Name	uV	ms
1	Average	9.95	
1	OP1	6.678	19
1	OP2	18	26
1	OP3	10.72	32
1	OP4	4.4	40
2	Average	10.24	
2	OP1	6.83	19
2	OP2	21.75	26
2	OP3	9.407	32
2	OP4	2.964	39

A

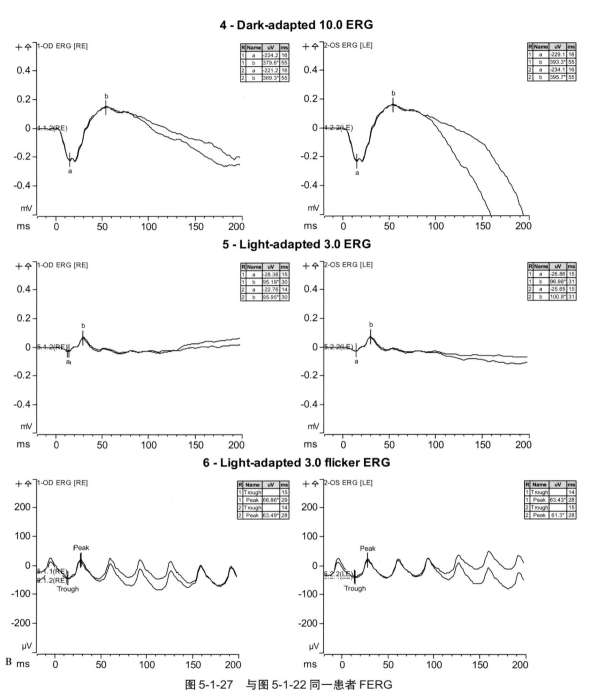

4 - Dark-adapted 10.0 ERG

5 - Light-adapted 3.0 ERG

6 - Light-adapted 3.0 flicker ERG

图 5-1-27　与图 5-1-22 同一患者 FERG

暗适应 0.01：右眼 b 波幅值轻偏中度降低，左眼 b 波幅值中度降低；暗适应 3.0：双眼 a 波幅值中度降低，双眼 b 波幅值轻偏中度降低；暗适应 3.0 振荡：双眼 OPs 波幅值轻度降低；暗适应 10.0：双眼 a、b 波幅值未见明显降低；明适应 3.0：双眼 a 波幅值略降低，双眼 b 波幅值未见明显降低；明适应 30Hz：双眼 P 波幅值中度降低，双眼波形稳定

Multifocal ERG

Right

Traces

Retinal View

me103h4md75 2019-01-08 15-12-34 Right

500 nV

0   80 ms

3D

Retinal View

me103h4md75 2019-01-08 15-12-34 Right

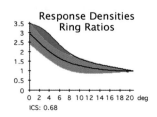

S
T N

0 2 4 6 8 10 12 14nV/deg^2

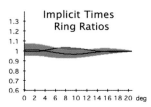

Response Densities Ring Ratios

ICS: 0.68

Implicit Times Ring Ratios

Ring

Retinal View

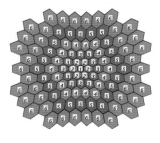

A

R

me103h4md75 2019-01-08 15-12-34 Right
SW Normals Reference(7,me103h4md75,Left,C1)
SW Normals Reference(7,me103h4md75,Right,C1)

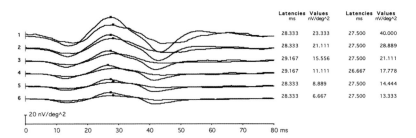

	Latencies ms	Values nV/deg^2	Latencies ms	Values nV/deg^2
1	28.333	23.333	27.500	40.000
2	28.333	21.111	27.500	28.889
3	29.167	15.556	27.500	21.111
4	29.167	11.111	26.667	17.778
5	28.333	8.889	27.500	14.444
6	28.333	6.667	27.500	13.333

20 nV/deg^2

0   10   20   30   40   50   60   70   80 ms

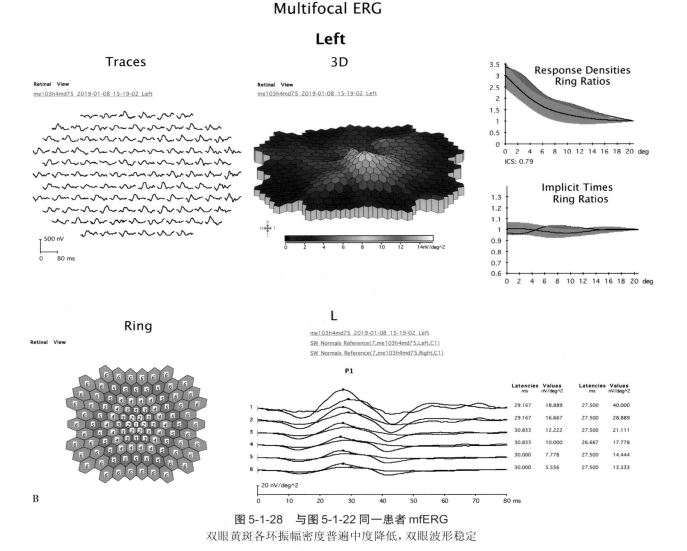

图 5-1-28 与图 5-1-22 同一患者 mfERG

双眼黄斑各环振幅密度普遍中度降低，双眼波形稳定

图点评：

本例患者 FERG 的 OPs 波提示双眼内层视网膜功能轻度下降，可能是糖尿病导致的视网膜缺血，也可能和激光光凝有关。mfERG 提示双眼黄斑功能下降，与双眼黄斑 OCT 提示的双眼黄斑水肿吻合。PERG 的双眼 P50 波幅值未见明显降低，可能与患者固视点变化有关，提示对于黄斑功能的检测，需从多角度验证。

【病例2】

47 岁男性，双眼反复视物模糊 2 年，2 型糖尿病病史近 20 年。1 年多前行双眼视网膜激光光凝治疗。眼部查体：右眼矫正视力 1.0，左眼矫正视力 1.0，双眼角膜透明，晶状体透明，眼压：右眼 17mmHg，左眼 17mmHg。经各项检查后（图 5-1-29～图 5-1-35），诊断为：双眼糖尿病视网膜病变（中度非增殖期）、双眼糖尿病视网膜病变激光光凝术后。

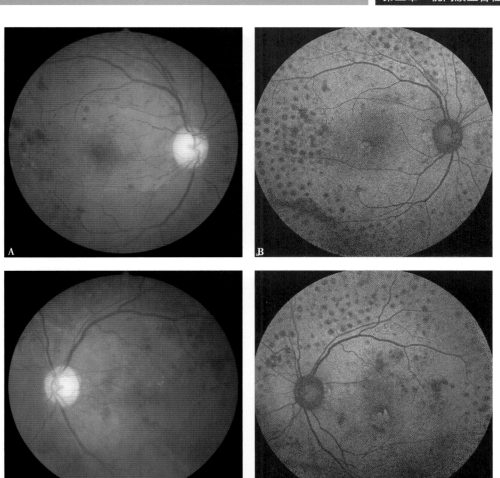

图 5-1-29　双眼糖尿病视网膜病变（中度非增殖期）、双眼糖尿病视网膜病变激光光凝术后患者眼底照相及 AF

双眼视盘色淡红，界清，C/D = 0.5，视网膜表面散在出血及渗出，视网膜可见光凝斑，黄斑水肿

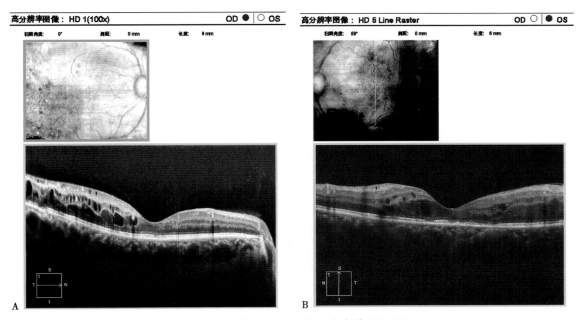

图 5-1-30　与图 5-1-29 同一患者黄斑 OCT

A、B. 双眼黄斑中心凹形态大致可见，局部神经上皮层增厚，层间可见无反射囊腔，OCT 提示双眼黄斑囊样水肿，A 为右眼，B 为左眼

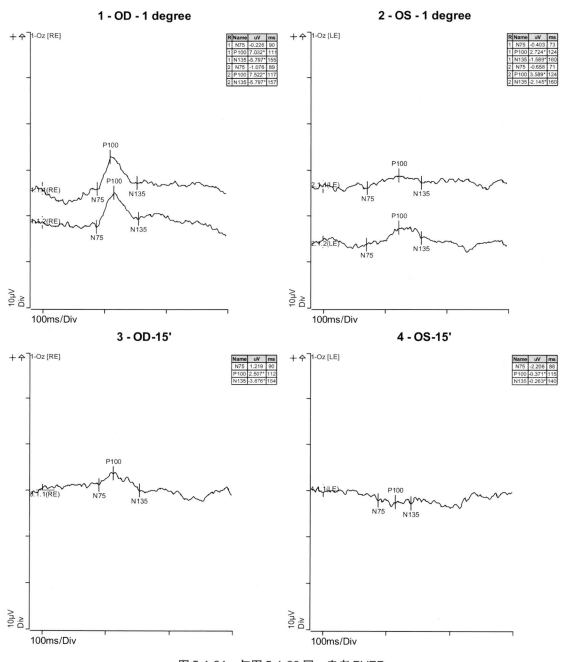

1 - OD - 1 degree

R	Name	uV	ms
1	N75	-0.226	90
1	P100	7.032*	111
1	N135	-5.797*	155
2	N75	-1.076	89
2	P100	7.522*	117
2	N135	-5.797*	157

2 - OS - 1 degree

R	Name	uV	ms
1	N75	-0.403	73
1	P100	2.724*	124
1	N135	-1.589*	160
2	N75	-0.658	71
2	P100	3.589*	124
2	N135	-2.145*	160

3 - OD-15'

Name	uV	ms
N75	1.219	90
P100	2.507*	112
N135	-3.876*	154

4 - OS-15'

Name	uV	ms
N75	-2.206	88
P100	-0.371*	115
N135	-0.263*	140

图 5-1-31　与图 5-1-29 同一患者 PVEP
双眼反应不同程度降低，左眼尤其显著

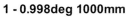

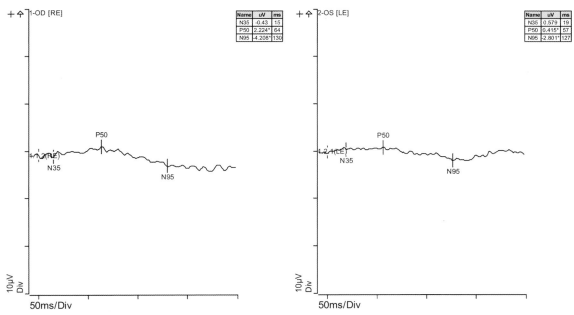

图 5-1-32　与图 5-1-29 同一患者 PERG
右眼 P50 波幅值轻度降低，左眼 P50 波幅值重度降低，右眼 N95 波幅值轻度降低，左眼 N95 波幅值中度降低，右眼 N95/P50 比值未见明显异常，左眼 N95/P50 比值不稳定，双眼波形稳定

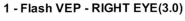

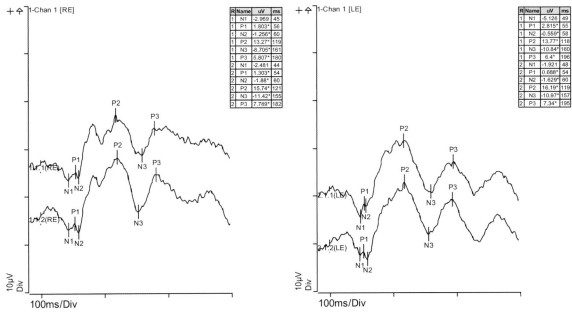

图 5-1-33　与图 5-1-29 同一患者 FVEP
双眼能诱发 P2 波，P2 波峰时未见显著延迟，双眼波形稳定

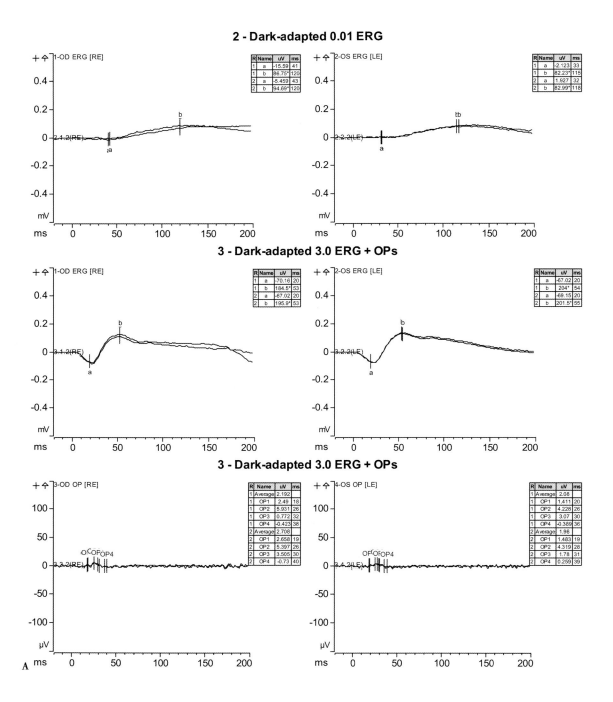

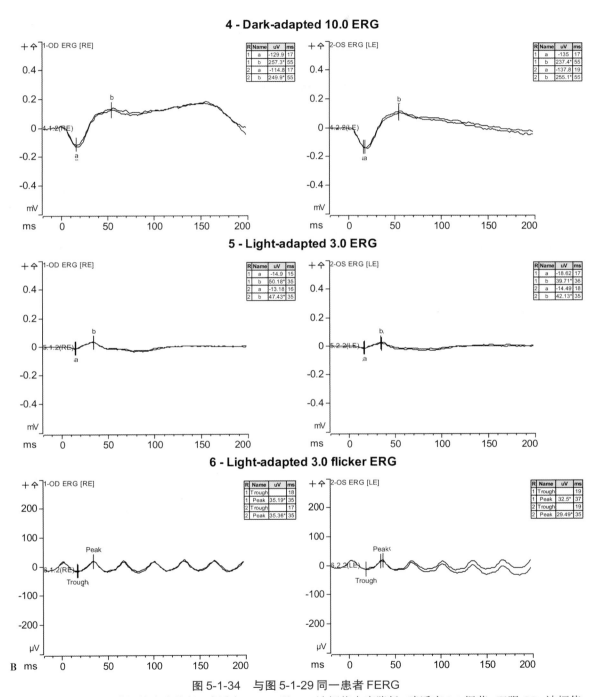

图 5-1-34 与图 5-1-29 同一患者 FERG

暗适应 0.01：双眼 b 波幅值中度降低；暗适应 3.0：双眼 a、b 波幅值中度降低；暗适应 3.0 振荡：双眼 OPs 波幅值重度降低；暗适应 10.0：双眼 a、b 波幅值中度降低；明适应 3.0：双眼 a、b 波幅值中度降低；明适应 30Hz：双眼 P 波幅值中度降低；双眼波形稳定

Multifocal ERG

Right

Traces

Retinal View

me103h4md75_2019-01-16_15-57-41_Right

500 nV

0   80 ms

3D

Retinal View

me103h4md75_2019-01-16_15-57-41_Right

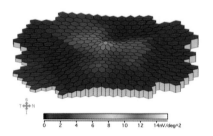

S
T ✛ N
I

0   2   4   6   8   10   12   14nV/deg^2

Response Densities Ring Ratios

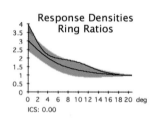

ICS: 0.00

Implicit Times Ring Ratios

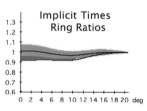

Ring

Retinal View

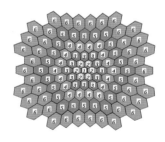

A

R

me103h4md75_2019-01-16_15-57-41_Right
SW Normals Reference(7,me103h4md75,Left,C1)
SW Normals Reference(7,me103h4md75,Right,C1)

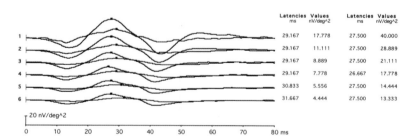

20 nV/deg^2

0   10   20   30   40   50   60   70   80 ms

	Latencies ms	Values nV/deg^2	Latencies ms	Values nV/deg^2
1	29.167	17.778	27.500	40.000
2	29.167	11.111	27.500	28.889
3	29.167	8.889	27.500	21.111
4	29.167	7.778	26.667	17.778
5	30.833	5.556	27.500	14.444
6	31.667	4.444	27.500	13.333

Multifocal ERG

Left

Traces

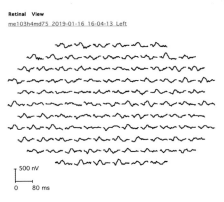

3D

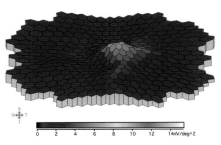

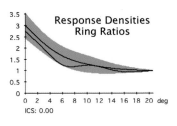

Response Densities
Ring Ratios

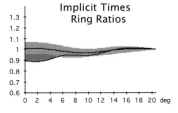

Implicit Times
Ring Ratios

Ring

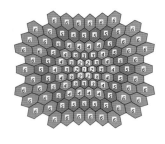

L

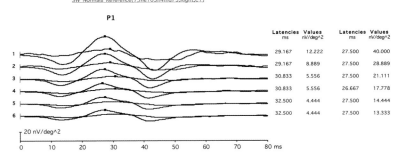

B

图 5-1-35 与图 5-1-29 同一患者 mfERG
右眼黄斑各环振幅密度普遍中度降低，左眼黄斑各环振幅密度普遍中偏重度降低，双眼波形稳定

图点评：

本例患者 FERG 的 OPs 波提示双眼内层视网膜缺血明显。暗适应及明适应的 a、b 波提示缺血致双眼外层及内层视网膜功能均有降低。虽然 PVEP 提示左眼视功能较右眼差，但 PERG 和 mfERG 均提示左眼黄斑功能比右眼差，同时 FVEP 双眼未见显著异常，因此左眼 PVEP 的变化可能主要是由于左眼黄斑功能下降引起的，暂不提示左眼糖尿病视神经病变，可以密切随访观察。需要注意的是，在 PERG 的 P50 和 N95 波振幅都很低时，计算 N95/P50 比值就没有太大参考价值，无法就此提示视神经及节细胞功能的变化。

（三）糖尿病视网膜病变（重度非增殖期）

【病例】

73 岁女性，双眼逐渐视力下降半年余。2 型糖尿病病史 10 年余。就诊时未行眼底激光及玻璃体腔注药治疗。眼部查体：右眼矫正视力 0.5，左眼矫正视力 0.04，双眼角膜透明，晶状体混浊 +。眼压：右眼 15mmHg，左眼 10mmHg。经各项检查后（图 5-1-36～图 5-1-42）诊断为：双眼糖尿病视网膜病变（重度非增殖期）。

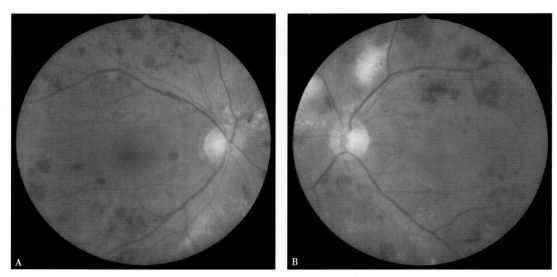

图 5-1-36 双眼糖尿病视网膜病变(重度非增殖期)患者眼底照相

A、B. 视网膜表面出血及渗出,黄斑水肿

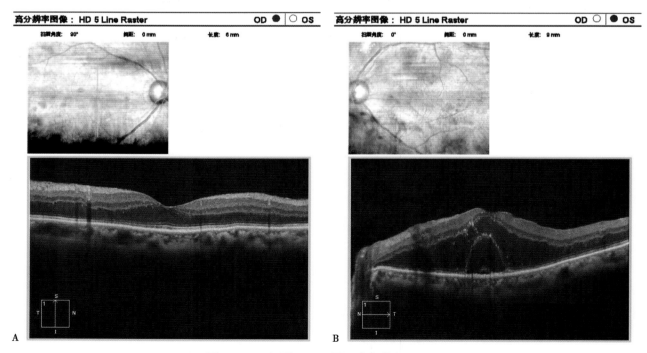

图 5-1-37 与图 5-1-36 同一患者黄斑区 OCT

A、B. 双眼视网膜神经上皮组织反射增厚,层间可见点状增强反射(左眼为重);左眼组织层间及层下均可见无反射区,提示双眼黄斑水肿,A 为右眼,B 为左眼

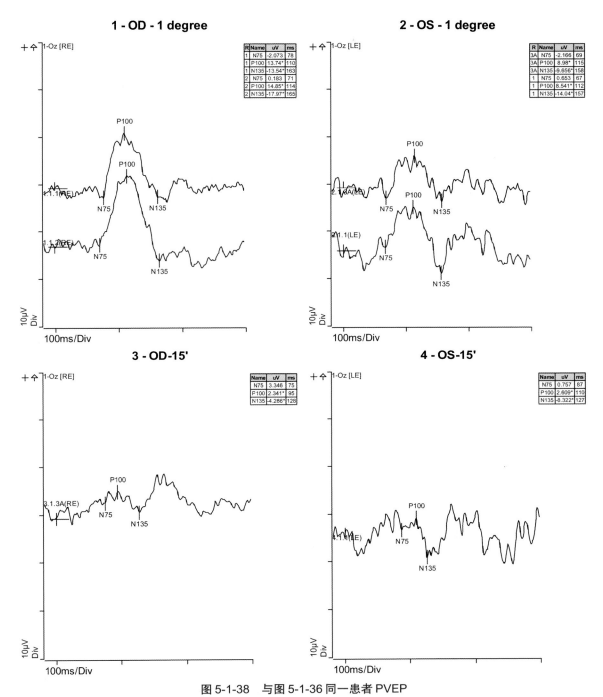

图 5-1-38　与图 5-1-36 同一患者 PVEP

1°空间频率：右眼 P100 波幅值未见明显降低，P100 波峰时略延迟，左眼较对侧眼 P100 波幅值轻度降低，左眼 P100 波峰时轻度延迟；15′空间频率：双眼 P100 波幅值重度降低，P100 波峰时未见明显延迟；双眼波形稳定性稍欠佳

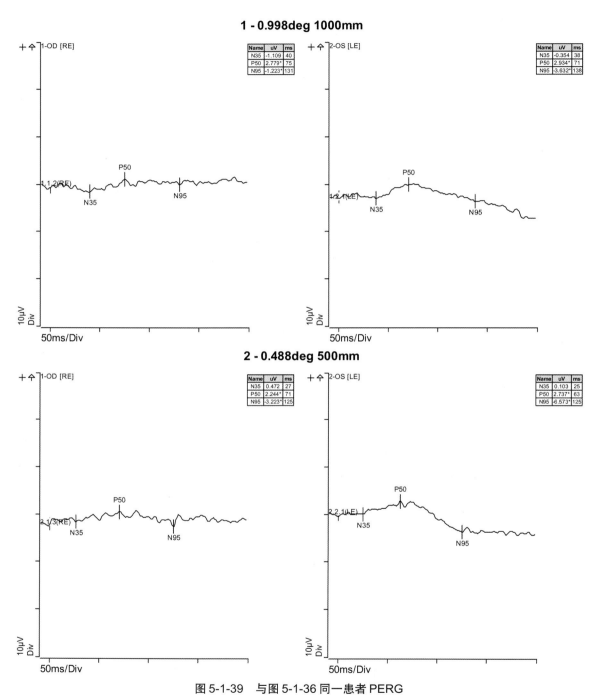

图 5-1-39　与图 5-1-36 同一患者 PERG

双眼 P50 波幅值未见明显降低；右眼 N95 波幅值重度降低，左眼 N95 波幅值中度降低；双眼 N95/P50 比值降低；双眼波形稳定

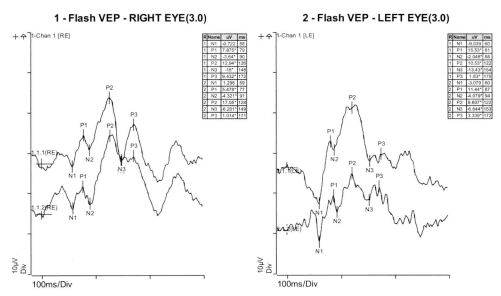

图 5-1-40 与图 5-1-36 同一患者 FVEP

双眼能诱发 P2 波，P2 波峰时未见显著延迟，双眼波形稳定

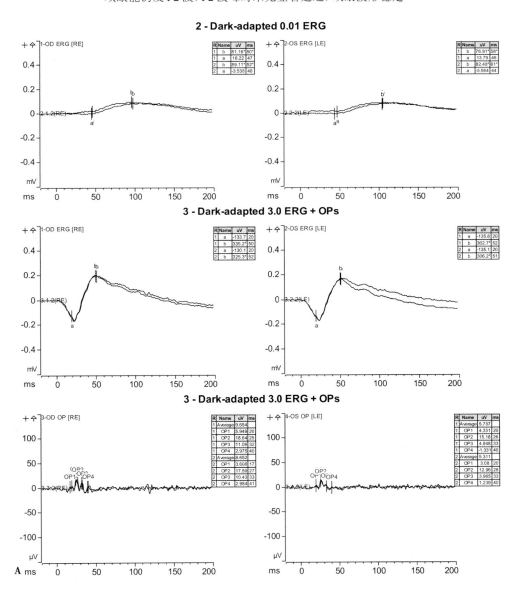

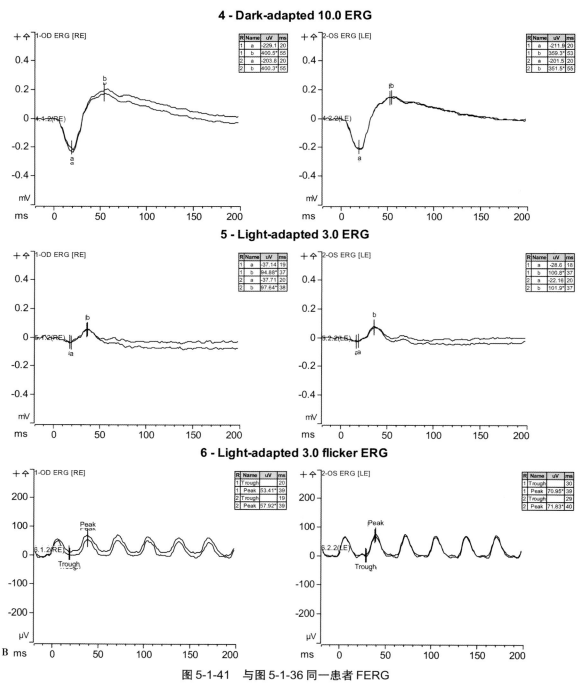

图 5-1-41 与图 5-1-36 同一患者 FERG

暗适应 0.01：双眼 b 波幅值中度降低；暗适应 3.0：双眼 a 波幅值轻度降低，右眼 b 波幅值未见明显降低，左眼 b 波幅值轻度降低；暗适应 3.0 振荡：右眼 OPs 波幅值中度降低，左眼 OPs 波幅值重度降低；暗适应 10.0：右眼 a、b 波幅值未见明显降低，左眼 a 波幅值未见明显降低，b 波幅值轻度降低；明适应 3.0：右眼 a、b 波幅值未见明显降低，左眼 a 波幅值轻度降低，b 波幅值未见明显降低；明适应 30Hz：右眼 P 波幅值中度降低，左眼 P 波幅值中度降低。双眼波形稳定

Multifocal ERG

Right

Traces

Retinal　View
me103h4md75　2018-11-14　15-26-38　Right

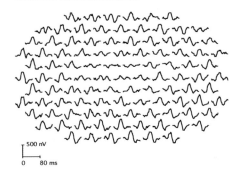

500 nV

0　80 ms

3D

Retinal　View
me103h4md75　2018-11-14　15-26-38　Right

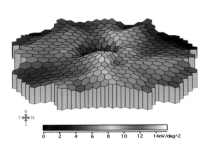

0　2　4　6　8　10　12　14nV/deg^2

Response Densities Ring Ratios

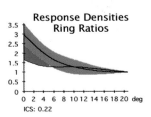

ICS: 0.22

Implicit Times Ring Ratios

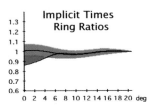

Ring

Retinal　View

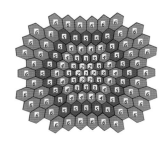

A

R

me103h4md75　2018-11-14　15-26-38　Right
SW Normals Reference(7,me103h4md75,Left,C1)
SW Normals Reference(7,me103h4md75,Right,C1)

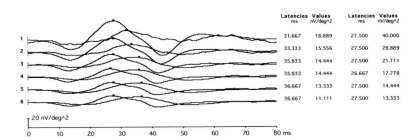

	Latencies ms	Values nV/deg^2	Latencies ms	Values nV/deg^2
1	31.667	18.889	27.500	40.000
2	33.333	15.556	27.500	28.889
3	35.833	14.444	27.500	21.111
4	35.833	14.444	26.667	17.778
5	36.667	13.333	27.500	14.444
6	36.667	11.111	27.500	13.333

20 nV/deg^2

0　10　20　30　40　50　60　70　80 ms

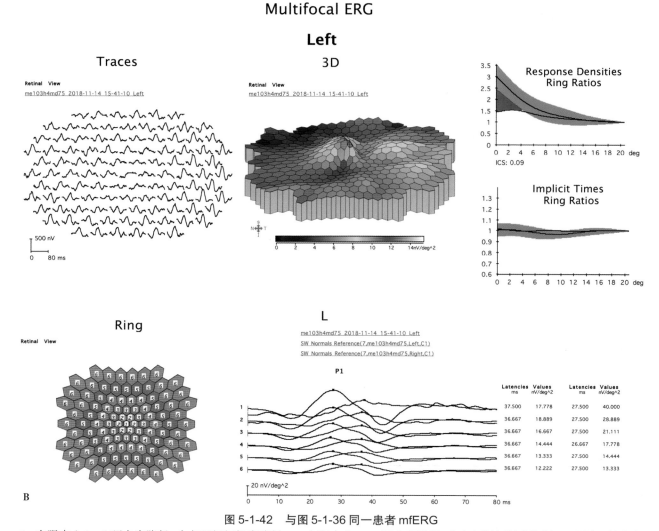

图 5-1-42 与图 5-1-36 同一患者 mfERG

A. 右眼中心 1～2 环中度降低，余各环振幅轻度降低；B. 左眼中心 1～2 环中度降低，余各环振幅轻度降低；双眼波形较稳定

图点评：

本例患者 FERG 的 OPs 波提示双眼内层视网膜缺血明显；暗适应 3.0 的 a、b 波提示右眼外层视网膜功能轻度下降，左眼外层及内层视网膜功能均有轻度下降。PERG 提示双眼 P50 波振幅未见明显降低，N95 波幅值降低右眼重于左眼；但是 PVEP 的 P100 波振幅降低左眼重于右眼，由此提示左眼糖尿病视神经病变可能，需密切随访观察。

二、糖尿病视网膜病变（增殖期）

【病例 1】

55 岁男性，右眼逐渐视力下降半年余。2 型糖尿病病史 20 年余。就诊时未行眼底激光及玻璃体腔注药治疗。眼部查体：右眼矫正视力 0.05，左眼矫正视力 0.7，双眼角膜透明，晶状体混浊 ++。眼压：右眼 16mmHg，左眼 18mmHg。经各项检查后（图 5-1-43～图 5-1-49），诊断为：双眼糖尿病视网膜病变（增殖期）。

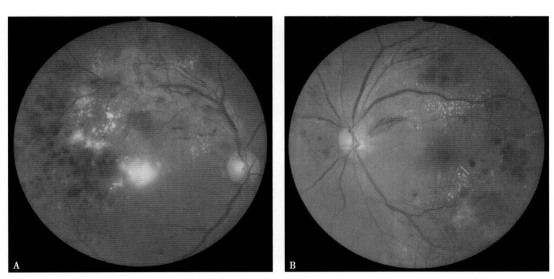

图 5-1-43　双眼糖尿病视网膜病变（增殖期）患者眼底照相
A、B. 双眼视网膜表面出血、渗出及新生血管，黄斑水肿

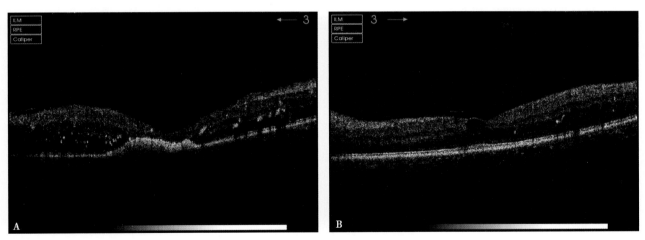

图 5-1-44　与图 5-1-43 同一患者黄斑 OCT
A、B. 双眼黄斑区视网膜前可见线状反射带，内界膜表面反射不光滑，黄斑中心凹形态异常，部分视网膜神经上皮组织反射疏松增厚，层间可见无反射囊腔及团点状增强反射带，RPE 组织反射不光滑；右眼中心处视网膜神经上皮组织反射变薄，RPE/脉络膜复合体组织可见局限性隆起增强反射带；OCT 提示双眼黄斑水肿，A 为右眼，B 为左眼

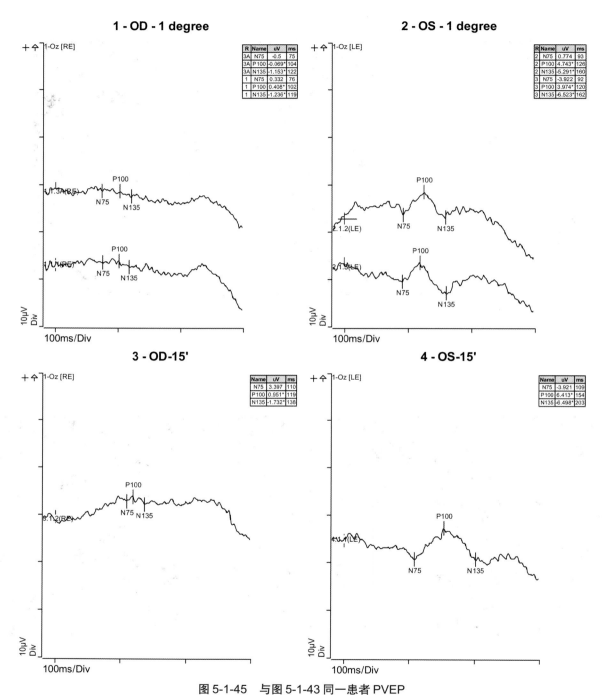

图 5-1-45 与图 5-1-43 同一患者 PVEP

右眼 1°空间频率及 15′ 空间频率未能诱发显著 P100 波形；左眼 1°空间频率：P100 波幅值中度降低，P100 波峰时中度延迟；左眼 15′ 空间频率 P100 波幅值轻度降低，P100 波峰时重度延迟；左眼波形稳定

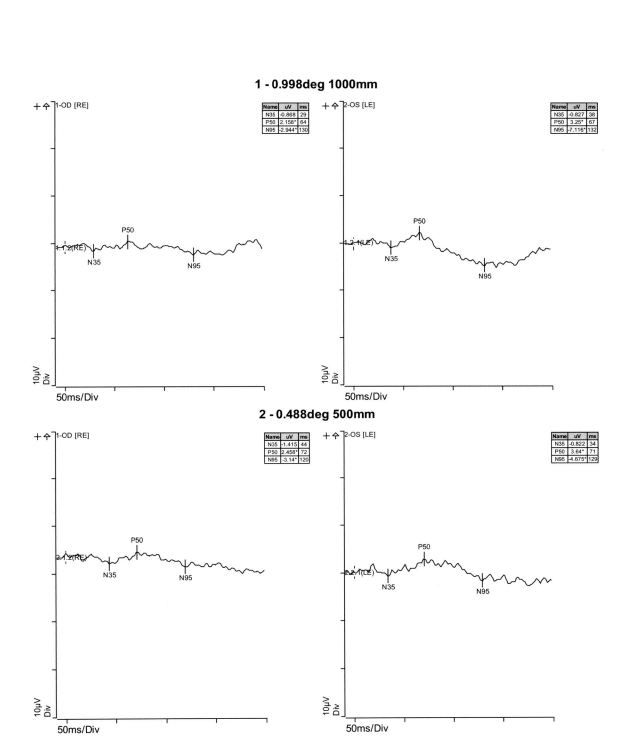

图 5-1-46　与图 5-1-43 同一患者 PERG

右眼 P50 波幅值轻度降低，左眼 P50 波幅值未见明显降低；右眼 N95 波幅值中度降低，左眼 N95 波幅值未见明显降低；右眼 N95/P50 比值降低，左眼 N95/P50 比值未见明显异常；双眼波形稳定

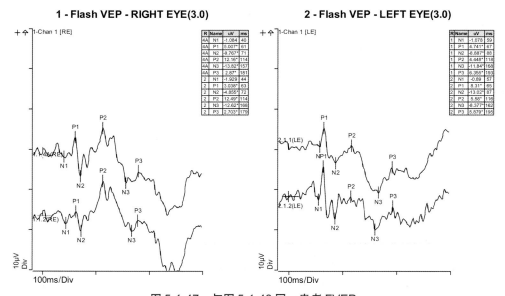

图 5-1-47　与图 5-1-43 同一患者 FVEP
双眼能诱发 P2 波，P2 波峰时未见显著延迟，双眼波形稳定

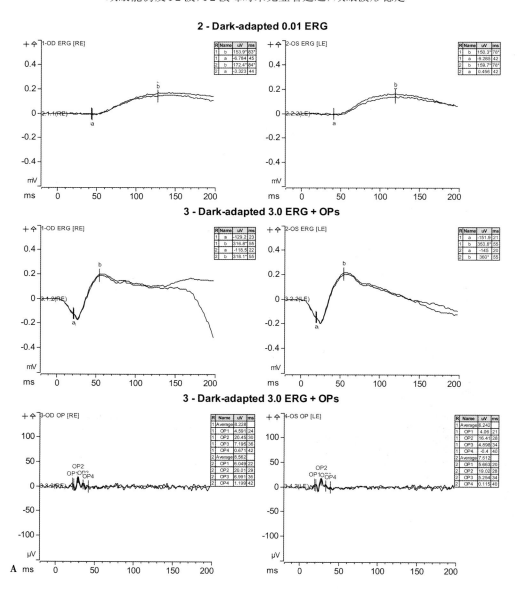

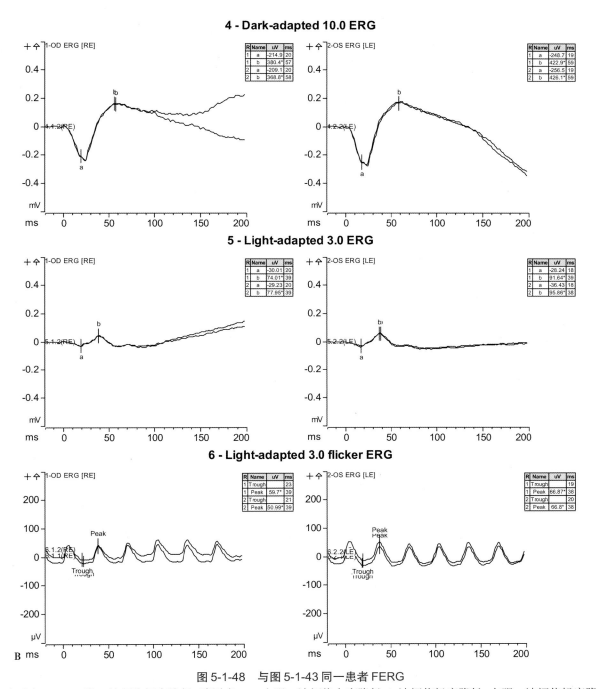

图 5-1-48　与图 5-1-43 同一患者 FERG

暗适应 0.01：双眼 b 波幅值轻度降低；暗适应 3.0：右眼 a 波幅值中度降低，b 波幅值轻度降低，左眼 a 波幅值轻度降低，b 波幅值未见明显降低；暗适应 3.0 振荡：双眼 OPs 波幅值轻度降低；暗适应 10.0：右眼 a、b 波幅值轻度降低，左眼 a、b 波幅值未见明显降低；明适应 3.0：右眼 a 波幅值未见明显降低，b 波幅值轻度降低，左眼 a 波幅值未见明显降低，b 波幅值未见明显降低；明适应 30Hz：右眼 P 波幅值中度降低，左眼 P 波幅值中度降低；双眼波形稳定

Multifocal ERG

Right

Traces

Retinal View
me103h4md75_2018-11-09_15-50-32_Right

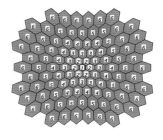

3D

Retinal View
me103h4md75_2018-11-09_15-50-32_Right

Response Densities Ring Ratios

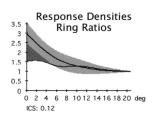

ICS: 0.12

Implicit Times Ring Ratios

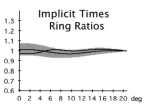

Ring

Retinal View

R

me103h4md75_2018-11-09_15-50-32_Right
SW_Normals Reference(7,me103h4md75,Left,C1)
SW_Normals Reference(7,me103h4md75,Right,C1)

P1

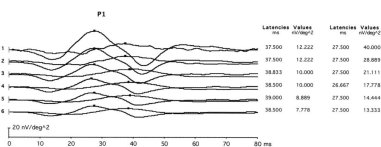

	Latencies ms	Values nV/deg^2	Latencies ms	Values nV/deg^2
1	37.500	12.222	27.500	40.000
2	37.500	12.222	27.500	28.889
3	38.833	10.000	27.500	21.111
4	38.500	10.000	26.667	17.778
5	39.000	8.889	27.500	14.444
6	38.500	7.778	27.500	13.333

A

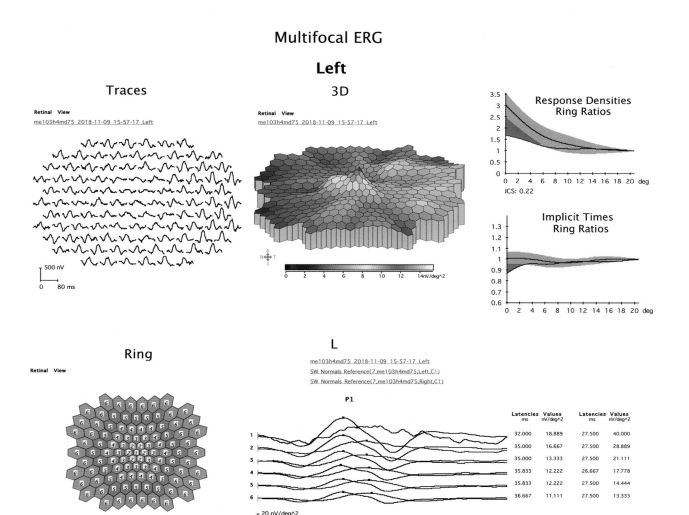

图 5-1-49 与图 5-1-43 同一患者 mfERG

A. 右眼中心 1 环重度降低,余各环振幅密度普遍中度降低;B. 左眼中心 1 环中度降低,振幅密度普遍轻度降低;双眼波形稳定

图点评:

本例患者 FERG 的 OPs 波提示双眼内层视网膜轻度缺血;OCT 提示右眼较左眼黄斑水肿及渗出稍重,故 PERG 见右眼 P50 波幅值轻度降低,左眼 P50 波幅值未见明显降低,mfERG 也提示右眼黄斑功能下降较左眼明显。

【病例 2】

47 岁女性,左眼逐渐视物不见 1 年,右眼逐渐视力下降半年余。2 型糖尿病病史 5 年余。高血压病病史 2 个月。2 周前行双眼眼底激光光凝术。眼部查体:右眼矫正视力 0.1,左眼视力无光感,双眼角膜透明,晶状体混浊 +。眼压:右眼 12mmHg,左眼 30mmHg。经各项检查后(图 5-1-50～图 5-1-53),诊断为:双眼糖尿病视网膜病变(增殖期)、双眼糖尿病视网膜病变光凝术后、左眼继发性青光眼、左眼盲。

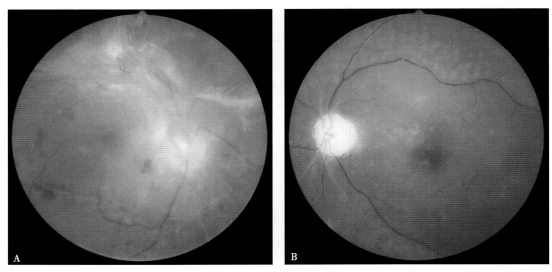

图 5-1-50　双眼糖尿病视网膜病变（增殖期）、双眼糖尿病视网膜病变光凝术后、左眼继发性青光眼、左眼盲患者眼底照相
A. 右眼视盘色淡，上方见大片新生血管膜牵拉视网膜，视网膜散在斑片状出血，可见血管白线及激光斑；B. 左眼视盘色苍白，网膜平伏，视网膜表面散在点状出血，可见血管白线及激光斑

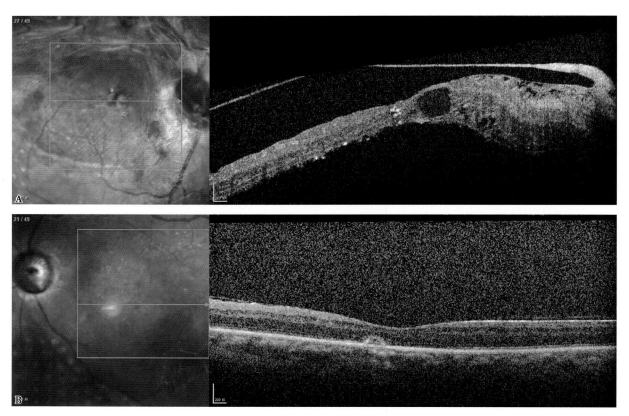

图 5-1-51　与图 5-1-50 同一患者黄斑 OCT
A、B. 双眼黄斑区内界膜前可见线状增强反射，右眼中心凹形态未见，黄斑区神经上皮组织反射疏松增厚，层下可见宽大无反射暗区，左眼层间结构不清；OCT 诊断：右眼黄斑区视网膜脱离，A 为右眼，B 为左眼

VISUAL ELECTROPHYSIOLOGY EXAM

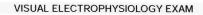

| VEP flash | 1mn 21s | Val= 61 | Rej= 2 | VEP flash | 2mn 33s | Val= 56 | Rej= 5 |
| RE stimulated | | | | LE stimulated | | | |

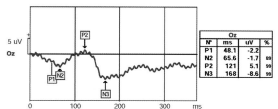
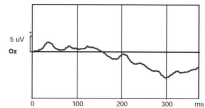

	Oz		
Nº	ms	uV	%
P1	48.1	-2.2	
N2	65.6	-1.7	89
P2	121	5.1	99
N3	168	-8.6	99

| VEP flash | 2mn 44s | Val= 61 | Rej= 0 | VEP flash | 4mn 47s | Val= 198 | Rej= 24 |
| RE stimulated | | | | LE stimulated | | | |

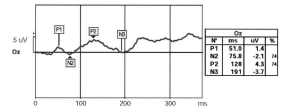
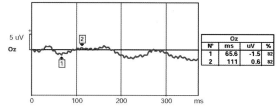

	Oz		
Nº	ms	uV	%
P1	51.0	1.4	
N2	75.8	-2.1	74
P2	128	4.3	74
N3	191	-3.7	

	Oz		
Nº	ms	uV	%
1	65.6	-1.5	82
2	111	0.6	82

图 5-1-52　与图 5-1-50 同一患者 FVEP

右眼能诱发 P2 波，P2 波峰时未见显著延迟，波形较稳定，左眼未能诱发显著 P2 波形

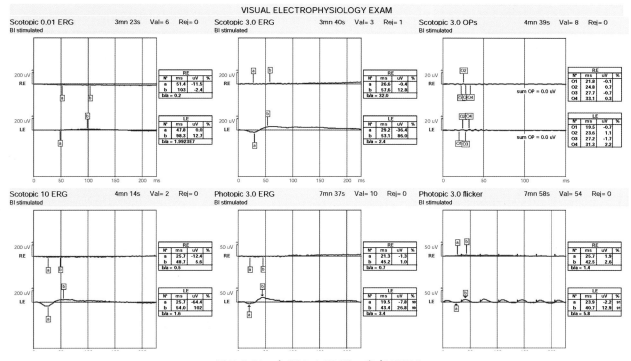

VISUAL ELECTROPHYSIOLOGY EXAM

| Scotopic 0.01 ERG | 3mn 23s | Val= 6 | Rej= 0 | Scotopic 3.0 ERG | 3mn 40s | Val= 3 | Rej= 1 | Scotopic 3.0 OPs | 4mn 39s | Val= 8 | Rej= 0 |
| BI stimulated | | | | BI stimulated | | | | BI stimulated | | | |

Scotopic 0.01 ERG RE:

	RE		
Nº	ms	uV	%
a	51.4	-11.5	
b	103	-2.4	
b/a = 0.2			

Scotopic 0.01 ERG LE:

	LE		
Nº	ms	uV	%
a	47.8	0.0	
b	98.3	12.7	
b/a = 1.9923E7			

Scotopic 3.0 ERG RE:

	RE		
Nº	ms	uV	%
a	26.6	-0.4	
b	57.6	12.8	
b/a = 32.0			

Scotopic 3.0 ERG LE:

	LE		
Nº	ms	uV	%
a	29.2	-36.4	
b	53.1	86.0	
b/a = 2.4			

Scotopic 3.0 OPs RE:

	RE		
Nº	ms	uV	%
O1	21.8	-0.1	
O2	24.8	0.7	
O3	27.7	-0.1	
O4	33.1	0.3	

sum OP = 0.0 uV

Scotopic 3.0 OPs LE:

	LE		
Nº	ms	uV	%
O1	19.5	-0.7	
O2	23.6	1.1	
O3	27.2	-1.7	
O4	31.3	2.2	

sum OP = 0.0 uV

| Scotopic 10 ERG | 4mn 14s | Val= 2 | Rej= 0 | Photopic 3.0 ERG | 7mn 37s | Val= 10 | Rej= 0 | Photopic 3.0 flicker | 7mn 58s | Val= 54 | Rej= 0 |
| BI stimulated | | | | BI stimulated | | | | BI stimulated | | | |

Scotopic 10 ERG RE:

	RE		
Nº	ms	uV	%
a	25.7	-12.4	
b	48.7	5.6	
b/a = 0.5			

Scotopic 10 ERG LE:

	LE		
Nº	ms	uV	%
a	25.7	-64.4	
b	54.0	102	
b/a = 1.6			

Photopic 3.0 ERG RE:

	RE		
Nº	ms	uV	%
a	21.3	-1.3	
b	45.2	1.0	
b/a = 0.7			

Photopic 3.0 ERG LE:

	LE		
Nº	ms	uV	%
a	25.7	-7.8	99
b	43.4	26.8	99
b/a = 3.4			

Photopic 3.0 flicker RE:

	RE		
Nº	ms	uV	%
a	25.7	1.9	
b	42.5	2.6	
b/a = 1.4			

Photopic 3.0 flicker LE:

	LE		
Nº	ms	uV	%
a	23.9	2.2	91
b	40.7	12.9	91
b/a = 5.8			

图 5-1-53　与图 5-1-50 同一患者 FERG

右眼各波未能诱发显著波形，左眼除 OPs 波未能诱发显著波形，余各波幅值均重度降低

图点评：

本例患者 FERG 提示右眼视网膜已基本无功能；左眼视网膜缺血严重，致左眼外层及内层视网膜功能均有重度下降。FVEP 右眼能诱发 P2 波，左眼未能诱发显著 P2 波。左眼虽残存少许视网膜功能，但由于视神经病变严重，故左眼视功能总体差于右眼，这与患者右眼视力 0.1、左眼无光感吻合。

第二节　视网膜动脉阻塞

【概述】

视网膜动脉阻塞（retinal artery occlusion，RAO）多由于动脉痉挛、栓子栓塞、动脉内膜炎或者动脉粥样硬化等原因引起，患者多为患心血管疾病的老年人，较少见于年轻患者。因视网膜耐受缺血的时间短，较短时间内光感受器细胞即可死亡且不能逆转，故若未能接受及时而有效的治疗，将导致不同程度的视力损伤，甚至永久性的视力丧失。

【临床特征】

依据累及血管的来源和级别不同，可分为视网膜中央动脉阻塞（central retinal artery occlusion，CRAO）、视网膜分支动脉阻塞（branch retinal artery occlusion，BRAO）、视网膜睫状动脉和视网膜毛细血管前小动脉阻塞。

临床表现：

因发生阻塞的部位不同，症状各异。

1. 视网膜中央动脉阻塞　是导致突然失明的急症，发病突然，表现为单眼无痛性急剧视力下降至数指甚至无光感。患眼瞳孔中等散大，直接对光反射迟钝或消失，间接对光反射灵敏，眼底表现为视盘色较淡，动脉变细，后极部视网膜灰白水肿，黄斑樱桃红。

2. 视网膜分支动脉阻塞　相应区域呈暗区，眼底见沿该支血管分布区视网膜水肿。

3. 睫状支视网膜动脉阻塞　单独发生者少见，后极部呈舌形视网膜水肿，中心视力严重受损。

4. 毛细血管前小动脉阻塞表现为小片状灰白斑，即棉絮斑，可以不影响视力。

辅助检查：

1. FFA 在视网膜动脉阻塞的急性期显示阻塞的视网膜动脉和静脉充盈时间均延长，动、静脉血流变细，视网膜循环时间延长。在疾病的恢复期，视网膜的功能可能已经明显损害，但血流灌注可以恢复，此时，在 FFA 中可无明显的异常表现。

2. FERG 的 b 波和 OPs 波幅值可反映内层视网膜的功能，a 波幅值可反映外层视网膜的功能。

一、视网膜中央动脉阻塞

【病例】

47 岁女性，左眼突然视物不见 2 天。眼部查体：右眼裸眼视力 0.25，矫正视力 0.8，左眼裸眼视力：手动 / 眼前，矫正不提高，双眼角膜透明，双眼晶状体透明。眼压：右眼 19mmHg，左眼 14mmHg。经各项检查后（图 5-2-1～图 5-2-5），诊断为：左眼视网膜中央动脉阻塞。

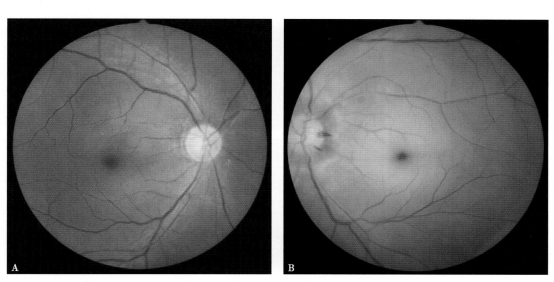

图5-2-1 左眼视网膜中央动脉阻塞患者眼底照相
A. 右眼底正常；B. 左眼视盘色淡，边缘见出血，网膜色灰暗，黄斑樱桃红，动脉极细

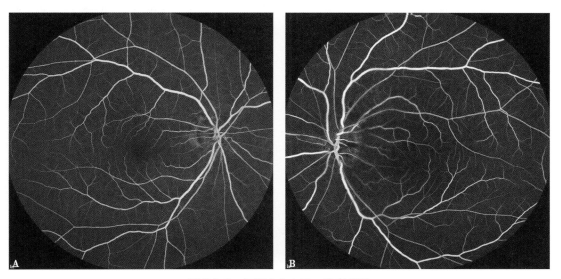

图5-2-2 与图5-2-1同一患者FFA
A. 右眼视网膜动脉走行变直；B. 左眼臂视网膜循环时间（arm-to-retinal circulation time，A-RCT）正常（9s），左眼视网膜中央动脉充盈稍迟缓，视盘边界不清，盘缘见出血遮挡，黄斑区早期荧光暗淡，后期视盘及黄斑区荧光渗漏，FFA诊断：左眼视网膜中央动脉阻塞

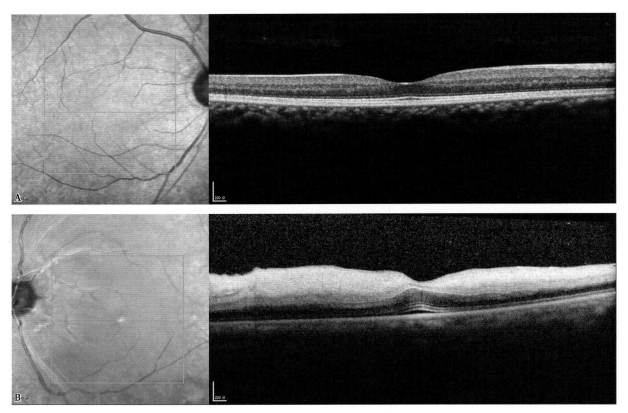

图 5-2-3　与图 5-2-1 同一患者黄斑 OCT

A. 右眼未见明显异常；B. 左眼黄斑区内界膜前反射不光滑，中心凹形态变浅，黄斑区内层视网膜结构反射增强，外层反射增宽，其后组织反射被衰减，OCT 提示左眼黄斑水肿（细胞内）

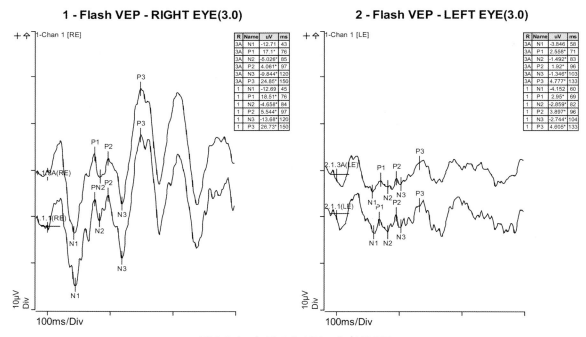

图 5-2-4　与图 5-2-1 同一患者 FVEP

双眼能诱发 P2 波，P2 波峰时未见显著延迟，右眼波形稳定，左眼波形欠佳

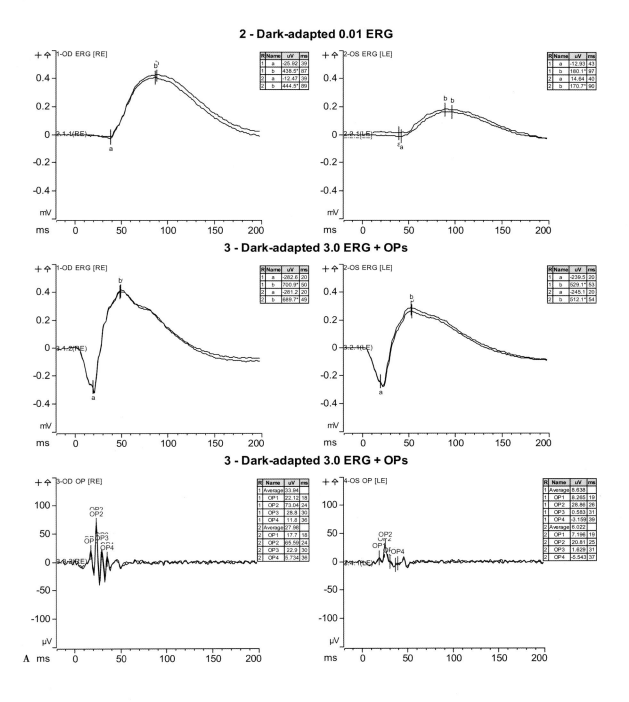

2 - Dark-adapted 0.01 ERG

3 - Dark-adapted 3.0 ERG + OPs

3 - Dark-adapted 3.0 ERG + OPs

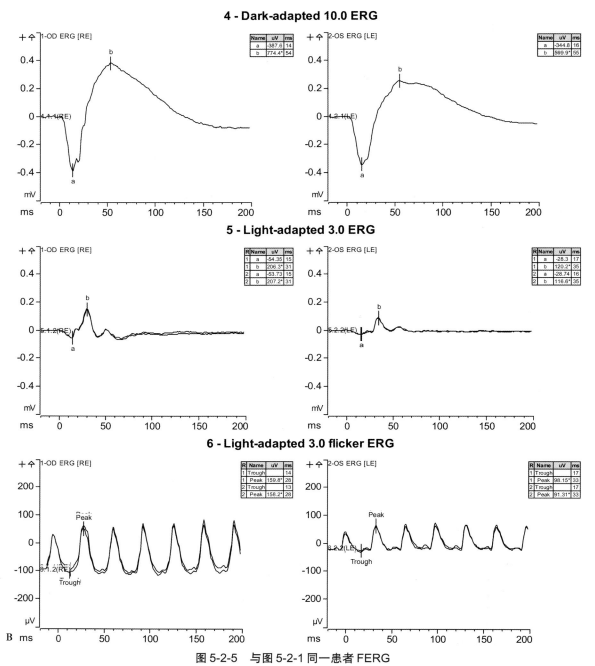

图 5-2-5 与图 5-2-1 同一患者 FERG

右眼各波形未见明显异常；左眼：暗适应 0.01：b 波幅值中度降低；暗适应 3.0：a 波幅值轻度降低，b 波幅值轻度降低；暗适应 3.0 振荡：OPs 波幅值中度降低；暗适应 10.0：a、b 波幅值轻度降低；明适应 3.0：a 波幅值中度降低，b 波幅值中度降低；明适应 30Hz：P 波幅值轻中度降低；双眼波形稳定性好

图点评：

视网膜中央动脉供应视网膜的内层和中层，脉络膜循环供应视网膜外层，故本例患者左眼视网膜中央动脉阻塞后反映内层视网膜功能 FERG 的 OPs 波和的 b 波幅值降低明显。仔细对比本例中左右眼的暗适应 3.0 和暗适应 10.0 的 b/a 比值，左眼比值较右眼显著降低，此为负波型 ERG，这说明左眼内层视网膜功能受损显著。

二、视网膜中央动脉不全阻塞

【病例】

17岁女性，左眼红、视力下降15天。系统性红斑狼疮病史4年，长期口服泼尼松治疗。发现高血压2个月。眼部查体：右眼裸眼视力1.0，矫正视力1.2，左眼裸眼视力：数指/眼前（光定位准确），矫正视力：数指/15cm；双眼角膜透明，晶状体透明。眼压：右眼17mmHg，左眼27mmHg。经各项检查后（图5-2-6～图5-2-11），诊断为：左眼视网膜中央动脉不全阻塞。

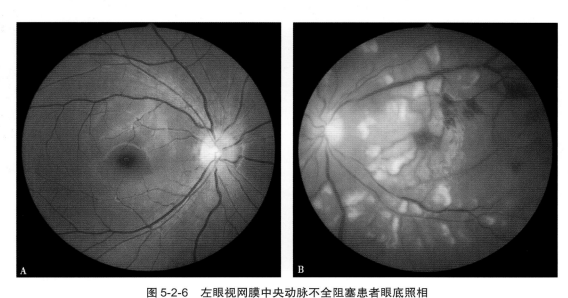

图5-2-6 左眼视网膜中央动脉不全阻塞患者眼底照相
A. 右眼眼底正常；B. 左眼视网膜静脉血管迂曲，后极部视网膜见棉绒斑及出血灶，黄斑区苍白水肿

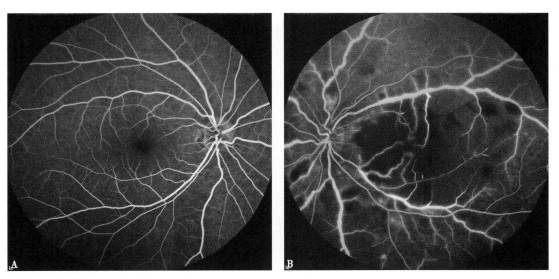

图5-2-7 与图5-2-6同一患者FFA
A. 右眼视网膜动脉走行略变直；B. 左眼A-RCT正常（9s）。左眼视网膜中央动静脉早期荧光充盈迟缓，黄斑拱环结构破坏，黄斑区见大面积无灌注区及弱荧光遮挡，视网膜静脉迂曲增粗，动脉纤细变直

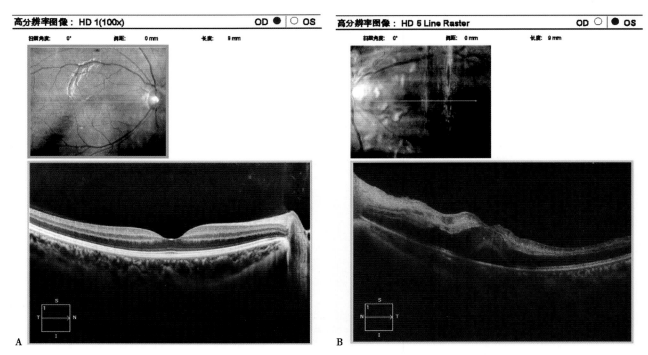

图 5-2-8 与图 5-2-6 同一患者黄斑 OCT

A. 右眼未见明显异常；B. 左眼黄斑区内层视网膜结构反射增强，外层反射增宽，其后组织反射被衰减，层间可见无反射暗区，提示：左眼黄斑水肿（细胞内）

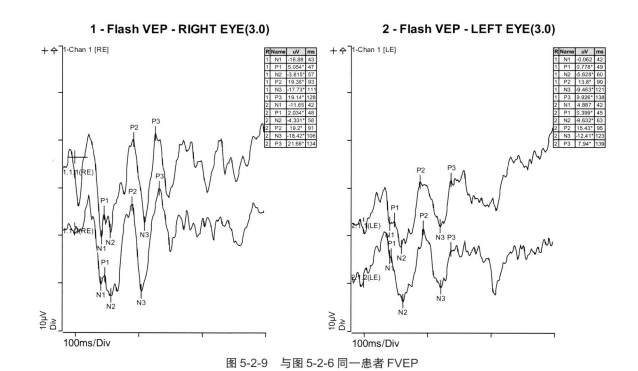

图 5-2-9 与图 5-2-6 同一患者 FVEP

双眼能诱发 P2 波，P2 波峰时未见显著延迟，双眼波形稳定

2 - Dark-adapted 0.01 ERG

1-OD ERG [RE]

R	Name	uV	ms
2	b	421.6*	49*
2	a	-13.8	40
3	b	420.9*	50*
3	a	-10.2	40

2-OS ERG [LE]

R	Name	uV	ms
2	b	182.5*	55*
2	a	-9.152	49
3	b	183.6*	56*
3	a	-0.862	50

3 - Dark-adapted 3.0 ERG + OPs

1-OD ERG [RE]

R	Name	uV	ms
1	a	-303.1	16
1	b	676.6*	53
2	a	-307.1	16
2	b	680.6*	54

2-OS ERG [LE]

R	Name	uV	ms
1	a	-208.6	20
1	b	417.7*	60
2	a	-216.8	20
2	b	433.5*	59

3 - Dark-adapted 3.0 ERG + OPs

3-OD OP [RE]

R	Name	uV	ms
1	Average	21.17	
1	OP1	24.61	17
1	OP2	31.88	24
1	OP3	17.33	30
1	OP4	10.86	36
2	Average	20.96	
2	OP1	22.78	17
2	OP2	38.31	24
2	OP3	15.22	30
2	OP4	7.518	36

4-OS OP [LE]

R	Name	uV	ms
1	Average	8.046	
1	OP1	8.638	20
1	OP2	13.5	28
1	OP3	5.619	34
1	OP4	4.428	40
2	Average	8.576	
2	OP1	7.847	19
2	OP2	14.01	27
2	OP3	6.187	34
2	OP4	6.262	39

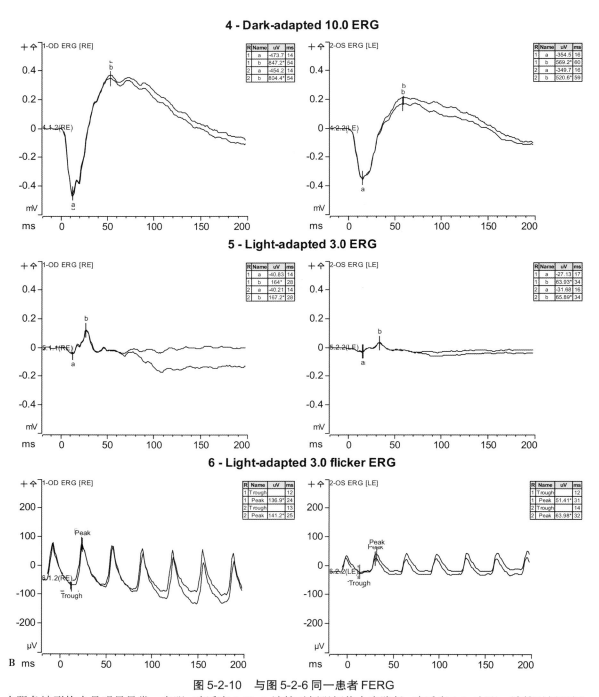

4 - Dark-adapted 10.0 ERG

5 - Light-adapted 3.0 ERG

6 - Light-adapted 3.0 flicker ERG

图 5-2-10　与图 5-2-6 同一患者 FERG

右眼各波形均未见明显异常。左眼：暗适应 0.01：b 波较对侧眼幅值中度降低；暗适应 3.0：左眼 a 波较对侧眼幅值轻度降低，b 波较对侧眼幅值轻偏中度降低；暗适应 3.0 振荡：OPs 波较对侧眼幅值重度降低；暗适应 10.0：a 波较对侧眼幅值轻度降低，b 波较对侧眼幅值中度降低；明适应 3.0：a 波较对侧眼幅值中度降低，b 波较对侧眼幅值重度降低；明适应 30Hz：P 波较对侧眼幅值中度降低；双眼波形稳定

Multifocal ERG

Right

Traces

Retinal View
me103h4md75 2018-11-22 11-23-47 Right

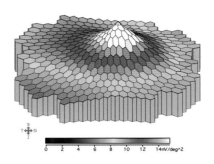

500 nV

0   80 ms

3D

Retinal View
me103h4md75 2018-11-22 11-23-47 Right

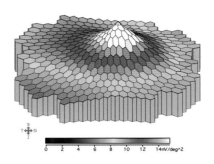

0 2 4 6 8 10 12 14nV/deg^2

**Response Densities
Ring Ratios**

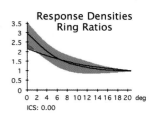

ICS: 0.00

**Implicit Times
Ring Ratios**

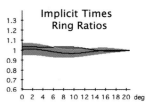

Ring

Retinal View

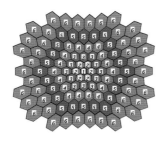

R

me103h4md75 2018-11-22 11-23-47 Right
SW Normals Reference(7,me103h4md75,Left,C1)
SW Normals Reference(7,me103h4md75,Right,C1)

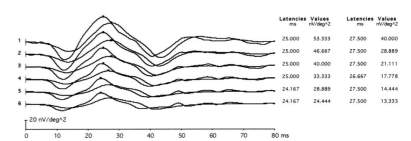

	Latencies ms	Values nV/deg^2	Latencies ms	Values nV/deg^2
1	25.000	53.333	27.500	40.000
2	25.000	46.667	27.500	28.889
3	25.000	40.000	27.500	21.111
4	25.000	33.333	26.667	17.778
5	24.167	28.889	27.500	14.444
6	24.167	24.444	27.500	13.333

20 nV/deg^2

0 10 20 30 40 50 60 70 80 ms

A

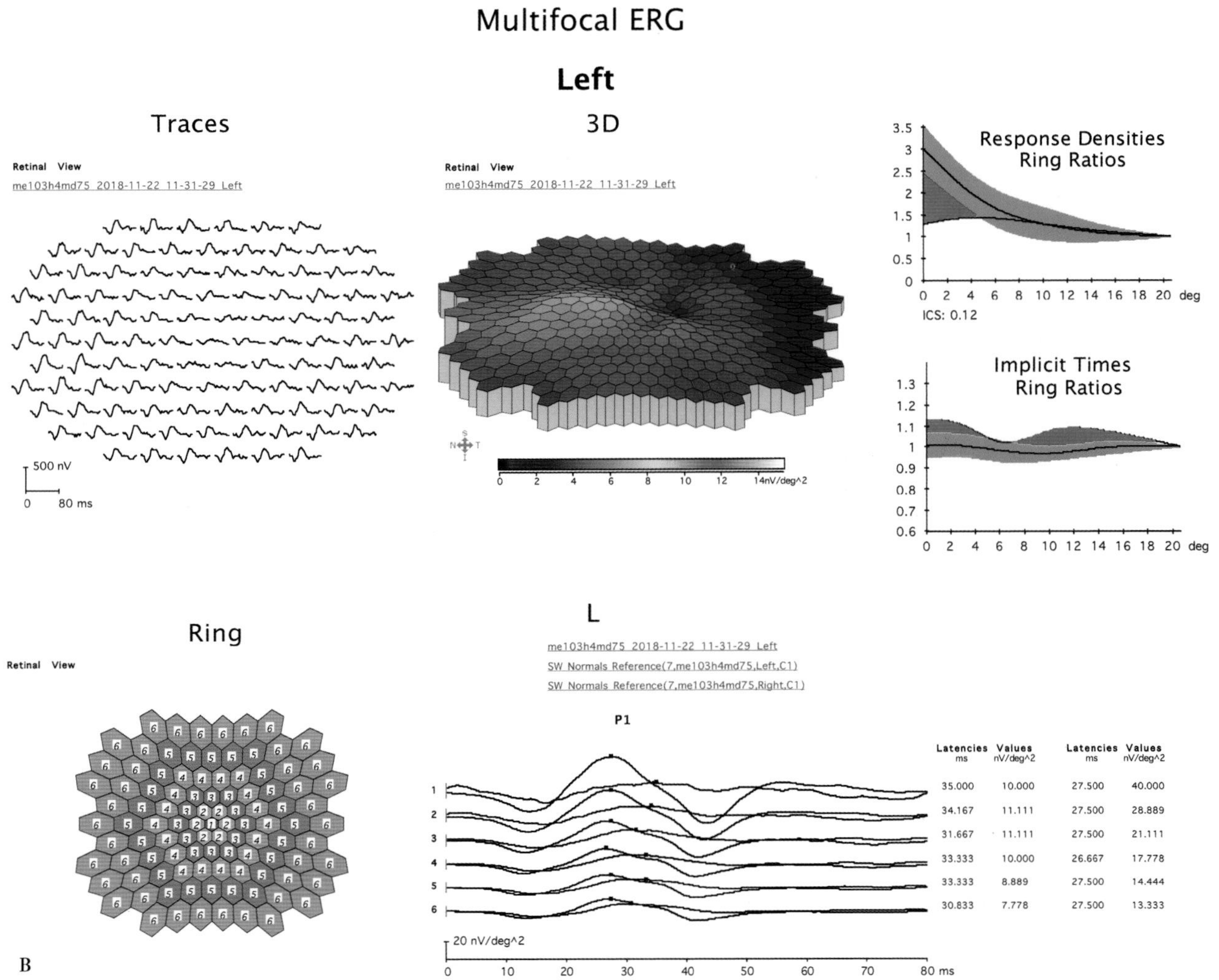

图 5-2-11 与图 5-2-6 同一患者 mfERG

A. 右眼黄斑各环振幅密度未见明显降低；B. 左眼黄斑各环振幅密度较对侧眼普遍重度降低，中心削峰状降低；双眼波形稳定

图点评：

本例患者 FERG 的 OPs 波提示左眼内层视网膜明显缺血；mfERG 提示左眼黄斑功能明显受损，与黄斑 OCT 提示的左眼黄斑水肿吻合。对比本例中左右眼的暗适应 3.0 和暗适应 10.0 的 b/a 比值，左眼比值较右眼显著降低，此为负波型 ERG，这说明左眼内层视网膜功能受损显著。

三、视网膜睫状动脉阻塞合并急性黄斑旁中心中层视网膜病变

【病例】

32 岁女性，左眼突然视物不见 18 天，外院治疗 15 天视力稍好转。眼部查体：右眼裸眼视力 0.25，矫正视力 0.9，左眼裸眼视力：数指 /40cm（光定位准确），矫正不提高，双眼角膜透明；晶状体透明；眼压：右眼 13mmHg，左眼 12mmHg。经各项检查后（图 5-2-12～图 5-2-17），诊断为：左眼视网膜睫状动脉阻塞合并急性黄斑旁中心中层视网膜病变。

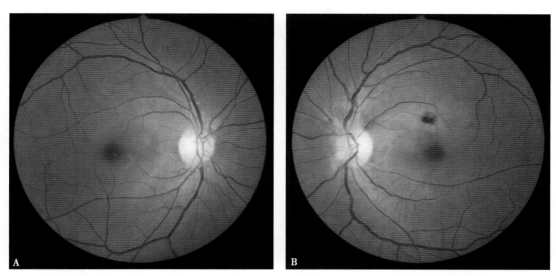

图 5-2-12 左眼视网膜睫状动脉阻塞合并急性黄斑旁中心中层视网膜病变患者眼底照相

A. 右眼眼底正常；B. 左眼视网膜静脉稍迂曲，黄斑区上方血管弓内视网膜色苍白、水肿，沿血管见小片状出血

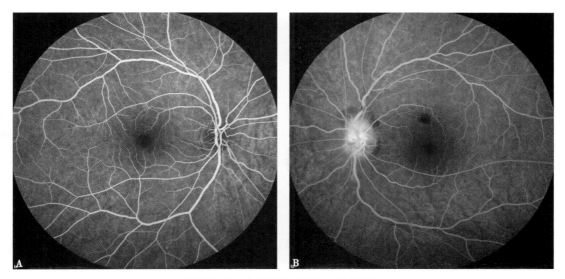

图 5-2-13 与图 5-2-12 同一患者 FFA

A. 右眼后极部及中周部视网膜未见明显异常荧光渗漏，黄斑拱环结构可见，视盘边界清；B. 左眼 A-RCT 正常（11s）。左眼中央静脉回流时间稍后延，视盘表面毛细血管扩张，荧光渗漏，后期弥散性强荧光，其周围视网膜静脉血管迂曲、扩张，管壁荧光染色，黄斑中心凹外上方斑点状出血遮挡，拱环结构不清，提示左眼视网膜睫状动脉阻塞

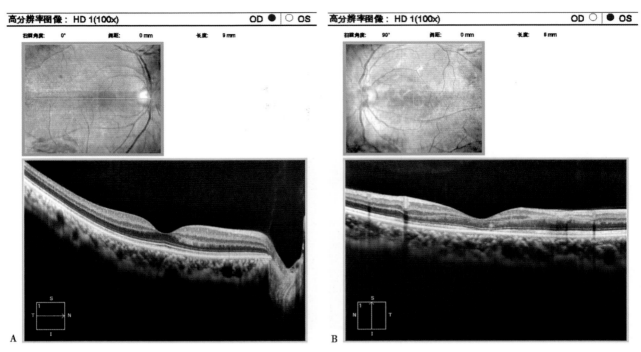

图 5-2-14 与图 5-2-12 同一患者 OCT

A. 右眼黄斑区内界膜前反射不光滑；B. 左眼黄斑区内界膜前反射不光滑，中心凹形态大致可见，中心凹上方视网膜内层组织反射致密，外层组织略增宽，提示左眼急性黄斑旁中心中层视网膜病变（paracentral acute middle maculopathy，PAMM）

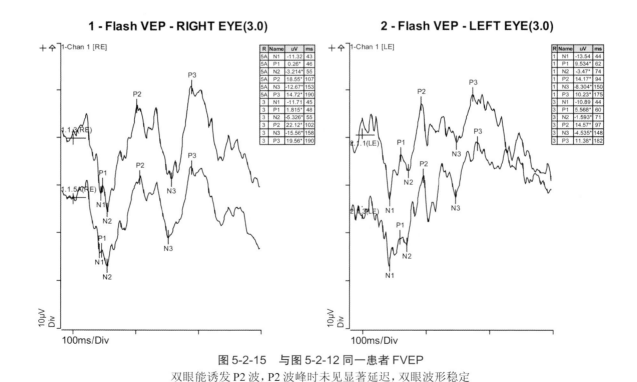

图 5-2-15 与图 5-2-12 同一患者 FVEP
双眼能诱发 P2 波，P2 波峰时未见显著延迟，双眼波形稳定

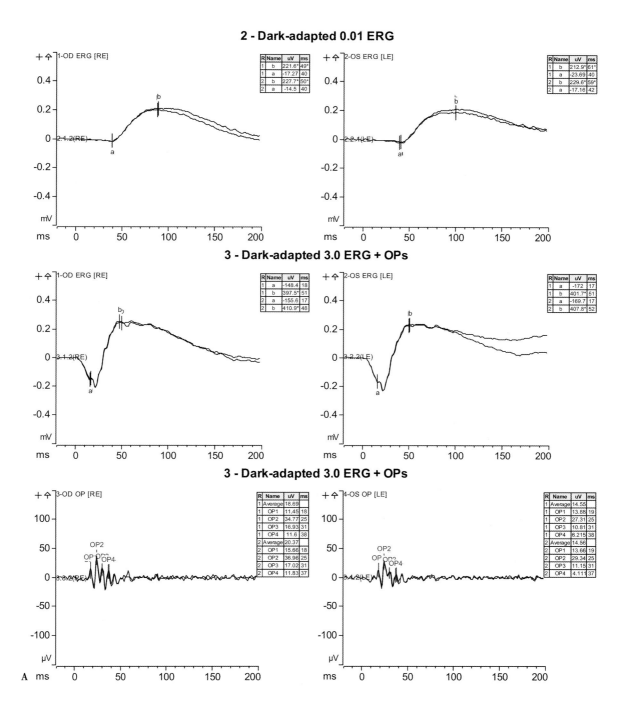

2 - Dark-adapted 0.01 ERG

1-OD ERG [RE]

R	Name	uV	ms
1	b	221.6*	49*
1	a	-17.27	40
2	b	227.7*	50*
2	a	-14.5	40

2-OS ERG [LE]

R	Name	uV	ms
1	b	212.9*	61*
1	a	-23.69	40
2	b	229.6*	59*
2	a	-17.16	42

3 - Dark-adapted 3.0 ERG + OPs

1-OD ERG [RE]

R	Name	uV	ms
1	a	-148.4	18
1	b	397.5*	51
2	a	-155.6	17
2	b	410.9*	48

2-OS ERG [LE]

R	Name	uV	ms
1	a	-172	17
1	b	401.7*	51
2	a	-169.7	17
2	b	407.8*	52

3 - Dark-adapted 3.0 ERG + OPs

3-OD OP [RE]

R	Name	uV	ms
1	Average	18.69	
1	OP1	11.45	18
1	OP2	34.77	25
1	OP3	16.93	31
1	OP4	11.6	38
2	Average	20.37	
2	OP1	15.66	18
2	OP2	36.96	25
2	OP3	17.02	31
2	OP4	11.83	37

4-OS OP [LE]

R	Name	uV	ms
1	Average	14.55	
1	OP1	13.88	19
1	OP2	27.31	25
1	OP3	10.81	31
1	OP4	6.215	38
2	Average	14.56	
2	OP1	13.66	19
2	OP2	29.34	25
2	OP3	11.15	31
2	OP4	4.111	37

A

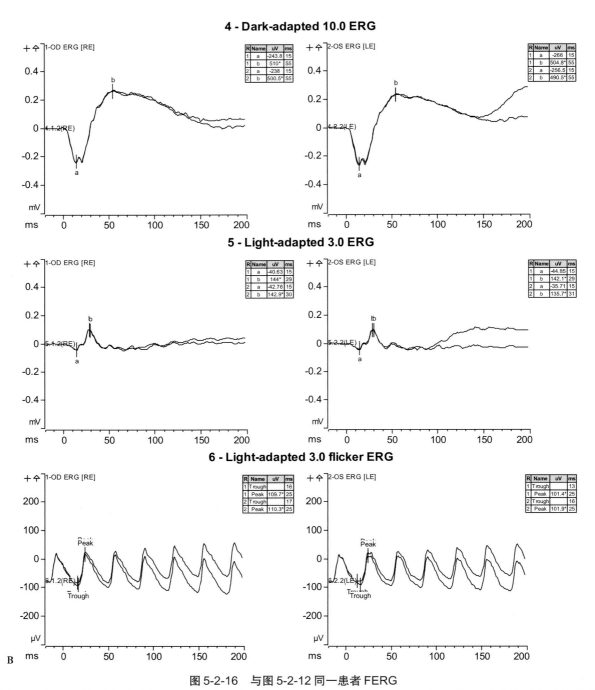

图 5-2-16 与图 5-2-12 同一患者 FERG

暗适应 3.0：右眼 a 波幅值轻度降低，左眼 a 波幅值轻度降低；暗适应 3.0 振荡：双眼 OPs 波正常，双眼余波形未见明显异常

Multifocal ERG

Right

Traces

Retinal View

me103h4md75 2018-10-12 11-15-43 Right

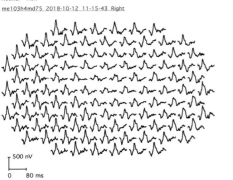

500 nV

0   80 ms

3D

Retinal View
me103h4md75 2018-10-12 11-15-43 Right

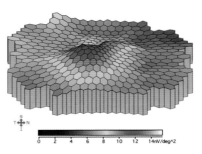

0 2 4 6 8 10 12 14nV/deg^2

**Response Densities
Ring Ratios**

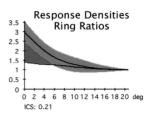

ICS: 0.21

**Implicit Times
Ring Ratios**

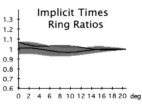

Ring

Retinal View

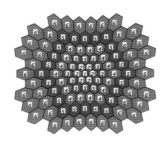

A

R

me103h4md75 2018-10-12 11-15-43 Right
SW Normals Reference(7,me103h4md75,Left,C1)
SW Normals Reference(7,me103h4md75,Right,C1)

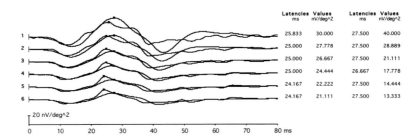

	Latencies ms	Values nV/deg^2	Latencies ms	Values nV/deg^2
1	25.833	30.000	27.500	40.000
2	25.000	27.778	27.500	28.889
3	25.000	26.667	27.500	21.111
4	25.000	24.444	26.667	17.778
5	24.167	22.222	27.500	14.444
6	24.167	21.111	27.500	13.333

20 nV/deg^2

0 10 20 30 40 50 60 70 80 ms

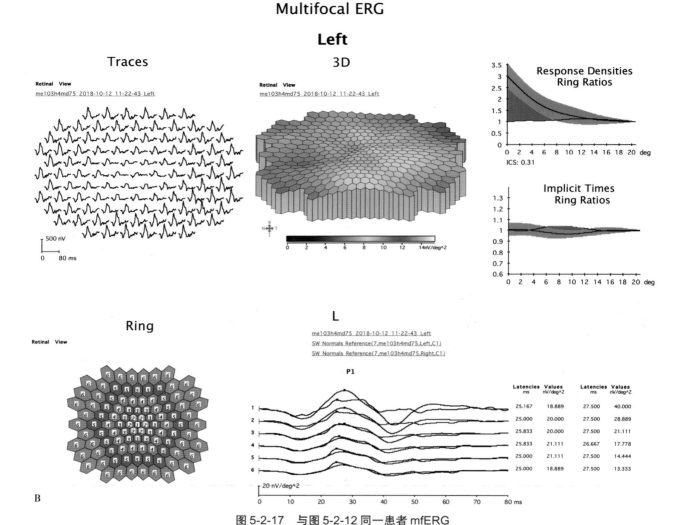

图 5-2-17 与图 5-2-12 同一患者 mfERG

A．右眼中心 1、2 环振幅密度轻度降低，余未见显著降低；B．左眼中心 1、2 环振幅密度轻偏中度降低，余未见显著降低；双眼波形稳定

图点评：

本例患者 FERG 的左眼 OPs 波正常，提示视网膜局部的睫状动脉阻塞可以不影响全视野 ERG 的 OPs 波，这与视网膜睫状动脉对视网膜血液供应的层次有关。mfERG 能够较敏感地检出左眼黄斑局部区域功能下降。

四、视网膜下半侧动脉阻塞

【病例】

64 岁男性，左眼突然视物模糊 20 余天。发现糖尿病 2 个月。眼部查体：右眼矫正视力 0.2；左眼矫正视力 0.01；右眼角膜透明，晶状体混浊（+++）；眼底见：视盘色淡红，边界清楚，杯盘比 0.3，视网膜平伏。左眼角膜透明，晶状体混浊（+++）；眼底见：视盘色淡红，边界清楚，杯盘比 0.3，上方及下方视网膜色橘红，后极部黄斑区下半侧视网膜呈灰白色，黄斑中心凹反射消失，视网膜平伏，眼压：右眼 16.5mmHg；左眼 14.5mmHg。经各项检查后（图 5-2-18～图 5-2-23），诊断为：左眼视网膜下半侧动脉阻塞。

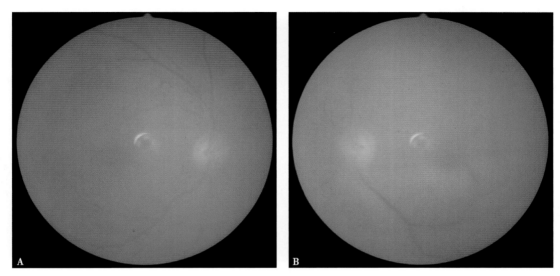

图 5-2-18 左眼视网膜下半侧动脉阻塞患者眼底照相

A、B. 双眼屈光介质混浊,眼底不清

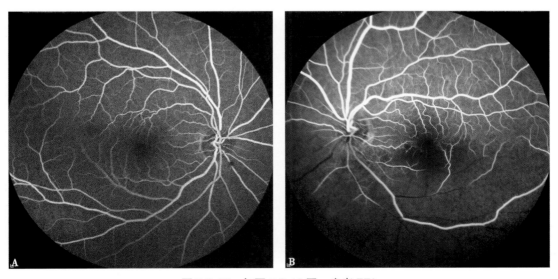

图 5-2-19 与图 5-2-18 同一患者 FFA

A. 右眼未见明显异常荧光;B. 左眼 A-RCT 正常(15s)。左眼视网膜下半侧分支动脉荧光充盈迟缓,所属区域早期大面积血管无灌注,视盘边界欠清楚,黄斑区后期见斑驳荧光渗漏。提示左眼视网膜下半侧分支动脉阻塞

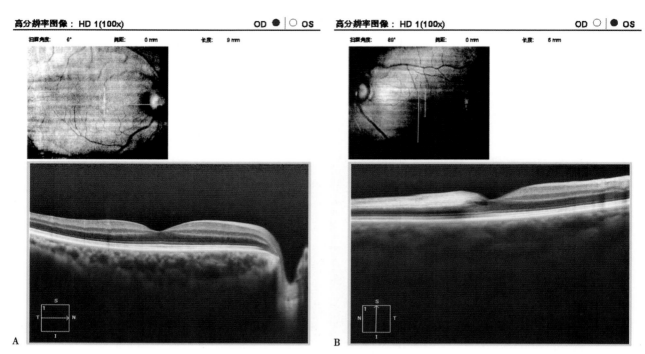

图5-2-20 与图5-2-18同一患者黄斑OCT

A. 右眼未见明显异常；B. 左眼黄斑区内界膜前反射不光滑,中心凹形态变浅,黄斑区部分区域内层视网膜结构反射增强,外层反射增宽,其后组织反射被衰减,提示左眼黄斑水肿(细胞内)

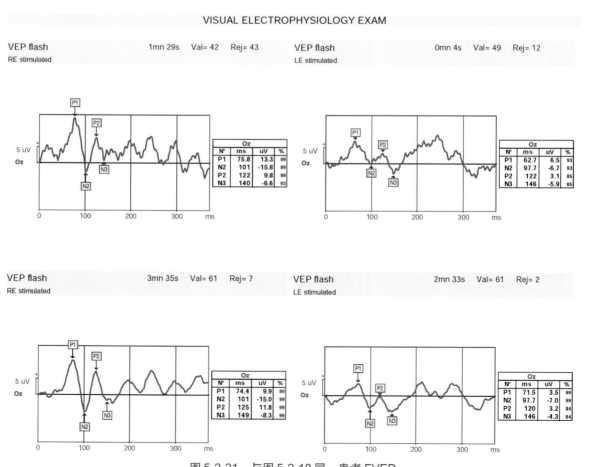

图5-2-21 与图5-2-18同一患者FVEP

右眼能诱发P2波,P2波峰时未见显著延迟,左眼能诱发P2波,幅值降低明显,P2波峰时未见显著延迟,双眼波形稳定

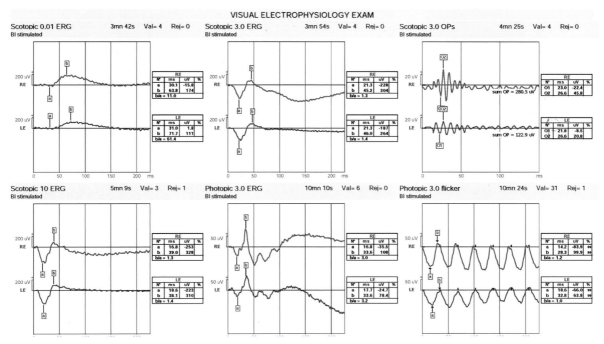

图 5-2-22 与图 5-2-18 同一患者 FERG

右眼暗适应 0.01 b 波幅值轻度降低，其余各波形未见明显异常；左眼：暗适应 0.01 b 波幅值轻中度降低；暗适应 3.0：a、b 波幅值轻度降低；暗适应 3.0 振荡：OPs 波幅值中度降低；暗适应 10.0：a、b 波幅值轻度降低；明适应 3.0：a、b 波幅值轻度降低；明适应 30Hz：P 波幅值轻度降低；双眼波形稳定

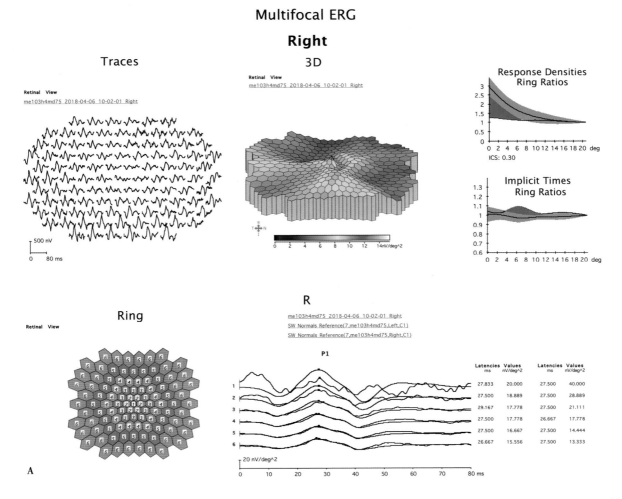

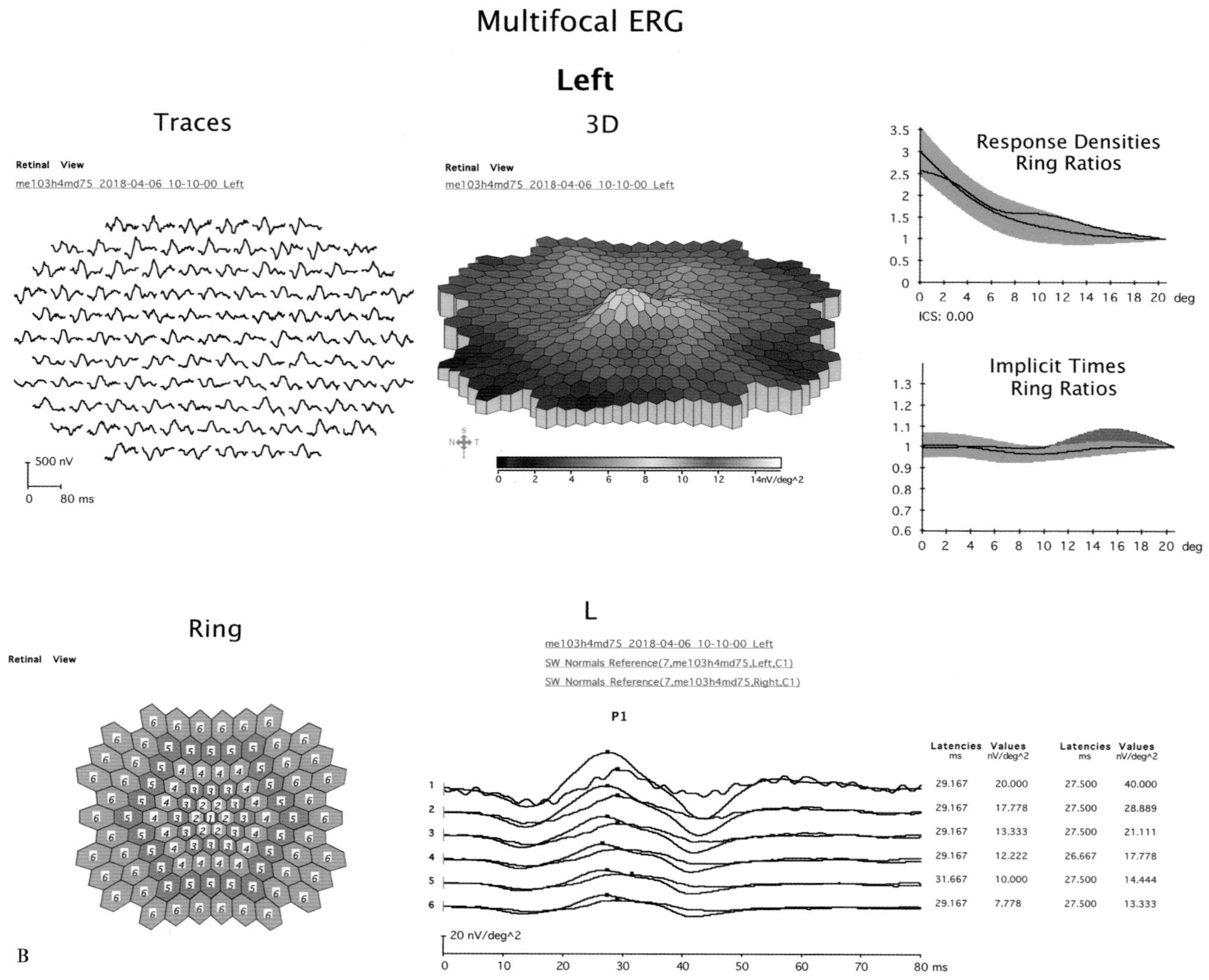

Multifocal ERG

Left

Traces

Retinal View
me103h4md75 2018-04-06 10-10-00 Left

500 nV

0   80 ms

3D

Retinal View
me103h4md75 2018-04-06 10-10-00 Left

N S W T

0   2   4   6   8   10   12   14nV/deg^2

Response Densities Ring Ratios

ICS: 0.00

Implicit Times Ring Ratios

Ring

Retinal View

B

L

me103h4md75 2018-04-06 10-10-00 Left
SW_Normals Reference(7,me103h4md75,Left,C1)
SW_Normals Reference(7,me103h4md75,Right,C1)

P1

	Latencies ms	Values nV/deg^2	Latencies ms	Values nV/deg^2
1	29.167	20.000	27.500	40.000
2	29.167	17.778	27.500	28.889
3	29.167	13.333	27.500	21.111
4	29.167	12.222	26.667	17.778
5	31.667	10.000	27.500	14.444
6	29.167	7.778	27.500	13.333

20 nV/deg^2

0   10   20   30   40   50   60   70   80 ms

图 5-2-23 与图 5-2-18 同一患者 mfERG

A. 右眼黄斑各环振幅密度呈黄斑中心削峰状（中心中度降低，边缘未见显著降低）；B. 左眼黄斑各环振幅密度普遍中度降低，双眼波形稳定

图点评：

本例患者 FERG 中暗适应 3.0 的 a 波、b 波及暗适应 3.0 振荡的 OPs 波提示左眼视网膜内外层细胞功能普遍受损；mfERG 结合黄斑 OCT 提示左眼黄斑区功能明显下降；其右眼黄斑中心处的 mfERG 振幅密度降低可能由其屈光介质混浊导致也可能其黄斑中心功能确有受损。

第三节　视网膜静脉阻塞

【概述】

视网膜静脉阻塞（retinal vein occlusion，RVO）是指血栓阻塞视网膜静脉系统，可累及视网膜中央静脉、半侧中央静脉或分支静脉，最常见病因是邻近的动脉粥样硬化的视网膜动脉压迫所致，其他原因包括外部压迫或静脉壁病变（如血管炎），可导致不同程度视力下降。多见于年龄较大患者，亦可见于年轻患者。

【临床特征】

RVO 分为视网膜中央静脉阻塞（central retinal vein occlusion，CRVO）和视网膜分支静脉阻塞（branch retinal vein occlusion，BRVO）。

1. 视网膜中央静脉阻塞（CRVO）　分为非缺血型和缺血型。非缺血型和缺血型 CRVO 的常用判断标准是：FFA 上无灌注区大于 10 个视盘直径；或者出现相对传入性瞳孔阻滞（relative afferent pupillary defect，RAPD）；或者 ERG 上出现 b 波振幅下降、b/a 波比例下降及 b 波峰时延长。

（1）非缺血型 CRVO：病变较轻，未累及黄斑时患者无视力下降或轻度视力下降，眼底静脉迂曲扩张，多为浅层线状或片状出血，直至周边部。病程较长者可出现黄斑水肿或黄白色星芒状硬性渗出，此时视力明显下降、视物变形。约 1/3 的非缺血型患者可发展为缺血型。

（2）缺血型 CRVO：患眼视力下降，严重者可表现相对传入性瞳孔阻滞（RAPD），视网膜大量浅层出血，多呈火焰状或片状浓厚出血，后极部较多，常累及黄斑；大血管旁有多少不等的棉絮斑，后极部视网膜水肿，视盘边界不清，视网膜静脉显著迂曲扩张，呈腊肠状，部分视网膜及血管被出血掩蔽，甚至出血进入视网膜前或玻璃体。

2. 视网膜分支静脉阻塞（BRVO）　常见于颞侧分支特别是颞上分支，鼻侧支少见。沿阻塞血管分布区视网膜呈火焰状出血，该支静脉较其他支明显扩张、迂曲，亦可见棉绒斑。

并发症：视网膜新生血管、玻璃体积血、牵拉性视网膜脱离；房角新生血管、虹膜新生血管、新生血管性青光眼等。

一、视网膜中央静脉阻塞

（一）视网膜中央静脉阻塞（非缺血型）

【病例 1】

28 岁女性，右眼视力下降 2 周。眼部查体：右眼矫正视力：0.5；左眼矫正视力：1.0；双眼角膜透明，晶状体透明；眼压：右眼 16.5mmHg；左眼 14.5mmHg。经各项检查后（图 5-3-1～图 5-3-5），诊断为：右眼视网膜中央静脉阻塞（非缺血型）。

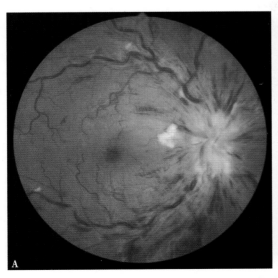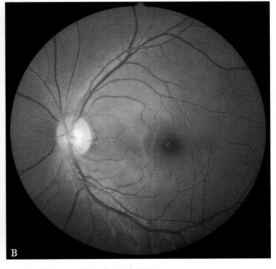

图 5-3-1　右眼视网膜中央静脉阻塞（非缺血型）患者眼底照相

A. 右眼视盘水肿，静脉血管迂曲扩张，视网膜表面散在渗出、出血及棉絮斑；B. 左眼眼底正常

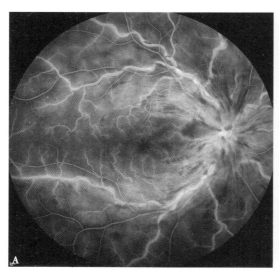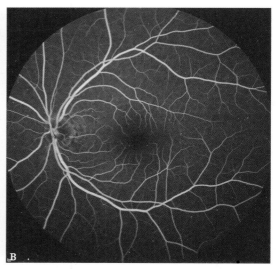

图 5-3-2 与图 5-3-1 同一患者 FFA

A. 右眼 A-RCT 正常(11s),右眼视网膜中央静脉早期荧光充盈稍迟缓,所属区域可见广泛出血遮挡,静脉管壁迂曲扩张,荧光染色,后极部及中周部毛细血管扩张,黄斑拱环形态破坏,旁中心凹毛细血管扩张、渗漏,视盘边界模糊,后期呈强荧光,周边未见无灌注区;B. 左眼未见明显异常荧光

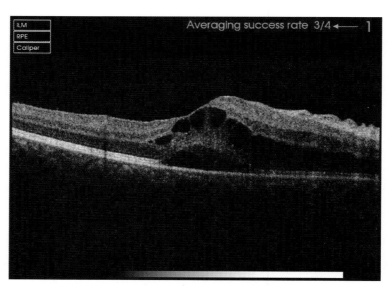

图 5-3-3 与图 5-3-1 同一患者右眼黄斑 OCT

右眼黄斑区内界膜表面反射欠光滑,黄斑中心凹形态异常,视网膜神经上皮组织反射疏松增厚、隆起,层间可见无反射囊腔,层下可见局限性无反射区,RPE 组织反射较光滑,提示右眼黄斑囊样水肿,右眼黄斑区局限性视网膜神经上皮层脱离

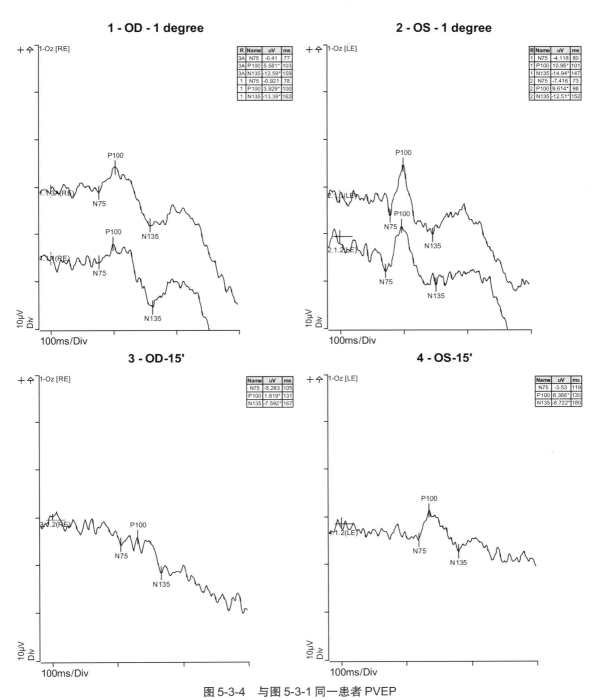

图 5-3-4 与图 5-3-1 同一患者 PVEP

1°空间频率：右眼 P100 波幅值中度降低，P100 波峰时未见明显延迟，左眼 P100 波幅值未见明显降低，P100 波峰时未见明显延迟；15′空间频率：右眼 P100 波幅值重度降低，P100 波峰时轻度延迟，左眼 P100 波幅值轻度降低，P100 波峰时轻偏中度延迟；双眼波形稳定

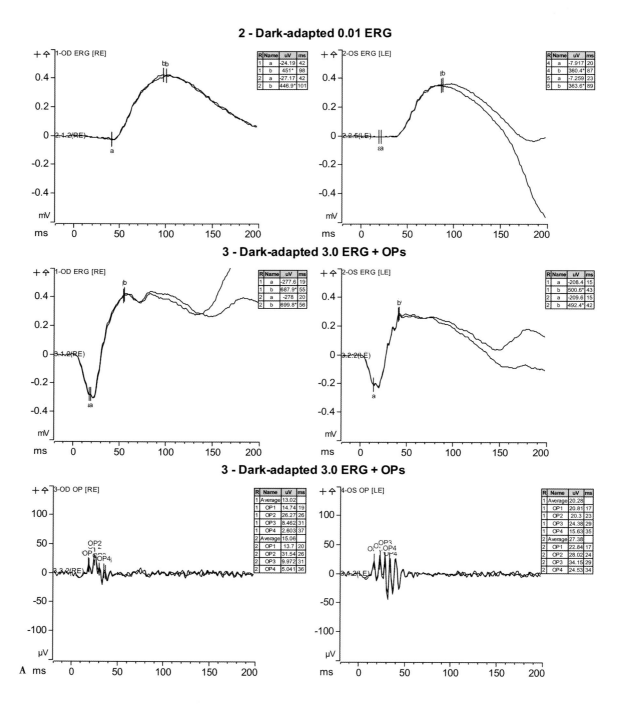

2 - Dark-adapted 0.01 ERG

R	Name	uV	ms
1	a	-24.19	42
1	b	451*	98
2	a	-27.17	42
2	b	446.9*	101

R	Name	uV	ms
4	a	-7.917	20
4	b	360.4*	87
5	a	-7.259	23
5	b	363.6*	89

3 - Dark-adapted 3.0 ERG + OPs

R	Name	uV	ms
1	a	-277.6	19
1	b	687.9*	55
2	a	-278	20
2	b	699.8*	56

R	Name	uV	ms
1	a	-208.4	15
1	b	500.6*	43
2	a	-209.6	15
2	b	492.4*	42

3 - Dark-adapted 3.0 ERG + OPs

R	Name	uV	ms
1	Average	13.02	
1	OP1	14.74	19
1	OP2	26.27	26
1	OP3	8.462	31
1	OP4	2.603	37
2	Average	15.06	
2	OP1	13.7	20
2	OP2	31.54	26
2	OP3	9.972	31
2	OP4	5.041	36

R	Name	uV	ms
1	Average	20.28	
1	OP1	20.81	17
1	OP2	20.3	23
1	OP3	24.38	29
1	OP4	15.63	35
2	Average	27.38	
2	OP1	22.84	17
2	OP2	28.02	24
2	OP3	34.15	29
2	OP4	24.53	34

A

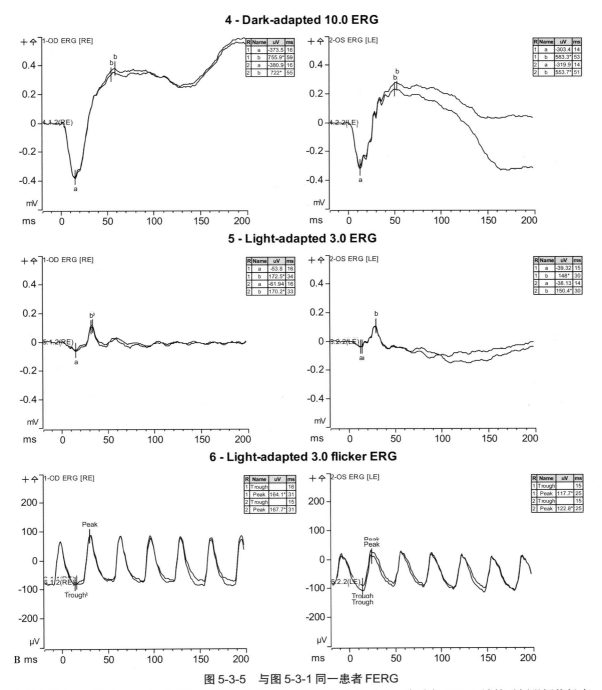

图 5-3-5 与图 5-3-1 同一患者 FERG

右眼暗适应 3.0 振荡：OPs 波幅值轻度降低，余各波形未见明显异常；左眼：暗适应 0.01：b 波较对侧眼幅值轻度降低，暗适应 3.0：a、b 波较对侧眼幅值轻度降低，暗适应 3.0 振荡：OPs 波幅值轻度降低，暗适应 10.0：a、b 波较对侧眼幅值轻度降低，明适应 3.0：a、b 波较对侧眼幅值轻度降低，明适应 30Hz：P 波较对侧眼幅值轻度降低；双眼波形稳定（反复核对左右眼电极接触良好）

图点评：

本例患者 FERG 的右眼 OPs 波幅值轻度降低，而 b 波未见下降，提示右眼视网膜中央静脉阻塞为非缺血型，但内层视网膜缺血严重。这点也得到 FFA 的证实。在本病例中，右眼发病但检查 FERG 发现其部分波形右眼反而比左眼高，此种情况需要技师在检查前详细了解病史，检查过程中仔细操作防止左右眼接线错误，还需要在结果报告中特别注明接线无误，以保证结果准确性。

【病例2】

42岁女性，发现左眼视力下降2天。眼部查体：右眼裸眼视力1.0，左眼矫正视力1.0，双眼角膜透明，晶状体透明，眼压：右眼12mmHg，左眼13mmHg。经各项检查后（图5-3-6～图5-3-10），诊断为：左眼视网膜中央静脉阻塞（非缺血型）。

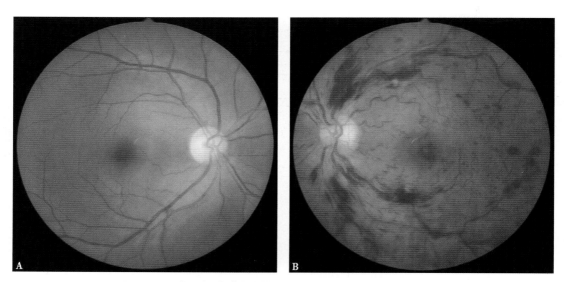

图5-3-6　左眼视网膜中央静脉阻塞（非缺血型）患者眼底照相
A. 右眼眼底正常；B. 左眼视网膜静脉迂曲，黄斑水肿，可见视网膜表面散在出血及渗出

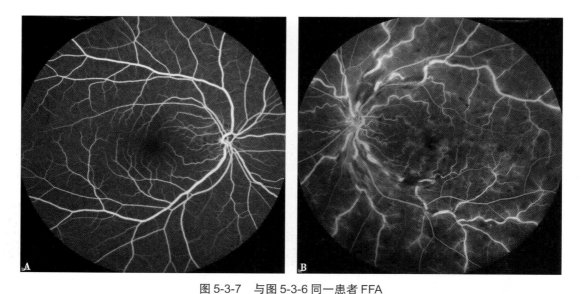

图5-3-7　与图5-3-6同一患者FFA
A. 右眼未见明显异常荧光；B. 左眼A-RCT正常（11s），左眼视网膜中央静脉早期荧光充盈迟缓，所属区域可见散在出血遮挡，静脉管壁迂曲扩张，荧光染色，后极部及中周部毛细血管扩张，黄斑拱环形态破坏，旁中心凹毛细血管扩张、渗漏，视盘边界模糊，后期呈强荧光

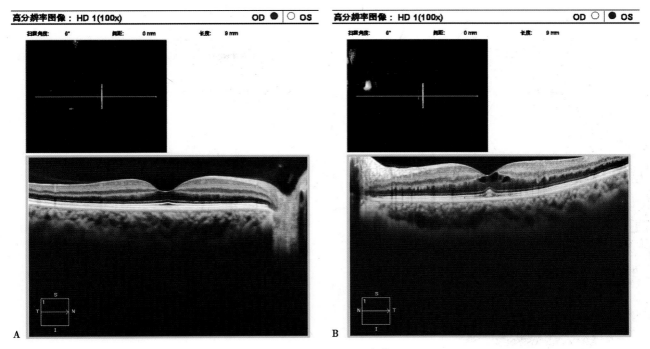

图 5-3-8 与图 5-3-6 同一患者黄斑 OCT

A. 右眼未见明显异常；B. 左眼黄斑区视网膜节细胞 - 内丛状层各象限厚度平均值均增厚，左眼黄斑中心凹形态异常，视网膜神经上皮组织反射疏松增厚，层间可见无反射囊腔，局部光感受器椭圆体带反射连续性中断，RPE 组织反射欠光滑，OCT 提示左眼黄斑水肿

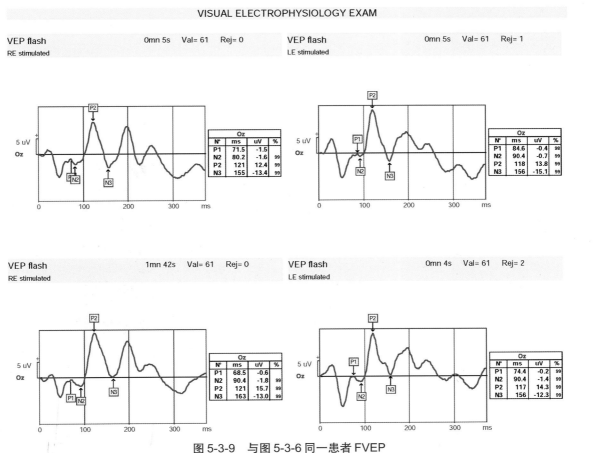

图 5-3-9 与图 5-3-6 同一患者 FVEP

双眼能诱发 P2 波，P2 波峰时未见显著延迟，双眼波形稳定

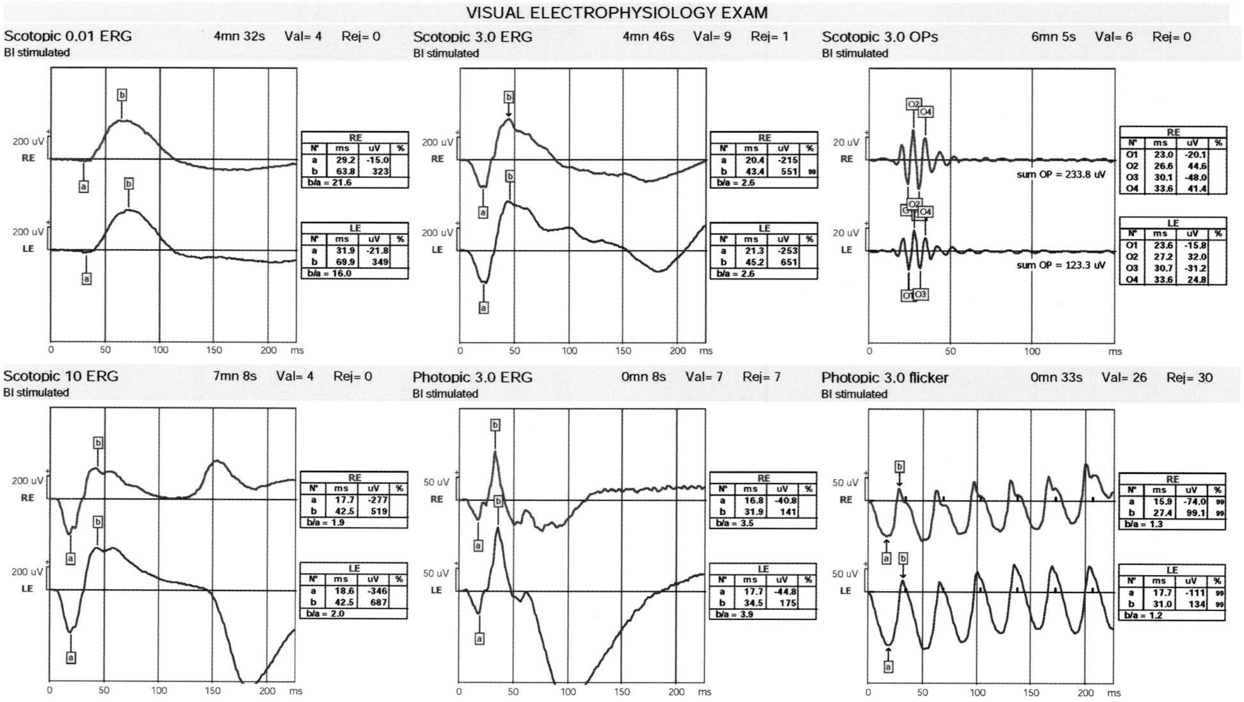

VISUAL ELECTROPHYSIOLOGY EXAM

图 5-3-10　与图 5-3-6 同一患者 FERG

暗适应 0.01：双眼 b 波幅值未见明显降低；暗适应 3.0：双眼 a、b 波幅值未见明显降低；暗适应 3.0 振荡：左眼 OPs 波较对侧眼幅值轻度降低；暗适应 10.0：双眼 a、b 波幅值未见明显降低；明适应 3.0：双眼 a、b 波幅值未见明显降低；明适应 30Hz：双眼 P 波幅值未见明显降低；双眼波形稳定

图点评：

本例患者 FERG 的左眼 OPs 波较对侧眼幅值轻度降低，b 波振幅和峰时较对侧眼无明显变化，提示左眼视网膜中央静脉阻塞为非缺血型。这点在 FFA 得到印证，周边未见无灌注区。

【病例 3】

74 岁女性，右眼视力下降 4 个月，高血压病史 20 年；3 个月前行右眼巩膜后曲安奈德注药术；1 个月前行右眼玻璃体腔康柏西普注药术。眼部查体：右眼裸眼视力：0.25，左眼裸眼视力：0.8，双眼角膜透明，晶状体混浊 +，眼压：右眼 18mmHg，左眼 16.5mmHg。经各项检查后（图 5-3-11，图 5-3-12，图 5-3-14），诊断为：右眼视网膜中央静脉阻塞（非缺血型）。患者治疗后 OCT 检查结果见图 5-3-13。

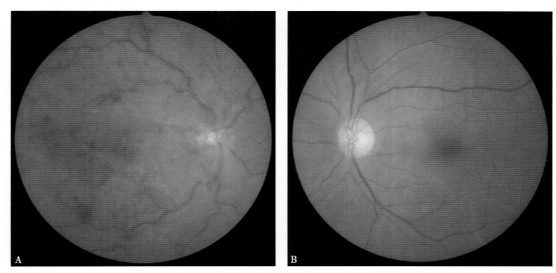

图 5-3-11　右眼视网膜中央静脉阻塞（非缺血型）患者眼底照相

A. 右眼视网膜静脉迂曲，黄斑水肿，视网膜表面散在出血；B. 左眼眼底正常

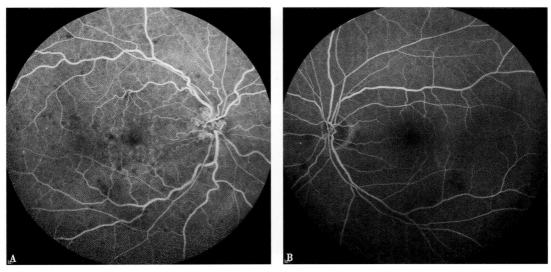

图 5-3-12　与图 5-3-11 同一患者 FFA

A. 右眼 A-RCT 正常（15s），右眼视网膜中央静脉早期荧光充盈迟缓，所属区域可见散在出血遮挡，静脉管壁迂曲扩张，后极部及中周部毛细血管扩张，黄斑拱环形态破坏，旁中心凹毛细血管扩张、渗漏，视盘边界模糊，后期呈强荧光；B. 左眼视网膜静脉走行略迂曲，动脉变直，局部可见交叉压迹；FFA 诊断：右眼视网膜中央静脉阻塞

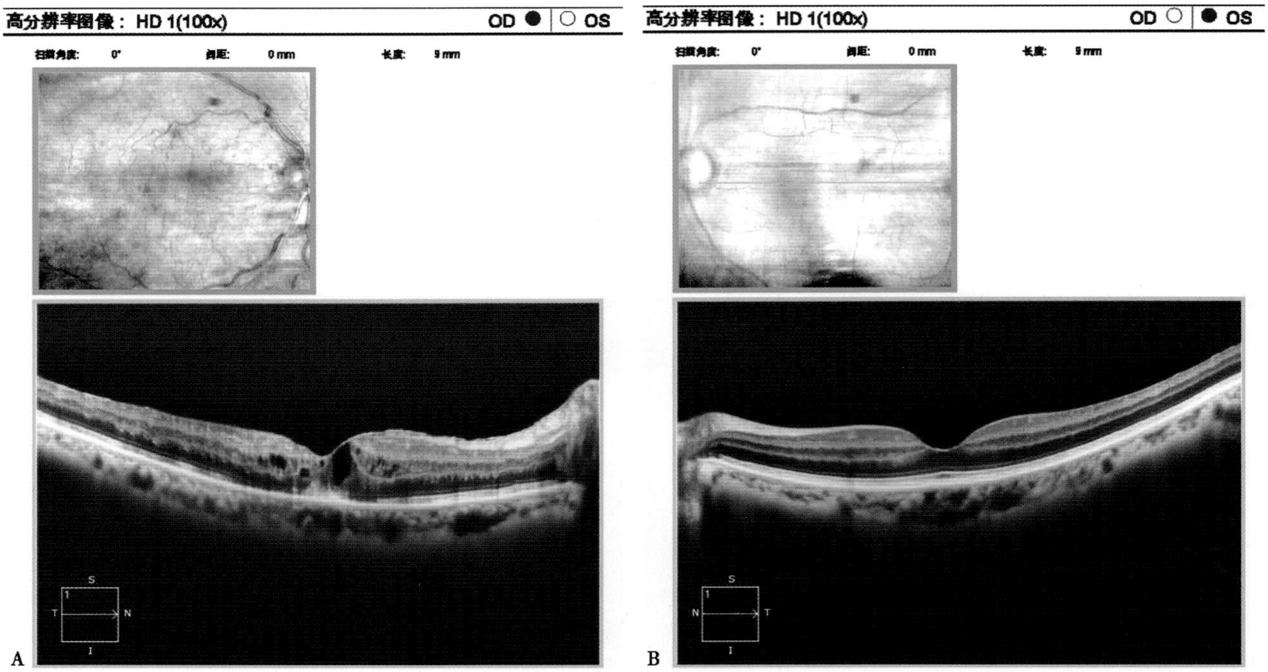

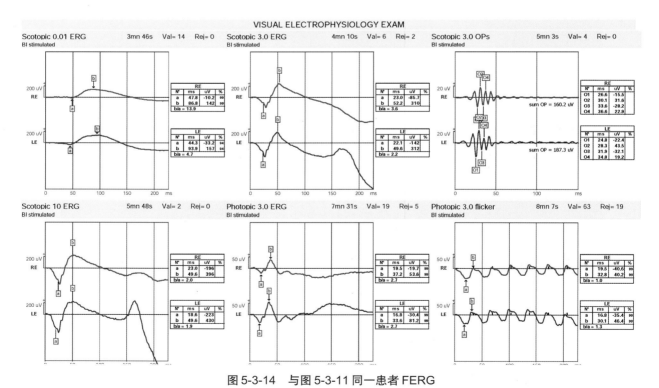

图 5-3-13　与图 5-3-11 同一患者黄斑 OCT（治疗后）

A. 右眼黄斑区视网膜内界膜表面见膜状增强反射带，黄斑中心凹形态异常，部分视网膜神经上皮层组织反射疏松增厚，组织层间见无反射囊腔，光感受器椭圆体带反射连续性中断，与 3 个月前检查结果相比右眼黄斑区部分视网膜组织厚度降低，OCT 提示：右眼黄斑水肿（治疗后）；B. 左眼黄斑未见明显异常

图 5-3-14　与图 5-3-11 同一患者 FERG

暗适应 0.01：双眼 b 波幅值轻度降低，峰时正常；暗适应 3.0：右眼 a 波幅值中度降低，b 波幅值轻度降低，峰时正常，左眼 a 波幅值轻度降低，b 波幅值轻度降低；暗适应 3.0 振荡：右眼 OPs 波较对侧眼幅值轻度降低，左眼 OPs 波幅值未见明显降低；暗适应 10.0：右眼 a、b 波较对侧眼幅值轻度降低，左眼 a、b 波幅值未见明显降低；明适应 3.0：右眼 a 波幅值轻偏中度降低，b 波幅值中度降低，左眼 a 波幅值未见明显降低，b 波幅值轻度降低；明适应 30Hz：双眼 P 波幅值中度降低；双眼波形稳定

图点评：

本例患者 FERG 的右眼 OPs 波较对侧眼幅值轻度降低，b 波振幅和峰时较对侧眼无明显变化，提示右眼视网膜中央静脉阻塞为非缺血型。这点在 FFA 得到印证，周边未见无灌注区。

【病例 4】

43 岁男性，因"左眼视物不清半个月"就诊。眼部查体：右眼裸眼视力 0.6，左眼裸眼视力 0.3，双眼角膜透明，晶状体透明，眼压：右眼 19mmHg，左眼 16mmHg。行"左眼玻璃体腔康柏西普＋巩膜后曲安奈德注药术"后 1 年检查：左眼裸眼视力：0.8，左眼角膜透明，晶状体透明，眼压：左眼 17mmHg。经各项检查后（图 5-3-15～图 5-3-17），诊断为：左眼视网膜中央静脉阻塞（非缺血型、恢复期）。治疗 1 年后的各项检查结果见图 5-3-18～图 5-3-21。

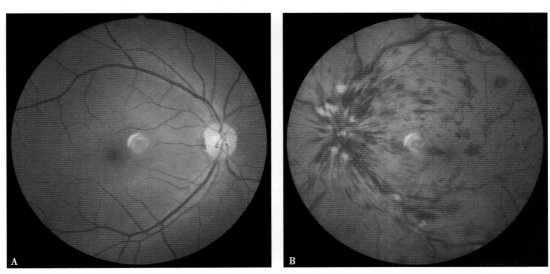

图 5-3-15　左眼视网膜中央静脉阻塞（非缺血型、恢复期）患者眼底照相（初诊时）
A. 右眼眼底正常；B. 左眼眼底视盘水肿，静脉迂曲，黄斑水肿，可见出血及渗出

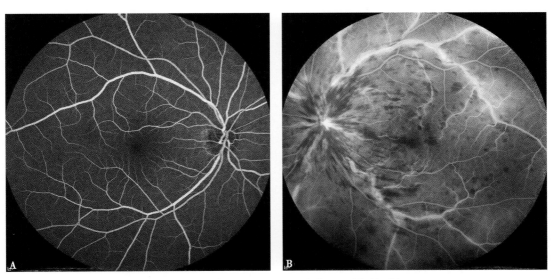

图 5-3-16　与图 5-3-15 同一患者 FFA（初诊时）
A. 右眼未见明显异常荧光；B. 左眼 A-RCT 正常（13s），左眼视网膜中央动静脉早期荧光充盈迟缓，所属区域可见广泛出血遮挡，静脉管壁迂曲扩张，荧光染色，后极部及中周部毛细血管扩张，黄斑拱环形态破坏，旁中心凹毛细血管扩张、渗漏，视盘边界模糊，后期呈强荧光，提示左眼视网膜中央静脉阻塞

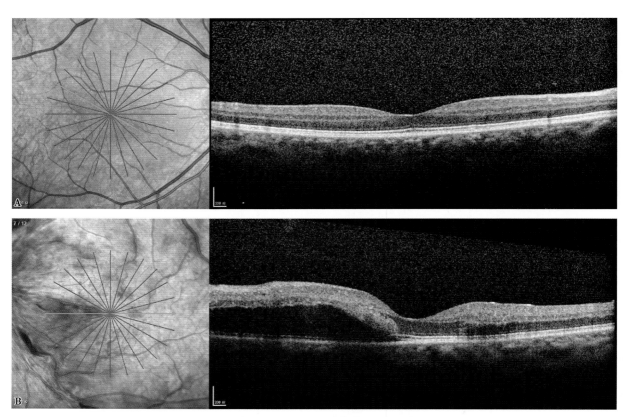

图 5-3-17 与图 5-3-15 同一患者黄斑 OCT（初诊时）

A. 右眼未见明显异常；B. 左眼黄斑区内界膜前反射不光滑，中心凹形态未见，黄斑区神经上皮组织内层反射略致密，外层反射疏松增厚，层间可见无反射暗区，RPE/Bruch 复合体反射不光滑，OCT 提示左眼黄斑水肿

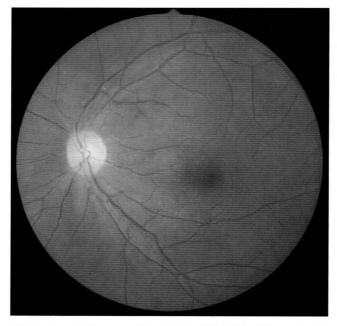

图 5-3-18 与图 5-3-15 同一患者左眼眼底照相（治疗 1 年后）
视盘色淡红，界清，C/D＝0.3，未见出血及渗出，视网膜静脉未见明显迂曲

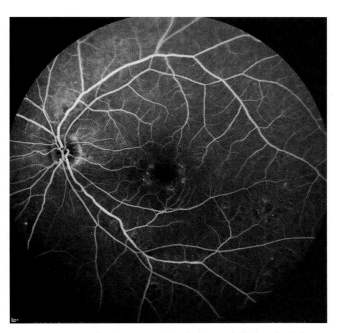

图 5-3-19　与图 5-3-15 同一患者 FFA（治疗 1 年后）

左眼 A-RCT 正常（14s），左眼视网膜中央动静脉早期荧光充盈迟缓，静脉管壁迂曲扩张，后极部及中周部毛细血管扩张，黄斑拱环形态破坏，旁中心凹毛细血管扩张、渗漏，周边网膜见少许无灌注区，视盘边界模糊，后期呈强荧光，FFA 诊断：左眼视网膜中央静脉阻塞

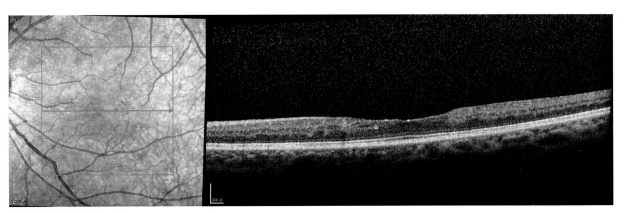

图 5-3-20　与图 5-3-15 同一患者左眼黄斑 OCT（治疗 1 年后）

左眼黄斑区内界膜前反射不光滑，中心凹形态大致可见，左眼黄斑区视网膜组织层间结构欠清楚

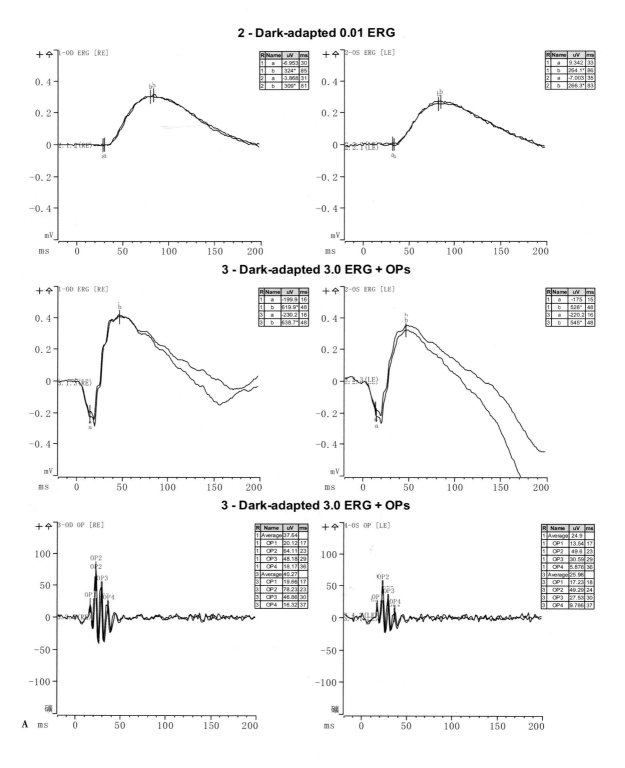

2 - Dark-adapted 0.01 ERG

3 - Dark-adapted 3.0 ERG + OPs

3 - Dark-adapted 3.0 ERG + OPs

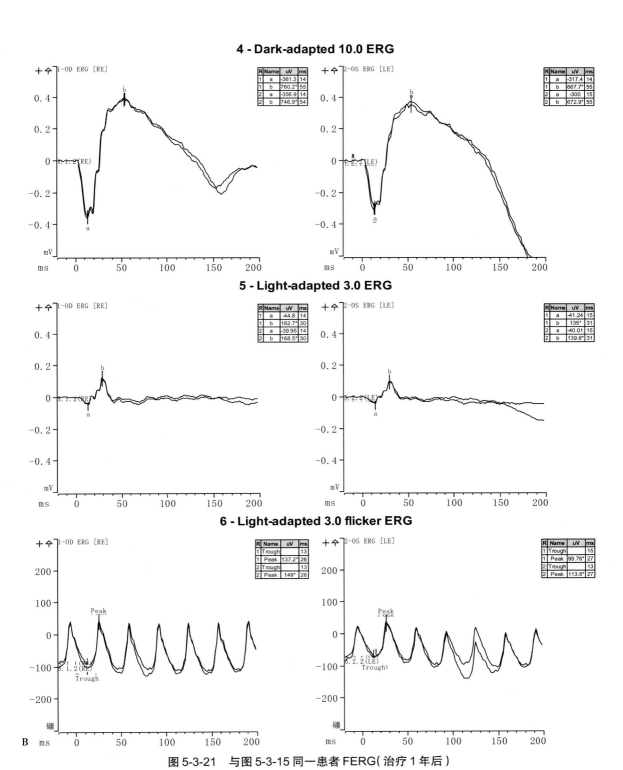

图 5-3-21　与图 5-3-15 同一患者 FERG（治疗 1 年后）

右眼未见明显异常；左眼：暗适应 0.01：b 波较对侧眼幅值轻度降低，峰时正常；暗适应 3.0：a 波较对侧眼幅值轻度降低，b 波较对侧眼幅值轻度降低，峰时正常；暗适应 3.0 振荡：OPs 波较对侧眼幅值轻偏中度降低；暗适应 10.0 的 a 波较对侧眼幅值轻度降低，b 波较对侧眼幅值轻度降低，峰时正常，b/a 振幅比例正常；明适应 3.0：a 波幅值未见明显降低，b 波较对侧眼幅值轻度降低；明适应 30Hz：P 波较对侧眼幅值轻度降低；双眼波形稳定

图点评：

本例左眼视网膜中央静脉阻塞患者，治疗 1 年后眼底彩照提示左眼视网膜出血吸收，FERG 的左眼 OPs 波提示左眼内层视网膜缺血未恢复，暗适应及明适应：左眼 a、b 波较对侧眼幅值有降低，提示缺血致左眼内外层视网膜功能受损，但 b 波峰时正常，b/a 振幅比例正常，故该患者为 CRVO 非缺血型。

（二）视网膜中央静脉阻塞（缺血型）

【病例 1】

66 岁男性，左眼视力下降 1 周余，右眼视物不见 10 年余。眼部查体：右眼矫正视力：手动 / 眼前，左眼矫正视力：0.2。33cm 照影：左眼注视，右眼外斜 45°。双眼角膜透明，晶状体混浊 ++，眼压：右眼 14mmHg，左眼 13mmHg。经各项检查后（图 5-3-22～图 5-3-26），诊断为：左眼视网膜中央静脉阻塞（缺血型）、右眼视神经萎缩。

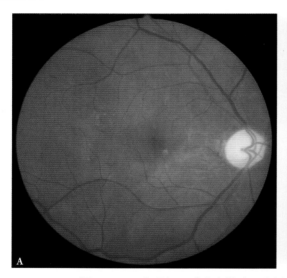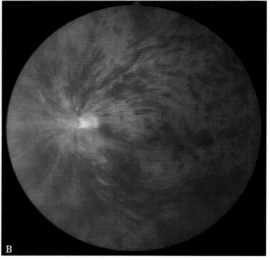

图 5-3-22　左眼视网膜中央静脉阻塞（缺血型）、右眼视神经萎缩患者眼底照相

A. 右眼视盘色苍白，杯盘比 0.8；B. 左眼视盘色淡红，边界不清，视网膜火焰状出血，静脉血管迂曲扩张

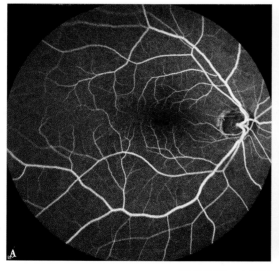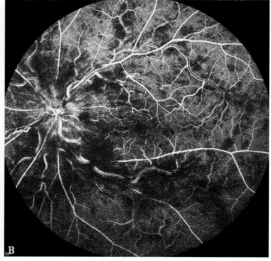

图 5-3-23　与图 5-3-22 同一患者 FFA

A. 右眼视盘早期荧光偏低，后期强荧光，视杯增大；B. 左眼 A-RCT 延迟（24s），左眼视网膜中央静脉早期荧光充盈迟缓，所属区域可见广泛出血遮挡，静脉管壁迂曲扩张，荧光染色，后极部及中周部毛细血管扩张，可见无灌注区。黄斑拱环形态破坏，旁中心凹毛细血管扩张、渗漏，视盘边界模糊，后期呈强荧光；提示左眼视网膜中央静脉阻塞、右眼视神经萎缩

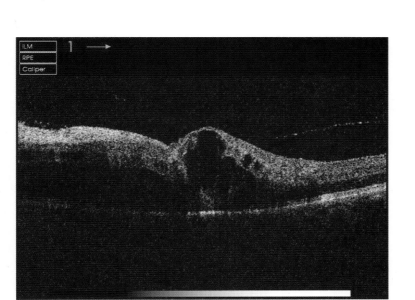

图 5-3-24 与图 5-3-22 同一患者左眼黄斑 OCT

左眼黄斑区视网膜前可见线状反射带,黄斑中心凹形态异常,视网膜神经上皮组织反射疏松增厚、隆起,层间可见无反射囊腔,层下可见局限性无反射区,RPE 组织反射较光滑。提示左眼玻璃体后脱离、左眼黄斑囊样水肿

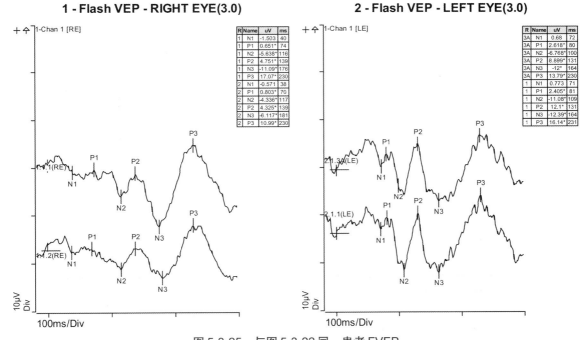

图 5-3-25 与图 5-3-22 同一患者 FVEP

双眼能诱发 P2 波,右眼 P2 波峰时轻度延迟,左眼 P2 波峰时略延迟,双眼波形稳定

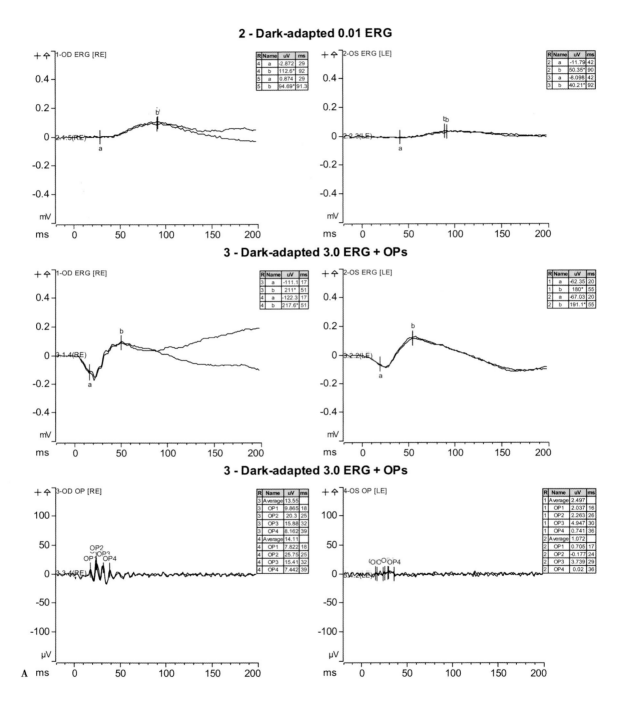

A

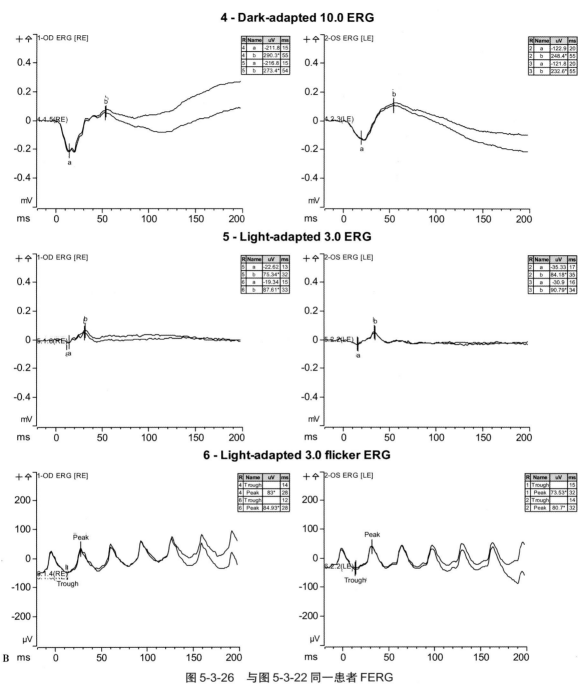

图 5-3-26　与图 5-3-22 同一患者 FERG

暗适应 0.01：右眼 b 波幅值中度降低，左眼 b 波幅值重度降低，双眼 b/a 振幅比均低于正常；暗适应 3.0：右眼 a 波幅值中度降低，b 波幅值重度降低，左眼 a、b 波幅值重度降低，双眼 b/a 振幅比均低于正常；暗适应 3.0 振荡：右眼 OPs 波幅值轻度降低，左眼 OPs 波幅值重度降低；暗适应 10.0：右眼 a 波幅值未见明显降低，b 波幅值轻度降低，左眼 a 波幅值中度降低，b 波幅值轻偏中度降低；明适应 3.0：右眼 a、b 波幅值轻度降低，左眼 a、b 波幅值未见明显降低；明适应 30Hz：双眼 P 波幅值轻度降低；双眼波形稳定。

图点评：

本例患者 FERG 的 OPs 波结合 FFA：左眼 A-RCT 延迟（24s），提示双眼视网膜均有缺血，左眼重，符合左眼视网膜中央静脉阻塞缺血型的表现。

【病例2】

47岁男性，右眼视力下降4个月，既往高血压病史。眼部查体：右眼裸眼视力：数指/眼前，左眼裸眼视力：1.0，双眼角膜透明，晶状体透明，眼压：右眼16.3mmHg，左眼17mmHg。经各项检查后（图5-3-27～图5-3-30），诊断为：右眼视网膜中央静脉阻塞（缺血型）。

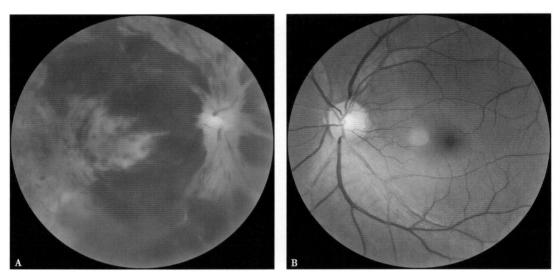

图5-3-27 右眼视网膜中央静脉阻塞（缺血型）患者眼底照相
A. 右眼视盘边界不清，视网膜见火焰状大片浓厚出血；B. 左眼眼底正常

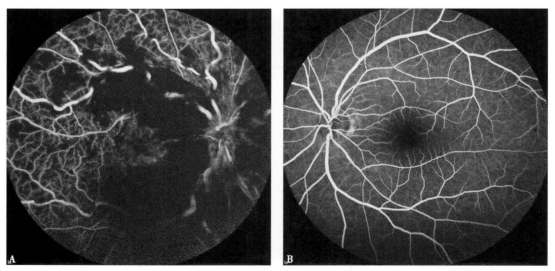

图5-3-28 与图5-3-27同一患者FFA
A. 右眼A-RCT延迟（20s），右眼视网膜中央静脉早期荧光充盈迟缓，血管迂曲、扩张、管壁荧光着染，后极部及周边部视网膜见广泛出血斑及片状毛细血管无灌注，黄斑拱环结构及视盘边界不清，后期黄斑区视网膜见荧光渗漏，视盘呈强荧光，提示右眼视网膜中央静脉阻塞合并黄斑水肿；B. 左眼黄斑区视网膜见散在点状微血管瘤样强荧光，余视网膜未见明显异常荧光渗漏

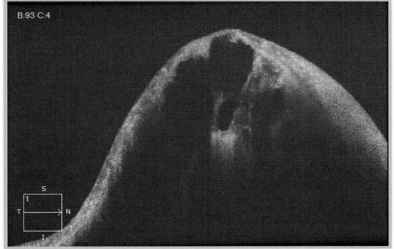

图 5-3-29　与图 5-3-27 同一患者右眼黄斑 OCT

右眼黄斑区内界膜前反射不光滑，中心凹形态未见，视网膜神经上皮组织反射增厚、隆起，视网膜组织反射增强，其后组织反射衰减，中心组织层间可见囊样无反射暗区，提示右眼黄斑囊样水肿

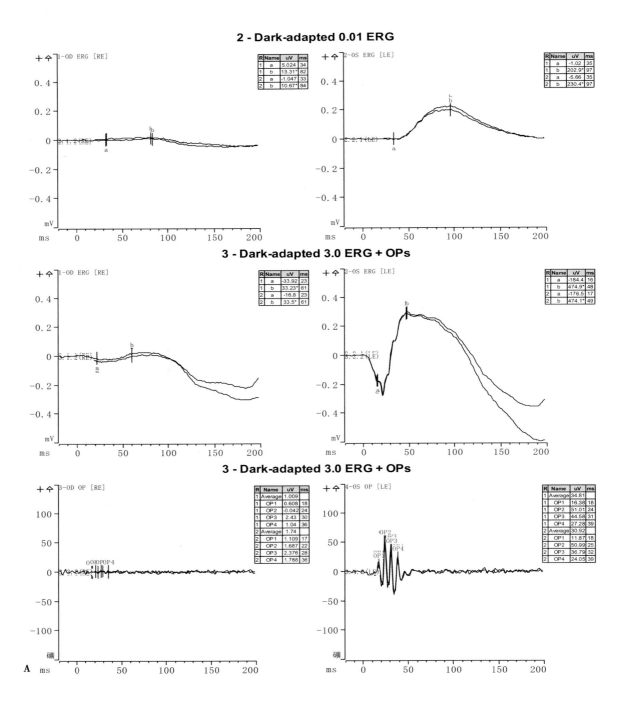

2 - Dark-adapted 0.01 ERG

3 - Dark-adapted 3.0 ERG + OPs

3 - Dark-adapted 3.0 ERG + OPs

A

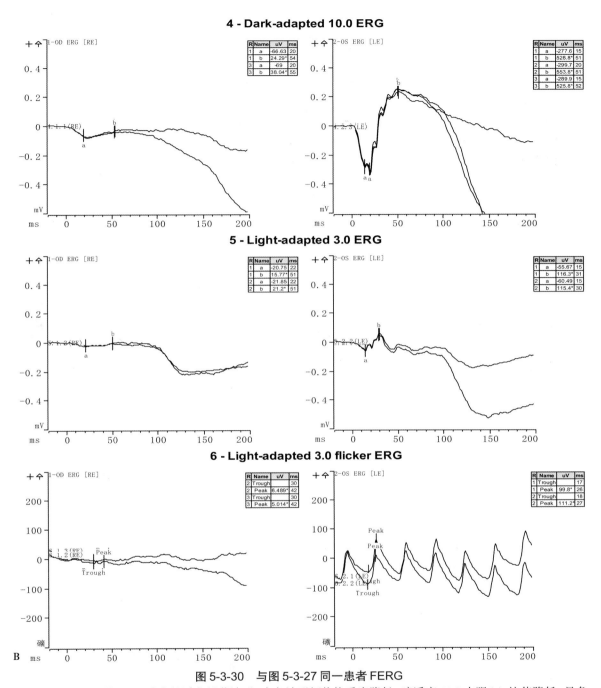

4 - Dark-adapted 10.0 ERG

5 - Light-adapted 3.0 ERG

6 - Light-adapted 3.0 flicker ERG

图 5-3-30 与图 5-3-27 同一患者 FERG

右眼暗适应 3.0 振荡：OPs 波未能诱发显著波形，余各波形幅值均重度降低；暗适应 10.0 右眼 b/a 比值降低，呈负波型趋势；左眼未见明显异常；双眼波形稳定

图点评：

本例患者 FERG 的右眼 OPs 波、a 波、b 波及暗适应 10.0 提示右眼视网膜缺血严重，内外层视网膜功能均严重受损，符合右眼视网膜中央静脉阻塞缺血型的表现。这也得到 FFA 的印证。

【病例 3】

44 岁男性,左眼视力下降 5 个月,5 个月前行"左眼玻璃体腔雷珠单抗注药术"。眼部查体:视力:右眼自戴镜视力 0.6,左眼自戴镜视力 0.8,双眼角膜透明,晶状体透明,眼压:右眼 20mmHg,左眼 18mmHg。经各项检查后(图 5-3-31～图 5-3-34),诊断为:左眼视网膜中央静脉阻塞(缺血型)。

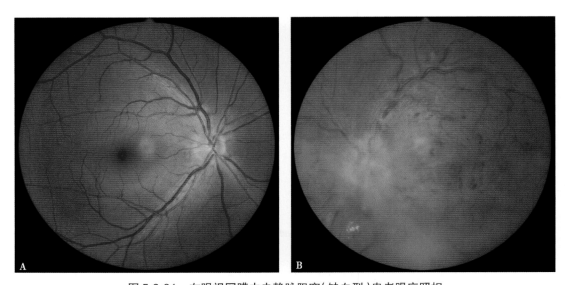

图 5-3-31　左眼视网膜中央静脉阻塞(缺血型)患者眼底照相
A. 右眼眼底正常;B. 左眼眼底视盘水肿,静脉迂曲,黄斑水肿,可见散在视网膜表面出血点及渗出

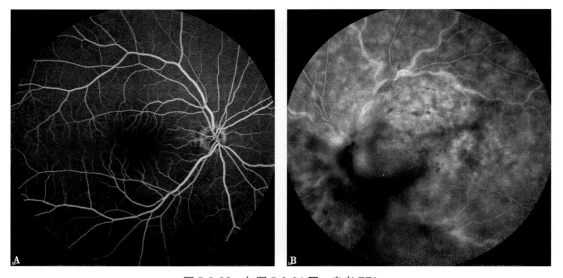

图 5-3-32　与图 5-3-31 同一患者 FFA
A. 右眼未见明显异常荧光;B. 左眼 A-RCT 正常(7s)。左眼视网膜中央静脉迂曲,扩张,管壁荧光着染,后极部及周边部视网膜见广泛点状微血管瘤及出血斑,周边视网膜见片状毛细血管无灌注,黄斑拱环结构及视盘边界不清,后期黄斑区视网膜见荧光渗漏,视盘呈强荧光,后极部视网膜前见混浊物遮挡。提示:左眼视网膜中央静脉阻塞合并黄斑水肿

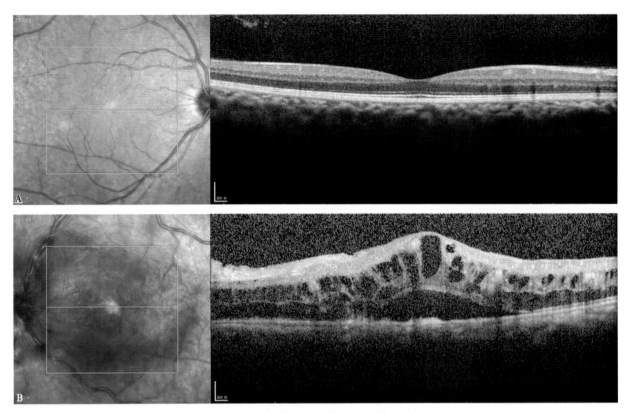

图 5-3-33　与图 5-3-31 同一患者黄斑 OCT

A. 右眼未见明显异常；B. 左眼黄斑区视网膜内界膜表面反射不光滑，黄斑中心凹形态消失，神经上皮层组织反射疏松增厚，隆起，组织层间见无反射囊腔，组织下方亦可见无反射区，RPE 组织局部反射不光滑。提示左眼黄斑囊样水肿

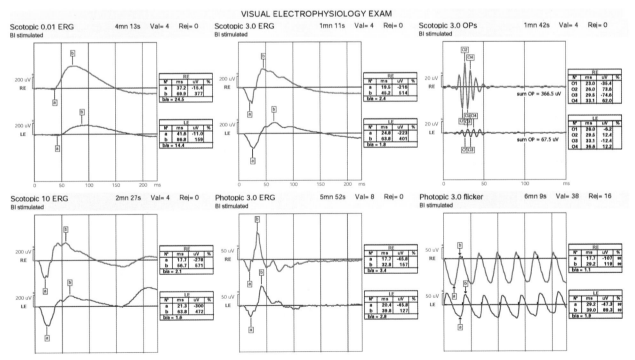

图 5-3-34　与图 5-3-31 同一患者 FERG

右眼各波形未见明显异常；左眼暗适应 0.01：b 波幅值中度降低，峰时延长，暗适应 3.0：a 波幅值未见明显降低，b 波幅值轻度降低，峰时延长，暗适应 3.0 振荡：OPs 波幅值重度降低，暗适应 10.0：a 波幅值未见明显降低，b 波幅值轻度降低，明适应 3.0：a 波幅值未见明显降低，b 波较对侧眼幅值轻度降低，明适应 30Hz：P 波幅值轻度降低；双眼波形稳定

图点评：

本例患者 FERG 的左眼 OPs 波提示左眼内层视网膜缺血，暗适应及明适应下左眼 b 波较对侧眼幅值轻度降低并且峰时延长，左眼 b/a 比值显著降低，提示缺血致左眼内层和外层视网膜功能受损，该患者为 CRVO 缺血型，也得到 FFA 的证实。

【病例 4】

女性患者，49 岁，左眼反复视物模糊 1 个月余。本次住院发现 2 型糖尿病。眼部查体：右眼矫正视力 1.0，左眼矫正视力：0.02，双眼角膜透明，晶状体透明。眼压：右眼 15mmHg，左眼 13mmHg。经各项检查后（图 5-3-35～图 5-3-40），诊断为：左眼视网膜中央静脉阻塞合并急性黄斑旁中心中层视网膜病变。

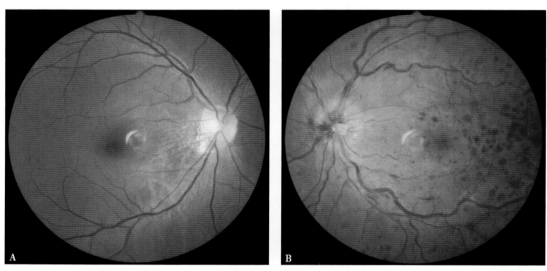

图 5-3-35　左眼视网膜中央静脉阻塞合并急性黄斑旁中心中层视网膜病变患者眼底照相
A. 右眼眼底正常；B. 左眼视盘色红，边界欠清，杯盘比 0.3，静脉迂曲扩张，可见散在出血，黄斑区水肿

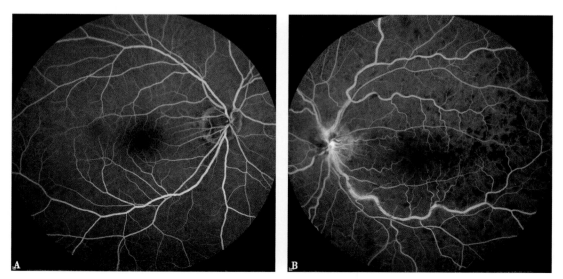

图 5-3-36　与图 5-3-35 同一患者 FFA
A. 右眼视盘周围见萎缩弧；B. 左眼 A-RCT 正常（11s），左眼视网膜中央静脉早期荧光充盈迟缓，所属区域可见广泛出血遮挡，静脉管壁迂曲扩张，荧光染色，后极部及中周部毛细血管扩张，黄斑拱环形态破坏，旁中心凹毛细血管扩张、渗漏，视盘边界模糊，后期呈强荧光

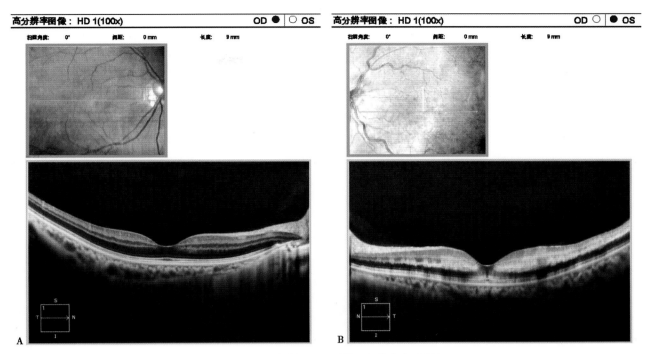

图 5-3-37　与图 5-3-35 同一患者黄斑 OCT

A. 右眼黄斑未见明显异常；B. 左眼黄斑中心凹形态异常，内层视网膜神经上皮组织节段性反射致密增厚、增强，RPE 组织反射较光滑，提示左眼急性黄斑旁中心中层视网膜病变（paracentral acute middle maculopathy，PAMM）

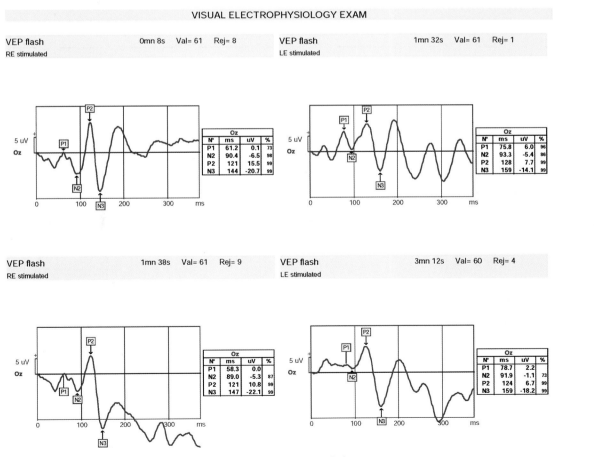

图 5-3-38　与图 5-3-35 同一患者 FVEP

右眼能诱发 P2 波，P2 波峰时未见显著延迟，左眼能诱发 P2 波，幅值较对侧眼略微延迟，双眼波形稳定

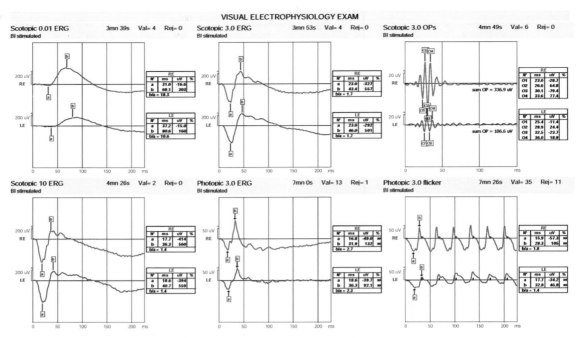

图 5-3-39 与图 5-3-35 同一患者 FERG

右眼各波形均未见明显异常；左眼：暗适应 0.01：b 波较对侧眼幅值中度降低，峰时延长；暗适应 3.0：a、b 波较对侧眼幅值轻度降低，峰时未见延长；暗适应 3.0 振荡：OPs 波较对侧眼幅值中度降低；暗适应 10.0：a 波较对侧眼幅值轻度降低，b 波幅值未见明显降低；明适应 3.0：a 波较对侧眼幅值轻度降低，b 波较对侧眼幅值轻度降低；明适应 30Hz：P 波较对侧眼幅值中度降低；双眼波形稳定

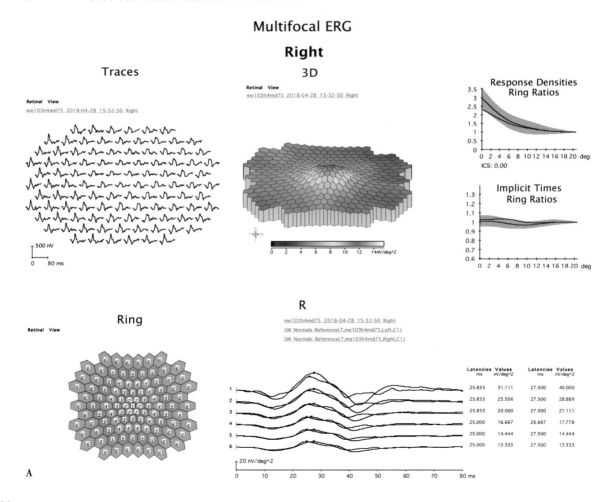

Multifocal ERG

Left

Traces

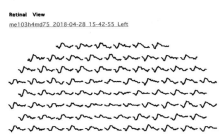

3D

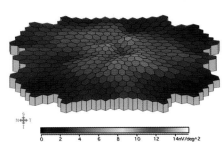

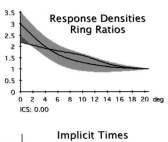

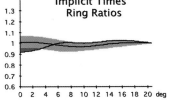

Ring

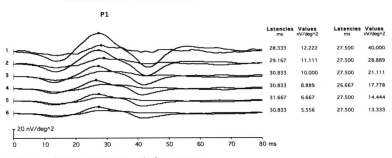

B

图5-3-40　与图5-3-35同一患者mfERG

A. 右眼黄斑各环振幅密度未见明显降低；B. 左眼黄斑各环振幅密度普遍降低，中心重度降低，边缘中度降低；双眼波形稳定

图点评：

本例患者FERG提示左眼视网膜缺血明显，且内外层视网膜细胞均有受损。黄斑OCT结合Mf-ERG提示左眼黄斑细胞有萎缩，功能明显受损。符合CRVO（缺血型）的表现。

（三）视网膜中央静脉阻塞（非缺血型→缺血型）

【病例】

45岁男性，左眼视物不见10天，眼部查体：右眼矫正视力：1.0，左眼矫正视力：0.2，双眼角膜透明，晶状体透明，眼压：右眼14.5mmHg，左眼12mmHg。8个月前行"左眼玻璃体腔雷珠单抗注药术"，6个月前行"左眼玻璃体腔雷珠单抗＋巩膜后曲安奈德注药术"，5个月前行"左眼巩膜后曲安奈德注药术"，4个月前行"左眼玻璃体腔康柏西普注药术"，3个月前行"左眼玻璃体腔康柏西普注药术"。治疗7个月后检查：左眼裸眼视力：0.25，左眼角膜透明，晶状体透明，眼压：左眼13.2mmHg。治疗8个月后检查：左眼裸眼视力：0.4，左眼角膜透明，晶状体透明，眼压：左眼15.2mmHg。诊断为：左眼视网膜中央静脉阻塞（非缺血型→缺血型）。治疗前后各项检查结果见图5-3-41～图5-3-50。

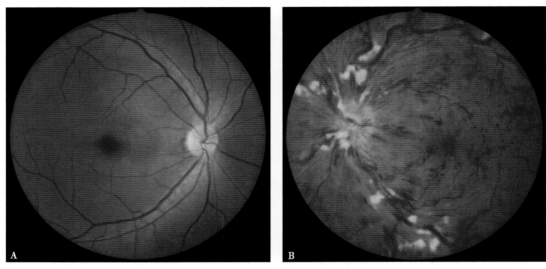

图 5-3-41 左眼视网膜中央静脉阻塞(非缺血型→缺血型)患者眼底照相(初诊时)
A. 右眼眼底正常;B. 左眼视盘水肿,静脉迂曲扩张,视网膜表面可见出血及渗出、棉絮斑

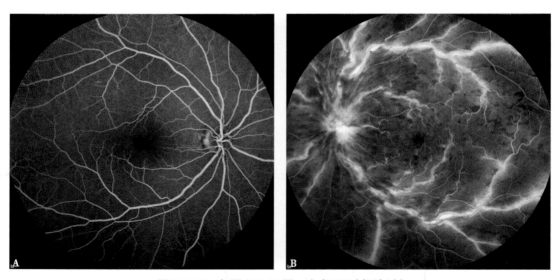

图 5-3-42 与图 5-3-41 同一患者 FFA(初诊时)
A. 右眼后极部及中周部视网膜未见明显异常荧光渗漏,视盘边界清;B. 左眼 A-RCT 延后(19s),左眼视网膜中央静脉充盈稍后延,视网膜血管迂曲、扩张,荧光渗漏,其间可见斑点状出血遮挡,视盘边界不清,表面毛细血管迂曲、扩张,后期弥散性强荧光,病变波及黄斑区,旁中心凹毛细血管扩张,后期花瓣样强荧光;提示左眼视网膜中央静脉阻塞合并黄斑水肿

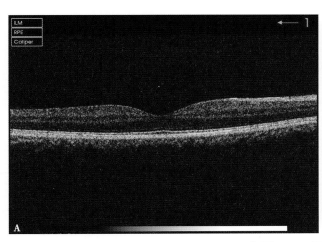
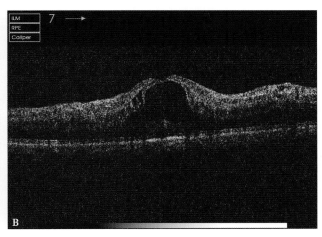

图 5-3-43 与图 5-3-41 同一患者黄斑 OCT（初诊时）

A. 右眼黄斑中心凹形态可见，视网膜神经上皮组织层间未见明显异常高低反射，RPE/Bruch 膜复合体组织反射光滑；B. 左眼黄斑中心凹形态异常，视网膜神经上皮组织反射疏松增厚、隆起，层间可见无反射囊腔及点状增强反射，RPE 组织反射不光滑；提示左眼黄斑水肿

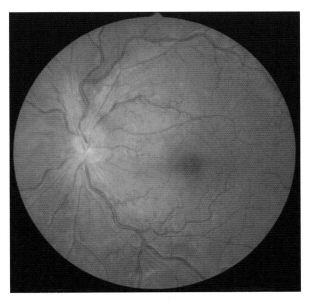

图 5-3-44 与图 5-3-41 同一患者左眼眼底照相（治疗 7 个月后）
左眼视盘欠清，静脉迂曲

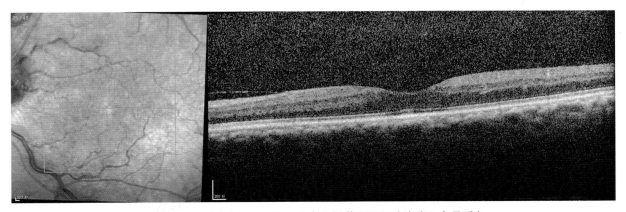

图 5-3-45 与图 5-3-41 同一患者左眼黄斑 OCT（治疗 7 个月后）
左眼黄斑中心凹形态大致可见，部分视网膜神经上皮层组织反射增厚

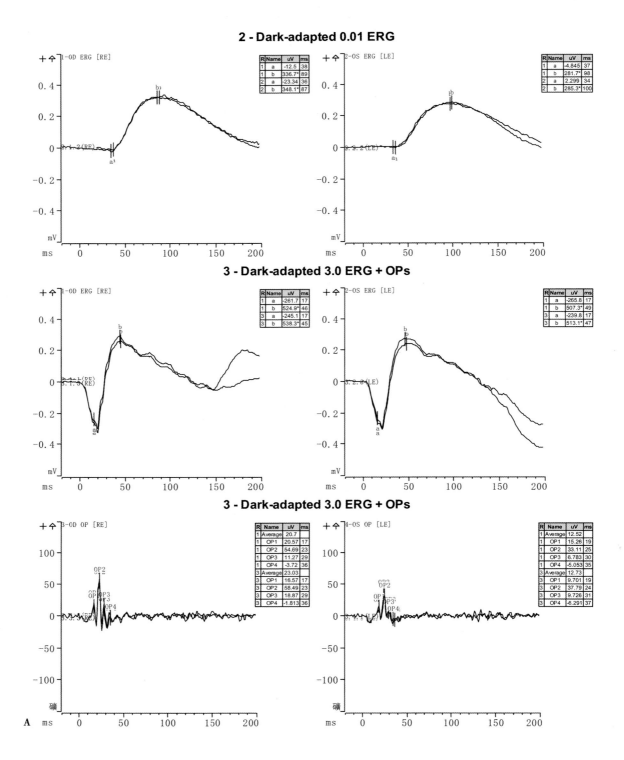

2 - Dark-adapted 0.01 ERG

R	Name	uV	ms
1	a	-12.5	38
1	b	336.7*	89
2	a	-23.34	36
2	b	348.1*	87

R	Name	uV	ms
1	a	-4.845	37
1	b	281.7*	98
2	a	2.299	34
2	b	285.3*	100

3 - Dark-adapted 3.0 ERG + OPs

R	Name	uV	ms
1	a	-261.7	17
1	b	524.9*	46
3	a	-245.1	17
3	b	538.3*	45

R	Name	uV	ms
1	a	-265.8	17
1	b	507.3*	49
3	a	-239.8	17
3	b	513.1*	47

3 - Dark-adapted 3.0 ERG + OPs

R	Name	uV	ms
1	Average	20.7	
1	OP1	20.57	17
1	OP2	54.69	23
1	OP3	11.27	29
1	OP4	-3.72	36
3	Average	23.03	
3	OP1	16.57	17
3	OP2	58.49	23
3	OP3	18.87	29
3	OP4	-1.813	36

R	Name	uV	ms
1	Average	12.52	
1	OP1	15.26	19
1	OP2	33.11	25
1	OP3	6.783	30
1	OP4	-5.053	35
3	Average	12.73	
3	OP1	9.701	19
3	OP2	37.79	24
3	OP3	9.726	31
3	OP4	-6.291	37

A

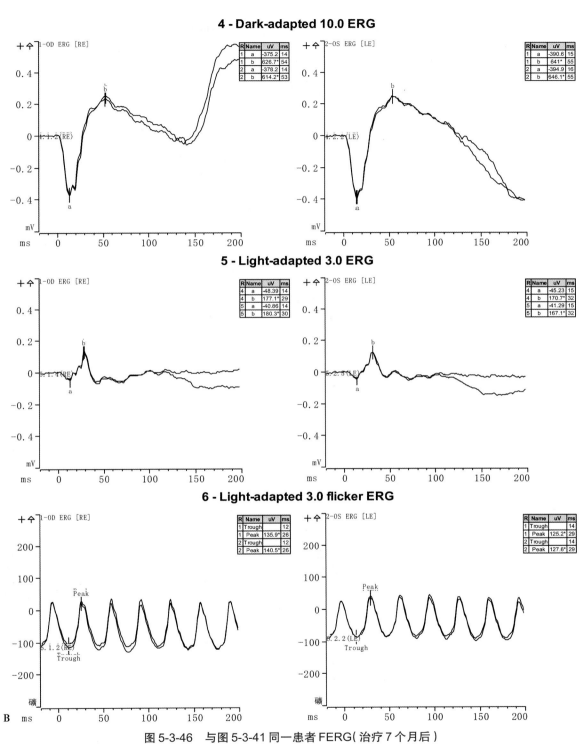

图 5-3-46　与图 5-3-41 同一患者 FERG（治疗 7 个月后）

右眼各波未见明显异常；左眼：暗适应 0.01：b 波较对侧眼幅值轻度降低；暗适应 3.0：a 波幅值未见明显降低，b 波较对侧眼幅值轻度降低；暗适应 3.0 震荡：OPS 波较对侧眼幅值中度降低；暗适应 10.0：a、b 波幅值未见明显降低；明适应 3.0：a、b 波幅值未见明显降低；明适应 30Hz：P 波幅值未见明显降低；波形稳定

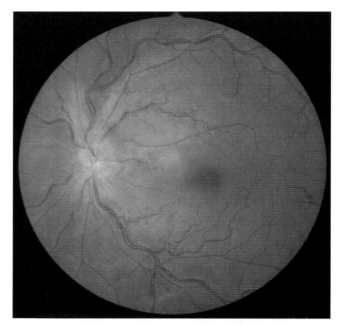

图 5-3-47 与图 5-3-41 同一患者左眼眼底照相（治疗 8 个月后）
左眼视盘欠清，静脉迂曲，可见散在出血

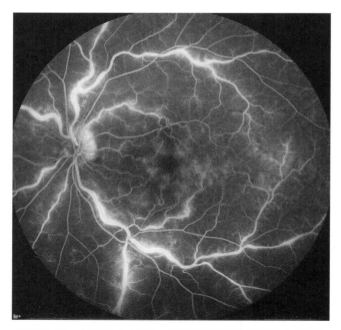

图 5-3-48 与图 5-3-41 同一患者左眼 FFA（治疗 8 个月后）
左眼 A-RCT 延迟（17s），左眼视网膜中央静脉早期荧光充盈迟缓，
血管迂曲，管壁荧光着染，后极部及周边部视网膜见点状微血管
瘤及散在出血斑，毛细血管扩张，颞侧各象限周边视网膜见片状
毛细血管无灌注，黄斑区视网膜后期见荧光渗漏，视盘呈强荧光。
提示左眼视网膜中央静脉阻塞

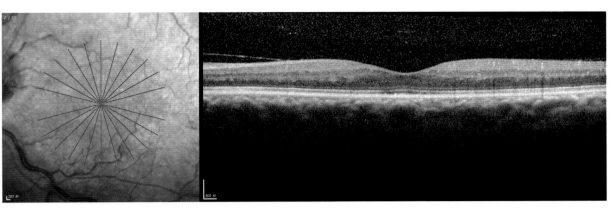

图 5-3-49 与图 5-3-41 同一患者左眼黄斑 OCT（治疗 8 个月后）
左眼黄斑中心凹形态大致可见，部分视网膜神经上皮层组织反射增厚

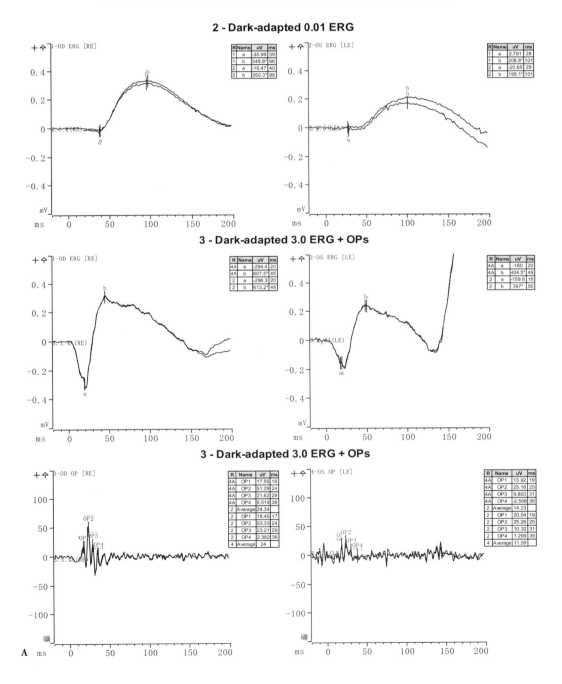

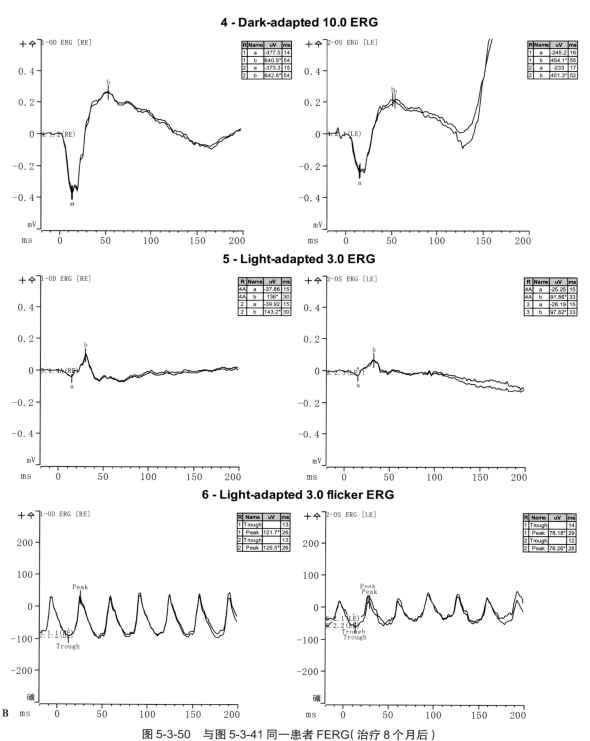

图 5-3-50   与图 5-3-41 同一患者 FERG（治疗 8 个月后）

右眼各波未见明显异常；左眼：暗适应 0.01：b 波幅值中度降低；暗适应 3.0：a 波幅值中度降低，b 波幅值中度降低；暗适应 3.0 震荡：OPS 波幅值中度降低；暗适应 10.0：a 波幅值轻度降低，b 波幅值轻度降低；明适应 3.0：a 波幅值中度降低，b 波幅值中度降低；明适应 30Hz：P 波幅值中度降低；波形稳定。

图点评：

本例患者治疗 7 个月后 FERG：左眼 OPS 波较对侧眼幅值中度降低，但 a、b 波幅值未见明显降低，提示左眼内层视网膜缺血，但内外层视网膜细胞功能未受损，考虑左眼视网膜中央静脉阻塞为非缺血型。治疗 8 个月后 FERG：左眼 OPS 波幅值中度降低，a、b 波幅值有轻或中度降低，且 FFA 提示：左眼周边视网膜片状毛细血管无灌注，提示左眼视网膜缺血明显，缺血致内外层视网膜细胞功能均受损，考虑左眼视网膜中央静脉阻塞由非缺血型转变为缺血型。

二、视网膜分支静脉阻塞

【病例】

71 岁女性，右眼视物不见 1 个月余。眼部查体：右眼裸眼视力 0.02，矫正不提高。左眼裸眼视力：0.3，矫正 0.9。双眼角膜透明，晶状体混浊 ++。眼压：右眼 8.2mmHg，左眼 10mmHg。经各项检查后（图 5-3-51～图 5-3-54），诊断为：右眼视网膜颞下分支静脉阻塞。

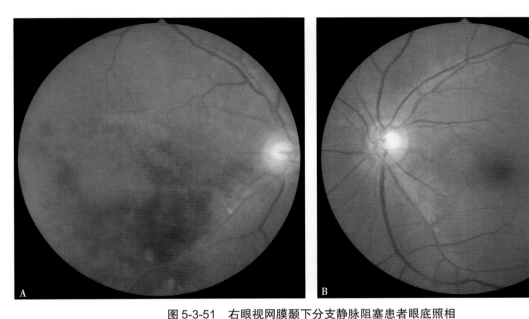

图 5-3-51　右眼视网膜颞下分支静脉阻塞患者眼底照相
A. 右眼眼底见视盘色淡红，杯盘比 0.3，颞下方视网膜片状出血，可见血管白线，黄斑水肿；B. 左眼眼底正常

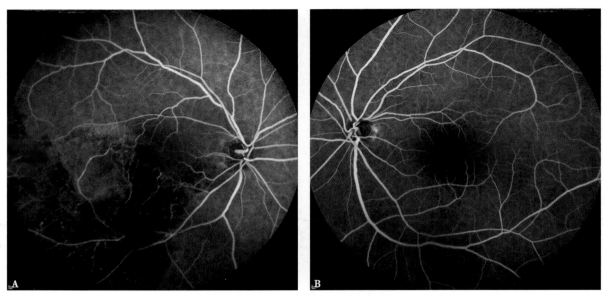

图 5-3-52　与图 5-3-51 同一患者 FFA

A. 右眼 A-RCT 正常（13s），右眼视网膜颞下分支静脉早期荧光充盈迟缓，所属区域可见广泛出血遮挡及片状无灌注区，静脉管壁迂曲不均，荧光着染，黄斑拱环形态破坏，视盘边界不清，视网膜动脉走行变直，静脉稍迂曲，局部可见交叉压迹。提示右眼视网膜颞下分支静脉阻塞；B. 左眼视盘边界不清，视网膜动脉走行变直，静脉稍迂曲，局部可见交叉压迹

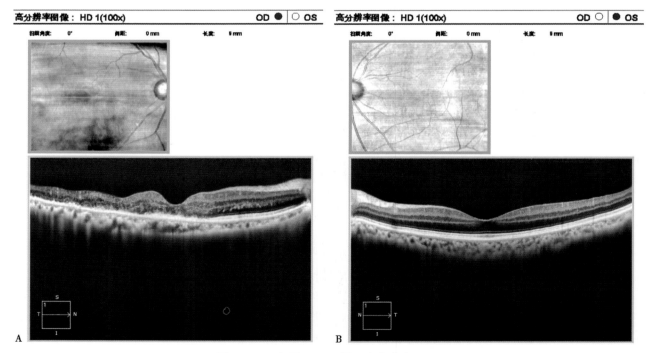

图 5-3-53　与图 5-3-51 同一患者黄斑 OCT

A. 右眼黄斑中心凹形态大致可见，黄斑区部分视网膜组织反射变薄，光感受器椭圆体带反射缺失，RPE 组织反射不光滑；
B. 左眼黄斑中心凹形态可见，视网膜组织层间未见明显异常高低反射

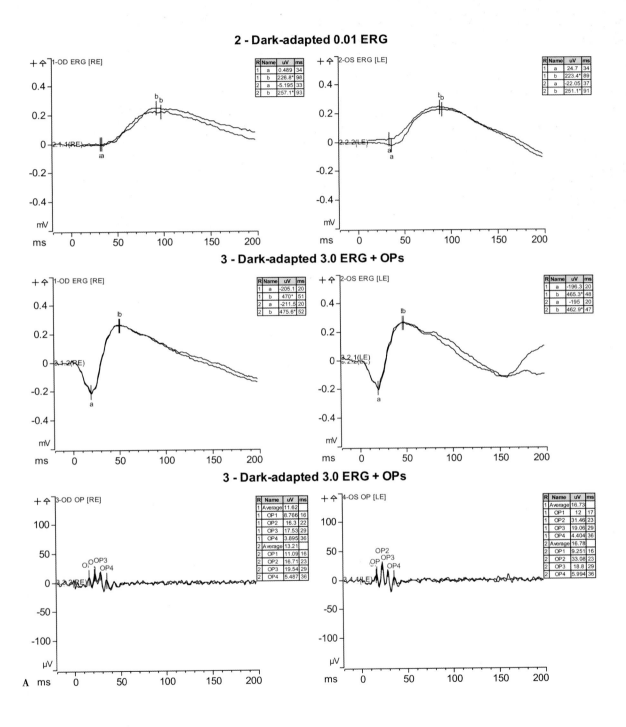

2 - Dark-adapted 0.01 ERG

1-OD ERG [RE]

R	Name	uV	ms
1	a	0.489	34
1	b	226.8*	98
2	a	-5.195	33
2	b	257.1*	93

2-OS ERG [LE]

R	Name	uV	ms
1	a	24.7	34
1	b	223.4*	89
2	a	-22.05	37
2	b	251.1*	91

3 - Dark-adapted 3.0 ERG + OPs

1-OD ERG [RE]

R	Name	uV	ms
1	a	-205.1	20
1	b	470*	51
2	a	-211.5	20
2	b	475.6*	52

2-OS ERG [LE]

R	Name	uV	ms
1	a	-196.3	20
1	b	465.3*	48
2	a	-195	20
2	b	462.9*	47

3 - Dark-adapted 3.0 ERG + OPs

3-OD OP [RE]

R	Name	uV	ms
1	Average	11.62	
1	OP1	8.766	16
1	OP2	16.3	22
1	OP3	17.53	29
1	OP4	3.895	36
2	Average	13.21	
2	OP1	11.09	16
2	OP2	16.71	23
2	OP3	19.54	29
2	OP4	5.487	36

4-OS OP [LE]

R	Name	uV	ms
1	Average	16.73	
1	OP1	12	17
1	OP2	31.46	23
1	OP3	19.06	29
1	OP4	4.404	36
2	Average	16.78	
2	OP1	9.251	16
2	OP2	33.08	23
2	OP3	18.8	29
2	OP4	5.994	36

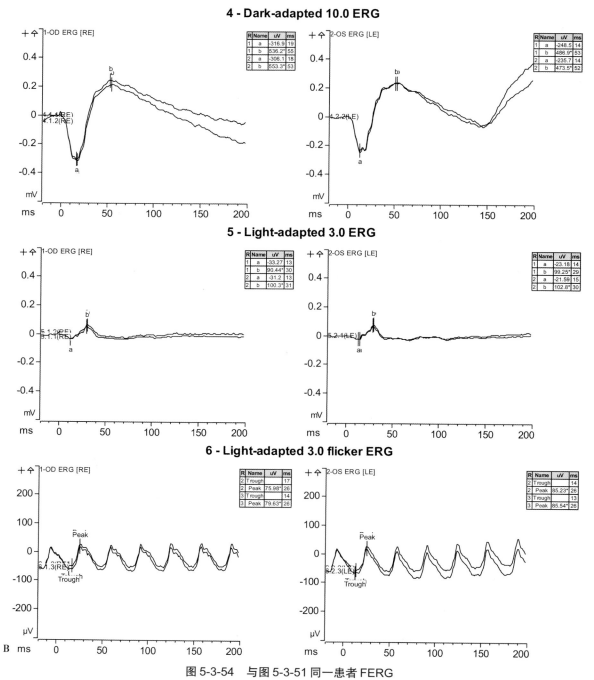

图 5-3-54 与图 5-3-51 同一患者 FERG

右眼暗适应 3.0 振荡：OPs 波幅值中度降低，明适应 3.0：b 波幅值轻度降低，明适应 30Hz：P 波幅值轻度降低，余各波形未见明显异常；左眼暗适应 3.0 振荡：OPs 波幅值轻度降低，明适应 3.0：a 波幅值轻度降低，b 波幅值轻度降低，明适应 30Hz：P 波幅值轻度降低，余各波形未见明显异常；双眼波形稳定

图点评：

本例患者 FERG 的右眼 OPs 波幅值中度降低（虽然其余 5 项反应降低不显著），提示虽然是颞下分支静脉阻塞，也造成了较严重的缺血。

（高利霞　冉　黎　李世迎）

第六章

遗传性视网膜脉络膜变性

遗传性视网膜脉络膜变性疾病是一类进行性视功能下降、严重危害视功能的致盲性眼病，发病率约为 1/2 000，伴有高度的临床和遗传异质性。已经发现 250 多个与遗传性视网膜脉络膜变性相关的致病基因，其中有 200 个基因及其功能已经被鉴定（RetNet: https: //sph.uth.edu/Retnet/sum-dis.htm）。主要包括各种类型的视网膜色素变性（retinitis pigmentosa，RP）、Stargardt 病（Stargardt's disease，STGD）、Leber 先天性黑矇（Leber congenital amaurosis，LCA）等。

临床上最常见的遗传性视网膜脉络膜变性是视网膜色素变性（retinitis pigmentosa，简称 RP），根据患者有无合并全身症状分为综合征型 RP 及非综合征型 RP。非综合征型 RP 中最常见的是原发性视网膜色素变性，在综合征型 RP 中，最常见的为 Usher 综合征（Usher Syndrome，USH）。

第一节　非综合征性视网膜脉络膜变性

一、原发性视网膜色素变性

【概述】

在众多的遗传性视网膜脉络膜变性疾病中，RP 是一类常见的、进行性、可致盲的遗传性视网膜疾病，全球约有 150 万患者，在欧洲和美国的发病率约为 1/3 500～1/4 000，为西方国家最常见的致盲性眼病之一。在亚洲国家印度的发病率为 1/930，中国的发病率也逐年上升，约为 1/1 000，是威胁全世界青少年和中年人群视功能的主要眼部疾病。

该病因不同致病基因作用于视网膜不同的细胞层次而发生感光细胞（包括视锥、视杆细胞）和视网膜色素上皮（retinal pigment epithelium，RPE）等视网膜功能细胞进行性的变性、死亡，视网膜萎缩退化，最终导致失明。大约 70% 的 RP 患者为散发，无明确的家族遗传史。约 20% 属常染色体显性遗传（autosomal dominant inheritance，ADI）和 10% 的患者呈现 X- 连锁遗传，少数为双基因遗传。

【临床特征】

该病发病年龄早晚不一，部分患者自幼出现双眼夜盲，视力差，多数患者在青少年期出现夜间视力差，特别是上下楼梯困难，双眼视力进行性视力下降和视野缩小，部分患者发病时间晚，甚至在 50～60 岁时出现视力下降和夜盲，少数早期患者无症状，仅在家族中患者进行家系筛查时才会发现。眼科检查视力降低，视野缩窄，眼底有色素改变，视盘蜡黄，血管变细，视网膜外层变薄，FERG 熄灭或降低。

原发性视网膜色素变性的基本电生理检查为 FERG 暗适应和明适应 a，b 波振幅不同程度降低甚至熄灭，峰时延长甚至记录不到。

【病例 1】

男性患者，30 岁，双眼自幼夜盲，10 岁开始白天视力下降，无家族史，父母和兄弟姐妹无夜盲和视觉异常表现。眼部查体：视力：右眼 0.1，左眼 0.2。眼压：右眼 12mmHg，左眼 14mmHg。双眼角膜透明，晶状体透明，黄斑中心凹反射弥散，后极部视网膜颜色橘红色，血管弓以外及中周部视网膜颜色晦暗，广泛色素异常，间杂骨细胞样色素沉积，视网膜血管明显变细，视盘边界清楚，呈蜡黄色，C/D = 0.3。经专科检测（图 6-1-1～图 6-1-5）以及基因筛查后诊断为 *EYS* 基因复合杂合突变导致的双眼原发性视网膜色素变性。

Central 30-2 Threshold Test

Fixation Monitor: Blind Spot	Stimulus: V, White	Pupil Diameter:	Date: 08-11-2015
Fixation Target: Central	Background: 31.5 ASB	Visual Acuity:	Time: 12:06 PM
Fixation Losses: 0/13	Strategy: Full Threshold	RX:　DS　DC X	Age: 48
False POS Errors: 0/6			
False NEG Errors: 0/1			
Test Duration: 06:10			
Fovea: OFF			

Threshold Graytone

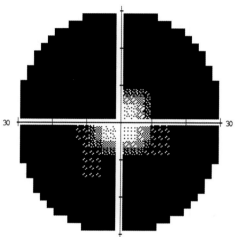

Defect Depth (dB)

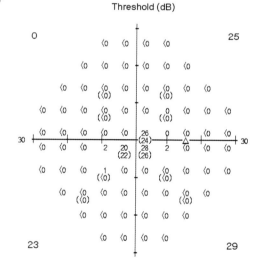

Threshold (dB)

∘ = Within 4 dB of Expected
Central Reference: 30 dB xx

Chong Qing South West Hospital

A

Central 30-2 Threshold Test

Fixation Monitor: Blind Spot　　　Stimulus: V, White　　　Pupil Diameter:　　　Date: 08-11-2015

Fixation Target: Central　　　　　Background: 31.5 ASB　　Visual Acuity:　　　　Time: 12:20 PM

Fixation Losses: 0/16　　　　　　Strategy: Full Threshold　　RX:　DS　DC X　　Age: 48

False POS Errors: 0/10

False NEG Errors: 0/0

Test Duration: 08:28

Fovea: OFF

Threshold Graytone

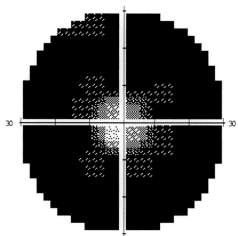

Defect Depth (dB)

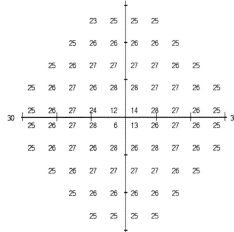

Threshold (dB)

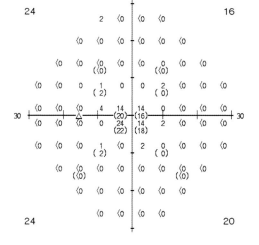

° = Within 4 dB of Expected

Central Reference: 30 dB xx

Chong Qing South West Hospital

B

图 6-1-1　原发性视网膜色素变性患者视野

A. 右眼 30° 视野示管状视野；B. 左眼 30° 视野示管状视野

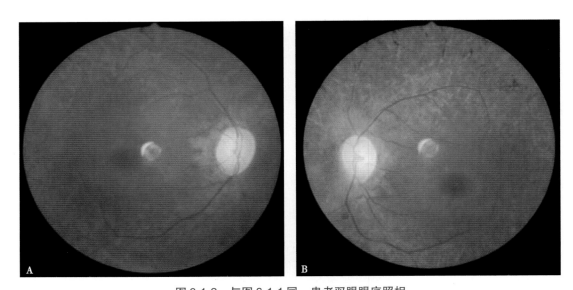

图 6-1-2　与图 6-1-1 同一患者双眼眼底照相
A、B. 双眼视盘界清，C/D＝0.3，色蜡黄，血管细，黄斑中心暗红，反光弱，中周部视网见骨细胞样色素沉积

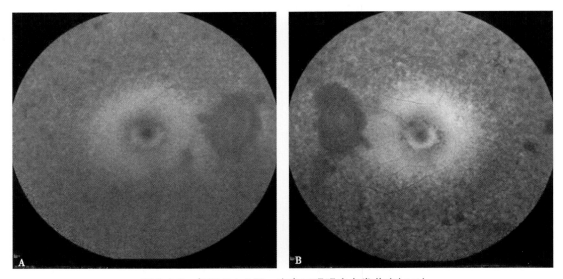

图 6-1-3　与图 6-1-1 同一患者双眼眼底自发荧光（AF）
A、B. 双眼黄斑区点状弱 AF 呈环形排列，黄斑区外、后极部及中周部视网膜广泛椒盐状弱 AF

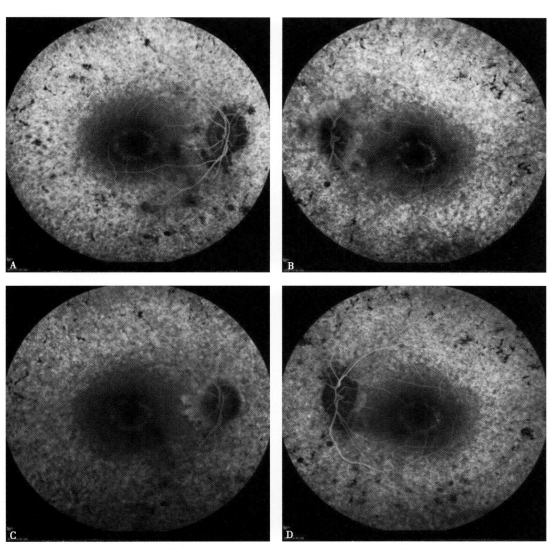

图 6-1-4 与图 6-1-1 同一患者双眼荧光素眼底血管造影（FFA）
A、B. FFA 双眼静脉早期后极部及中周部视网膜椒盐样强弱荧光，视网膜血管变细，黄斑区环形点状强荧光，拱环结构不见；C、D. FFA 双眼后期后极部及中周部视网膜持续椒盐样强弱荧光，黄斑区持续点状强荧光

2 - Dark-adapted 0.01 ERG

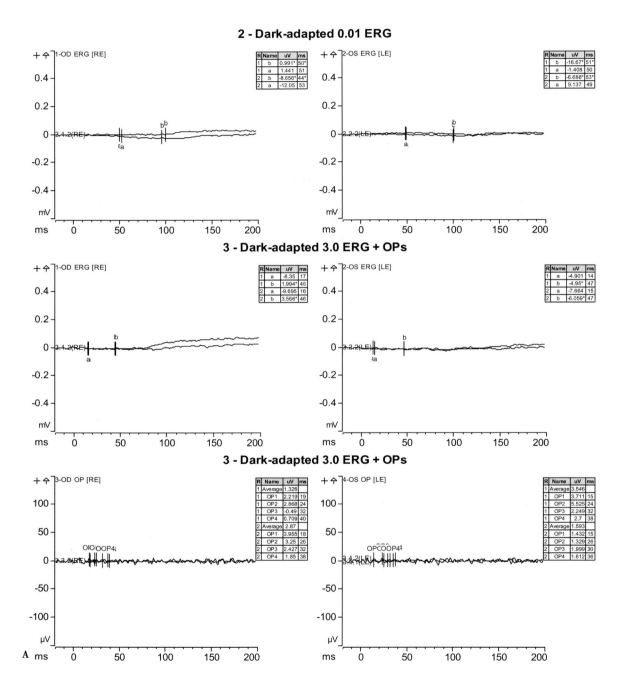

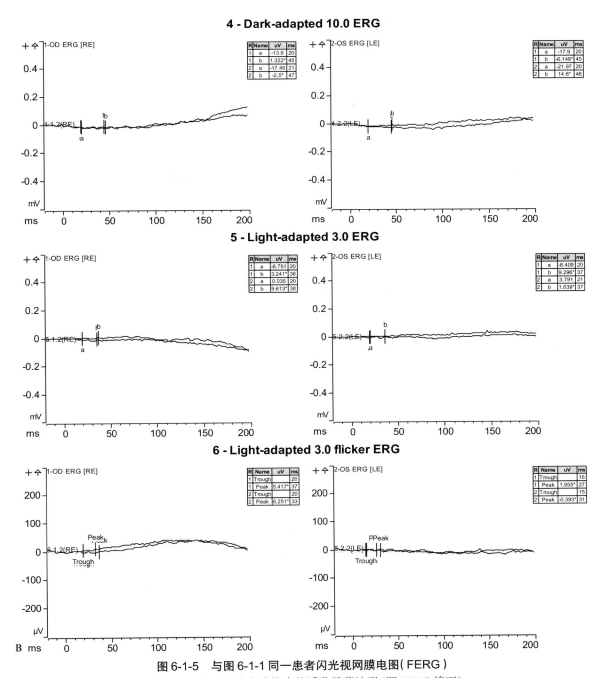

图 6-1-5　与图 6-1-1 同一患者闪光视网膜电图（FERG）
双眼 FERG 六项反应各波均未能诱发显著波形（即 FERG 熄灭）

图点评：

　　视网膜色素变性患者典型的临床特征为夜盲、视野缩窄和 FERG 熄灭改变。FERG 在早期 RP 患者诊断和鉴别诊断中起着关键性作用。在不同的 RP 病程中 FERG 表现各异。该患者是一名进展期 RP 患者，表现为中心视野残留，尚存中心视力，但 FERG 各项反应均已熄灭。提示该患者全视网膜的感光功能损害非常严重。目前患者未行治疗，随访中。

【病例2】

　　女性患者，32岁，双眼自幼夜盲，双眼夜盲10余年，无家族史，父母无夜盲和视觉异常表现。眼部查体：视力：右眼0.3（−2.50DS＝1.0），左眼0.6（−1.25DS/−0.50DC×105＝1.0）。眼压：右眼15mmHg，左眼14.1mmHg。经专科检查（图6-1-6～图6-1-11）以及基因筛查后诊断为*ABCC6*基因复合杂合突变导致的双眼原发性视网膜色素变性。

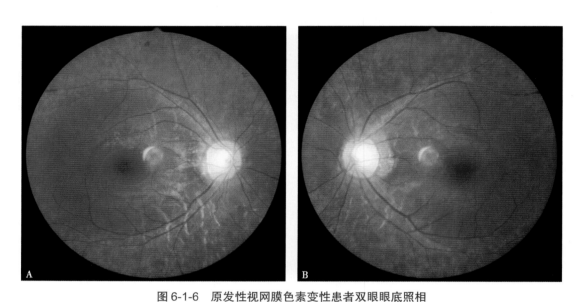

图6-1-6　原发性视网膜色素变性患者双眼眼底照相
A、B.双眼视盘蜡黄，血管细，后极部视网膜颜色晦暗，视网膜色素上皮变薄，可透见粗大脉络膜血管

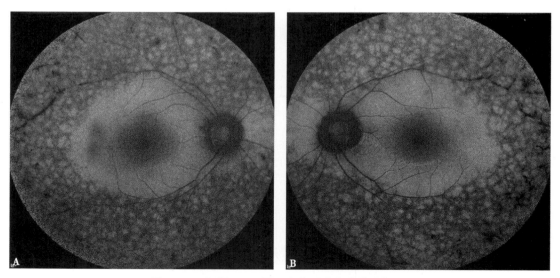

图6-1-7　与图6-1-6同一患者眼底自发荧光（AF）
A、B.双眼黄斑区岛状AF，上下血管弓外视网膜广泛斑块状弱AF

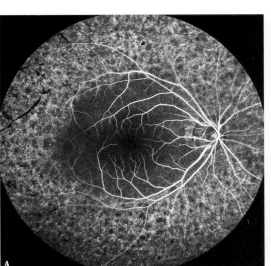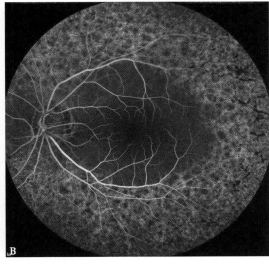

图 6-1-8 与图 6-1-6 同一患者荧光素眼底血管造影（FFA）

A、B. 静脉后极部及中周部视网膜斑驳状强弱荧光交织，残留黄斑区正常背景荧光，拱环结构不见

Central 30-2 Threshold Test

Fixation Monitor: Blind Spot

Fixation Target: Central   Stimulus: V, White   Pupil Diameter: Date: 12-20-2017

Fixation Losses: 0/29   Background: 31.5 ASB   Visual Acuity: Time: 2:03 PM

False POS Errors: 1/20   Strategy: Full Threshold   RX: DS DC X   Age: 31

False NEG Errors: 2/19

Test Duration: 18:27

Fovea: OFF

Threshold Graytone

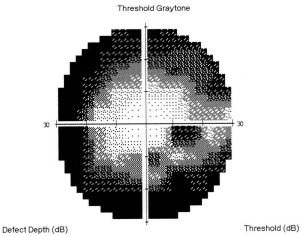

Defect Depth (dB)

Threshold (dB)

A

° = Within 4 dB of Expected

Central Reference: 30 dB xx

Chong Qing South West Hospital

Central 30-2 Threshold Test

Fixation Monitor: Blind Spot

Fixation Target: Central

Fixation Losses: 0/31

False POS Errors: 1/22

False NEG Errors: 0/20

Test Duration: 20:09

Fovea: OFF

Stimulus: V, White

Background: 31.5 ASB

Strategy: Full Threshold

Pupil Diameter:

Visual Acuity:

RX: DS   DC X

Date: 12-20-2017

Time: 1:38 PM

Age: 31

Threshold Graytone

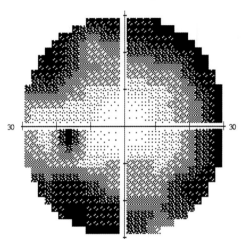

Defect Depth (dB)

```
                22   24    23   25
            20    7   15 | 19   24   25
        24  18  13   8 | 11  13  14   25
    16  18  13   7   7 | 0   7   8  19   25
30   5   0   0   |  -7  -8  5   8  13   25  30
     8   0  27   0 |-10  -7  0   5  16   25
    12   9   8   5 | 9  10   6   9  18   25
        19  25  19  11 | 9   9  20   23
            25  25  23 | 15  15  17
                25  25 | 18   9
```

Threshold (dB)

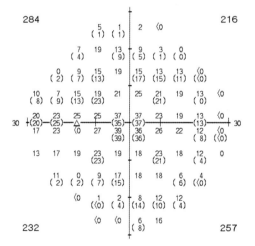

```
284                                                      216
                      5    1  | 2   ⟨0
                     ( 1) ( 1)|
                 7   19   13  | 9    3    0
                ( 4)    ( 9)|( 5) ( 1) ( 0)
             0    9   15   19 | 15   13   13   ⟨0
            ( 2) ( 7) (13)|   (17) (15) (11) (⟨0)
        10   7   15   19   21 | 25   21   19   13   ⟨0
       ( 8) ( 9) (13) (23)|      (21)         ( 0)
30     20   23   25   25   37 | 37   23   19   13   ⟨0   30
      +(20)-(25)-△-(35)|(37)               -(13)+
        17   23   ⟨0   27   39 | 36   26   22   12   ⟨0
                     (39)|(36)            ( 8) (⟨0)
        13   17   19   23   19 | 18   23   18   12   0
                     (23)|      (21)      ( 4)
            11   0    9   17 | 18   18   6    4
           ( 2) ( 2) ( 7) (15)|         ( 6) (⟨0)
            ⟨0   1    2  | 8   12   12
                (⟨0)  ( 4)|(14) (10) ( 4)
                 ⟨0   ⟨0  | 6   16
                          ( 8)
232                                                      257
```

° = Within 4 dB of Expected

Central Reference: 30 dB xx

Chong Qing South West Hospital

B

OD

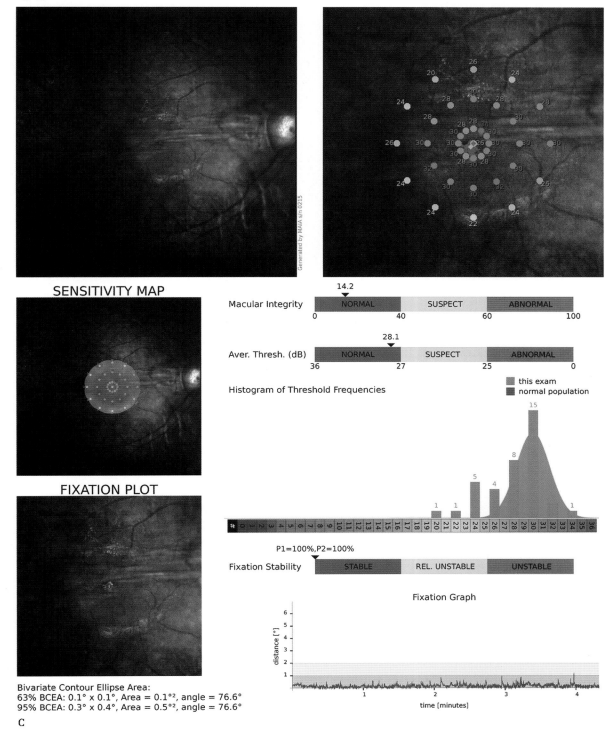

SENSITIVITY MAP

FIXATION PLOT

Bivariate Contour Ellipse Area:
63% BCEA: 0.1° x 0.1°, Area = 0.1°², angle = 76.6°
95% BCEA: 0.3° x 0.4°, Area = 0.5°², angle = 76.6°

C

Macular Integrity — 14.2 — NORMAL / SUSPECT / ABNORMAL — 0 40 60 100

Aver. Thresh. (dB) — 28.1 — NORMAL / SUSPECT / ABNORMAL — 36 27 25 0

Histogram of Threshold Frequencies — this exam / normal population

P1=100%,P2=100%

Fixation Stability — STABLE / REL. UNSTABLE / UNSTABLE

Fixation Graph

219

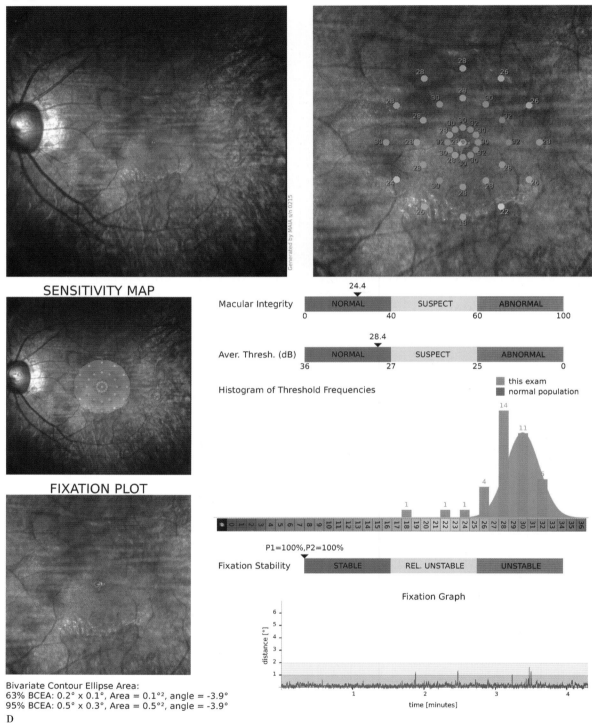

图 6-1-9 与图 6-1-6 同一患者全视野（A、B）及微视野（C、D）

A、B. 全视野显示双眼管状视野；C、D. 微视野显示黄斑中心视野大致正常

Multifocal ERG

Right

Traces

Retinal　View

me103h4md75　2017-12-21　11-36-02　Right

500 nV

0　　80 ms

3D

Retinal　View

me103h4md75　2017-12-21　11-36-02　Right

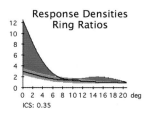

S
T ⊕ N
I

0　2　4　6　8　10　12　14nV/deg^2

Response Densities Ring Ratios

ICS: 0.35

Implicit Times Ring Ratios

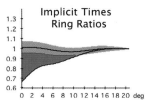

Ring

Retinal　View

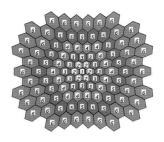

A

R

me103h4md75　2017-12-21　11-36-02　Right

SW_Normals_Reference(7,me103h4md75,Left,C1)

SW_Normals_Reference(7,me103h4md75,Right,C1)

P1

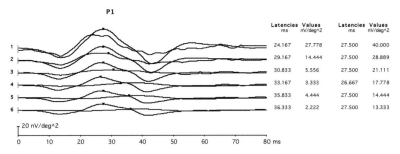

	Latencies ms	Values nV/deg^2	Latencies ms	Values nV/deg^2
1	24.167	27.778	27.500	40.000
2	29.167	14.444	27.500	28.889
3	30.833	5.556	27.500	21.111
4	33.167	3.333	26.667	17.778
5	35.833	4.444	27.500	14.444
6	36.333	2.222	27.500	13.333

20 nV/deg^2

0　10　20　30　40　50　60　70　80 ms

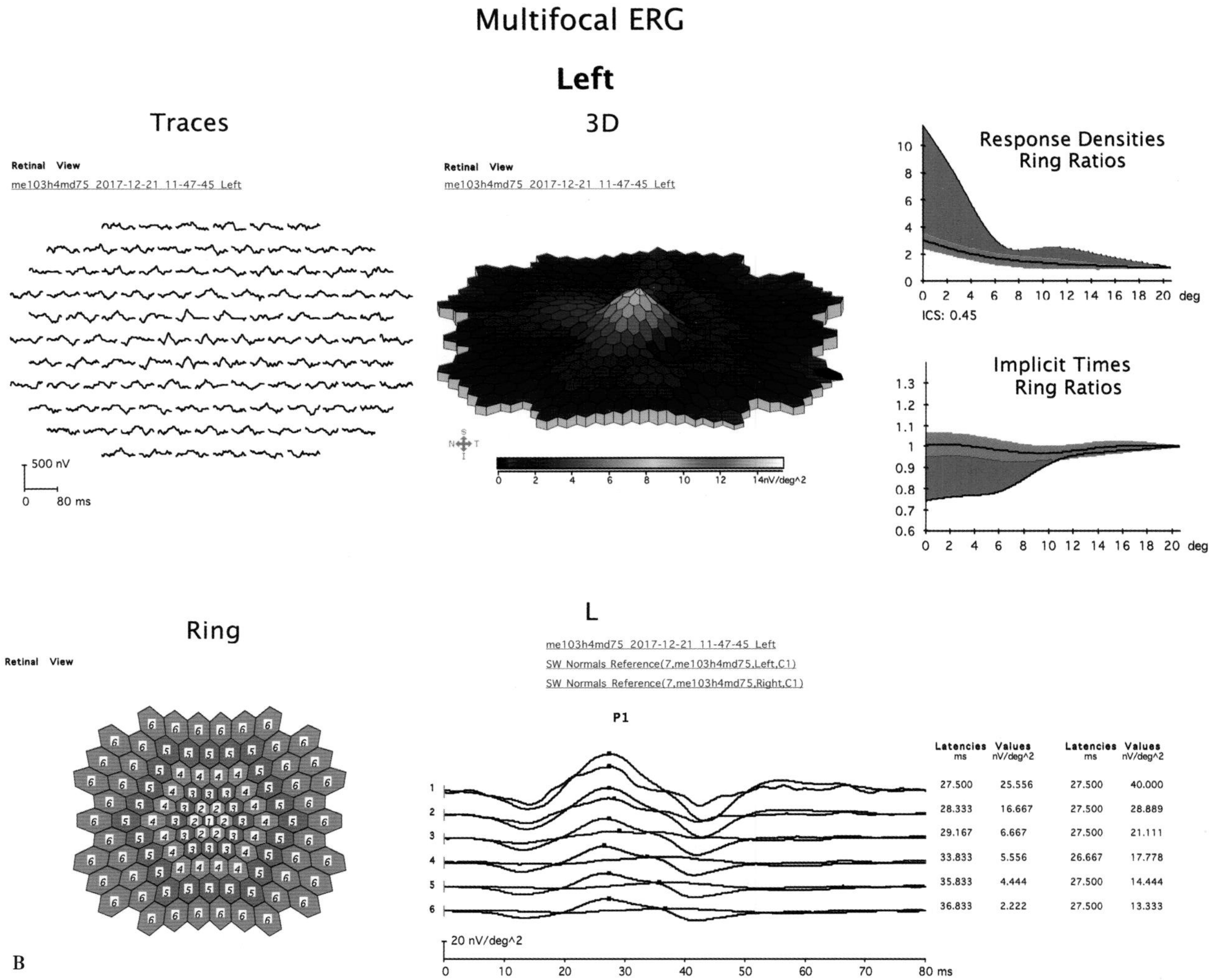

Multifocal ERG

Left

Traces

Retinal View
me103h4md75 2017-12-21 11-47-45 Left

500 nV
0 80 ms

3D

Retinal View
me103h4md75 2017-12-21 11-47-45 Left

0 2 4 6 8 10 12 14nV/deg^2

Response Densities
Ring Ratios

ICS: 0.45

Implicit Times
Ring Ratios

Ring

Retinal View

B

L

me103h4md75 2017-12-21 11-47-45 Left
SW Normals Reference(7,me103h4md75,Left,C1)
SW Normals Reference(7,me103h4md75,Right,C1)

P1

	Latencies ms	Values nV/deg^2	Latencies ms	Values nV/deg^2
1	27.500	25.556	27.500	40.000
2	28.333	16.667	27.500	28.889
3	29.167	6.667	27.500	21.111
4	33.833	5.556	26.667	17.778
5	35.833	4.444	27.500	14.444
6	36.833	2.222	27.500	13.333

20 nV/deg^2
0 10 20 30 40 50 60 70 80 ms

图 6-1-10　与图 6-1-6 同一患者多焦视网膜电图（mfERG）
A、B. 双眼残留中央 1 环振幅密度，中央波峰降低，其余 2～6 环振幅密度降低，mfERG 平坦

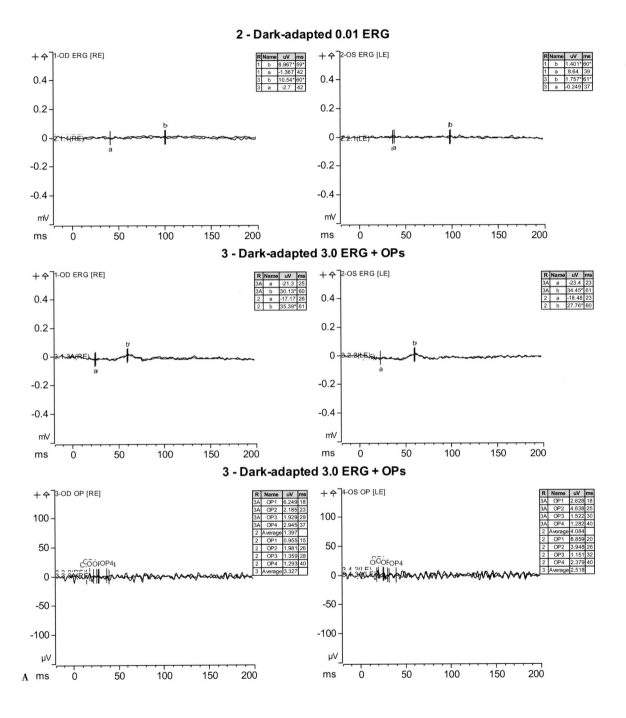

2 - Dark-adapted 0.01 ERG

3 - Dark-adapted 3.0 ERG + OPs

3 - Dark-adapted 3.0 ERG + OPs

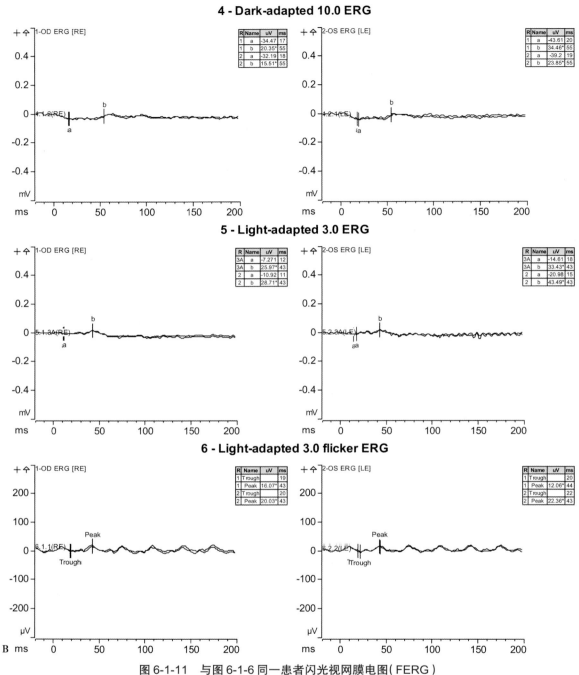

4 - Dark-adapted 10.0 ERG

R	Name	uV	ms
1	a	-34.47	17
1	b	20.35*	55
2	a	-32.19	18
2	b	15.51*	55

R	Name	uV	ms
1	a	-43.61	20
1	b	34.46*	55
2	a	-39.2	19
2	b	23.85*	55

5 - Light-adapted 3.0 ERG

R	Name	uV	ms
3A	a	-7.271	12
3A	b	25.97*	43
2	a	-10.92	11
2	b	28.71*	43

R	Name	uV	ms
3A	a	-14.61	18
3A	b	33.43*	43
2	a	-20.98	15
2	b	43.49*	43

6 - Light-adapted 3.0 flicker ERG

R	Name	uV	ms
1	Trough		19
1	Peak	16.07*	43
2	Trough		20
2	Peak	20.03*	43

R	Name	uV	ms
1	Trough		20
1	Peak	12.06*	44
2	Trough		22
2	Peak	22.36*	43

图 6-1-11 与图 6-1-6 同一患者闪光视网膜电图（FERG）
双眼残留明视视杆最大反应和视锥反应

图点评：

该患者双眼眼底改变系无色素型 RP，双眼 FERG 显示残留明视视杆最大反应和视锥反应，mfERG 检查显示双眼中央波峰降低，外环环振幅密度显著降低，双眼视野仅残留中心视野，故患者尚保存较好的中心视力和视野，目前患者未行治疗，随访中。

二、Leber 先天性黑矇

【概述】

Leber 先天性黑矇（Leber congenital amaurosis，LCA）是一种发生最早、最严重的遗传性视网膜病变，出生时或出生后一年内双眼锥杆细胞功能完全丧失，导致婴幼儿先天性盲。1869 年由 Theodor Leber 首次提出并报道，约占先天性视网膜病变的 5%。大部分 LCA 患者表现为常染色体隐性遗传，少部分患者表现为常染色体显性遗传。致病基因多达 29 种，其中 RPE65，CRB1 为常见致病基因。本病还与圆锥角膜、高度近视、智力障碍、骨骼肌异常、肾病，以及多发神经系统异常有关。

【临床特征】

LCA 患者在出生时或出生后不久（约 1 岁内），由于出现双眼视力下降或丧失、夜盲、固视障碍、眼球震颤、畏光及按压眼球征等症状，引起家人的注意而就诊。患儿早期视力损害严重，甚至在出生时即失明，严重视力损害持续整个儿童期，导致阅读能力和独立行走和社交能力受限，约在 30～40 岁时完全失明。眼底检查结果早期多为正常，或仅表现为黄斑萎缩，随着病情发展，晚期可呈现广泛骨细胞样色素沉积或椒盐样眼底改变等，视网膜血管变细等改变，视盘蜡黄。视网膜电图（electroretinogram，ERG）表现为 a、b 波平坦，甚至呈"熄灭"波形。

Leber 先天性黑矇的基本电生理检查为双眼 FERG 完全记录不到波形或各波振幅显著降低。

【病例】

男性患者，8 岁，家长述患儿出生后发现视力差，夜间怕出门，经常摔跤，因视力差，在盲校读书。眼部查体：视力：右眼数指，左眼数指。眼压：右眼 14mmHg，左眼 13mmHg。双眼眼球水平震颤，眼前节未见异常，双眼眼底视网膜污浊，大量灰黑色棉块样色素沉积，视盘颜色淡，血管形态及走行大致正常。经专科检测（图 6-1-12～图 6-1-15）和基因筛查后诊断为 CRB1 基因复合杂合突变导致的 Leber 先天性黑矇（简称 LCA）。

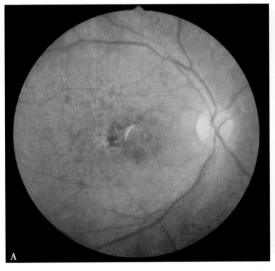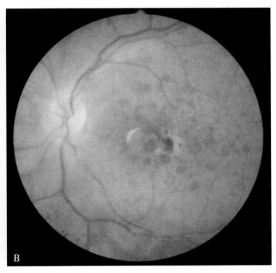

图 6-1-12　Leber 先天性黑矇双眼眼底照相

A、B. 双眼黄斑区黑心棉样色素增生与脱色素改变交织，后极部视网膜晦暗，视盘色淡，血管形态大致正常

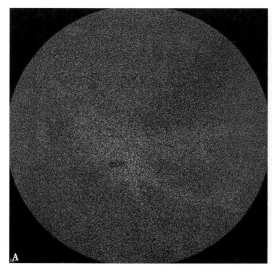
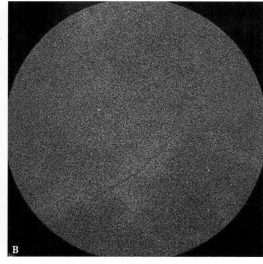

图 6-1-13　与图 6-1-12 同一患者眼底自发荧光（AF）
A、B. 双眼隐约见黄斑区及血管旁稍强荧光

Central 30-2 Threshold Test

Fixation Monitor: Blind Spot	Stimulus: III, White	Pupil Diameter:	Date: 09-13-2017
Fixation Target: Central	Background: 31.5 ASB	Visual Acuity:	Time: 8:42 AM
Fixation Losses: 1/14	Strategy: SITA-Fast	RX: DS DC X	Age: 5
False POS Errors: 2 %			
False NEG Errors: N/A			
Test Duration: 07:27			

Fovea: OFF

```
            ⟨0  ⟨0  ⟨0   0
        19   2   0  ⟨0  ⟨0  ⟨0
    ⟨0   0   2   7   3  ⟨0  ⟨0  ⟨0
⟨0   3  ⟨0  ⟨0  ⟨0  ⟨0   3  ⟨0   8  12
⟨0  ⟨0₁ ⟨0  ⟨0   3   5  10   7   6  ⟨0
⟨0   2  ⟨0  ⟨0   1   4   0  ⟨0   2  ⟨0
    ⟨0  ⟨0  ⟨0  ⟨0   2  ⟨0   2  ⟨0  ⟨0
         0   7  ⟨0   2  ⟨0  ⟨0  ⟨0
             4   1   0  ⟨0  ⟨0
                 0  ⟨0  ⟨0  ⟨0
```

30 ────────────────── 30

```
        -32 -31 -31 -29
    -12 -30 -31 -33 -33 -33
  -34 -33 -31 -27 -29 -34 -34 -34
-33 -30 -36 -36 -37 -36 -30 -35 -25 -21
-33 -35 -36 -37 -33 -30 -24    -27 -35
-33 -31 -36 -37 -35 -31 -35    -31 -34
-33 -34 -36 -37 -33 -37 -36 -32 -35 -34
  -32 -35 -32 -36 -36 -35 -35
    -28 -30 -32 -35 -35 -35
        -31 -33 -34 -34
```

Total Deviation

Pattern Deviation not
shown for severely
depressed fields. Refer
to Total Deviation.

GHT
Outside normal limits

VFI　5%

MD　-33.05 dB P < 0.5%
PSD　4.24 dB P < 0.5%

Pattern Deviation

Pattern Deviation not
shown for severely
depressed fields. Refer
to Total Deviation.

∷ < 5%
▨ < 2%
▦ < 1%
■ < 0.5%

Chong Qing South West Hospital

A

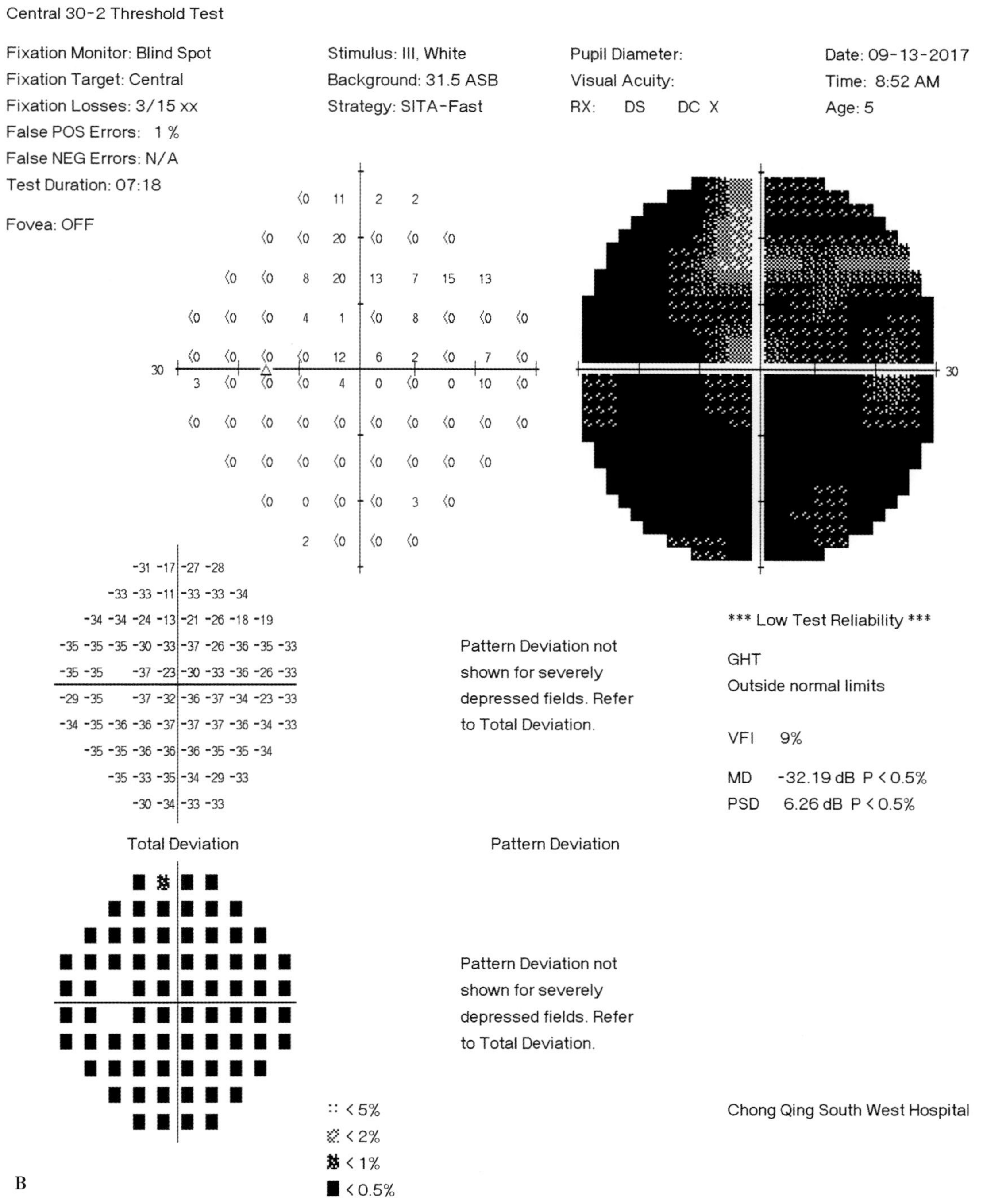

Central 30-2 Threshold Test

Fixation Monitor: Blind Spot

Fixation Target: Central

Fixation Losses: 3/15 xx

False POS Errors: 1 %

False NEG Errors: N/A

Test Duration: 07:18

Fovea: OFF

Stimulus: III, White

Background: 31.5 ASB

Strategy: SITA-Fast

RX: DS   DC X

Pupil Diameter:

Visual Acuity:

Date: 09-13-2017

Time: 8:52 AM

Age: 5

```
              ⟨0  11   2   2
          ⟨0  ⟨0  20   ⟨0  ⟨0  ⟨0
      ⟨0  ⟨0   8  20  13   7  15  13
  ⟨0  ⟨0  ⟨0   4   1  ⟨0   8  ⟨0  ⟨0  ⟨0
  ⟨0  ⟨0  ⟨0  ⟨0  12   6   2  ⟨0   7  ⟨0
   3  ⟨0  ⟨0⟨  ⟨0   4   0  ⟨0  ⟨0   0  10  ⟨0
  ⟨0  ⟨0  ⟨0  ⟨0  ⟨0  ⟨0  ⟨0  ⟨0  ⟨0  ⟨0
      ⟨0  ⟨0  ⟨0  ⟨0  ⟨0  ⟨0  ⟨0  ⟨0
          ⟨0   0  ⟨0  ⟨0   3  ⟨0
               2  ⟨0  ⟨0  ⟨0
```

```
          -31 -17 -27 -28
      -33 -33 -11 -33 -33 -34
  -34 -34 -24 -13 -21 -26 -18 -19
-35 -35 -35 -30 -33 -37 -26 -36 -35 -33
-35 -35     -37 -23 -30 -33 -36 -26 -33
-29 -35     -37 -32 -36 -37 -34 -23 -33
-34 -35 -36 -36 -37 -37 -36 -34 -33
  -35 -35 -36 -36 -36 -35 -35 -34
      -35 -33 -35 -34 -29 -33
          -30 -34 -33 -33
```

Total Deviation

Pattern Deviation not shown for severely depressed fields. Refer to Total Deviation.

*** Low Test Reliability ***

GHT
Outside normal limits

VFI   9%

MD   -32.19 dB P < 0.5%

PSD   6.26 dB P < 0.5%

Pattern Deviation

Pattern Deviation not shown for severely depressed fields. Refer to Total Deviation.

:: < 5%

※ < 2%

※ < 1%

■ < 0.5%

Chong Qing South West Hospital

B

图 6-1-14　与图 6-1-12 同一患者双眼 30°视野

A、B. 双眼视野全盲

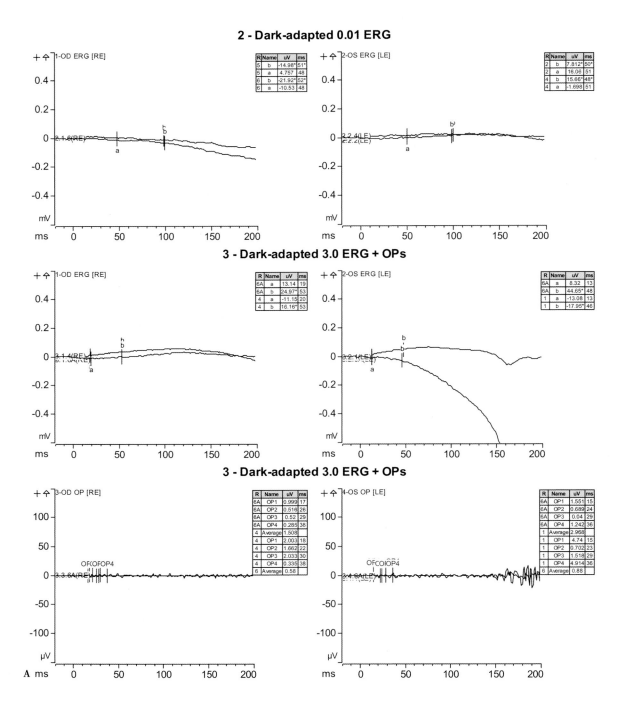

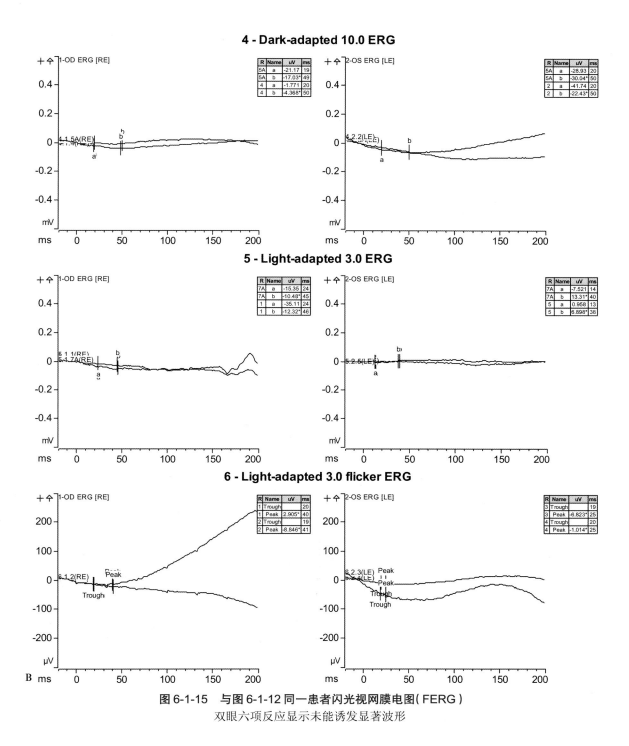

图 6-1-15 与图 6-1-12 同一患者闪光视网膜电图（FERG）

双眼六项反应显示未能诱发显著波形

图点评：

该患者双眼眼球水平震颤，导致 FERG 结果稳定性较正常情况欠佳，尽管如此 FERG6 项反应均熄灭，提示该患者全视网膜的整体感光功能严重下降，导致患者双眼视野弥漫缺损。

三、X- 连锁青少年视网膜劈裂

【概述】

X- 连锁青少年视网膜劈裂（X-linked congenital retinoschisis，XLRS），是一种 X- 连锁隐性遗传疾病，男性发病出生时就已存在，较获得性视网膜劈裂为少见，玻璃体积血和视网膜脱离是最严重的并发症。由 Xp22-RS1 基因突变引起。黄斑中心凹劈裂被认为是 XLRS 的特征性表现，发生率 98%～100%，周边视网膜劈裂约占 50%，这种视网膜劈裂是位于神经上皮层间的劈裂，血管变化比较显著。

【临床特征】

发病年龄平均 6～31 岁，眼底改变典型表现为黄斑区星状黄斑囊样外观，伴有轻到中度视力下降，伴或不伴周边视网膜劈裂，最常见于颞下方周边视网膜。所有 X- 连锁青少年视网膜劈裂的病例都伴有黄斑劈裂，但劈裂程度会有所不同，从轻度的内层和外层囊腔样劈裂，到非常明显的中心凹囊腔样变，甚至延伸到黄斑临近的区域，周边视网膜劈裂因玻璃体牵拉，视网膜内层囊腔和外层裂孔可导致视网膜脱离以及玻璃体积血。视网膜劈裂患者的 FERG 有典型改变，即 a 波异常宽大，而 b 波幅值显著降低，形成典型 FERG 负波形改变。

X- 连锁青少年视网膜劈裂常选择电生理检查为 FERG，可以显示 FERG 典型负波形。

【病例 1】

患者男性，29 岁，自述视力下降 3 年，曾在外院诊断双眼葡萄膜炎，双眼黄斑水肿，曾接受强的松治疗，效果欠佳。父母视力尚好，外公视力不好，已去世。眼部查体：视力：右眼 0.15，左眼 0.25。眼压：右眼 19mmHg，左眼 20mmHg。经专科检测（图 6-1-16～图 6-1-18）以及基因筛查后诊断为 RS1 基因突变导致的 X- 连锁青少年视网膜劈裂。

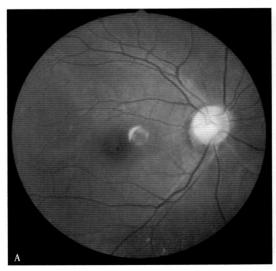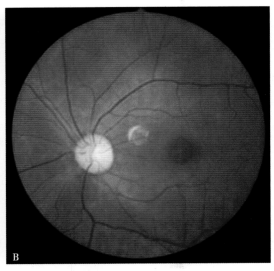

图 6-1-16　X- 连锁青少年视网膜劈裂患者双眼眼底照相

A、B. 双眼黄斑区视网膜色素紊乱，中心凹反光弥散

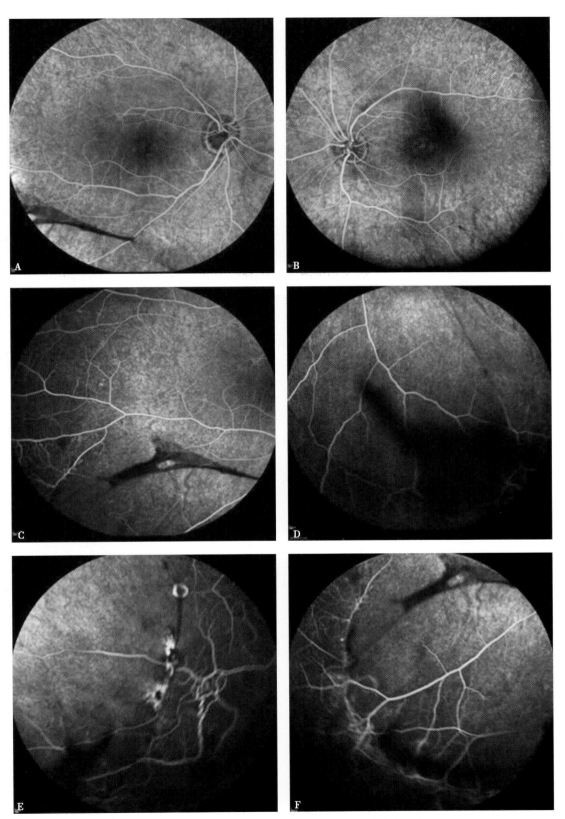

图6-1-17 与图6-1-16同一患者眼底自发荧光（AF）

A、B. 双眼黄斑区花瓣样强荧光，拱环结构不见；C~F. 周边视网膜血管迂曲、毛细血管扩张，轻微荧光渗漏其间可见条索状弱荧光及纱幕状改变

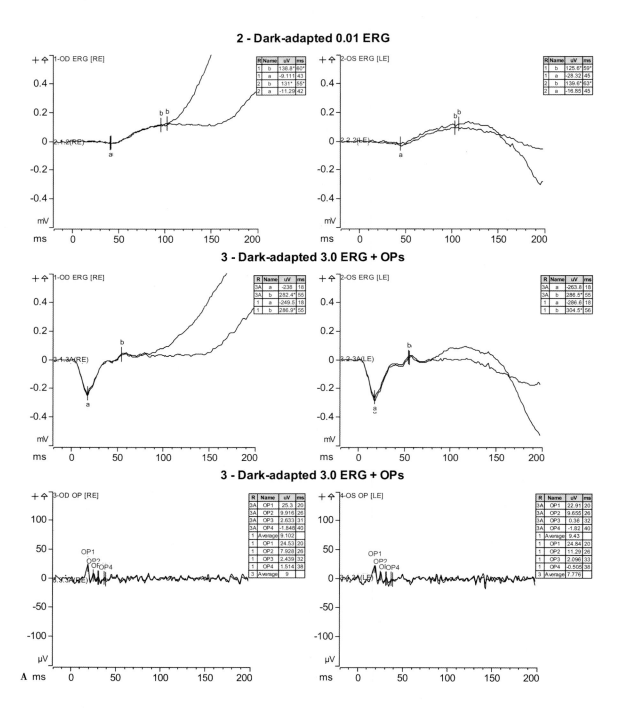

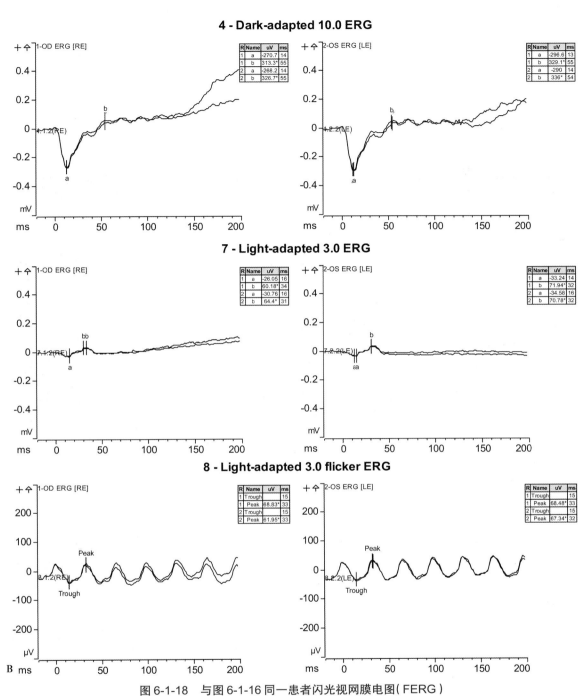

图6-1-18　与图6-1-16同一患者闪光视网膜电图（FERG）
双眼a波异常宽大，而b波低平，形成典型FERG负波形改变

图点评：

　　该患者诊断双眼XLRS的依据：双眼眼底改变和FERG典型特征。FERG显示a波正常，b波幅值降低，呈负波形改变。b波振幅降低源于视网膜内光感受器细胞活性减少，表明视网膜劈裂患者视网膜功能变化涉及视网膜神经上皮层全层传导功能异常。

【病例2】

患者男性，19岁，自幼双眼中心视力差。眼部查体：视力：右眼0.3，左眼0.15。眼压：右眼15mmHg，左眼15mmHg。双眼前节未见异常，双眼眼底检查黄斑中心可见轮辐样外观。父母视力正常，眼底未见异常改变，外公视力差，已去世。经专科检测（图6-1-19～图6-1-21）以及基因筛查后诊断为 *RS1* 基因突变导致的X-连锁青少年视网膜劈裂。

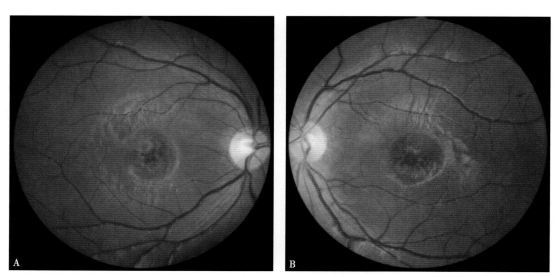

图6-1-19　X-连锁青少年视网膜劈裂患者双眼眼底照相
A、B. 双眼黄斑区视网膜色素紊乱，可见斑点状沉积物，外观呈轮辐状

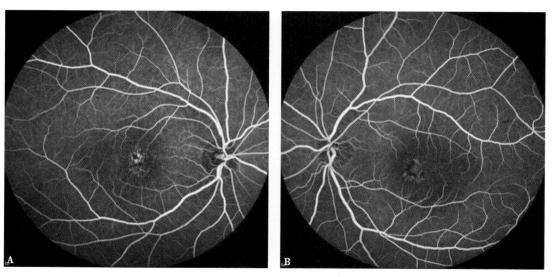

图6-1-20　与图6-1-19同一患者荧光素眼底血管造影（FFA）
A、B. 双眼黄斑区斑驳状强荧光，拱环结构不见

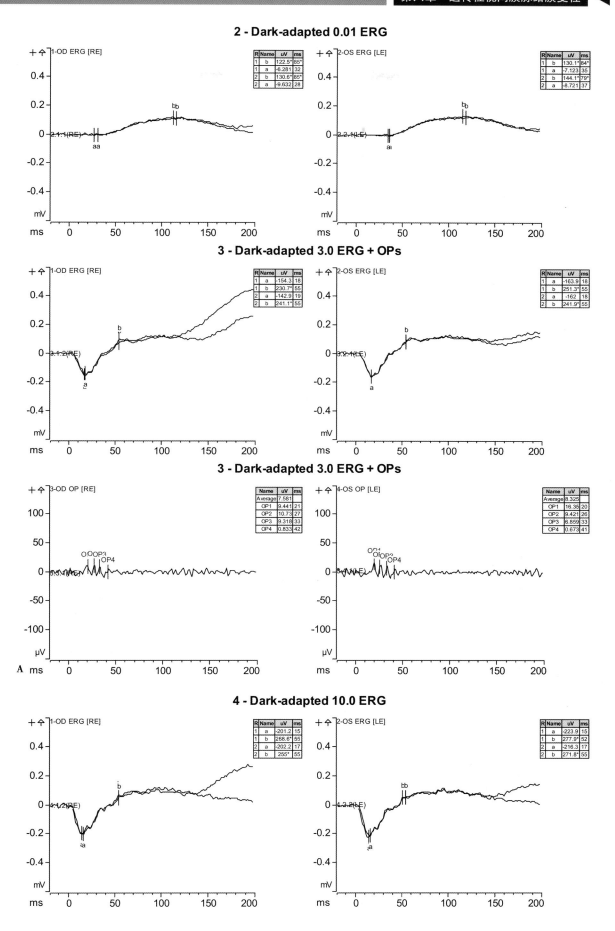

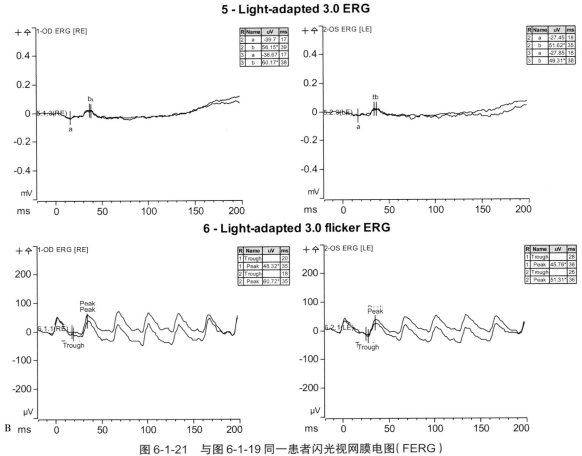

5 - Light-adapted 3.0 ERG

6 - Light-adapted 3.0 flicker ERG

图 6-1-21　与图 6-1-19 同一患者闪光视网膜电图（FERG）

双眼 FERG 显示明视和暗适 a 波宽大、波深，b 波降低，呈典型负波形改变

图点评：

根据患者双眼眼底黄斑区囊样改变，FERG 呈典型负波形，表现为明适应和暗适应 ERG 中的 a 波变宽、波谷变深，而 b 波的振幅变化幅度显著低于 a 波，结合眼底改变符合青少年 X 连锁先天性视网膜劈裂诊断。

四、Best 卵黄样黄斑营养不良

【概述】

Best 卵黄样黄斑营养不良（Best vitelliform macular dystrophy，BVMD），又称 Best 病，是一种常染色体显性遗传疾病，但各患者间外显率不同。临床特点为淡黄色脂褐质沉积于视网膜色素上皮下和（或）视网膜下。Best 病的突变基因 *VMD2* 编码 bestrophin 蛋白，是位于视网膜色素上皮细胞基底膜上的 Ca^{2+} 敏感氯离子通道蛋白。眼底自发荧光对检测 Best 卵黄样黄斑营养不良患者的脂褐质积累有诊断意义，EOG 是评价 Best 病继发的视网膜色素上皮功能的敏感指标。

【临床特征】

临床表现为双眼中心视力同步降低或先后降低。眼底表现多样，可能表现为眼底黄斑区透明的局限性囊样视网膜脱离，伴或不伴黄色物质沉积，或范围较大波及后极部甚至 2 级血管弓以外，病变多灶、多样，后期可发生视网膜色素上皮增生和瘢痕。典型的黄斑区视网膜病变经历"卵黄"破裂、吸收，瘢痕和地图样萎缩，可并发黄斑 CNV。脂褐质堆积将导致自发荧光增强，而伴随的视网膜色素上皮萎缩可出现自发荧光减弱。EOG 表现为光反应明显丧失，明暗适应比低于 1.5（常为 2.1）。

【病例】

患者女性，7岁，3岁时被家长发现双眼"对眼"，否认家族史。眼部查体：视力：右眼0.4，左眼0.1。眼压：右眼16mmHg，左眼13mmHg。经专科检测（图6-1-22～图6-1-28）后诊断为Best卵黄样黄斑营养不良。

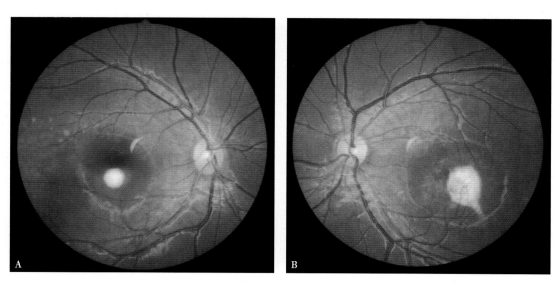

图6-1-22　Best卵黄样黄斑营养不良患者双眼眼底照相

A、B. 双眼黄斑区间灰白色卵黄样病灶，边界清楚，左眼病灶形态不规则（卵黄样病灶已破裂）

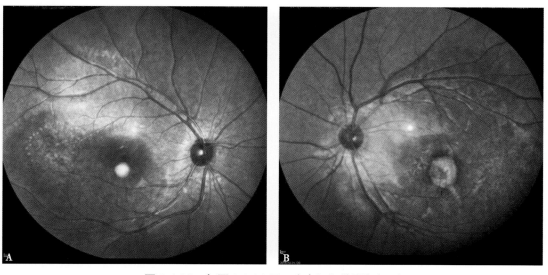

图6-1-23　与图6-1-22同一患者远红外照相（IR）

A、B. 双眼黄斑区类圆形强荧光病灶，边界清楚

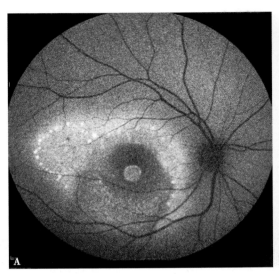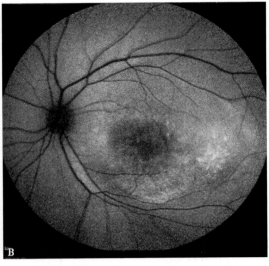

图 6-1-24　与图 6-1-22 同一患者眼底自发荧光（AF）

A、B. 双眼黄斑区斑点状强弱荧光，右眼黄斑中心外下方见类圆形强荧光，边界清楚

Central 30-2 Threshold Test

Fixation Monitor: Blind Spot	**Stimulus:** V, White	**Pupil Diameter:**	Date: 08-20-2019
Fixation Target: Central	**Background:** 31.5 ASB	**Visual Acuity:**	Time: 2:36 PM
Fixation Losses: 3/23	**Strategy:** Full Threshold	RX:　DS　DC X	Age: 11
False POS Errors: 0/15			
False NEG Errors: 2/14			
Test Duration: 13:29			

Fovea: OFF

Threshold Graytone

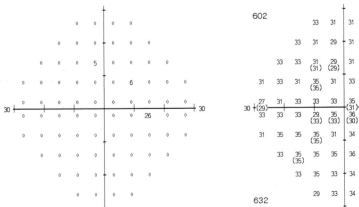

Defect Depth (dB)

Threshold (dB)

◦ = Within 4 dB of Expected

Central Reference: 37 dB

A

Central 30-2 Threshold Test

Fixation Monitor: Blind Spot   Stimulus: V, White   Pupil Diameter: Date: 08-20-2019

Fixation Target: Central   Background: 31.5 ASB   Visual Acuity: Time: 2:55 PM

Fixation Losses: 16/26 xx   Strategy: Full Threshold   RX: DS   DC X   Age: 11

False POS Errors: 0/18

False NEG Errors: 3/16

Test Duration: 15:46

Fovea: OFF

Threshold Graytone

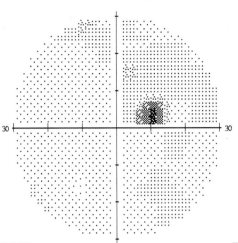

Defect Depth (dB)

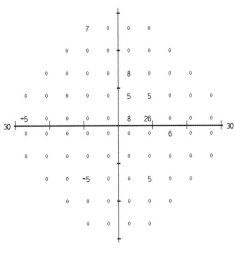

Threshold (dB)

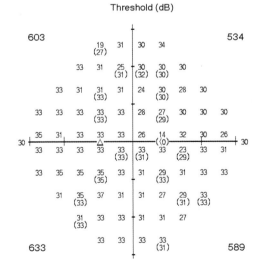

○ = Within 4 dB of Expected

Central Reference: 35 dB

B

OD

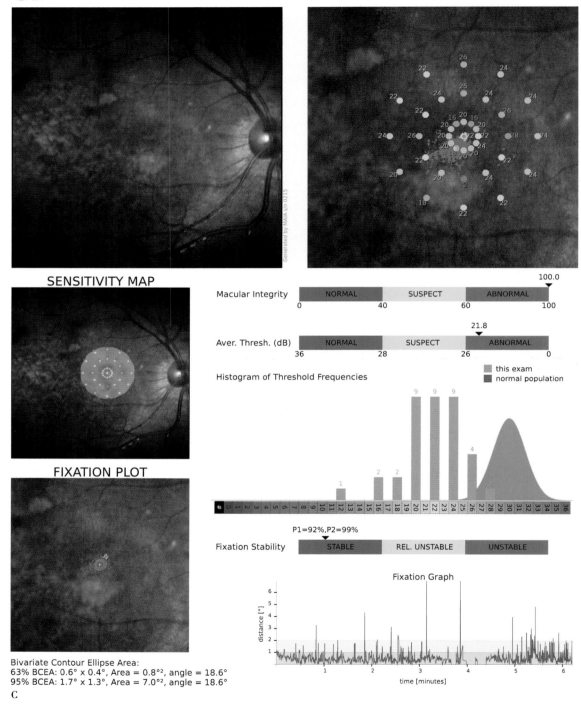

SENSITIVITY MAP

FIXATION PLOT

Bivariate Contour Ellipse Area:
63% BCEA: 0.6° x 0.4°, Area = 0.8°², angle = 18.6°
95% BCEA: 1.7° x 1.3°, Area = 7.0°², angle = 18.6°

C

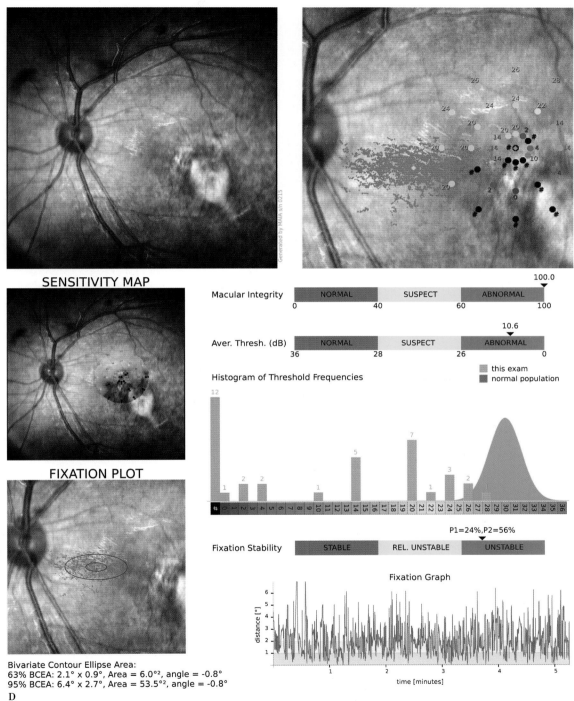

OS

SENSITIVITY MAP

FIXATION PLOT

Bivariate Contour Ellipse Area:
63% BCEA: 2.1° x 0.9°, Area = 6.0°², angle = -0.8°
95% BCEA: 6.4° x 2.7°, Area = 53.5°², angle = -0.8°

D

图 6-1-25　与图 6-1-22 同一患者全视野及微视野

A. 全视野：右眼黄斑区视敏度降低，B. 左眼黄斑区视野缺损；C、D. 微视野：双眼视敏度降低

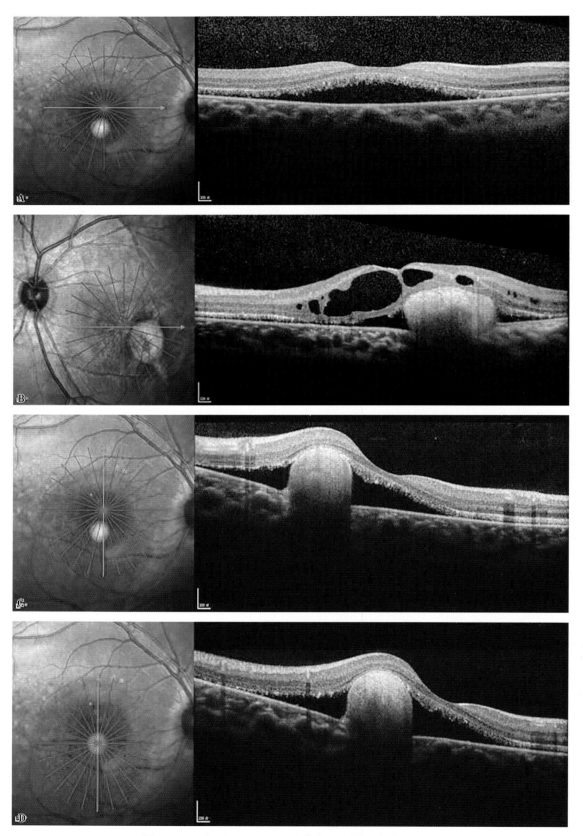

图 6-1-26　与图 6-1-22同一患者相干光断层成像（OCT）

A～D．双眼黄斑中心凹下方 RPE/ 脉络膜复合带下类圆形隆起高反射，其内见不均匀强反射，视网膜神经上皮层下局限性无反射暗区，层间可见颗粒状中高反射，右眼黄斑旁中心下方和左眼黄斑中心凹下可见局限性指状隆起高反射，左眼黄斑区内核层和外核层可见囊腔样无反射暗区

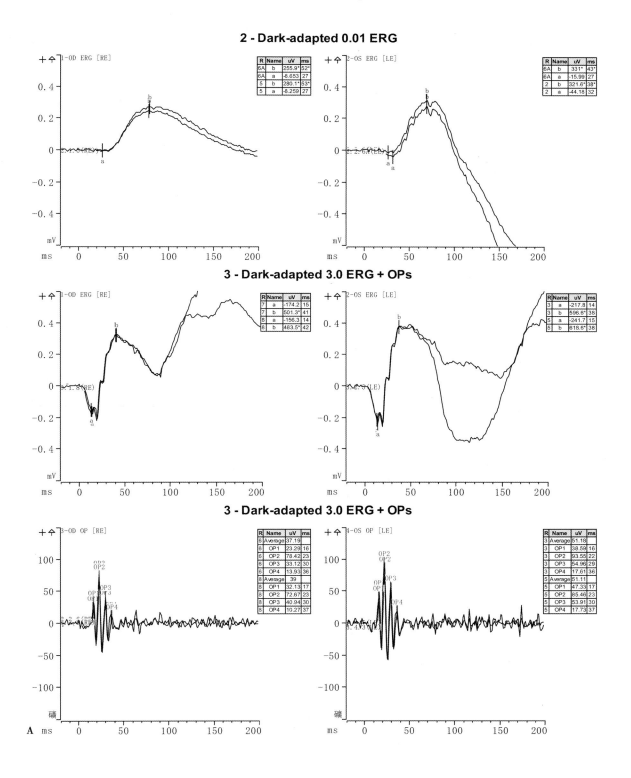

2 - Dark-adapted 0.01 ERG

3 - Dark-adapted 3.0 ERG + OPs

3 - Dark-adapted 3.0 ERG + OPs

A

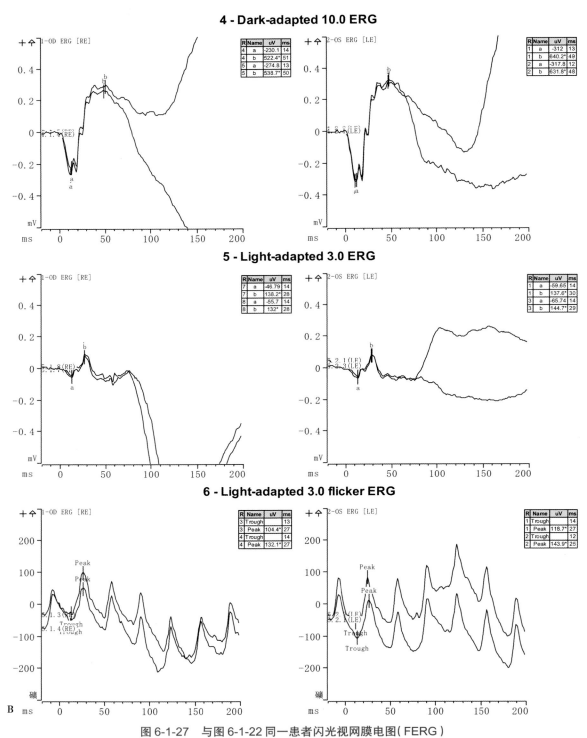

4 - Dark-adapted 10.0 ERG

5 - Light-adapted 3.0 ERG

6 - Light-adapted 3.0 flicker ERG

图 6-1-27　与图 6-1-22 同一患者闪光视网膜电图（FERG）
双眼视杆反应大致正常，视锥反应 b 波幅值低于正常值

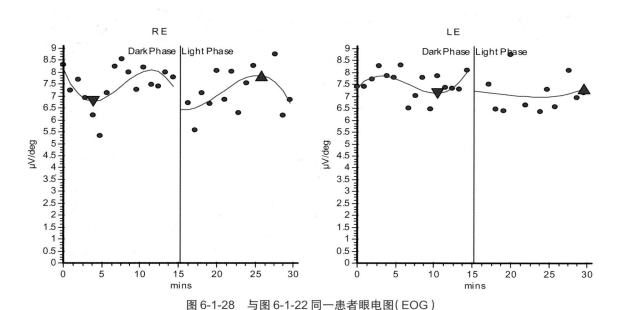

图 6-1-28　与图 6-1-22 同一患者眼电图（EOG）

双眼 Arden 值低于 1.8

图点评：

患者双眼前节未见异常，眼底见黄斑区黄白色病灶，局部隆起，黄斑中心凹反光不见，AF 显示双眼后极部异常高 AF，黄斑区视敏度降低，左眼黄斑局灶性视野缺损，OCT 显示黄斑中心凹下视网膜神经上皮脱离，层下可见颗粒状沉积物，层间可见大小不等囊腔样低反射，中心凹下局部可见隆起圆顶状高反射，其后反射衰减。FERG 视杆正常，视锥降低，表明该患者视网膜视锥细胞功能受损显著，这与眼底病变局限在黄斑区有关。同时 EOG 检查显示双眼 Arden 值低于 2.1，表明患者的视网膜色素上皮功能弥漫损害，以上眼底影像和功能变化特点符合 Best 病诊断，由于目前尚无有效治疗手段，建议患者定期复查眼底。

五、Stargardt 病

【概述】

Stargardt 病（Stargardt disease，STGD）又称 Stargardt 黄斑营养不良，眼底黄色斑点症。是一种原发性视网膜色素上皮层的常染色体隐性遗传性眼病。多见于青少年时期发病，双眼中心视力进行性下降。组织病理学改变主要是色素上皮细胞中脂褐质聚集，病变多位于 RPE 水平，最终导致感光细胞死亡。常见的致病基因为 *ABCA4* 突变，发病率约为 1～10/10 000。

【临床特征】

临床表现多样，大部分患者从小中心视力差，视力多在 0.1 或以下。伴随色觉改变。眼底表现多样，可表现为黄斑区多彩样反光的"捶打青铜"样外观，伴或不伴斑点状黄色颗粒沉积，也可表现为"牛眼状"斑点状外观黄斑椭圆形萎缩区及其周围视网膜的黄色斑点。眼底自发荧光都表现为视盘旁环形正常区域。约 70% 的 Stargardt 病患者中，荧光素血管造影可见"暗脉络膜"征。FERG 显示视锥反应降低，mfERG 中心反应降低。

【病例 1】

患者女性，22 岁，自幼双眼视力差，否认家族史。眼部查体：视力：右眼 0.25，左眼 0.1。眼压：右眼 20mmHg，左眼 19mmHg。经专科检查（图 6-1-29～图 6-1-35）后诊断为 Stargardt 病。

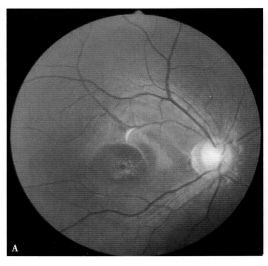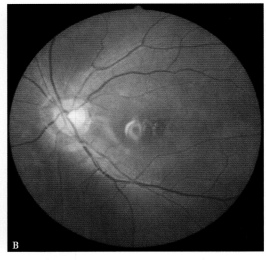

图 6-1-29　Stargardt 病患者双眼眼底照相
A、B. 双眼黄斑区色素紊乱，中心凹反光不见

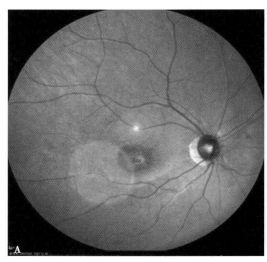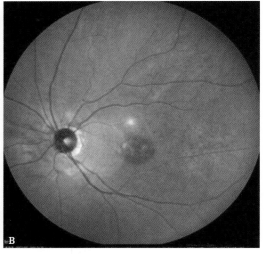

图 6-1-30　与图 6-1-29 同一患者眼底远红外照相（IR）
A、B. 双眼黄斑区呈现中黑 - 外亮 - 外环黑异常改变

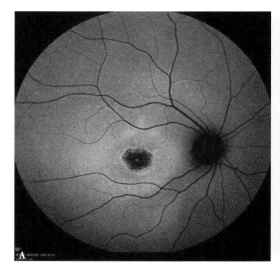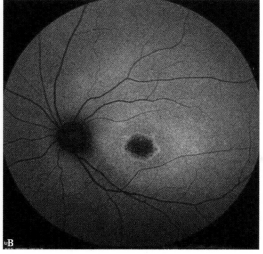

图 6-1-31　与图 6-1-29 同一患者眼底自发荧光（AF）
A、B. 双眼黄斑区斑块状弱荧光，外围以强荧光环绕，其外围显示弥漫较高 AF

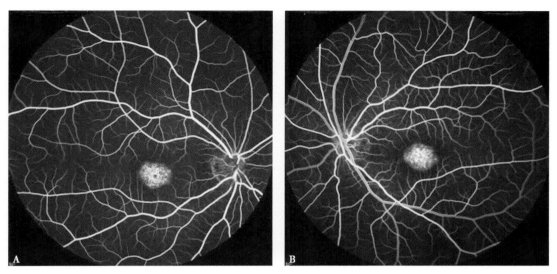

图 6-1-32　与图 6-1-29同一患者荧光素眼底血管造影（FFA）

A、B. FFA 双眼黄斑区类圆形强荧光，其间点状弱荧光，拱环结构不见，背景荧光暗（即脉络膜湮灭）

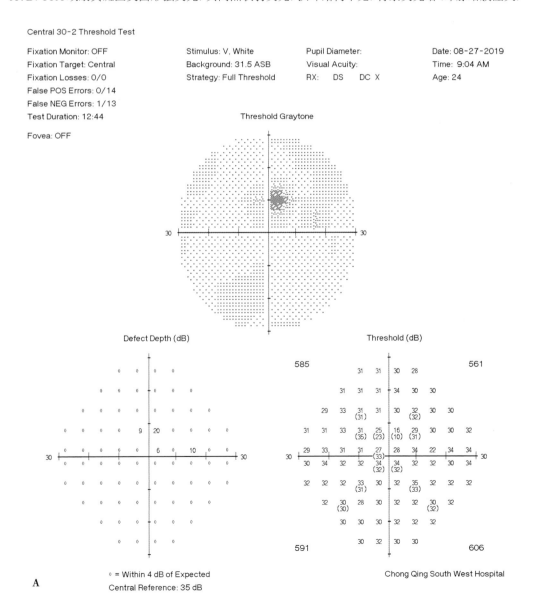

Central 30-2 Threshold Test

Fixation Monitor: Gaze Track
Fixation Target: Central
Fixation Losses: 0/0
False POS Errors: 0/13
False NEG Errors: 0/11
Test Duration: 11:48

Fovea: OFF

Stimulus: V, White
Background: 31.5 ASB
Strategy: Full Threshold
RX:　DS　DC X

Pupil Diameter: 4.4 mm
Visual Acuity:

Date: 08-27-2019
Time: 9:19 AM
Age: 24

Threshold Graytone

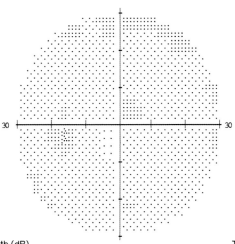

Defect Depth (dB)

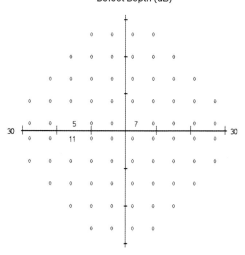

Threshold (dB)

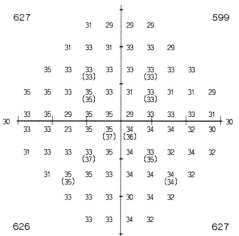

° = Within 4 dB of Expected
Central Reference: 37 dB

Chong Qing South West Hospital

B

OD

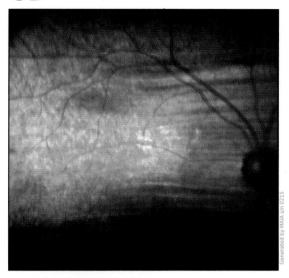

Generated by MAIA s/n 0215

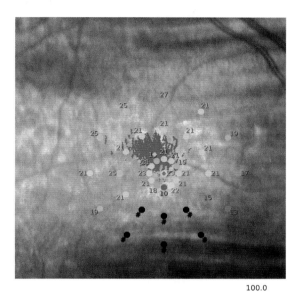

SENSITIVITY MAP

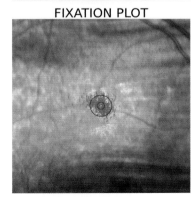

FIXATION PLOT

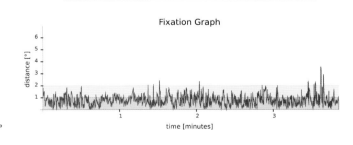

Bivariate Contour Ellipse Area:
63% BCEA: 0.7° x 0.7°, Area = 1.7°², angle = -41.2°
95% BCEA: 2.2° x 2.2°, Area = 15.5°², angle = -41.2°

C

Macular Integrity	NORMAL	SUSPECT	ABNORMAL	100.0
	0	40	60	100

Aver. Thresh. (dB)	NORMAL	SUSPECT	ABNORMAL	17.0
	36	27	26	0

Histogram of Threshold Frequencies

■ this exam
■ normal population

Fixation Stability

P1=74%, P2=99%

STABLE	REL. UNSTABLE	UNSTABLE

Fixation Graph

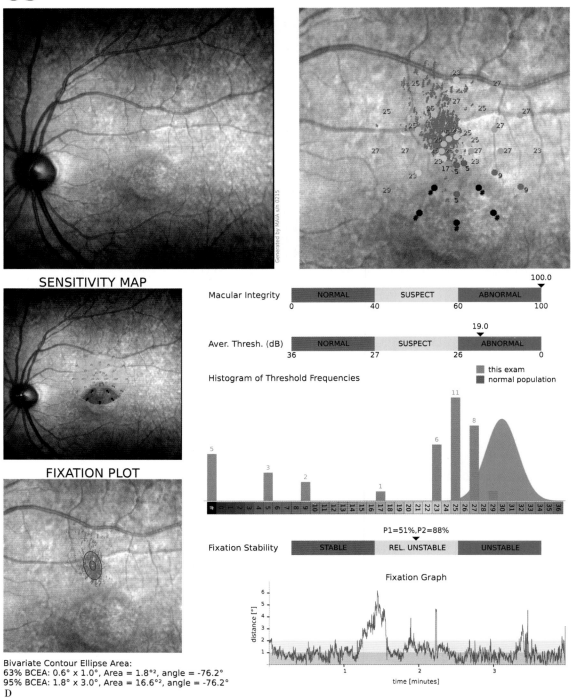

图 6-1-33　与图 6-1-29 同一患者全视野及微视野

A、B. 全视野：显示旁中心暗点；C、D. 微视野：显示双眼中心视野缺损，旁中心暗点，双眼旁中心注视，固视上移

Multifocal ERG

Right

Traces

Retinal View

me103h4md75_2018-12-14_11-39-26_Right

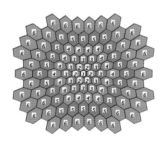

500 nV

0   80 ms

3D

Retinal View

me103h4md75_2018-12-14_11-39-26_Right

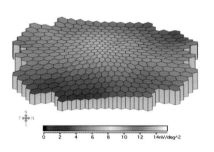

0 2 4 6 8 10 12 14nV/deg^2

Response Densities Ring Ratios

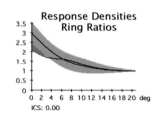

ICS: 0.00

Implicit Times Ring Ratios

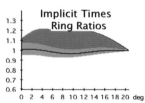

Ring

Retinal View

R

me103h4md75_2018-12-14_11-39-26_Right

SW_Normals_Reference(7,me103h4md75,Left,C1)

SW_Normals_Reference(7,me103h4md75,Right,C1)

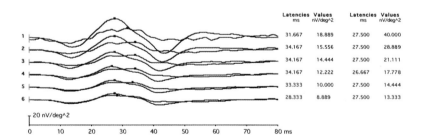

	Latencies ms	Values nV/deg^2	Latencies ms	Values nV/deg^2
1	31.667	18.889	27.500	40.000
2	34.167	15.556	27.500	28.889
3	34.167	14.444	27.500	21.111
4	34.167	12.222	26.667	17.778
5	33.333	10.000	27.500	14.444
6	28.333	8.889	27.500	13.333

20 nV/deg^2

0 10 20 30 40 50 60 70 80 ms

A

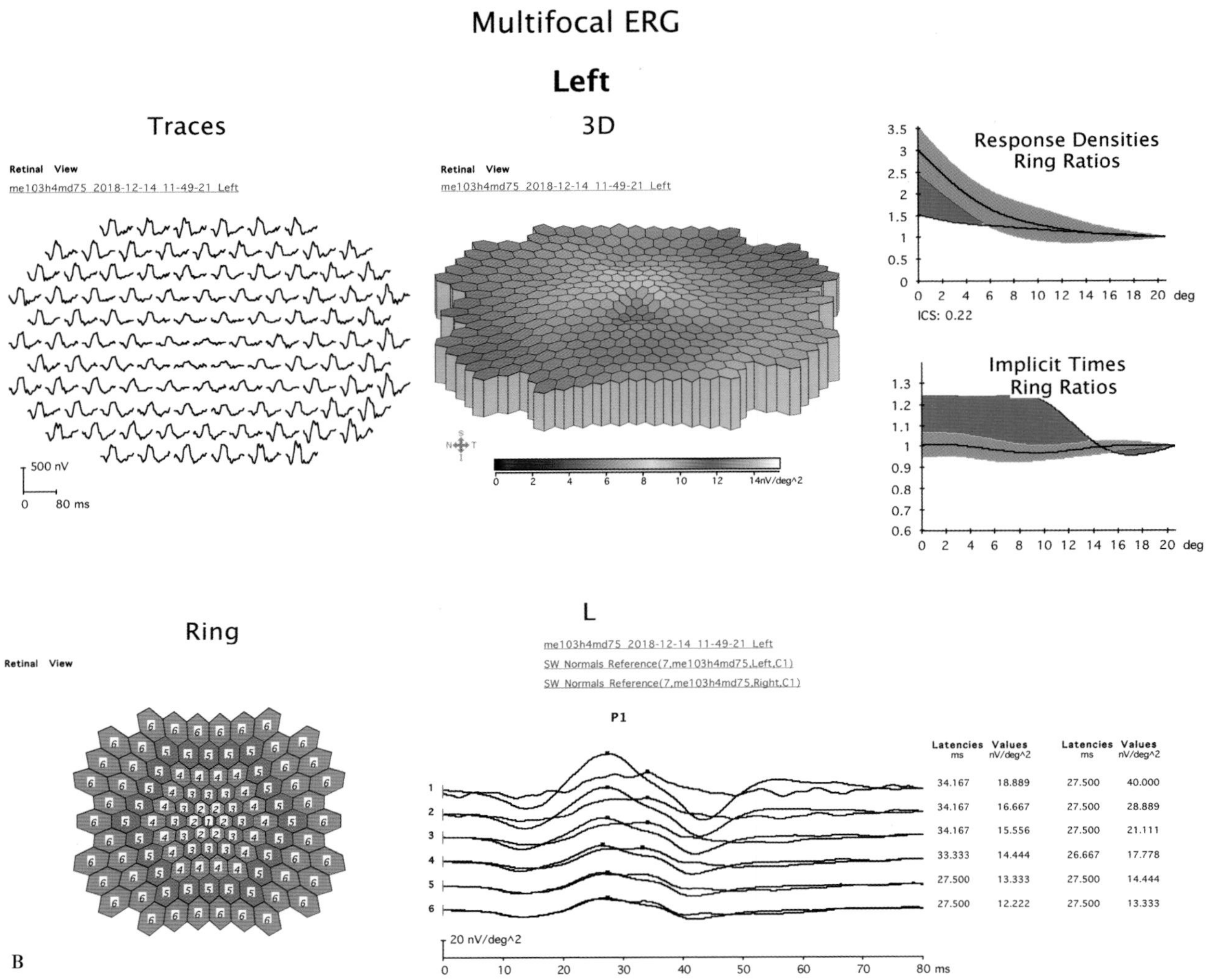

图 6-1-34 与图 6-1-29 同一患者多焦视网膜电图多焦视网膜电图（mfERG）

A、B. 双眼下半侧黄斑波形低平

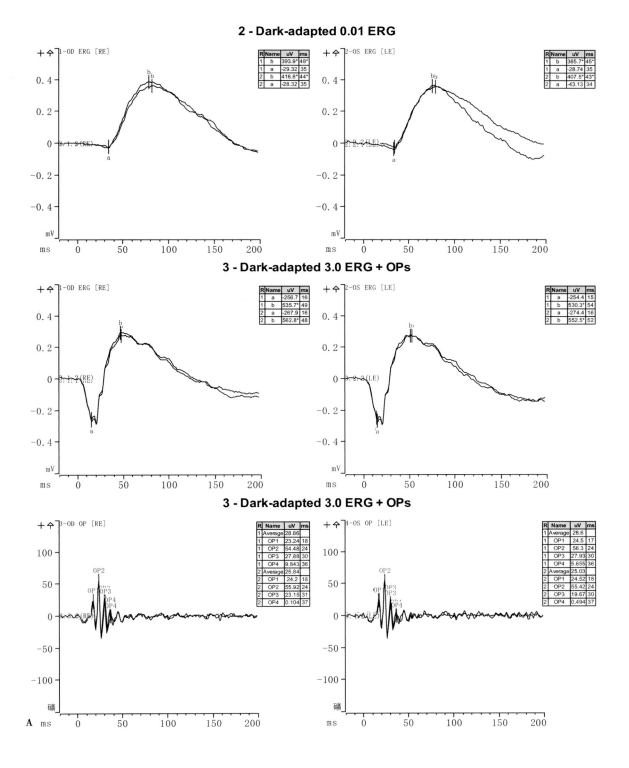

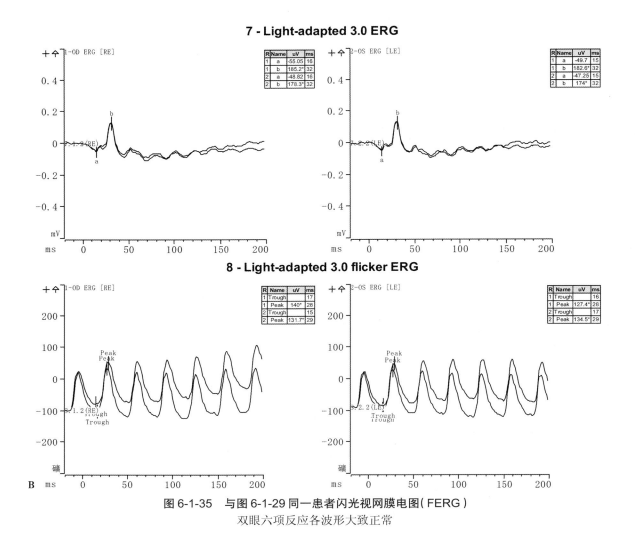

7 - Light-adapted 3.0 ERG

R	Name	uV	ms
1	a	-55.05	16
1	b	185.2*	32
2	a	-48.82	16
2	b	178.3*	32

R	Name	uV	ms
1	a	-49.7	15
1	b	182.6*	32
2	a	-47.25	15
2	b	174*	32

8 - Light-adapted 3.0 flicker ERG

R	Name	uV	ms
1	Trough		17
1	Peak	140*	28
2	Trough		15
2	Peak	131.7*	29

R	Name	uV	ms
1	Trough		16
1	Peak	127.4*	28
2	Trough		17
2	Peak	134.5*	29

图 6-1-35　与图 6-1-29 同一患者闪光视网膜电图（FERG）
双眼六项反应各波形大致正常

图点评：

　　患者双眼 FERG 显示 5 项反应的各个波形振幅和潜时均正常，表明患者的视网膜整体感光功能和内层视网膜功能正常。但多焦 ERG 显示黄斑中心及下半侧反应低平，表明患者黄斑区局部功能明显受损，中心注视偏移到黄斑上半侧，与 30°视野和微视野改变是一致的。

【病例 2】

　　患者女性，19 岁，双眼视力下降 10 年，无家族史，父母无视觉异常表现。眼部查体：视力：右眼 0.04（−2.50DS/−1.25DC×160=0.1），左眼 0.02（−2.25DS/−2.00DC×175=0.05）。眼压：右眼 16.9mmHg，左眼 14.2mmHg。经专科检查（图 6-1-36～图 6-1-41）以及基因筛查后诊断为 *ABCA4* 基因复合杂合突变导致的 Stargardt 病。

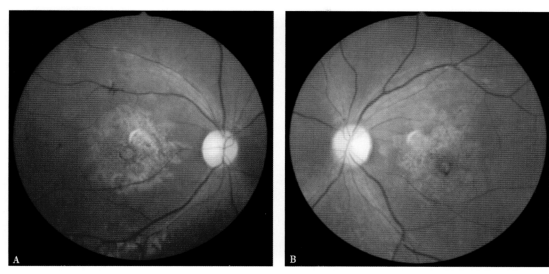

图 6-1-36 Stargardt 病患者双眼眼底照相
A、B. 双眼后极部视网膜晦暗，黄斑区色素紊乱，呈金箔样反光

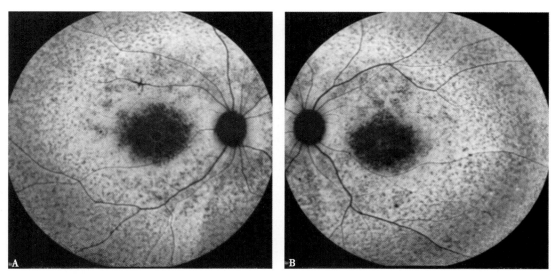

图 6-1-37 与图 6-1-36 同一患者眼底自发荧光（AF）AF：
A、B. 双眼黄斑区斑块状弱荧光，除此之外的后极部视网膜呈广泛椒盐状弱荧光

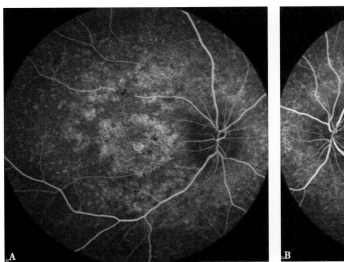
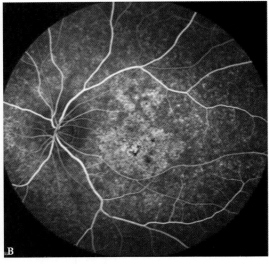

图 6-1-38　与图 6-1-36 同一患者荧光素眼底血管造影（FFA）

A、B. 静脉期双眼黄斑区及视盘鼻侧视网膜斑驳状强荧光，其间点状弱荧光，拱环结构不见

Central 30-2 Threshold Test

Fixation Monitor: Blind Spot	Stimulus: V, White	Pupil Diameter:	Date: 11-08-2017
Fixation Target: Central	Background: 31.5 ASB	Visual Acuity:	Time: 2:52 PM
Fixation Losses: 0/29	Strategy: Full Threshold	RX:　DS　DC X	Age: 18
False POS Errors: 0/21			
False NEG Errors: 0/19			
Test Duration: 17:41			

Fovea: OFF

Threshold Graytone

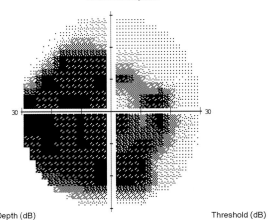

Defect Depth (dB)

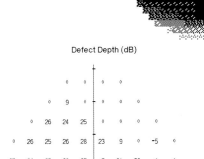

Threshold (dB)

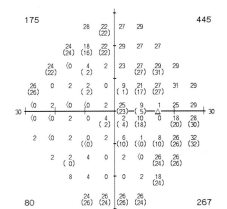

° = Within 4 dB of Expected

Central Reference: 30 dB xx

XINAN HOSPITAL

A

Central 30-2 Threshold Test

Fixation Monitor: Blind Spot
Fixation Target: Central
Fixation Losses: 8/34 xx
False POS Errors: 1/24
False NEG Errors: 1/8
Test Duration: 20:57

Fovea: OFF

Stimulus: V, White
Background: 31.5 ASB
Strategy: Full Threshold

Pupil Diameter:
Visual Acuity:
RX:　DS　DC　X

Date: 11-08-2017
Time: 3:11 PM
Age: 18

Threshold Graytone

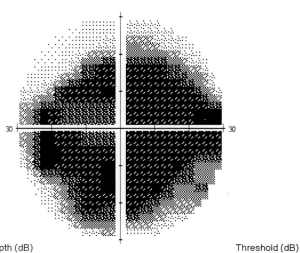

Defect Depth (dB)

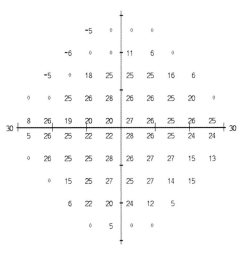

Threshold (dB)

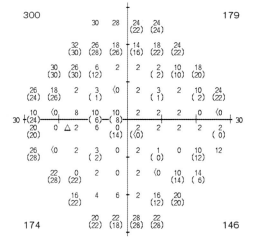

° = Within 4 dB of Expected
Central Reference: 30 dB xx

B

XINAN HOSPITAL

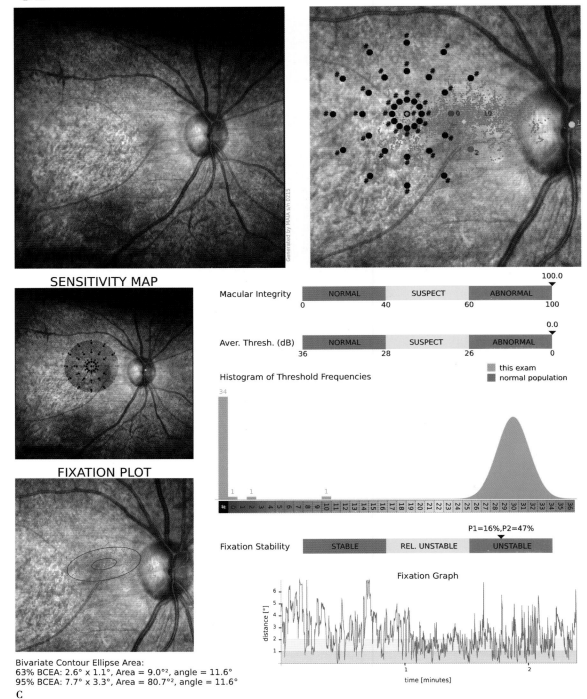

OD

SENSITIVITY MAP

FIXATION PLOT

Bivariate Contour Ellipse Area:
63% BCEA: 2.6° x 1.1°, Area = 9.0°², angle = 11.6°
95% BCEA: 7.7° x 3.3°, Area = 80.7°², angle = 11.6°

C

Macular Integrity — NORMAL SUSPECT ABNORMAL — 100.0
0   40   60   100

Aver. Thresh. (dB) — NORMAL SUSPECT ABNORMAL — 0.0
36   28   26   0

Histogram of Threshold Frequencies
■ this exam
■ normal population

Fixation Stability — STABLE REL. UNSTABLE UNSTABLE
P1=16%,P2=47%

Fixation Graph
distance [°]
time [minutes]

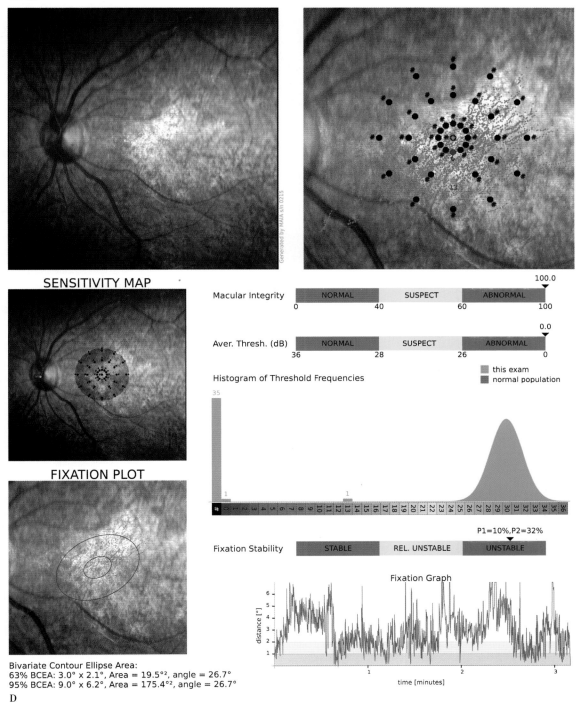

图 6-1-39 与图 6-1-36 同一患者全视野及微视野

A、B. 全视野：显示双眼中心视野弥漫视敏度降低；C、D. 微视野：显示双眼中心视敏度降低

Multifocal ERG

Right

Traces

Retinal View

me103h4md75 2017-11-09 14-48-03 Right

500 nV

0   80 ms

3D

Retinal View

me103h4md75 2017-11-09 14-48-03 Right

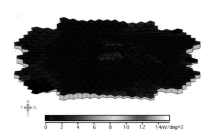

0 2 4 6 8 10 12 14nV/deg^2

Response Densities Ring Ratios

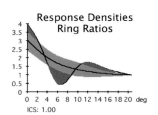

ICS: 1.00

Implicit Times Ring Ratios

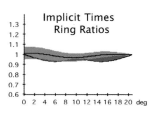

Ring

Retinal View

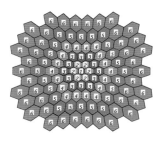

A

R

me103h4md75 2017-11-09 14-48-03 Right

SW Normals Reference(7,me103h4md75,Left,C1)

SW Normals Reference(7,me103h4md75,Right,C1)

P1

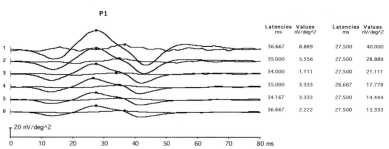

	Latencies ms	Values nV/deg^2	Latencies ms	Values nV/deg^2
1	36.667	8.889	27.500	40.000
2	35.000	5.556	27.500	28.889
3	34.000	1.111	27.500	21.111
4	35.000	3.333	26.667	17.778
5	34.167	3.333	27.500	14.444
6	36.667	2.222	27.500	13.333

20 nV/deg^2

0   10   20   30   40   50   60   70   80 ms

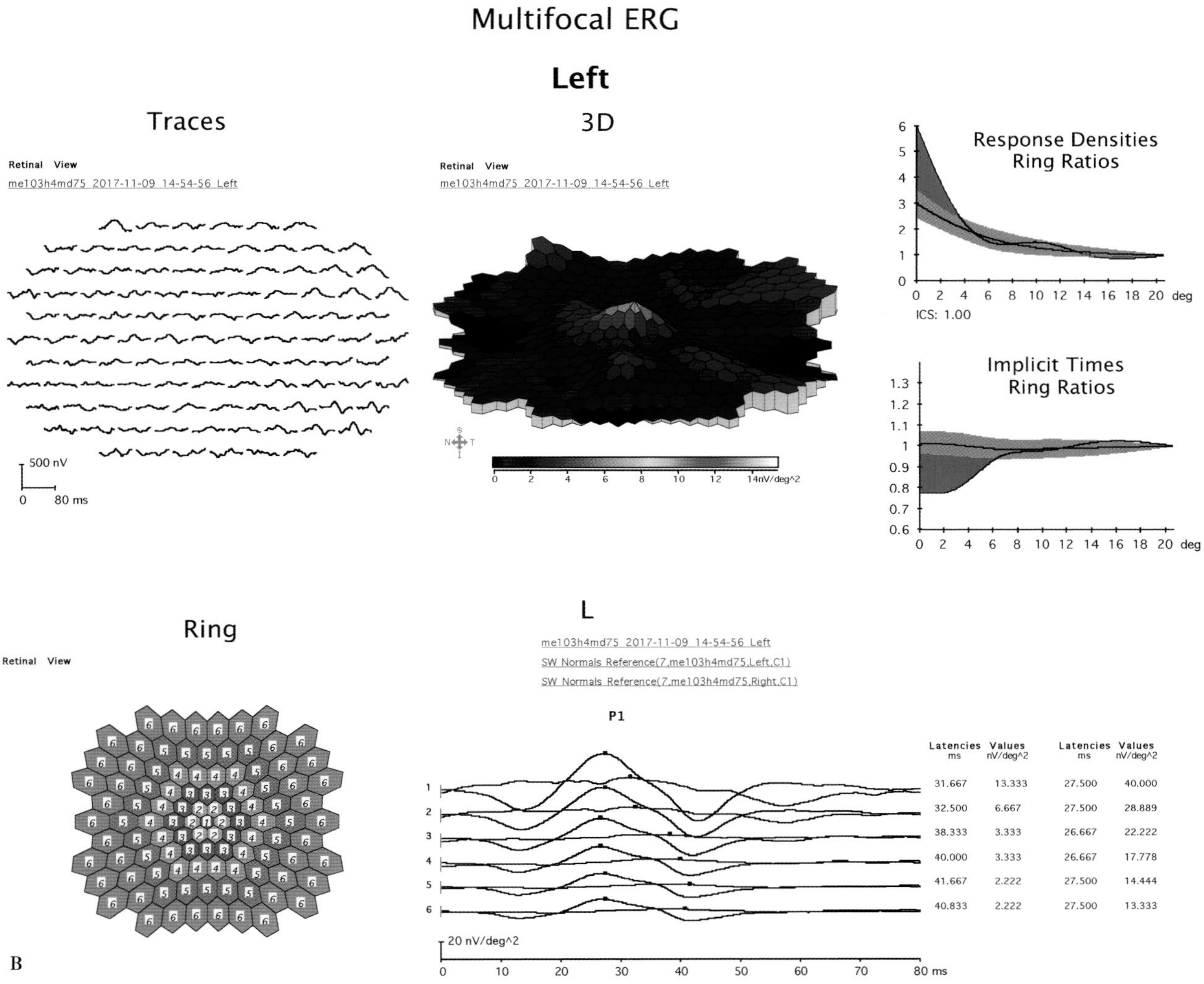

Multifocal ERG

Left

Traces

Retinal View
me103h4md75 2017-11-09 14-54-56 Left

500 nV

0   80 ms

3D

Retinal View
me103h4md75 2017-11-09 14-54-56 Left

N S T

0 2 4 6 8 10 12 14nV/deg^2

Response Densities Ring Ratios

0 2 4 6 8 10 12 14 16 18 20 deg
ICS: 1.00

Implicit Times Ring Ratios

0 2 4 6 8 10 12 14 16 18 20 deg

Ring

Retinal View

L

me103h4md75 2017-11-09 14-54-56 Left
SW Normals Reference(7,me103h4md75,Left,C1)
SW Normals Reference(7,me103h4md75,Right,C1)

P1

	Latencies ms	Values nV/deg^2	Latencies ms	Values nV/deg^2
1	31.667	13.333	27.500	40.000
2	32.500	6.667	27.500	28.889
3	38.333	3.333	26.667	22.222
4	40.000	3.333	26.667	17.778
5	41.667	2.222	27.500	14.444
6	40.833	2.222	27.500	13.333

20 nV/deg^2

0 10 20 30 40 50 60 70 80 ms

B

图 6-1-40 与图 6-1-36 同一患者多焦视网膜电图(mfERG)
A、B. 双眼波形平坦,中心及周围各环振幅广泛降低

2 - Dark-adapted 0.01 ERG

R	Name	uV	ms
3A	b	67.59*	51*
3A	a	0.335	40
2	b	71.55*	51*
2	a	0.75	41

R	Name	uV	ms
3A	b	75.32*	47*
3A	a	-4.761	40
2	b	80.49*	47*
2	a	-3.564	40

3 - Dark-adapted 3.0 ERG + OPs

R	Name	uV	ms
1	a	-72.58	20
1	b	175.4*	56
2	a	-64.94	20
2	b	178.3*	55

R	Name	uV	ms
1	a	-72.24	20
1	b	206*	53
2	a	-58.79	20
2	b	203.7*	55

3 - Dark-adapted 3.0 ERG + OPs

R	Name	uV	ms
1	Average	8.434	
1	OP1	6.865	22
1	OP2	15.64	28
1	OP3	10.69	35
1	OP4	0.538	42
2	Average	6.718	
2	OP1	1.623	22
2	OP2	13.73	28
2	OP3	5.325	35
2	OP4	6.194	42

R	Name	uV	ms
1	Average	6.098	
1	OP1	2.003	22
1	OP2	12.94	28
1	OP3	4.206	35
1	OP4	5.241	42
2	Average	6.156	
2	OP1	0.728	23
2	OP2	13.81	28
2	OP3	6.111	35
2	OP4	3.97	42

A

4 - Dark-adapted 10.0 ERG

R	Name	uV	ms
1	a	-116.2	18
1	b	246.7*	59
2	a	-125.9	18
2	b	238.5*	58

R	Name	uV	ms
1	a	-114.5	18
1	b	267.8*	59
2	a	-119.1	19
2	b	267.7*	58

262

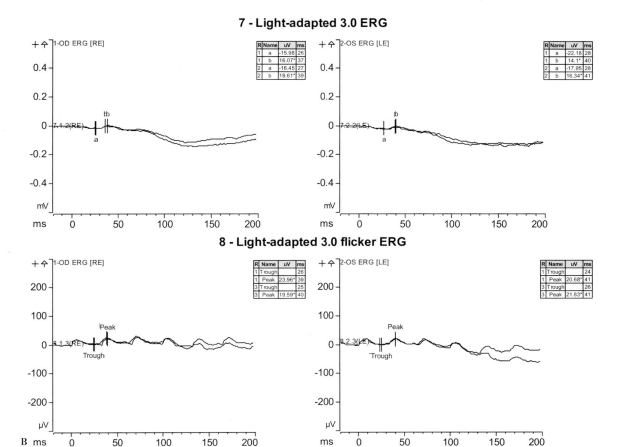

图 6-1-41 与图 6-1-36 同一患者闪光视网膜电图（FERG）

双眼六项反应同步降低，双眼波形均稳定

图点评：

患者双眼 FERG 显示 5 项反应的各个波形的振幅均同步下降，表明患者的视网膜整体感光功能和内层视网膜功能均受到影响而下降。多焦 ERG 显示黄斑区各环振幅密度显著降低，表明患者黄斑区局部功能明显受损，30°视野和微视野改变的视敏度显著，三项检查相互印证了该患者视网膜功能重度降低，尤其是后极部视网膜（包括黄斑区），与 FFA 改变是保持一致的。

六、无脉络膜症

【概述】

无脉络膜症又称全脉络膜血管萎缩、进行性脉络膜萎缩、进行性毯层脉络膜萎缩。是一种 X- 连锁隐性遗传的进行性 RPE、视网膜及脉络膜变性病变。男性发病多见，由位于 Xq21.2 的 *CHM* 基因突变引起，是西方国家最常见的遗传性脉络膜萎缩症。无脉络膜症患者的组织病理学表现为广泛脉络膜萎缩。而女性携带者仅表现为局部光感受器数量减少，RPE 萎缩，色素团状沉积，伴病变区脉络膜毛细血管消失。

【临床特征】

患者双眼进行性发病，自幼夜盲，或在 10～20 岁时出现暗适应能力下降并逐渐出现夜盲，伴色素斑点沉积及局部 RPE 萎缩。随着病情进展，局部脉络膜毛细血管及 RPE 萎缩，大血管暴露，患者于 50～70 岁时出现严重的中心视力下降和视野缩窄。特别注意女性杂合子携带者也可出现临床表型。

【病例】

患者男性，27 岁，自幼双眼夜盲，视力差，外公同样夜盲和视力差。眼部查体：视力：右眼数指，左眼 0.08。眼压：右眼 19mmHg，左眼 18mmHg。双眼前节未见异常，眼底见 RPE 萎缩，脉络膜硬化，色素紊乱经专科检查（图 6-1-42～图 6-1-47）后和基因筛查诊断为无脉络膜症。

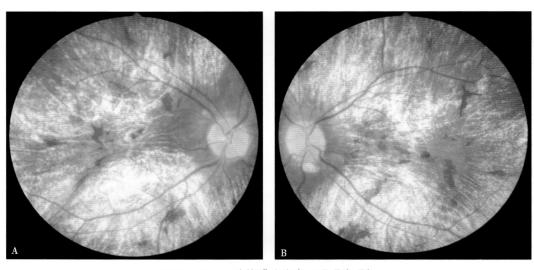

图 6-1-42 无脉络膜症患者双眼眼底照相
A、B. 双眼后极部及中周部斑块状色素缺失，视网膜薄变，RPE 萎缩，透见裸露的巩膜

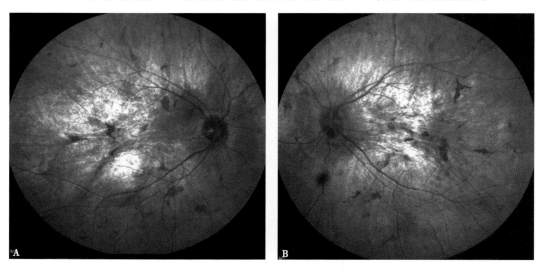

图 6-1-43 与图 6-1-42 同一患者远红外照相（IR）
A、B. 后极部斑块状异常改变，其间斑点状色素增生沉积

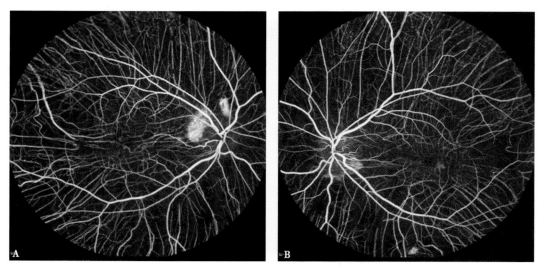

图 6-1-44 与图 6-1-42 同一患者荧光素眼底血管造影（FFA）
A、B. 后极部及中周部视网膜可见粗大的脉络膜血管，视网膜血管稀疏，未见明显异常荧光渗漏

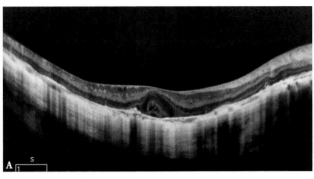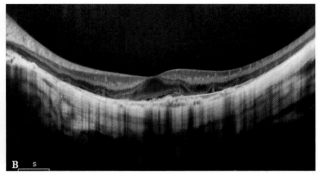

图 6-1-45　与图 6-1-42 同一患者相干光断层成像（OCT）

A、B. 双眼黄斑区外层视网膜变薄，外丛状层、椭圆体带、外界膜缺失，RPE 薄变，脉络膜薄变

Central 30-2 Threshold Test

Fixation Monitor: Blind Spot

Fixation Target: Central

Fixation Losses: 20/26 xx

False POS Errors: 2/17

False NEG Errors: 0/16

Test Duration: 15:53

Fovea: OFF

Stimulus: V, White

Background: 31.5 ASB

Strategy: Full Threshold

Pupil Diameter:

Visual Acuity:

RX:　DS　DC X

Date: 09-07-2017

Time: 9:29 AM

Age: 19

Threshold Graytone

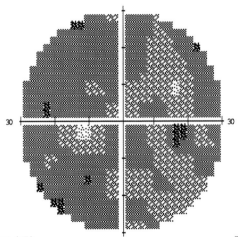

Defect Depth (dB)

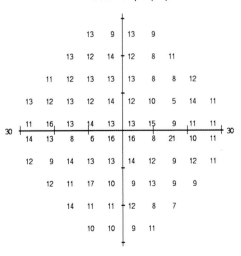

Threshold (dB)

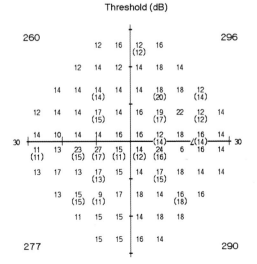

∘ = Within 4 dB of Expected

Central Reference: 30 dB xx

Chong Qing South West Hospital

A

Central 30-2 Threshold Test

Fixation Monitor: Blind Spot   Stimulus: V, White   Pupil Diameter: Date: 09-07-2017

Fixation Target: Central   Background: 31.5 ASB   Visual Acuity: Time: 9:46 AM

Fixation Losses: 4/25   Strategy: Full Threshold   RX: DS   DC X   Age: 19

False POS Errors: 0/17

False NEG Errors: 1/15

Test Duration: 14:19

Fovea: OFF

Threshold Graytone

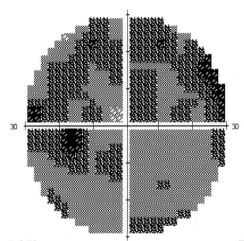

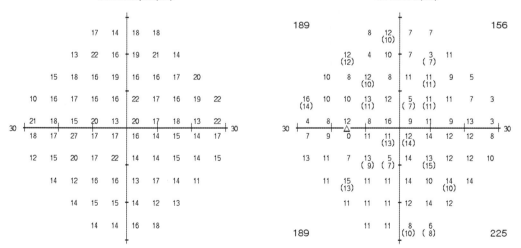

Defect Depth (dB)   Threshold (dB)

° = Within 4 dB of Expected

Central Reference: 30 dB xx

Chong Qing South West Hospital

B

图 6-1-46　与图 6-1-42 同一患者全视野图

A、B. 双眼视敏度弥漫降低

2 - Dark-adapted 0.01 ERG

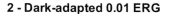

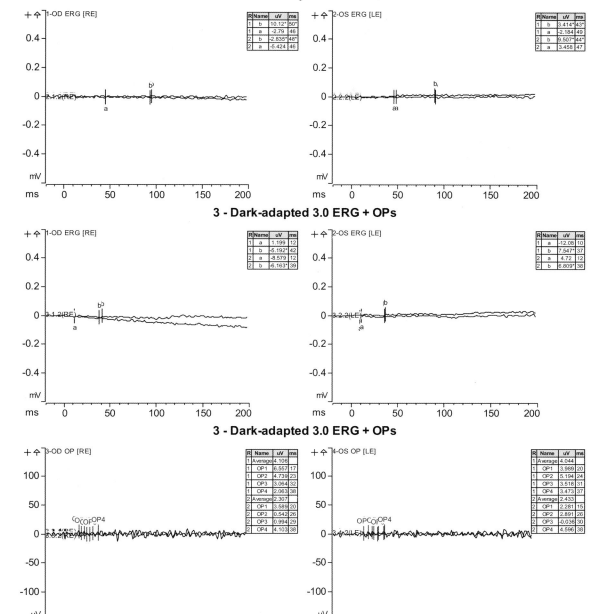

3 - Dark-adapted 3.0 ERG + OPs

3 - Dark-adapted 3.0 ERG + OPs

4 - Dark-adapted 10.0 ERG

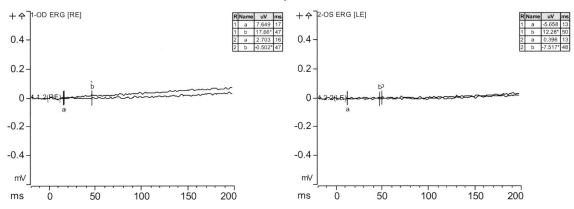

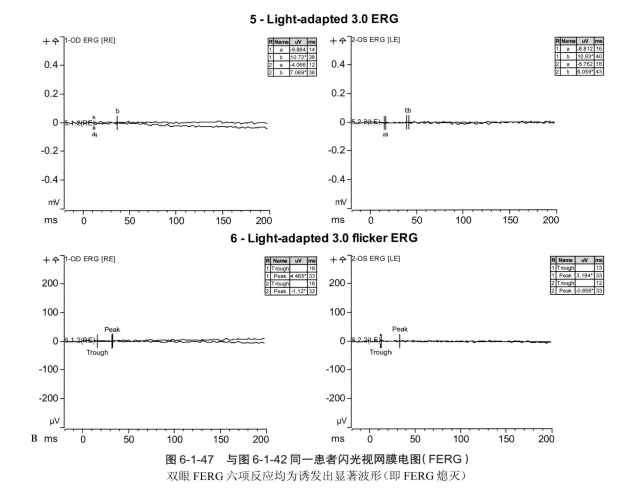

图 6-1-47　与图 6-1-42 同一患者闪光视网膜电图（FERG）
双眼 FERG 六项反应均为诱发出显著波形（即 FERG 熄灭）

图点评：

患者双眼 FERG 六项反应均未见显著波形，提示该患者全视网膜的感光功能已经丧失，双眼视敏度弥漫降低，提示患者视网膜整体功能损害非常严重。

七、Bietti 结晶样角膜视网膜营养不良

【概述】

Bietti 结晶样角膜视网膜营养不良是一种常染色体隐性遗传性眼病，世界范围内患病率约为 1/40 000。患者双眼进行性视力下降，夜盲，视野缩窄，50～60 岁成法律盲。东亚人群患病多见，中国和日本为高发人群。眼底特征改变为后极部视网膜广泛黄白色结晶颗粒沉积，伴地图样 RPE 萎缩和脉络膜萎缩。2004 年 Li 首次报道 BCD 致病基因 *CYP4V2*。

【临床特征】

多数患者在 20 岁前无明显主觉症状，直至成年后出现夜间视力差，白天视力逐渐降低，甚至个别患者成年后因家系患者筛查时发现患病。不同病期眼底变化不一，早期因病变局限于黄斑区，患者不宜察觉，除眼底改变外，FERG 可以正常或轻微视锥或视杆功能降低。进展期眼底呈现典型黄斑区和后极部广泛黄白色结晶颗粒沉积，伴或不伴地图样 RPE 萎缩和脉络膜萎缩，FERG 各波反应明显降低甚至熄灭。晚期眼底结晶颗粒减少，RPE 完全萎缩，脉络膜毛细血管萎缩，裸露大血管和巩膜，易被误诊为无脉络膜症。FERG 各波反应完全记录不到。

BCD 眼底分为 3 期（图 6-1-48），FERG 可以表现为正常、5 项反应同步降低和反应低平或记录不到（图 6-1-49）。男女发病无差异，早期患者因中心视力良好，轻微夜间视力差被患者忽视，通常同胞兄弟姐

妹患者行家系筛查时发现，晚期患者眼底结晶颗粒减少，广泛 RPE 萎缩和脉络膜硬化时易被误诊为无脉络膜症。BCD 患者的临床表型和基因型高度异质。

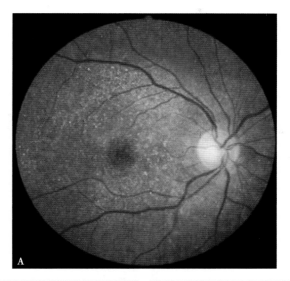

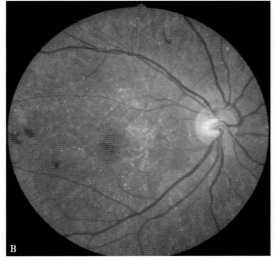
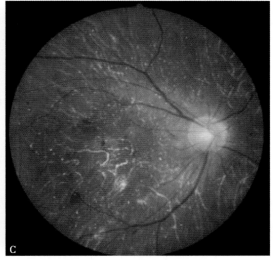

图 6-1-48　Bietti 结晶样角膜视网膜营养不良不同分期眼底彩照

A. 1 期：右眼底黄斑区可见散在广泛细小的黄白色结晶沉积，轻微 RPE 萎缩；B. 2 期：右眼 RPE 萎缩超过后极部，脉络膜毛细血管萎缩，黄斑颞侧可见色素斑沉积；C. 3 期：右眼底广泛的 RPE 和脉络膜毛细血管萎缩，而后极部结晶颗粒明显减少

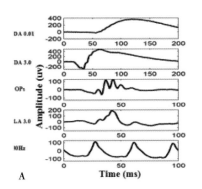
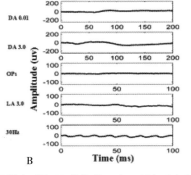
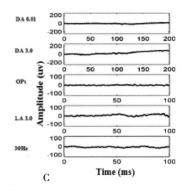

图 6-1-49　Bietti 结晶样角膜视网膜营养不良不同闪光视网膜电图（FERG）

A. 各波反应正常；B. 各波反应同步降低；C. 各波均未引出显著波形

【病例】

患者女性，48 岁，双眼视力下降 18 年，无家族史。眼部查体：视力：右眼 0.01（-1.50DS/-1.00DC×80＝0.05），左眼 0.04（-1.50DS/-0.75DC×90＝0.1）。眼压：右眼 13.4mmHg，左眼 13mmHg。双眼后极部可见散在少许黄白色结晶颗粒，RPE 萎缩，散在色素沉积，脉络膜硬化。经专科检查（图 6-1-50～图 6-1-55）和基因筛查为 *CYP4V2* 纯合突变，诊断 Bietti 结晶样角膜视网膜营养不良。

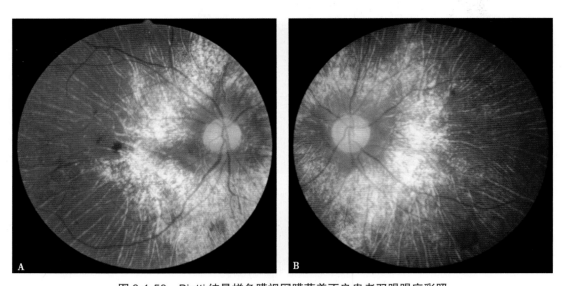

图 6-1-50 Bietti 结晶样角膜视网膜营养不良患者双眼眼底彩照

A、B. 双眼眼底后极部可见散在黄白色结晶颗粒沉积，视网膜色素上皮萎缩，脉络膜毛细血管萎缩，裸露硬化的脉络膜大血管

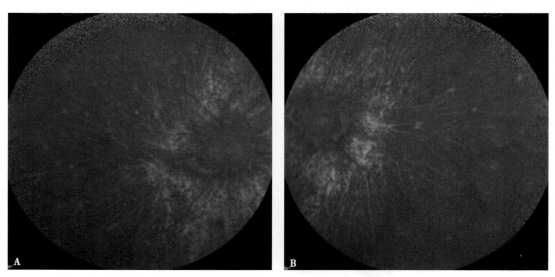

图 6-1-51 与图 6-1-50 同一患者眼底自发荧光（AF）

A、B. 双眼呈斑驳状弱荧光

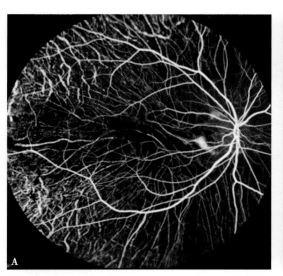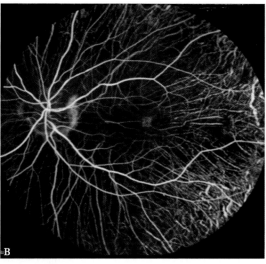

图 6-1-52 与图 6-1-50 同一患者荧光素眼底血管造影（FFA）
A、B. 双眼透见脉络膜大血管，视网膜毛细血管和脉络膜毛细血管萎缩

Central 30-2 Threshold Test

Fixation Monitor: Blind Spot
Fixation Target: Central
Fixation Losses: 7/29 xx
False POS Errors: 0/20
False NEG Errors: 4/20
Test Duration: 18:05

Fovea: OFF

Stimulus: V, White
Background: 31.5 ASB
Strategy: Full Threshold

Pupil Diameter:
Visual Acuity:
RX: DS   DC X

Date: 02-08-2018
Time: 8:09 AM
Age: 47

Threshold Graytone

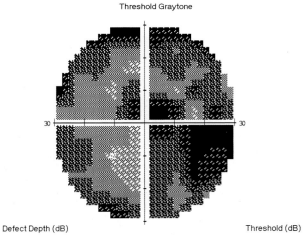

Defect Depth (dB)

Threshold (dB)

⋄ = Within 4 dB of Expected

Central Reference: 30 dB xx

A

Central 30-2 Threshold Test

Fixation Monitor: Blind Spot	Stimulus: V, White	Pupil Diameter:	Date: 02-08-2018
Fixation Target: Central	Background: 31.5 ASB	Visual Acuity:	Time: 8:28 AM
Fixation Losses: 7/25 xx	Strategy: Full Threshold	RX: DS DC X	Age: 47
False POS Errors: 0/17			
False NEG Errors: 6/15 xx			
Test Duration: 15:42			

Fovea: OFF

Threshold Graytone

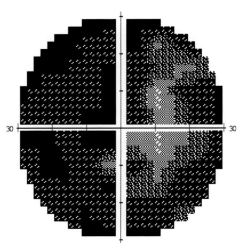

Defect Depth (dB)

Threshold (dB)

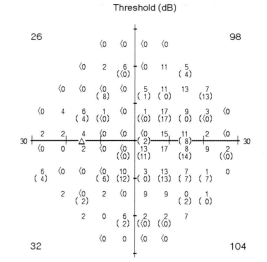

° = Within 4 dB of Expected

Central Reference: 30 dB xx

B

OD

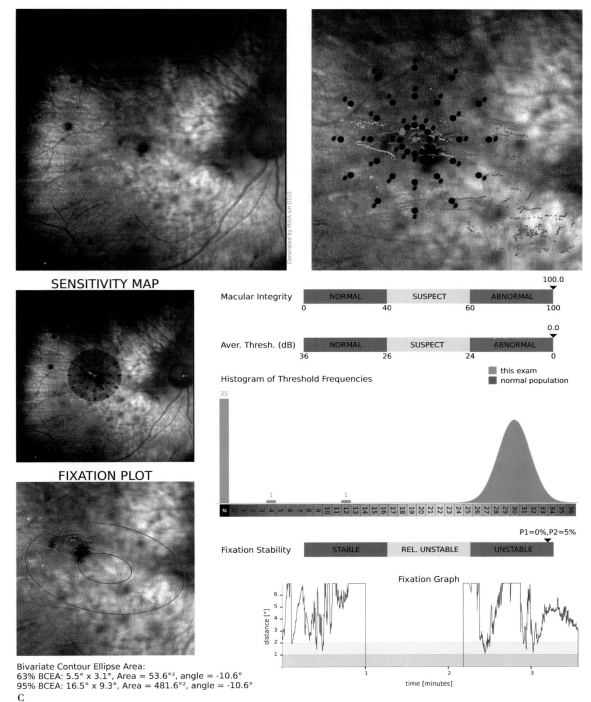

Bivariate Contour Ellipse Area:
63% BCEA: 5.5° x 3.1°, Area = 53.6°², angle = -10.6°
95% BCEA: 16.5° x 9.3°, Area = 481.6°², angle = -10.6°

C

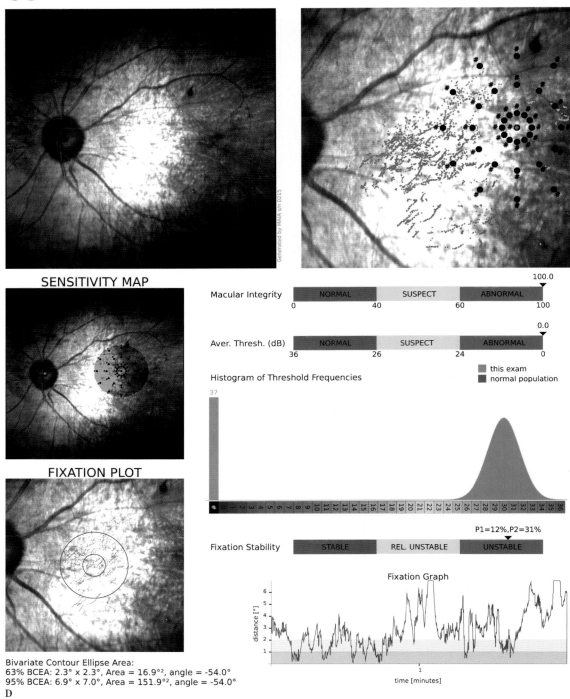

图 6-1-53 与图 6-1-50 同一患者全视野及微视野
A、B. 全视野：显示双眼弥漫性视敏度降低；C、D. 微视野：显示中心视野视敏度降低

Multifocal ERG

Right

Traces

Retinal View
me103h4md75 2018-02-07 15-38-47 Right

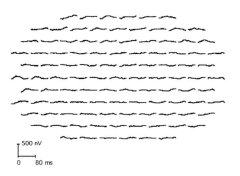

500 nV

0   80 ms

3D

Retinal View
me103h4md75 2018-02-07 15-38-47 Right

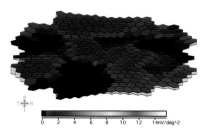

0 2 4 6 8 10 12 14nV/deg^2

Response Densities Ring Ratios

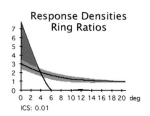

ICS: 0.01

Implicit Times Ring Ratios

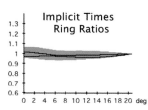

Ring

Retinal View

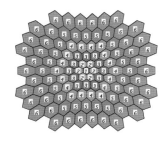

A

R

me103h4md75 2018-02-07 15-38-47 Right
SW Normals Reference(7,me103h4md75,Left,C1)
SW Normals Reference(7,me103h4md75,Right,C1)

P1

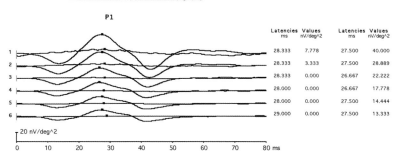

	Latencies ms	Values nV/deg^2	Latencies ms	Values nV/deg^2
1	28.333	7.778	27.500	40.000
2	28.333	3.333	27.500	28.889
3	28.333	0.000	26.667	22.222
4	28.000	0.000	26.667	17.778
5	28.000	0.000	27.500	14.444
6	29.000	0.000	27.500	13.333

20 nV/deg^2

0   10   20   30   40   50   60   70   80 ms

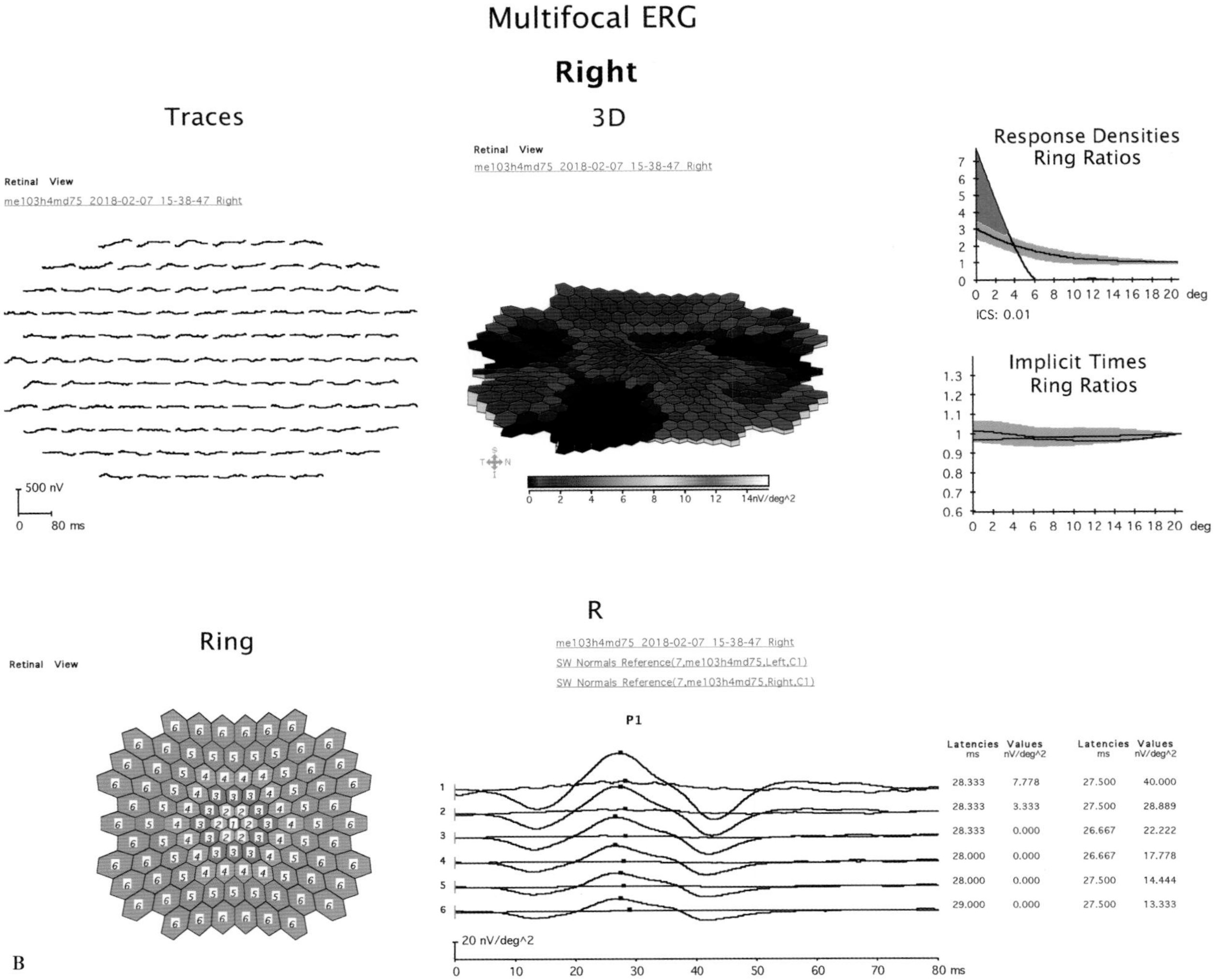

图 6-1-54 与图 6-1-50 同一患者多焦视网膜电图(mfERG)
A、B. 双眼各环波形低平，振幅重度降低

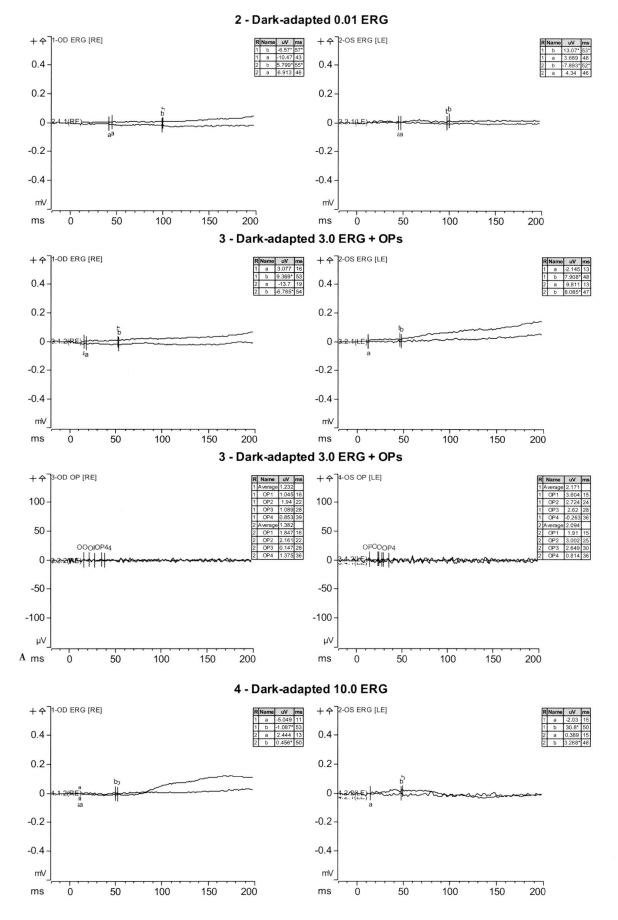

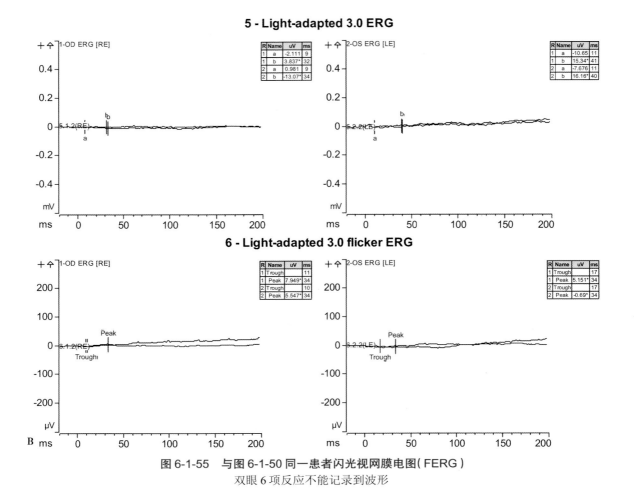

5 - Light-adapted 3.0 ERG

6 - Light-adapted 3.0 flicker ERG

图 6-1-55 与图 6-1-50 同一患者闪光视网膜电图（FERG）

双眼 6 项反应不能记录到波形

图点评：

这是一例晚期 BCD 患者，曾被误诊为无脉络膜症。双眼视野视敏度弥漫降低，双眼 mfERG 完全低平，双眼 FERG 波形熄灭，表明该患者残存的视功能非常微弱，全视网膜感光功能弥漫受损，波及中心视功能。

第二节　综合征性视网膜脉络膜变性

Usher 综合征

【概述】

Usher 综合征是综合征性视网膜变性中最常见的一种类型，占所有 RP 病例的 10%～20%。遗传方式为常染色体隐性遗传，1858 年由德国眼科学家 Von Graefe 首次发现报道，1914 年英国眼科学家 Usher 首先提出该病属遗传相关性疾病。Usher 综合征又称遗传性耳聋 - 视网膜色素变性综合征，是一类以先天性感音神经性耳聋（sensorineural hearing loss，SNHL）、渐进性 RP 伴或不伴有前庭功能障碍为主要表现的遗传性疾病，发病率约为 3.2～6.2/100 000，遗传方式大多为常染色体隐性遗传，极少数为常染色体显性遗传和 X 连锁隐性遗传。Usher 综合征是同时致盲和致聋的主要疾病：在合并眼盲和耳聋的患者中，Usher 综合征占 50% 以上；在所有 RP 患者中，Usher 综合征约占 18%；在所有先天耳聋的患者中，Usher 综合征约占 5%。

【临床特征】

Usher 综合征临床上根据先天性感音神经性耳聋（sensorineural hearing loss，SNHL）的严重程度和有无前庭功能障碍分为三型（USH1、USH2 和 USH3）。USH1 临床症状最严重，儿童期发病表现重度 - 极重度的先天性 SNHL、青春期前的 RP、语言和前庭功能障碍。USH2 是最常见的类型，表现为中到重度的 SNHL，青春期后的 RP，不伴有前庭功能障碍。USH3 最少见，表现为成人发病的视网膜变性，出生时听力相对较好，20～40 岁出现进行性耳聋，进展的语后聋，RP 或早发迟发，伴有不同程度的前庭功能障碍，多数患者由 USH2A 基因突变引起。

【病例 1】

患者女性，41 岁，自幼双眼夜盲，视力差，听力差，家中弟弟有同样症状，父母近亲结婚。眼部查体：视力：右眼 0.08，左眼 0.1。眼压：右眼 20mmHg，左眼 17mmHg。经专科检测（图 6-2-1～图 6-2-6）以及基因筛查后诊断为 USH2A 基因纯合突变导致的 Usher 综合征。

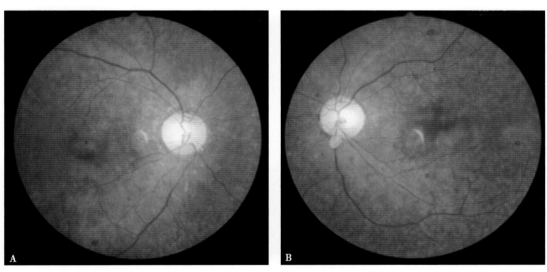

图 6-2-1　Usher 综合征患者双眼眼底照相

A、B. 全视网膜晦暗，视网膜色素紊乱，血管纤细，视盘蜡黄，中周部视网膜斑点状色素脱失，伴骨细胞样色素沉着

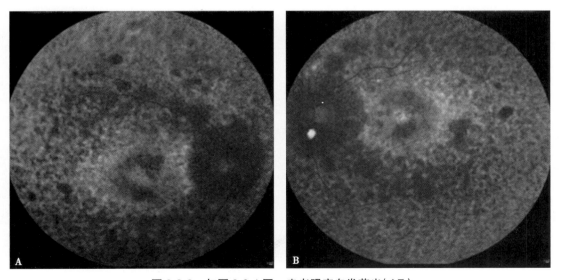

图 6-2-2　与图 6-2-1 同一患者眼底自发荧光（AF）

A、B. 双眼黄斑区及后极部视网膜呈椒盐状弱荧光呈环形排列，中周部视网膜点簇状弱荧光

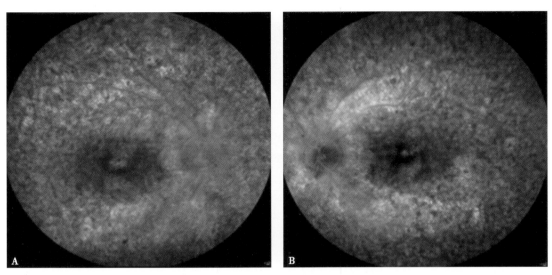

图 6-2-3　与图 6-2-1 同一患者眼底血管造影（FFA）
A、B. 后极部及中周部视网膜后期荧光轻微渗漏，视盘边界不清，呈强荧光

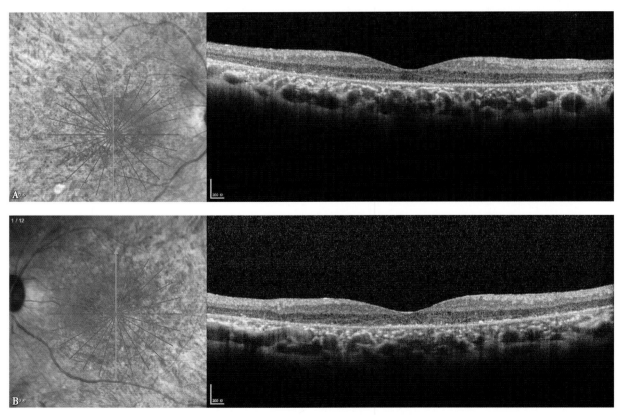

图 6-2-4　与图 6-2-1 同一患者相干光断层成像（OCT）
A、B. 双眼黄斑区外层视网膜结构缺失，RPE 薄变

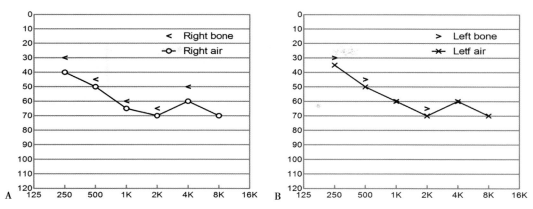

图 6-2-5　与图 6-2-1 同一患者纯音电测听检查

A、B. 双耳中度感音型耳聋

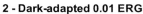

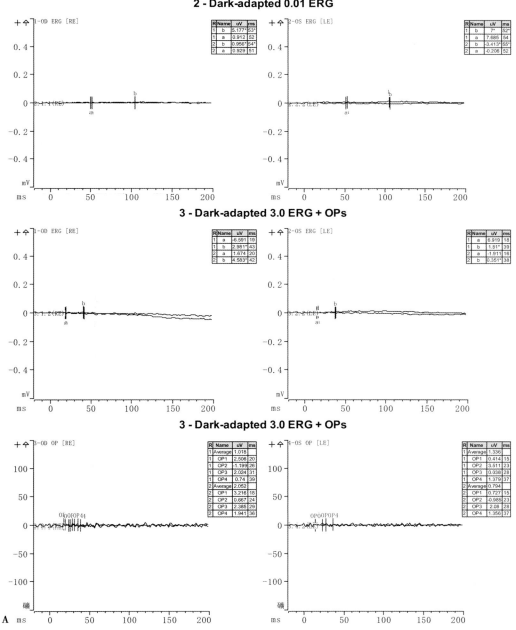

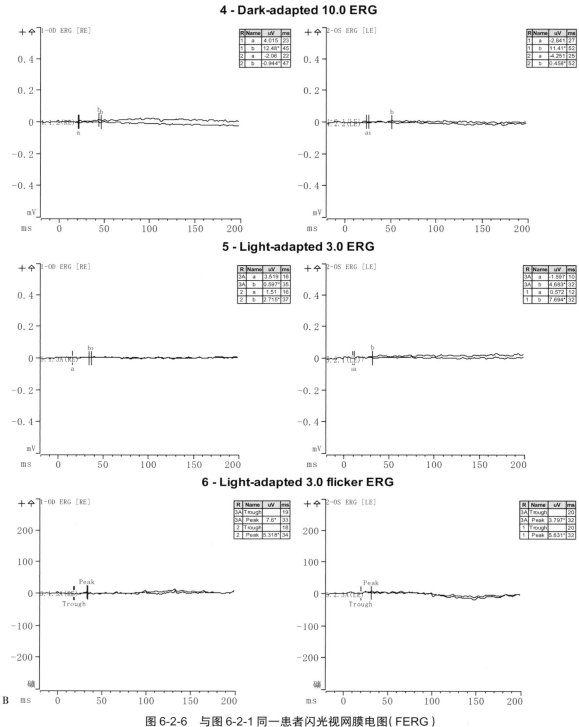

图6-2-6 与图6-2-1同一患者闪光视网膜电图(FERG)
双眼FERG六项反应熄灭,双眼波形均稳定

图点评:

这是一例USH1患者,双眼FERG波形熄灭,表明该患者残存的视功能非常微弱,全视网膜感光功能弥漫受损,波及中心视功能。纯音电测听检查提示双耳中度感音型耳聋,患者儿童期发病,伴有先天性SNHL,符合Usher综合征诊断。

【病例2】

　　患者男性，47岁，双眼夜盲30余年，自幼双眼视力差和双耳听力降低，无家族史，父母非近亲结婚。眼部查体：视力：右眼手动（+2.50DS/−2.50DC×175=0.03），左眼0.12（+2.50DS/−1.50DC×175=0.15）。眼压：右眼11mmHg，左眼9.9mmHg。经专科检查（图6-2-7～图6-2-13）以及基因筛查后诊断为 *USH2A* 基因复合杂合突变导致的Usher综合征。

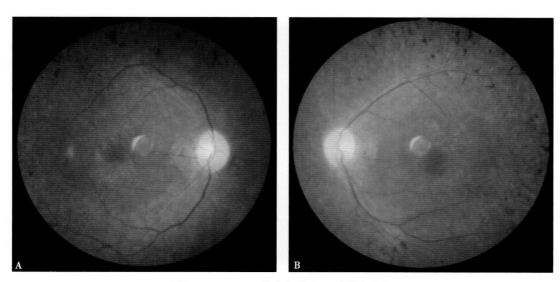

图6-2-7　Usher综合征患者双眼眼底照相
　　A、B. 双眼底视网膜晦暗，中周部可见骨细胞样和斑块状色素沉积，血管纤细，视盘蜡黄

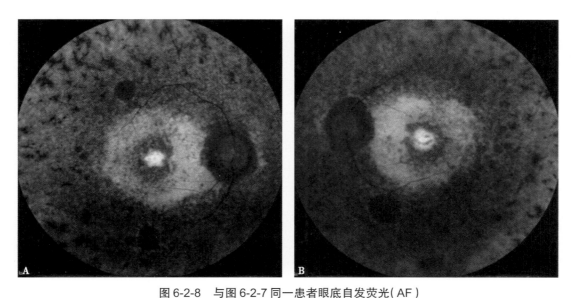

图6-2-8　与图6-2-7同一患者眼底自发荧光（AF）
　　A、B. 双眼黄斑中心强荧光外围弱荧光，其周围有又见强AF，血管弓附近及中周部视网膜可见广泛斑驳状强弱荧光交织

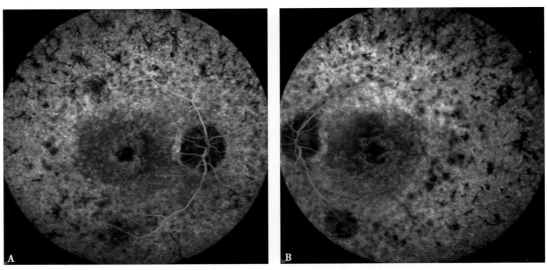

图 6-2-9　与图 6-2-7 同一患者荧光素眼底血管造影（FFA）
A、B. 黄斑区可见中黑外亮异常荧光，后极部及中周部视网膜可见斑驳状荧光

Central 30-2 Threshold Test

Fixation Monitor: Blind Spot	Stimulus: V, White	Pupil Diameter:	Date: 11-30-2017
Fixation Target: Central	Background: 31.5 ASB	Visual Acuity:	Time: 9:49 AM
Fixation Losses: 0/16	Strategy: Full Threshold	RX: DS DC X	Age: 46
False POS Errors: 0/10			
False NEG Errors: 0/3			
Test Duration: 08:32			

Fovea: OFF

Threshold Graytone

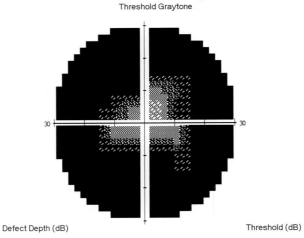

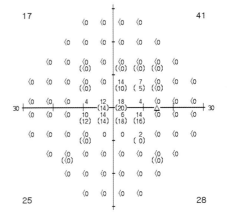

Defect Depth (dB)　　　　　　　　　　　　　Threshold (dB)

° = Within 4 dB of Expected
Central Reference: 30 dB xx

XINAN HOSPITAL

A

Central 30-2 Threshold Test

Fixation Monitor: Blind Spot   Stimulus: V, White   Pupil Diameter: Date: 11-30-2017
Fixation Target: Central   Background: 31.5 ASB   Visual Acuity: Time: 10:00 AM
Fixation Losses: 0/14   Strategy: Full Threshold   RX: DS DC X   Age: 46
False POS Errors: 0/7
False NEG Errors: 1/3 xx
Test Duration: 07:16

Fovea: OFF

Threshold Graytone

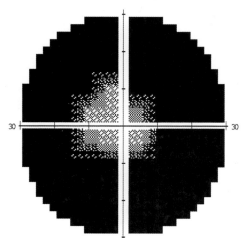

Defect Depth (dB)

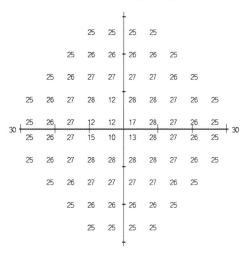

Threshold (dB)

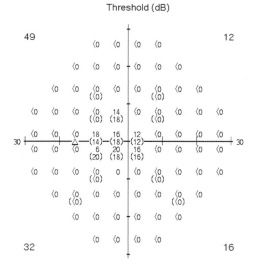

◦ = Within 4 dB of Expected
Central Reference: 30 dB xx

XINAN HOSPITAL

B

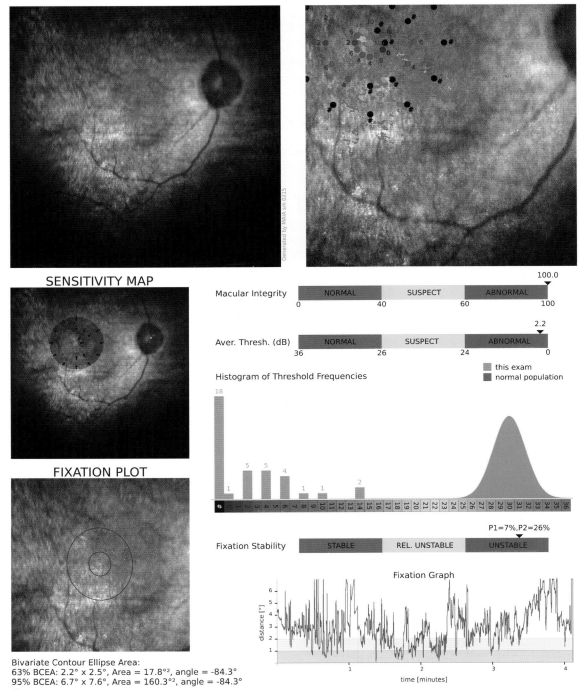

OD

SENSITIVITY MAP

FIXATION PLOT

Generated by MAIA s/n 0215

Macular Integrity

	NORMAL	SUSPECT	ABNORMAL
0	40	60	100

100.0

Aver. Thresh. (dB)

	NORMAL	SUSPECT	ABNORMAL
36	26	24	0

2.2

Histogram of Threshold Frequencies

this exam
normal population

Fixation Stability

STABLE	REL. UNSTABLE	UNSTABLE

P1=7%,P2=26%

Fixation Graph

distance [°]

time [minutes]

Bivariate Contour Ellipse Area:
63% BCEA: 2.2° x 2.5°, Area = 17.8°², angle = -84.3°
95% BCEA: 6.7° x 7.6°, Area = 160.3°², angle = -84.3°

C

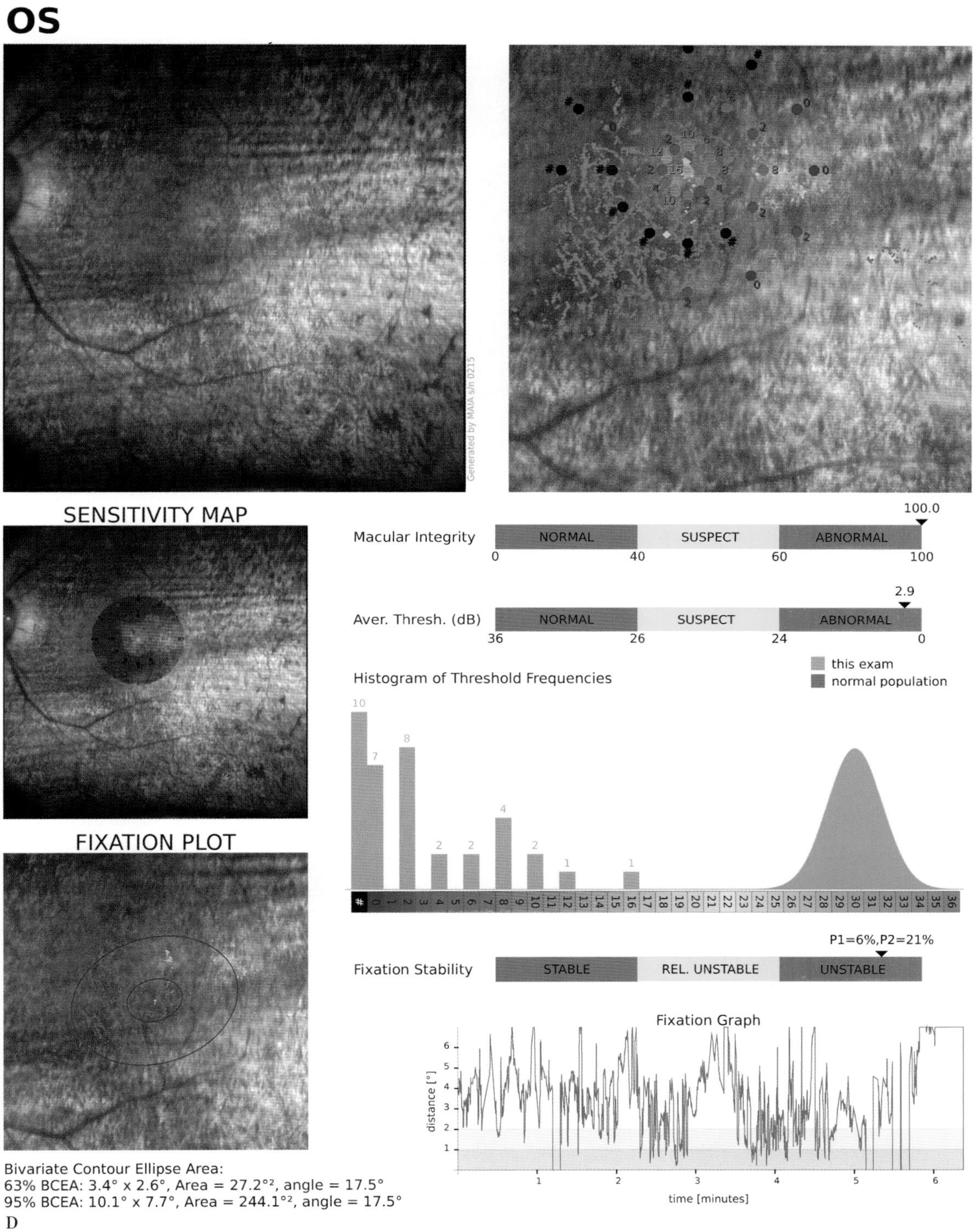

OS

SENSITIVITY MAP

FIXATION PLOT

Bivariate Contour Ellipse Area:
63% BCEA: 3.4° x 2.6°, Area = 27.2°², angle = 17.5°
95% BCEA: 10.1° x 7.7°, Area = 244.1°², angle = 17.5°

D

Macular Integrity	NORMAL	SUSPECT	ABNORMAL

100.0

Macular Integrity 0　40　60　100

2.9

Aver. Thresh. (dB)　NORMAL　SUSPECT　ABNORMAL
36　26　24　0

Histogram of Threshold Frequencies

■ this exam
■ normal population

P1=6%,P2=21%

Fixation Stability　STABLE　REL. UNSTABLE　UNSTABLE

Fixation Graph

图 6-2-10　与图 6-2-7 同一患者全视野及微视野
A、B. 全视野：显示双眼残留微弱的管状视野；C、D. 微视野：显示双眼中心视野视敏度重度降低

287

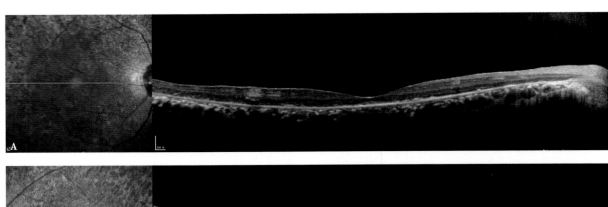

图 6-2-11　与图 6-2-7 同一患者相干光断层成像（OCT）

A、B. 双眼黄斑区外层视网膜结构缺失，视网膜和脉络膜厚度变薄

Multifocal ERG

Right

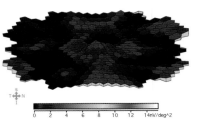

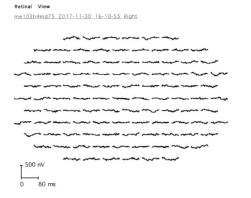

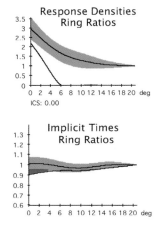

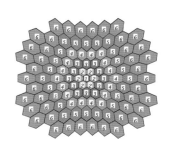

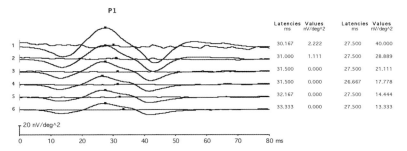

A

Multifocal ERG

Left

Traces

Retinal View
me103h4md75 2017-11-30 16-17-35 Left

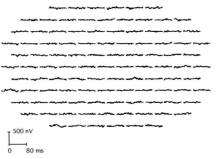

500 nV

0   80 ms

3D

Retinal View
me103h4md75 2017-11-30 16-17-35 Left

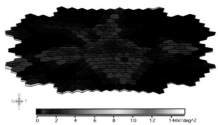

0 2 4 6 8 10 12 14nV/deg^2

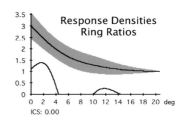

Response Densities
Ring Ratios

ICS: 0.00

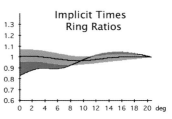

Implicit Times
Ring Ratios

Ring

Retinal View

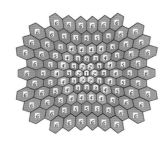

B

L

me103h4md75 2017-11-30 16-17-35 Left
SW Normals Reference(7,me103h4md75,Left,C1)
SW Normals Reference(7,me103h4md75,Right,C1)

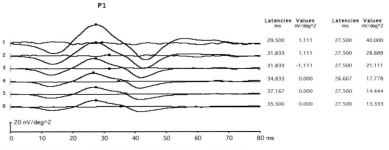

P1

	Latencies ms	Values nV/deg^2		Latencies ms	Values nV/deg^2
1	29.500	1.111		27.500	40.000
2	31.833	1.111		27.500	28.889
3	31.833	-1.111		27.500	21.111
4	34.833	0.000		26.667	17.778
5	37.167	0.000		27.500	14.444
6	35.500	0.000		27.500	13.333

20 nV/deg^2

0 10 20 30 40 50 60 70 80 ms

图 6-2-12　与图 6-2-7 同一患者多焦视网膜电图（mfERG）
A、B. 双眼波形低平，振幅降低

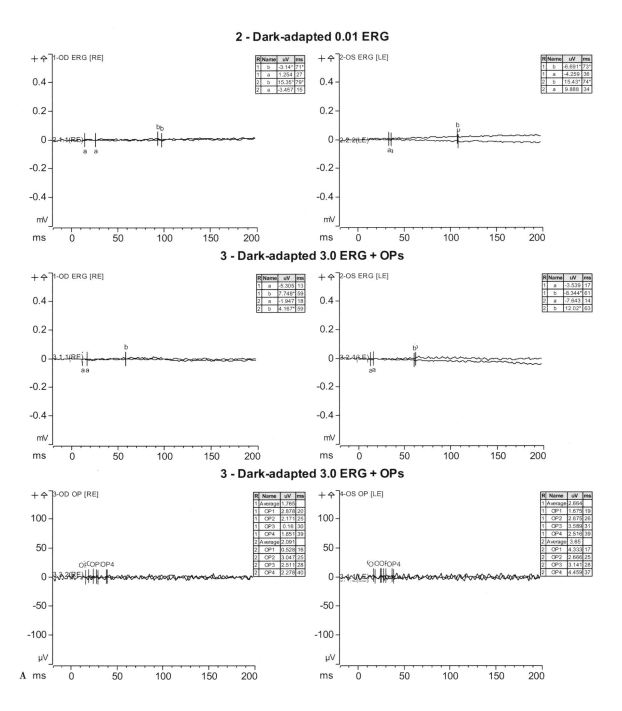

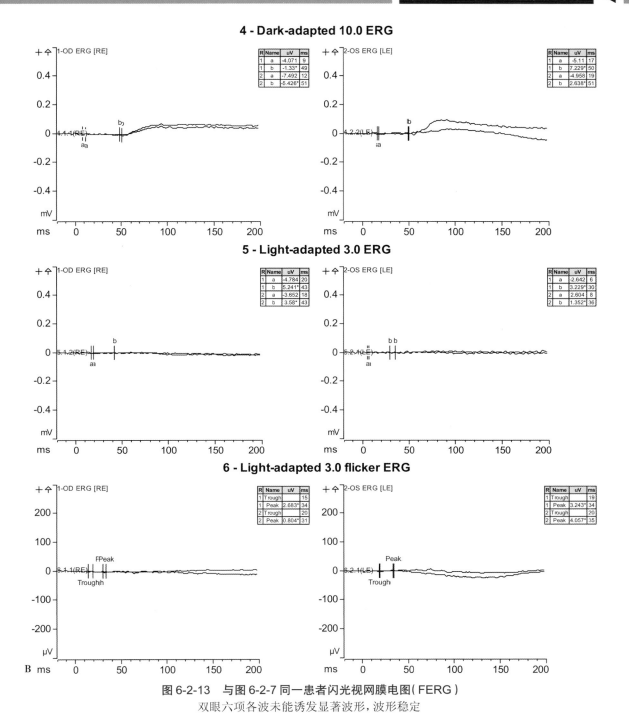

图 6-2-13　与图 6-2-7 同一患者闪光视网膜电图（FERG）
双眼六项各波未能诱发显著波形，波形稳定

图点评：

该患者为严重的 Usher 综合征患者，视网膜功能评估显示双眼 mfERG 波形消失，FERG 6 项反应各波低平，表明该患者视网膜感光细胞功能显著受损，黄斑区功能完全受损，故患者的中心视力和视敏度显著降低。同时伴有听力降低，符合 Usher 综合征临床诊断。

（孟晓红　龙艳玲　任佳云）

第七章

副肿瘤性视网膜视神经病变

副肿瘤综合征（paraneoplastic syndrome，PNS）累及视网膜和视神经，即为副肿瘤性视网膜视神经病变（paraneoplastic retina and optic neuropathy，RPON）。它包括癌症相关性视网膜病变（cancer associated retinopathy，CAR）、癌症相关性视锥细胞功能障碍（cancer-associated cone dysfunction，CACD）、黑色素瘤相关性视网膜病变（melanoma- associated retinopathy，MAR）、双眼弥漫性葡萄膜黑色素细胞增生（bilateral diffuse uveal melanocytic proliferation，BDUMP）、副肿瘤性视神经病变（paraneoplastic optic neuropathy，PON）、自身免疫相关性视网膜病变和视神经病变等。

第一节　癌症相关性视网膜病变

【临床特征】

小细胞肺癌是引起 CAR 最常见的恶性肿瘤，其次为生殖系统肿瘤和乳腺癌该病无性别差异，约一半患者视觉症状出现于全身恶性肿瘤表现出临床症状和体征前 3～12 个月（平均 5 个月）。常表现为数周至数月内亚急性双眼同时或先后无痛性视力丧失，双眼视力下降程度可不对称，无光感至 0.8 之间，常于6～18 个月内从最初的视力下降进行性发展为双眼完全视力丧失。发病初患者可有短暂性视物模糊或双眼视力丧失。由于视锥细胞功能受损，表现为进行性视力减退、畏光、眼前闪光、色觉障碍、中心暗点等。患者的畏光主要表现为对光敏感（眩光），光照后眩目感的时间延长，戴墨镜可改善症状。由于视杆细胞功能障碍，出现夜盲、暗适应延长、中周部暗点（环形暗点），甚至周边部广泛视野缺损。个别患者可出现埃迪瞳孔、屈光参差。发病早期，眼底一般正常，随着疾病进展可逐渐出现动脉变细、视网膜色素上皮（RPE）层变薄、眼底呈斑驳状改变，数月后可出现视盘变白，偶可见葡萄膜炎、视网膜血管炎、静脉周围炎等，表明有轻微的炎症改变。若双眼病变程度不一致或先后发病，可有不同程度的瞳孔传入障碍。荧光素眼底血管造影（FFA）在 RPE 变薄区域可呈斑驳状透见荧光，伴有视网膜血管炎者可有血管壁和视网膜组织的着染。自发荧光成像可见 RPE 变薄区域眼底自发荧光减弱。相干光断层扫描（OCT）可见视网膜外层变薄或丢失。视网膜电图（ERG）表现为熄灭型 a、b 波，或视杆细胞反应的损害大于视锥细胞反应。脑脊液检查正常，或有蛋白含量增加、淋巴细胞增多改变。

【病例】

患者，63 岁男性，双眼前闪光、周边视野缺损 3 个月，暗光下、强光下视力均下降。4 个月前行右耳前"黑痣"切除术，术后病理提示基底细胞癌，切缘干净。B 超示双侧颈部多发肿大淋巴结。视力：右眼 0.8，左眼 0.8，眼科各项检查见图 7-1-1～图 7-1-5。

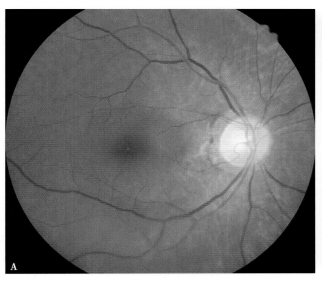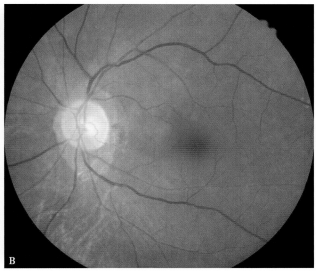

图 7-1-1　癌症相关性视网膜病变眼底照相

A、B. 双眼眼底未见异常

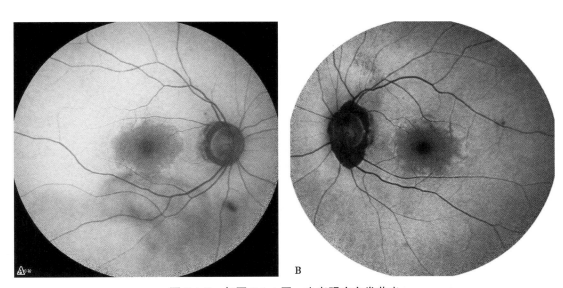

图 7-1-2　与图 7-1-1 同一患者眼底自发荧光

A、B. 双眼黄斑中心以外视网膜自发荧光弥漫增强（右眼下方血管弓处自发荧光减弱系玻璃体后脱离混浊遮挡）

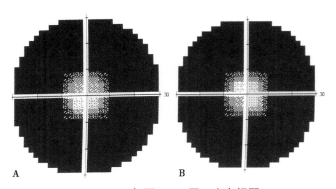

图 7-1-3　与图 7-1-1 同一患者视野

双眼视野呈管状

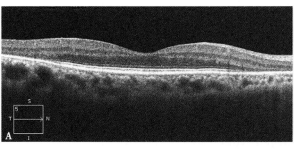
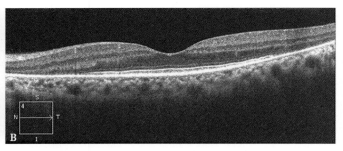

图 7-1-4 与图 7-1-1 同一患者眼底 OCT

A、B. 双眼黄斑区水平扫描 OCT，黄斑中央视网膜各层结构尚完整，但其周围视网膜外层丢失，累及外丛状层以外各层，说明光感受器丢失

FERG：暗适应 0.01

暗适应，无背景光，0.01cd*s/m2白色闪光

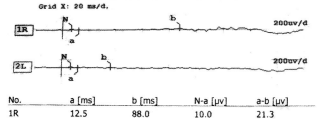

No.	a [ms]	b [ms]	N-a [µv]	a-b [µv]
1R	12.5	88.0	10.0	21.3
2L	12.5	37.0	8.0	4.2

FERG：暗适应 3.0

暗适应，无背景光，3.0cd*s/m2白色闪光

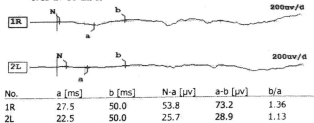

No.	a [ms]	b [ms]	N-a [µv]	a-b [µv]	b/a
1R	27.5	50.0	53.8	73.2	1.36
2L	22.5	50.0	25.7	28.9	1.13

FERG：暗适应 3.0 震荡电位

暗适应，无背景光，3.0cd*s/m2白色闪光

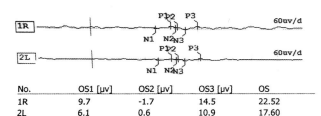

No.	OS1 [µv]	OS2 [µv]	OS3 [µv]	OS
1R	9.7	-1.7	14.5	22.52
2L	6.1	0.6	10.9	17.60

FERG：明适应 3.0

明适应，30 cd/m2背景光，3.0 cd*s/m2白色闪光

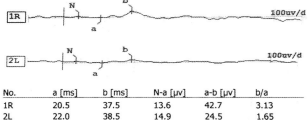

No.	a [ms]	b [ms]	N-a [µv]	a-b [µv]	b/a
1R	20.5	37.5	13.6	42.7	3.13
2L	22.0	38.5	14.9	24.5	1.65

FERG：明适应 3.0 闪烁

明适应，30 cd/m2背景光，3.0 cd*s/m2白色闪光

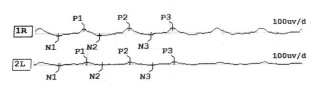

FERG：暗适应 30.0

暗适应，无背景光，30 cd*s/m2白色闪光

No.	a [ms]	b [ms]	N-a [µv]	a-b [µv]
1R	20.0	56.5	82.7	100.5
2L	20.0	95.5	41.2	56.2

FERG：明适应 3.0 闪烁

No.	N1 [ms]	P1 [ms]	N1-P1 [µv]	N2-P2 [µv]	N3-P3 [µv]	Flicker Amp [µv]
1R	17.5	36.5	46.2	49.8	47.1	47.7
2L	19.0	39.5	23.8	21.4	22.9	22.7

图 7-1-5 与图 7-1-1 同一患者 FERG

各波形均严重降低或熄灭，尤以视杆反应明显

图点评：

　　癌症相关性视网膜病变表现为弥漫性视杆细胞功能障碍，视锥细胞功能障碍的程度较视杆细胞功能障碍的程度为轻，因此 FERG 表现为暗适应 0.01、暗适应 3.0、暗适应 3.0 ops 均熄灭，而明适应 3.0ERG、明适应 3.0 闪烁光反应、暗适应 30.0 还可引出波形。随着病变的进一步发展，可以表现为弥漫性光感受器功能障碍，FERG 的各波均引不出。

第二节　癌症相关性视锥细胞功能障碍

【临床特征】

　　CACD 与 CAR 不同，只有视锥细胞受累，非常少见。患者通常只表现为视力下降，自觉戴墨镜改善视力，色觉下降甚至全色盲，中心暗点、视网膜血管变细。ERG 显示视锥细胞反应异常，而视杆细胞反应正常。视网膜黄斑区 IS/OS 完全丢失、外核层丢失。与 CAR 常在数月内视力丧失相比，CACD 的视力预后不确定性更大。

【病例】

　　患者，54 岁女性，双眼视力进行性下降一年，伴畏光、色觉异常。视力在一年时间内逐渐下降至右眼 0.05、左眼 0.04。自觉晚上看东西较白天更好。畏光明显，自觉戴墨镜改善。近半年出现不稳定易变的垂直复视，导致看东西时有时会出现上下错位。2004 年行子宫肌瘤切除术，2008 年患"甲亢"（T3、T4 高），后治愈，2 年前因压力性尿失禁，行"微创悬吊术"，治愈。系统检查发现"胸腺瘤"。眼科各项检查见图 7-2-1～图 7-2-5。

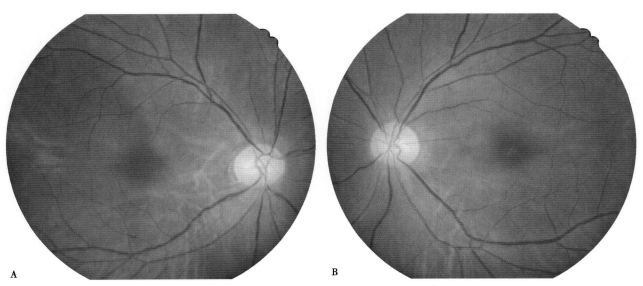

图 7-2-1　癌症相关性视锥细胞功能障碍眼底照相
A、B. 双眼眼底未见异常

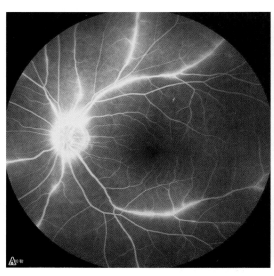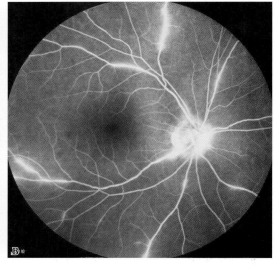

图 7-2-2 与图 7-2-1 同一患者荧光素眼底血管造影
A、B. 双眼周边视网膜静脉荧光渗漏

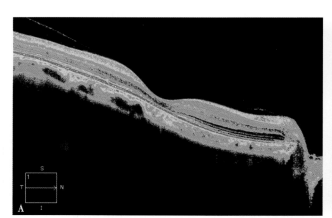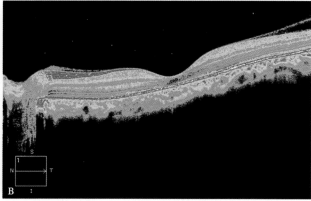

图 7-2-3 与图 7-2-1 同一患者双眼黄斑区 OCT 扫描
A 为右眼，B 为左眼。黄斑中央视网膜外层消失，提示光感受器丢失

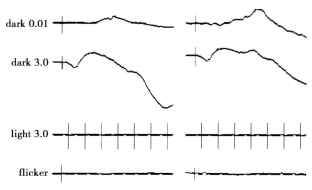

图 7-2-4 与图 7-2-1 同一患者 FERG
双眼视杆反应各波低平，但视锥反应各波完全熄灭，提示视锥细胞损伤较视杆细胞严重

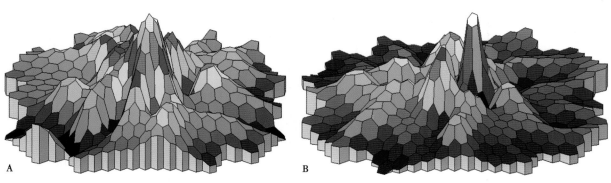

图 7-2-5 与图 7-2-1 同一患者多焦视网膜电图
双眼中心反应密度下降，A 为右眼，B 为左眼

图点评：

癌症相关性视锥细胞功能障碍表现为弥漫性视锥细胞功能障碍，视杆细胞功能不受影响，或者功能障碍的程度较轻，因此 FERG 表现为明适应 3.0ERG、明适应 3.0 闪烁光反应均熄灭，而暗适应 0.01、暗适应 3.0 还可引出波形。

第三节 黑色素瘤相关性视网膜病变

【临床特征】

MAR 男性多见，许多患者是在诊断黑色素瘤多年以后才出现眼部症状，出现视觉症状的潜伏期平均在黑色素瘤确诊后 3.6 年。患者的主诉主要是突然出现的眼前闪光或闪光幻觉和夜盲，视力和色觉常正常或轻度受损。患者一般眼底正常，随着病变的进展以后可逐渐出现视网膜色素上皮不规则、视网膜动脉变细、视盘苍白。偶尔一些患者可以出现类似黄色斑点状的眼底改变、后葡萄膜炎、玻璃体反应、视网膜静脉周围炎、RPE 损害等。OCT 可以显示视网膜的内层变薄。

ERG 的改变表现为负波形，与先天性静止性夜盲类似，这是 MAR 的特征性表现。但 MAR 还有蓝锥细胞（S 锥细胞）功能障碍，而先天性静止性夜盲不伴蓝锥细胞功能障碍。具体表现为：ERG 的暗适应和明适应的 b 波均显著降低，而 a 波正常，从而呈负波型。b 波的振幅和隐含期均异常。震荡电位缺如或降低。当采用 100ms 的长时程闪光时，视锥细胞 b 波的 on 成分丢失，而 off 成分保留。视杆细胞和视锥细胞的 a 波正常说明光感受器的功能是正常的，暗适应 b 波显著降低或消失表明双极细胞和 Müller 细胞功能障碍，视锥反应的 b 波显著降低表明 on 细胞或者视杆通路的去极化双极细胞显著丢失，视杆细胞和这些去极化双极细胞之间的神经传递受损，而 off 细胞或视锥细胞和超极化双极细胞均未受损。ERG 的这些改变表明病变位于第二级神经元：on 双极细胞（去极化双极细胞）或者是光感受器和去极化双极细胞之间的突触传递缺陷。

与 CAR 不同，大部分 MAR 患者都可以有比较稳定的视力，仅有极少数人出现中心视力丢失。

第四节 双眼弥漫性葡萄膜黑色素细胞增生

【临床特征】

患者主要表现为双眼突然视力下降。接近一半的患者在 BDUMP 发病之前已经诊断出恶性肿瘤，但超过一半的患者在 BDUMP 发病之后才诊断出恶性肿瘤。Gass 提出本病的 5 个主要的眼部表现：①后极部 RPE 水平多发的圆形或卵圆形、不明显的红色斑块状病灶；②这些区域在造影的早期即显示多灶性强荧光；③逐步发展成多发的、轻微隆起的、色素性或非色素性葡萄膜色素细胞性团块样病变，伴有整个葡萄膜组织的弥漫增厚；④渗出性视网膜脱离；⑤快速进展的白内障。其他体征包括表层巩膜血管扩张、浅前房和青光眼、前房和后房的色素性细胞、色素性 KP。葡萄膜的弥漫性增厚在病理检查时很明显，但临床上有时不容易检查出来,临床上容易识别的是局限性脉络膜增厚,但并不是所有的患者均具有这一特征。有些患者还出现眼外色素增生。最重要的是,这些征象常伴有全身恶变,但却常常不容易被发现。

引起 BDUMP 的恶性肿瘤在女性是生殖系统肿瘤最常见,首先是卵巢癌,其次是子宫癌。男性是肺癌最常见。其他一些肿瘤也均有报道。

BDUMP 患者的预后均不良,患者常在出现眼部症状后 1 年内死于恶性肿瘤的并发症(1~51 个月),平均 16.8 个月。要想保存有用的视力基本上是不可能的。

【病例】

患者,55 岁男性,双眼视力下降 5 个月伴头晕就诊。双眼视力均 0.5,晶状体混浊,眼压右眼 44.5mmHg,左眼 41mmHg,眼科其他各项检查见图 7-4-1~图 7-4-4。初诊后,即怀疑 BDUMP,行胃镜检查发现胃贲门处包块,活检提示腺癌。行胃部肿瘤切除术,病理示胃印戒细胞癌。5 个月后双眼视力均降为光感,随后 2 个月后患者去世。

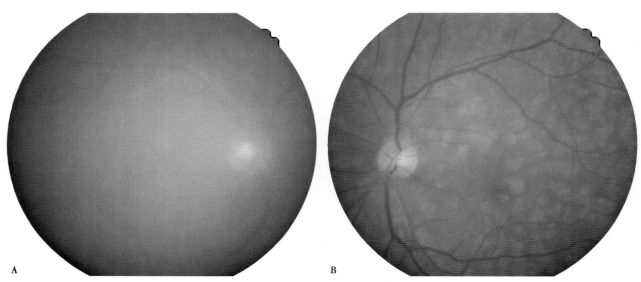

图 7-4-1　双眼弥漫性葡萄膜黑色素细胞增生患者眼底照相
由于白内障,眼底较为模糊

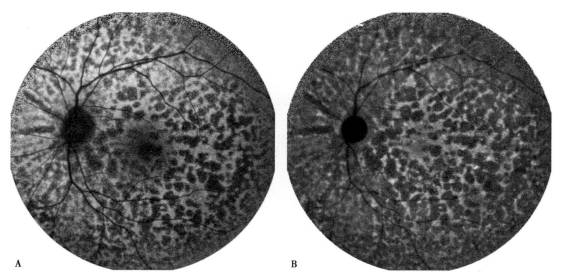

图 7-4-2　与图 7-4-1同一患者左眼蓝光、近红外光眼底自发荧光成像
眼底大量色素斑块,双眼眼底表现一致(右眼底照片未提供)

Rod. Response

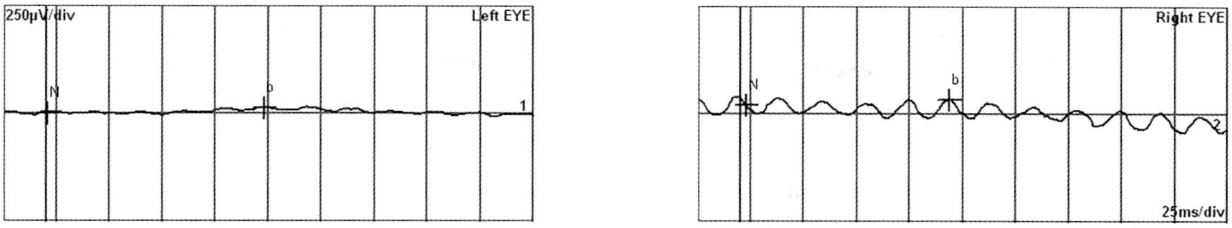

250µV/div		Left EYE

Channel	b [ms]	b-wave
1 L-1 -25dB	103 (!)	14.3µV (!)
2 R-2 -25dB	99 (!)	14.7µV (!)

Right EYE
25ms/div

Standard Combined ERG

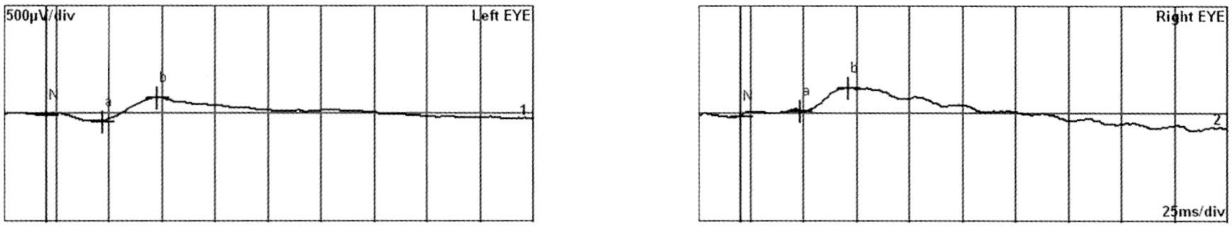

500µV/div		Left EYE

Channel	a [ms]	b [ms]	a-wave	b-wave	b/a
1 L-1 0dB	26 (!)	52 (!)	30µV (!)	114µV (!)	3.8V
2 R-2 0dB	28 (!)	51 (!)	21.1µV (!)	107µV (!)	5.1V

Right EYE
25ms/div

osz. Potentials

250µV/div		Left EYE

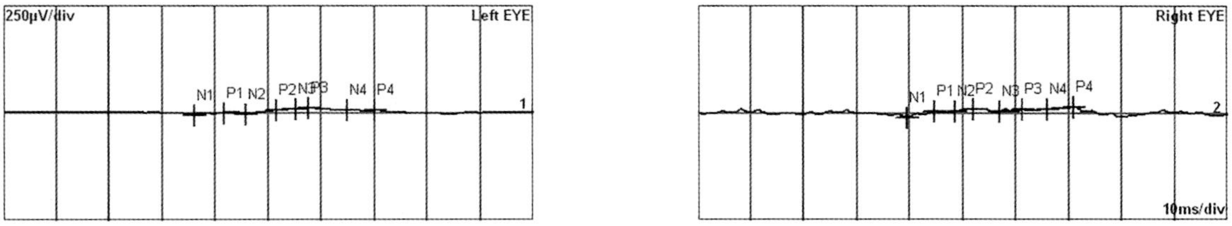

Channel	N1 [ms]	P1 [ms]	N2 [ms]	P2 [ms]	N3 [ms]	P3 [ms]	N4 [ms]	P4 [ms]	OS1	OS2	OS3	OS4	OSz
1 L-1 0dB	16	22	26	32	35	38	45	50	3.67µV	10.9µV	4.51µV	1.95µV	21µ
2 R-2 0dB	20	25	29	32	37	41	46	51	16.3µV	6.49µV	4.67µV	5.99µV	33.4µ

Right EYE
10ms/div

phot. Response

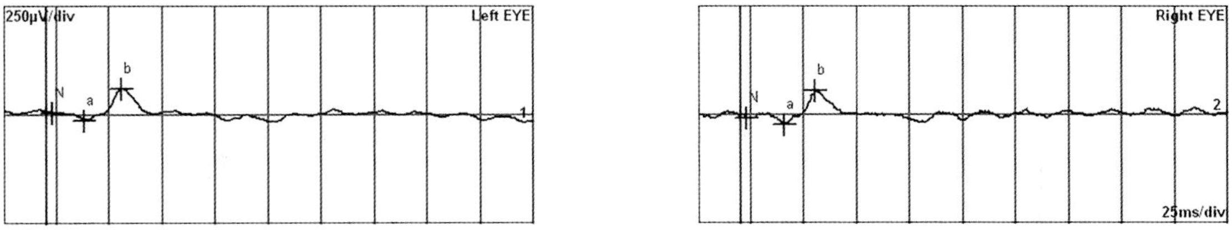 250µV/div		Left EYE

Channel	a [ms]	b [ms]	a-wave	b-wave
1 L-1 0dB	18 (!)	36 (!)	18.3µV (!)	75.3µV (!)
2 R-2 0dB	21 (!)	35 (!)	14.9µV (!)	77.8µV (!)

Right EYE
25ms/div

30Hz Flicker

250µV/div		Left EYE

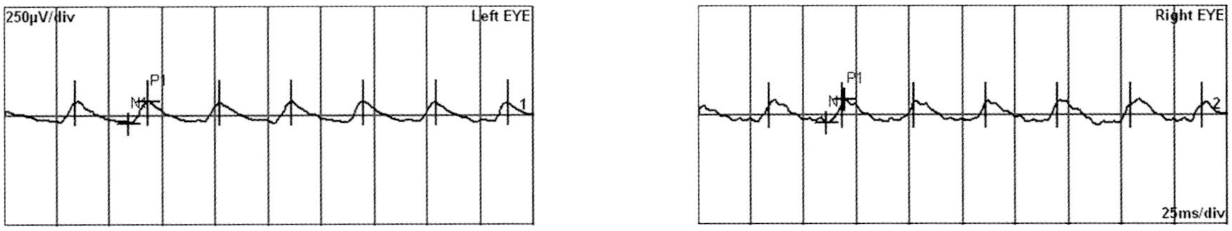

Channel	N1 [ms]	P1 [ms]	N1-P1
1 L-1 0dB	59	68 (!)	51µV (!)
2 R-2 0dB	61	69 (!)	53.8µV (!)

Right EYE
25ms/div

图 7-4-3 与图 7-4-1 同一患者闪光视网膜电图

双眼各波形均有下降

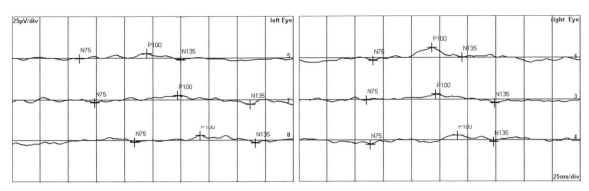

图 7-4-4　与图 7-4-1 同一患者图形视觉诱发电位

双眼波形明显低平

图点评：

双眼弥漫性葡萄膜黑色素细胞增生可以表现为视杆细胞功能障碍，视锥细胞功能障碍的程度较视杆细胞功能障碍的程度为轻，因此 FERG 表现为暗适应 0.01 熄灭，暗适应 3.0、暗适应 3.0 ops 下降，而明适应 3.0ERG、明适应 3.0 闪烁光反应下降较轻。随着病变的进一步发展，可以表现为弥漫性光感受器功能障碍，FERG 的各波均明显下降甚至引不出。由于黄斑功能受影响，因此 PERG 也下降。

第五节　副肿瘤性视神经病变

【临床特征】

PON 较副肿瘤性视网膜病变少见，视觉症状常在恶性肿瘤确诊之前出现，最常见的肿瘤是肺癌，尤其是小细胞肺癌。PON 常是脑干或小脑综合征的一部分，表现为双眼亚急性、进行性、无痛性视力下降，但一般都双眼不对称、先后发病，视力丧失常在数天至数周快速进展。双眼不对称者可有相对性瞳孔传入障碍，视盘正常或水肿。视野可以表现为旁中心暗点、弥漫性收缩或弓形暗点。脑脊液正常，或者淋巴细胞增多、蛋白增多。常伴发其他的副肿瘤性脑病，如共济失调、构音困难、核间性眼肌麻痹等。VEP 振幅低平、隐含期延迟，甚至没有波形，而 ERG 基本正常或改变轻微。病理变化可以出现轻微的血管周围单核炎症细胞浸润、脱髓鞘、视神经或视交叉的轴突丢失等。与 PON 有关的抗体主要是抗 - 脑衰蛋白反应调节蛋白（CRMP）抗体。

【病例】

患者，30 岁男性，因双眼复视伴逐渐视力下降 3 个月、加重 2 个月余就诊。3 个月前明确诊断"肺癌"，右眼视力指数 /10cm，左眼视力手动 / 眼前。眼科各项检查见图 7-5-1～图 7-5-3。

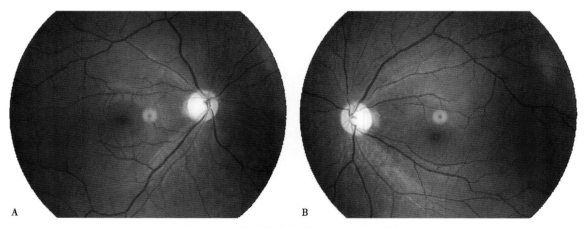

图 7-5-1　副肿瘤性视神经病变双眼底照相

A、B. 双眼视盘颜色苍白

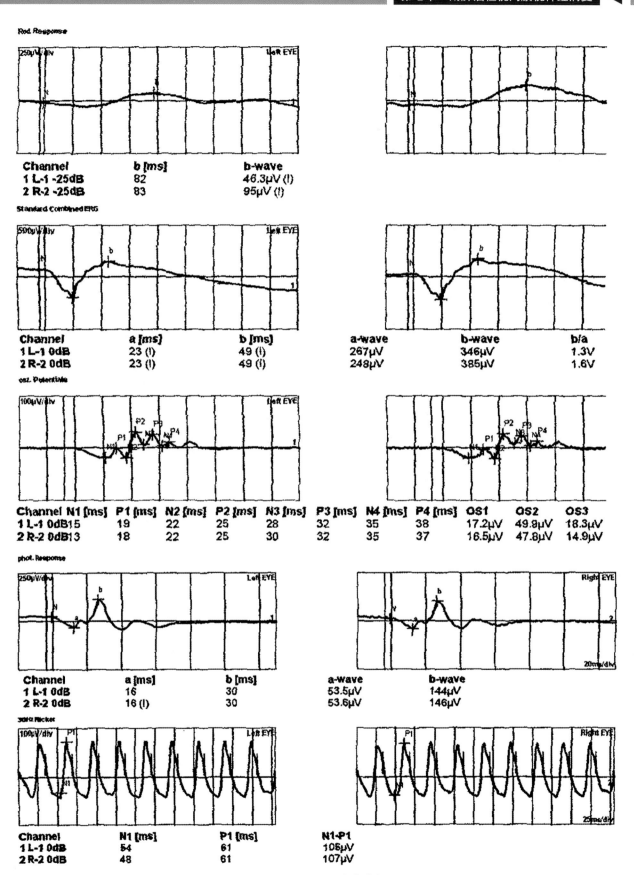

图 7-5-2　与图 7-5-1 同一患者全视野 ERG
双眼大致正常

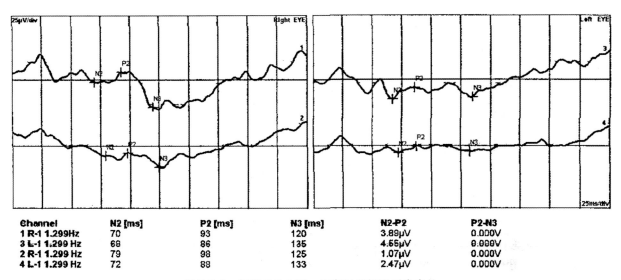

Channel	N2 [ms]	P2 [ms]	N3 [ms]	N2-P2	P2-N3
1 R-1 1.299Hz	70	93	120	3.89μV	0.000V
3 L-1 1.299 Hz	68	86	135	4.55μV	0.000V
2 R-1 1.299 Hz	79	98	125	1.07μV	0.000V
4 L-1 1.299 Hz	72	88	133	2.47μV	0.000V

图 7-5-3　与图 7-5-1 同一患者闪光视觉诱发电位

双眼未引出有意义的波形,只见一些干扰的杂波,结合图 7-5-2,提示患者为视神经病变,而非视网膜病变

图点评:

副肿瘤性视神经病变的病变部位在视神经,光感受器和双极细胞的功能保留,因此 FERG 各项反应正常,而 VEP 低平甚至检测不出。

（黄厚斌）

第八章

视网膜脱离

【定义】

视网膜脱离是视网膜的神经上皮层与色素上皮层的分离。视网膜脱离的原因很多，孔源性视网膜脱离为最常见原因，此外还包括葡萄膜炎等疾病引起的渗出性视网膜脱离，糖尿病视网膜病变等引起的牵拉性视网膜脱离等。

【临床特征】

临床表现为：眼前黑影飘动，闪光感，脱离对侧的视野中出现阴影或遮挡感，发生黄斑区脱离时，中心视力急剧下降。治疗方法主要为手术治疗。

视网膜脱离首选电生理检查为 FERG 检查。视网膜脱离根据病史长短的不同，对视网膜电生理功能影响的程度也不同。急性视网膜脱离，病程短时，电生理功能可无明显异常或轻度异常。慢性视网膜脱离，由于病程长，视网膜感光细胞功能破坏严重，因此电生理功能，特别是 FERG 检查会发生显著降低。

【病例1】

女性患者，58 岁，因"右眼视物不清 3 天"来我院。查体：右眼视力：数指，左眼视力：0.8；右眼角膜透明，晶状体透明，玻璃体混浊 +，眼底上方大部分视网膜脱离，左眼未见明显异常。经各项检查后（图 8-0-1～图 8-0-4），诊断：右眼孔源性视网膜脱离。

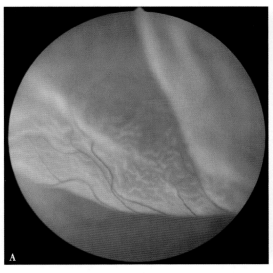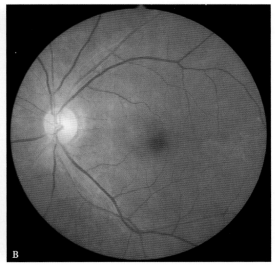

图 8-0-1　右眼孔源性视网膜脱离患者双眼眼底照相
A. 右眼眼底上方大部分视网膜脱离；B. 左眼未见明显异常

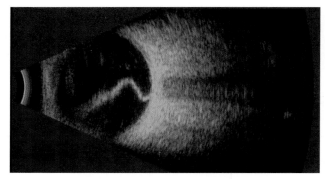

图 8-0-2　与图 8-0-1 同一患者右眼 B 超
B 超提示右眼玻璃体腔内可见膜状回声与视盘相连

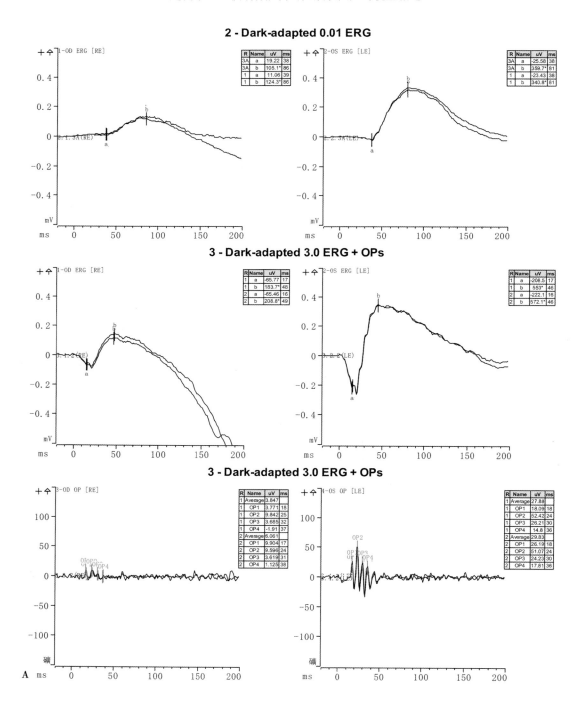

A

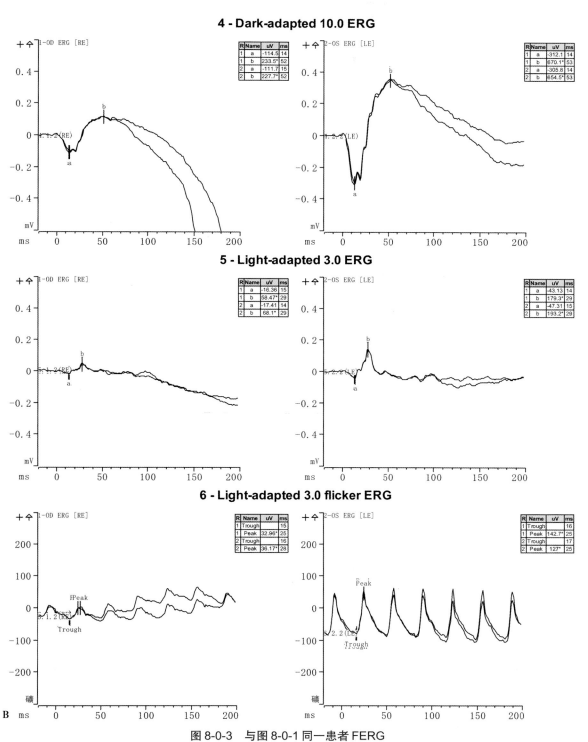

图 8-0-3 与图 8-0-1 同一患者 FERG

FERG 提示：右眼各项反应不同程度降低，左眼正常

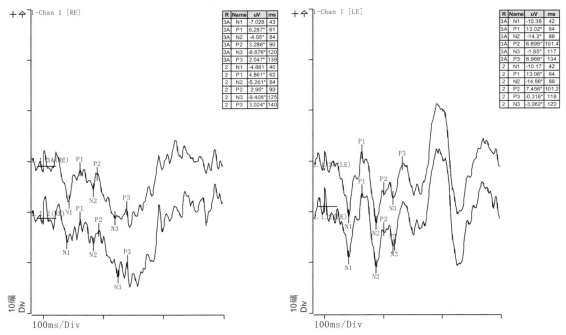

图 8-0-4 与图 8-0-1 同一患者 FVEP

FVEP 提示：双眼能诱发 P2 波，未见显著延迟

图点评：

该患者诊断右眼孔源性视网膜脱离，病程较短，视网膜未见明显增殖，因视网膜脱离范围较大，FERG 提示右眼各项反应较左眼中重度降低。因视网膜脱离时间较短，整体 FVEP 尚未出现显著异常。

【病例2】

男性患者，20岁，主诉：右眼视力逐渐下降半年余。查体：右眼视力：手动／眼前（矫正不能提高），左眼视力：1.0；右眼角膜透明，晶状体透明，玻璃体混浊+，眼底后极部及下方视网膜脱离，视网膜下灰白色增殖条带，中心凹反光弥散，色素紊乱。左眼未见明显异常。经各项检查后（图 8-0-5～图 8-0-9），诊断：右眼陈旧性视网膜脱离。

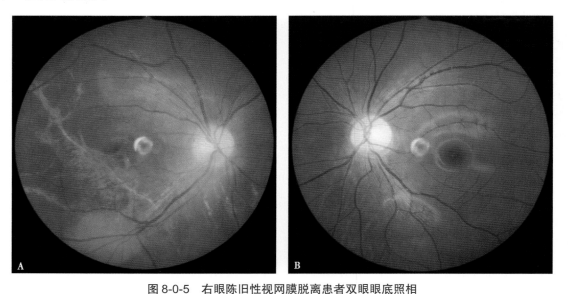

图 8-0-5 右眼陈旧性视网膜脱离患者双眼眼底照相

A. 右眼眼底后极部及下方视网膜脱离，视网膜下灰白色增殖条带；B. 左眼眼底未见明显异常

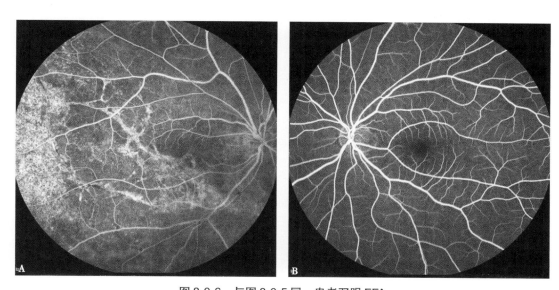

图 8-0-6　与图 8-0-5 同一患者双眼 FFA
A. 右眼视网膜见广泛强荧光及条带状渗出强荧光；B. 左眼眼底未见明显异常

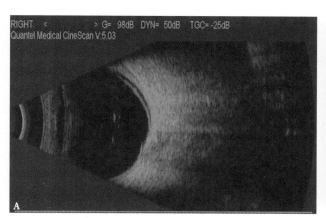
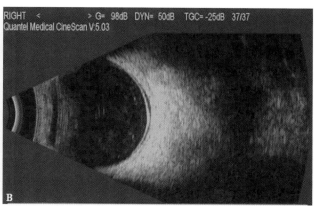

图 8-0-7　与图 8-0-5 同一患者右眼 B 超
A、B. 右眼玻璃体腔内可见膜状回声与视盘相连

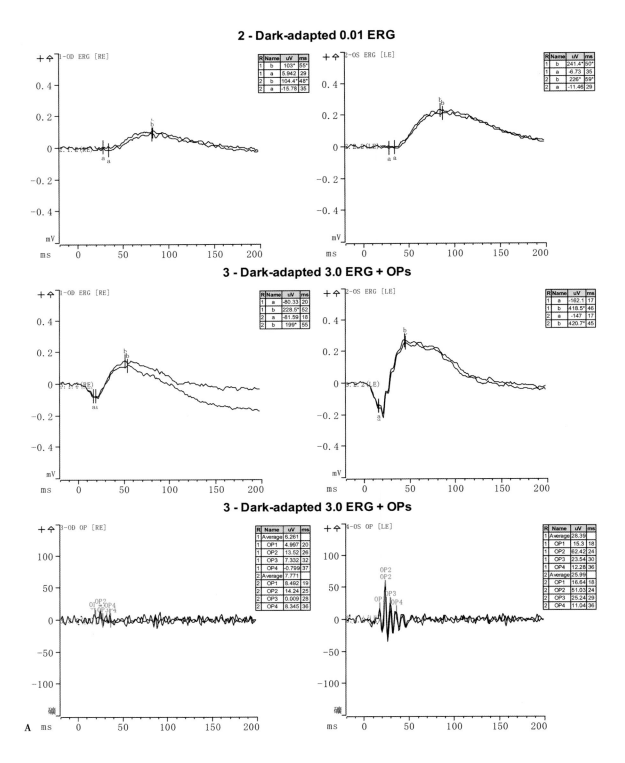

2 - Dark-adapted 0.01 ERG

3 - Dark-adapted 3.0 ERG + OPs

3 - Dark-adapted 3.0 ERG + OPs

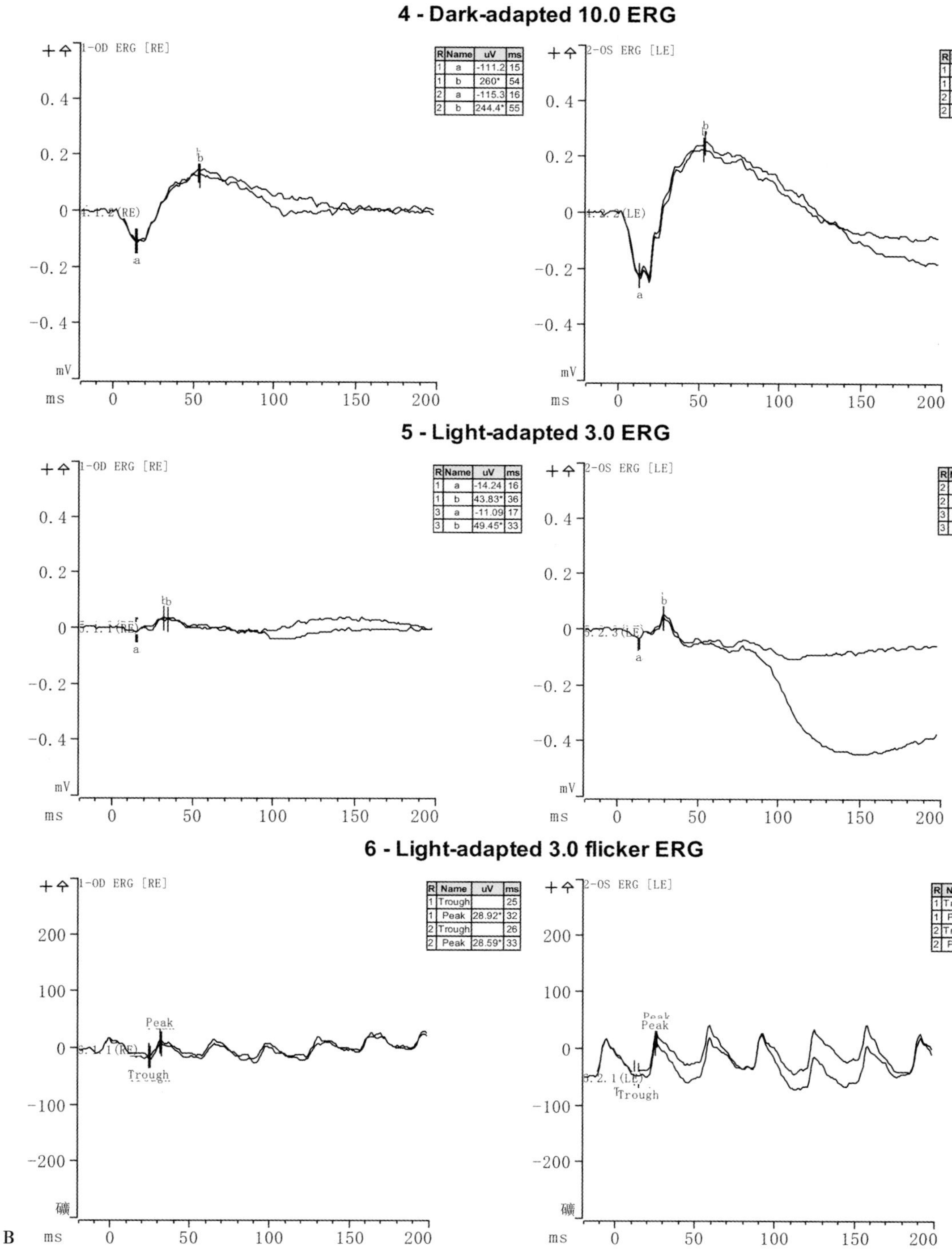

4 - Dark-adapted 10.0 ERG

1-OD ERG [RE]

R	Name	uV	ms
1	a	-111.2	15
1	b	260*	54
2	a	-115.3	16
2	b	244.4*	55

2-OS ERG [LE]

R	Name	uV	ms
1	a	-235.3	14
1	b	462.2*	54
2	a	-230.5	14
2	b	483*	55

5 - Light-adapted 3.0 ERG

1-OD ERG [RE]

R	Name	uV	ms
1	a	-14.24	16
1	b	43.83*	36
3	a	-11.09	17
3	b	49.45*	33

2-OS ERG [LE]

R	Name	uV	ms
2	a	-30.34	15
2	b	84.12*	30
3	a	-34.14	14
3	b	76.67*	30

6 - Light-adapted 3.0 flicker ERG

1-OD ERG [RE]

R	Name	uV	ms
1	Trough		25
1	Peak	28.92*	32
2	Trough		26
2	Peak	28.59*	33

2-OS ERG [LE]

R	Name	uV	ms
1	Trough		15
1	Peak	60.15*	26
2	Trough		13
2	Peak	72.04*	27

B

图 8-0-8　与图 8-0-5 同一患者 FERG
右眼各项反应不同程度降低，左眼正常

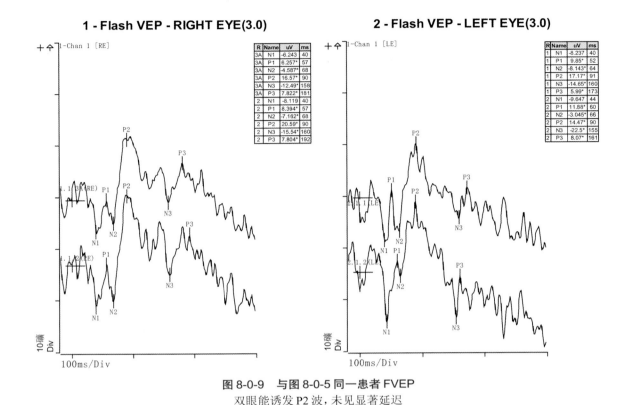

图 8-0-9　与图 8-0-5 同一患者 FVEP
双眼能诱发 P2 波,未见显著延迟

图点评:
　　该患者诊断右眼陈旧性视网膜脱离,病程较长,视网膜下可见广泛增殖条带,因病程较长,视网膜神经细胞功能显著受损,因此 FERG 各项反应均较左眼显著降低,整体 FVEP 尚未出现显著异常。

【病例 3】
　　女性患者,41 岁,主诉:左眼突然出现鼻侧视物遮挡伴视力下降 1 周。自幼双眼高度近视病史。查体:右眼视力:无光感(矫正不能提高),左眼视力:数指 / 眼前,矫正视力:−19.00DS = 数指 /20cm;右眼角膜透明,虹膜纹理欠清,颞侧全粘连,晶状体白色混浊,玻璃体及眼底窥不清。左眼角膜透明,晶状体 C1N1P1,玻璃体混浊 +,眼底豹纹状眼底,后极部大片脉络膜萎缩,视盘色淡红,边界尚清,杯盘比 0.3,视网膜色橘红,1:00 位可见 1/3PD 马蹄形裂孔,上方表面附着玻璃体条索,视网膜动度可,下方及颞侧视网膜脱离,累及黄斑,网膜动度尚可。经各项检查后(图 8-0-10～图 8-0-14),诊断:左眼孔源性视网膜脱离;右眼盲。

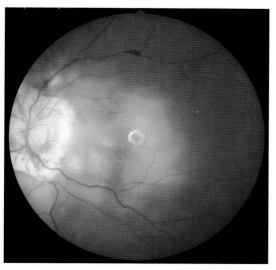

图 8-0-10 左眼孔源性视网膜脱离患者左眼眼底照相
豹纹状眼底,下方及颞侧视网膜脱离,累及黄斑区

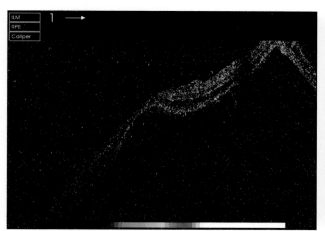 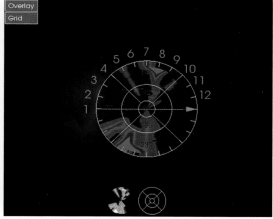

图 8-0-11 与图 8-0-10 同一患者左眼 OCT
左眼视网膜脱离

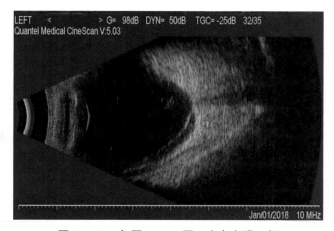

图 8-0-12 与图 8-0-10 同一患者左眼 B 超
左眼玻璃体腔内可见膜状回声与视盘相连

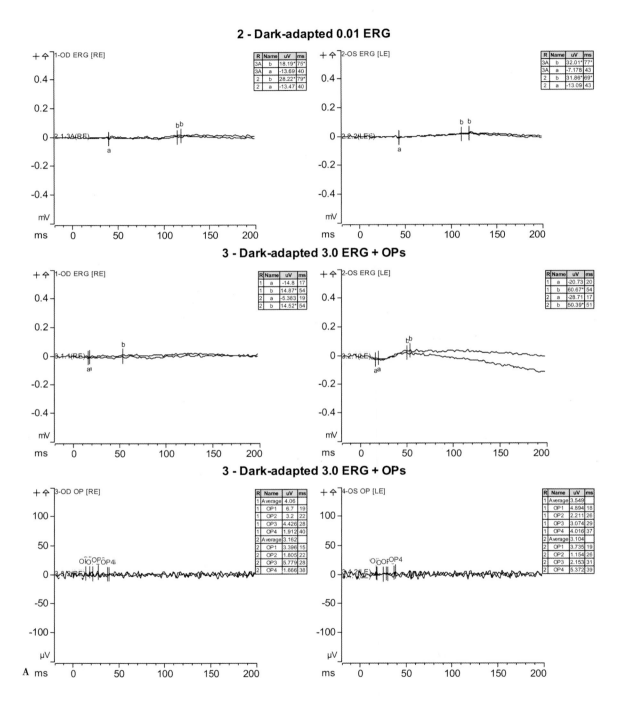

2 - Dark-adapted 0.01 ERG

3 - Dark-adapted 3.0 ERG + OPs

3 - Dark-adapted 3.0 ERG + OPs

4 - Dark-adapted 10.0 ERG

1-OD ERG [RE]

R	Name	uV	ms
1	a	12.32	16
1	b	19.93*	54
2	a	-0.432	19
2	b	7.045*	50

2-OS ERG [LE]

R	Name	uV	ms
1	a	-39.19	20
1	b	70.62*	53
2	a	-34.71	17
2	b	70.56*	51

5 - Light-adapted 3.0 ERG

1-OD ERG [RE]

R	Name	uV	ms
3A	a	0.574	8
3A	b	5.39*	30
2	a	-1.563	12
2	b	7.58*	30

2-OS ERG [LE]

R	Name	uV	ms
3A	a	-6.145	18
3A	b	11.56*	37
2	a	-8.326	14
2	b	18.03*	32

6 - Light-adapted 3.0 flicker ERG

1-OD ERG [RE]

R	Name	uV	ms
2	Trough		12
2	Peak	2.607*	31
3	Trough		11
3	Peak	2.006*	32

2-OS ERG [LE]

R	Name	uV	ms
2	Trough		19
2	Peak	11.18*	34
3	Trough		17
3	Peak	9.811*	33

图 8-0-13　与图 8-0-10 同一患者 FERG

右眼：未能诱发显著波形；左眼：暗适应 0.01：b 波幅值重度降低，暗适应 3.0：a、b 波幅值重度降低，暗适应 3.0 震荡：OPs 波幅值重度降低，暗适应 10.0s：a、b 波幅值重度降低，明适应 3.0：a、b 波幅值重度降低，明适应 30Hz：P 波幅值重度降低

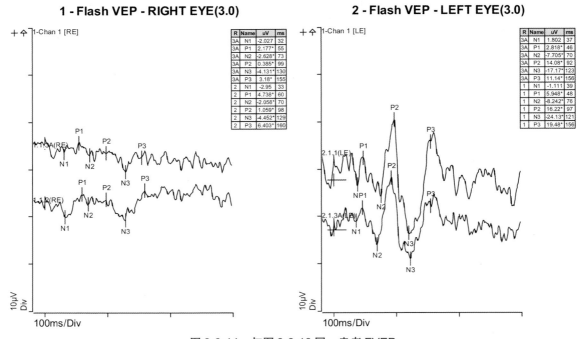

图 8-0-14　与图 8-0-10 同一患者 FVEP
右眼未能诱发显著波形；左眼能诱发 P2 波，未见显著延迟

图点评：

该患者自幼高度近视，因右眼盲目，左眼孔源性视网膜脱离，FERG 提示左眼各项反应重度降低。表示患者因视网膜脱离、高度近视，其视网膜功能差，FVEP 提示左眼 P2 波峰时正常，表明患者视神经通路传导速度正常。对于独眼的视网膜脱离患者，这表明其行视网膜脱离复位术后视力恢复可能欠佳，对预后有指导意义。患者行左眼巩膜外冷凝联合垫压手术，术后 8 个月左眼矫正视力：0.15，与电生理结果相符。

【病例 4】

男性患者，50 岁，主诉：左眼上方视物遮挡伴视力下降 2 个月。16 年前患者右眼外伤史。查体：VOD：裸眼视力：数指 / 眼前（九方位光定位准），矫正视力：+ 13.00DS = 0.05，VOS：裸眼视力：0.2，矫正视力：+1.00DS/−0.50DC × 100 = 0.4。右眼角膜 7：00 位旁中央区可见斑翳，直径约 2mm，前房清亮，轴深约 4CT，瞳孔直径约 3mm，对光反射消失，虹膜可见后粘连，晶状体 C3N3P2，眼底窥不清。左眼晶状体 C1N1P1，玻璃体混浊 +，眼底见：下方视网膜脱离，网膜下可见增殖条带，6：00 位、7：00 位可见裂孔，大小分别为 2PD、1/4PD。经各项检查后（图 8-0-15～图 8-0-19），诊断：左眼孔源性视网膜脱离，右眼盲（法律定义）。

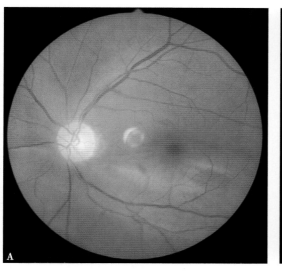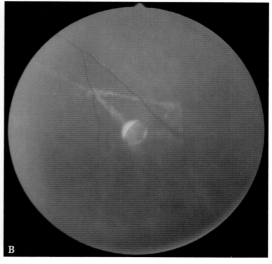

图 8-0-15　左眼孔源性视网膜脱离患者左眼眼底照相

A、B. 下方视网膜脱离，视网膜下可见增殖条带

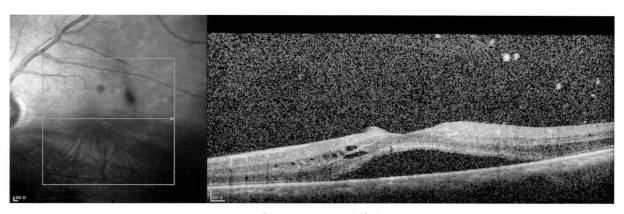

图 8-0-16　与图 8-0-15 同一患者左眼 OCT

左眼视网膜脱离

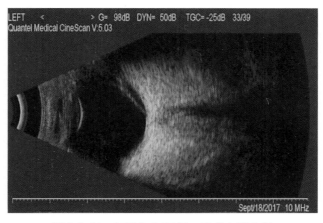

图 8-0-17　与图 8-0-15 同一患者左眼 B 超

左眼玻璃体腔内可见膜状回声与视盘相连

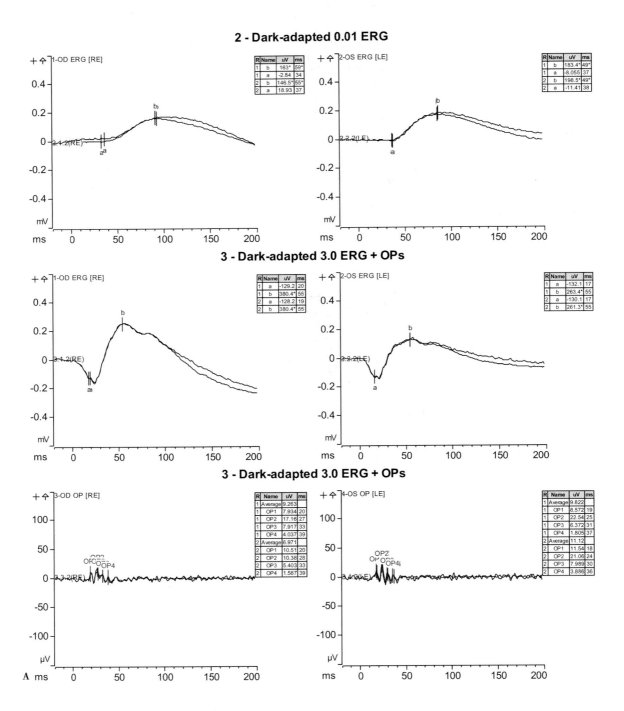

2 - Dark-adapted 0.01 ERG

3 - Dark-adapted 3.0 ERG + OPs

3 - Dark-adapted 3.0 ERG + OPs

4 - Dark-adapted 10.0 ERG

1-OD ERG [RE]

R	Name	uV	ms
1	a	-208.2	19
1	b	457.7*	59
2	a	-239.5	18
2	b	507.6*	58

2-OS ERG [LE]

R	Name	uV	ms
1	a	-179.9	15
1	b	293.6*	55
2	a	-186.1	15
2	b	305.7*	55

5 - Light-adapted 3.0 ERG

1-OD ERG [RE]

R	Name	uV	ms
1	a	-41.96	17
1	b	92.71*	33
2	a	-40.26	17
2	b	93.45*	34

2-OS ERG [LE]

R	Name	uV	ms
1	a	-24.22	15
1	b	68.48*	31
2	a	-27.26	15
2	b	78.39*	31

6 - Light-adapted 3.0 flicker ERG

1-OD ERG [RE]

R	Name	uV	ms
1	Trough		19
1	Peak	79.29*	33
2	Trough		20
2	Peak	73.18*	34

2-OS ERG [LE]

R	Name	uV	ms
1	Trough		16
1	Peak	67.68*	29
2	Trough		17
2	Peak	69.98*	30

图 8-0-18 与图 8-0-15 同一患者左眼 FERG

右眼：暗适应 0.01：b 波幅值略降低，暗适应 3.0：a 波幅值轻度降低，b 波幅值未见明显降低，暗适应 3.0 震荡：OPs 波幅值中度降低，暗适应 10.0s：a、b 波幅值未见明显降低，明适应 3.0：a、b 波幅值未见明显降低，明适应 30Hz：P 波幅值轻度降低；左眼：暗适应 0.01：b 波幅值未见明显降低，暗适应 3.0：a、b 波幅值轻度降低，暗适应 3.0 震荡：OPs 波幅值轻偏中度降低，暗适应 10.0s：a 波幅值略降低，b 波幅值轻度降低，明适应 3.0：a 波轻度降低，b 波幅值轻偏中度降低，明适应 30Hz：P 波幅值中度降低

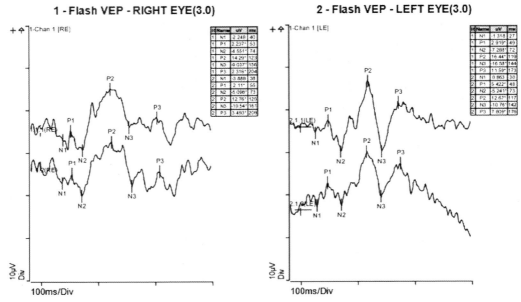

图 8-0-19　与图 8-0-15 同一患者左眼 FVEP

双眼能诱发 P2 波，未见显著延迟

图点评：

该患者左眼孔源性视网膜脱离，FERG 提示左眼 OPs 波幅值降低较显著，表示患者因视网膜脱离，其视网膜循环功能受影响。据 FERG 及 FVEP 结果提示患者目前双眼视网膜功能尚可。右眼因屈光介质混浊原因矫正视力无法提高。其左眼行视网膜脱离复位术后视力恢复预后较好。

【病例5】

女性患者，51 岁，主诉：右眼视物遮挡 1 年半，视物不见 1 周。患者 10 年前曾因"右眼视网膜脱离"于外院行视网膜复位术。患者自诉左眼视物不见十余年（具体诊疗过程不详）。既往双眼高度近视病史。查体：右眼：裸眼视力：手动/眼前（九方位光定位准），矫正不能提高，人工晶状体向颞上方脱位，玻璃体混浊+++，眼底窥不清，眼压：8mmHg。左眼：裸眼视力：无光感，矫正视力：-8.00DS = 无光感，晶状体 C1N1P1，玻璃体混浊+，眼底见：隐约见视盘边界欠清，血管变直，大片脉络膜萎缩，视网膜大片色素脱失，周边色素紊乱。经各项检查后（图 8-0-20~图 8-0-23），诊断：右眼复发性视网膜脱离，左眼盲（法律定义）。

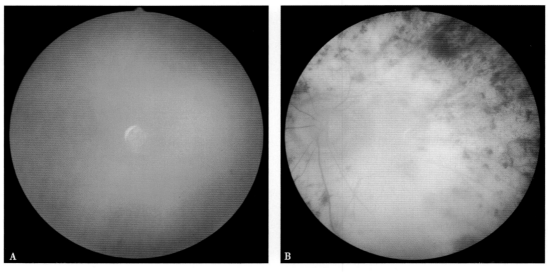

图 8-0-20　右眼复发性视网膜脱离患者双眼眼底照相

A. 右眼眼底窥不清；B. 左眼隐约见视盘边界欠清，血管变直，大片脉络膜萎缩，视网膜大片色素脱失，周边色素紊乱

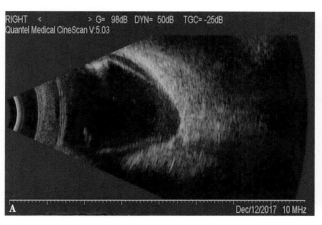
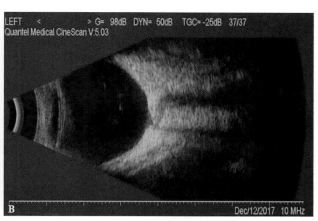

图 8-0-21　与图 8-0-20 同一患者双眼 B 超

A. 右眼玻璃体腔内可见膜状回声与视盘相连；B. 左眼视网膜在位

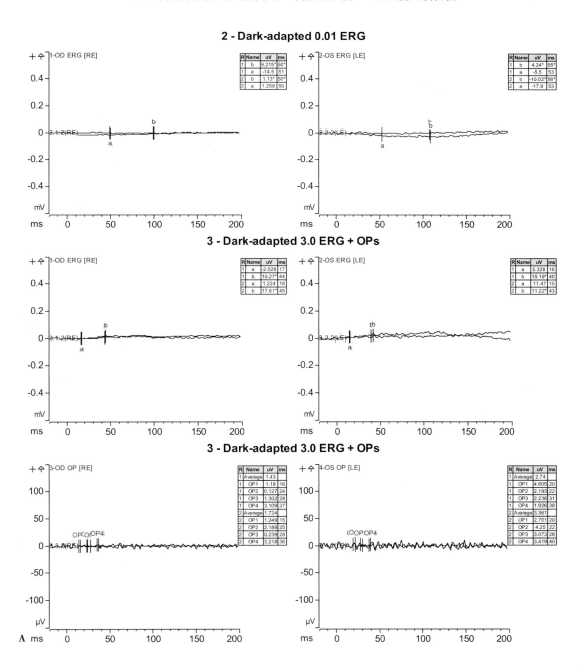

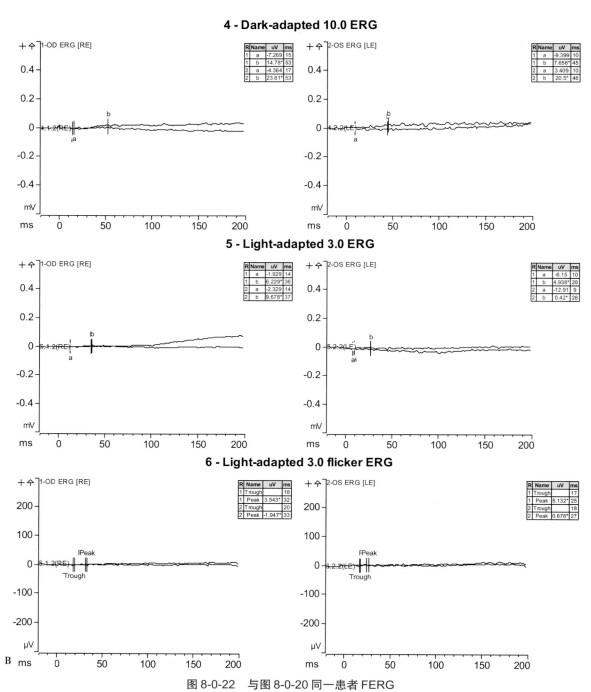

图 8-0-22　与图 8-0-20 同一患者 FERG

右眼：暗适应 0.01、暗适应 3.0、暗适应 3.0 震荡：各波未能诱发显著波形，暗适应 10.0s：a、b 波幅值重度降低，明适应 3.0、明适应 30Hz：各波未能诱发显著波形；左眼：未能诱发显著波形

1 - Flash VEP - RIGHT EYE(3.0)

2 - Flash VEP - LEFT EYE(3.0)

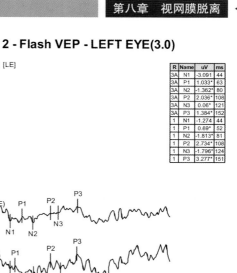

图 8-0-23　与图 8-0-20 同一患者 FVEP

右眼能诱发 P2 波，未见显著延迟

患者入院后行"右眼人工晶状体取出 + 玻璃体切除 + 视网膜复位 + 光凝 + 硅油填充 + 巩膜外环扎术"，术后 5 个月，查体：右眼矫正视力：−8.25DS/−6.00DC × 175 = 0.05，玻璃体腔硅油填充，眼底见视网膜平复，周边环扎嵴清楚。复查 FERG 及 FVEP 如图 8-0-24 和图 8-0-25：

2 - Dark-adapted 0.01 ERG

3 - Dark-adapted 3.0 ERG + OPs

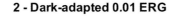

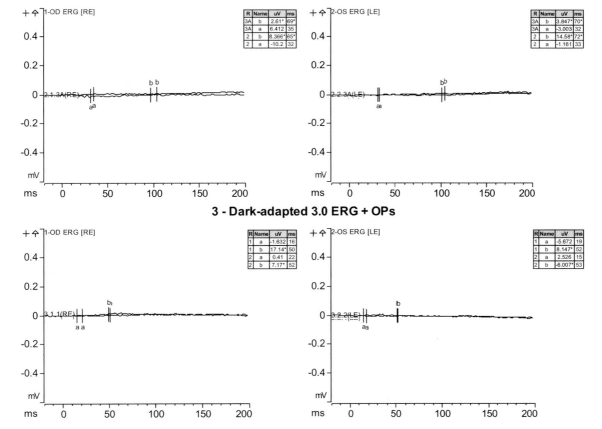

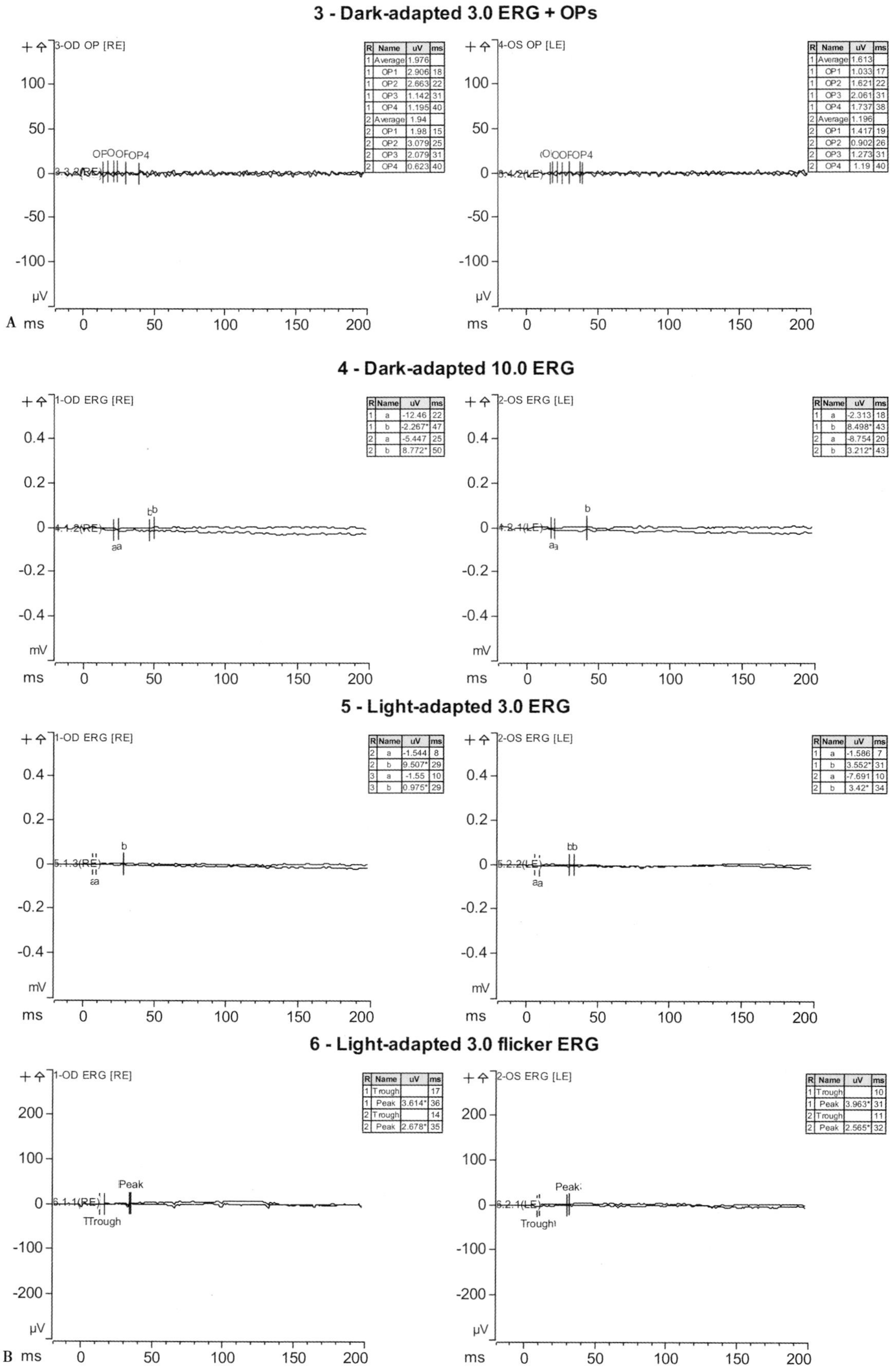

3 - Dark-adapted 3.0 ERG + OPs

3-OD OP [RE]

R	Name	uV	ms
1	Average	1.976	
1	OP1	2.906	18
1	OP2	2.663	22
1	OP3	1.142	31
1	OP4	1.195	40
2	Average	1.94	
2	OP1	1.98	15
2	OP2	3.079	25
2	OP3	2.079	31
2	OP4	0.623	40

4-OS OP [LE]

R	Name	uV	ms
1	Average	1.613	
1	OP1	1.033	17
1	OP2	1.621	22
1	OP3	2.061	31
1	OP4	1.737	38
2	Average	1.196	
2	OP1	1.417	19
2	OP2	0.902	26
2	OP3	1.273	31
2	OP4	1.19	40

A

4 - Dark-adapted 10.0 ERG

1-OD ERG [RE]

R	Name	uV	ms
1	a	-12.46	22
1	b	-2.267*	47
2	a	-5.447	25
2	b	8.772*	50

2-OS ERG [LE]

R	Name	uV	ms
1	a	-2.313	18
1	b	8.498*	43
2	a	-8.754	20
2	b	3.212*	43

5 - Light-adapted 3.0 ERG

1-OD ERG [RE]

R	Name	uV	ms
2	a	-1.544	8
2	b	9.507*	29
3	a	-1.55	10
3	b	0.975*	29

2-OS ERG [LE]

R	Name	uV	ms
1	a	-1.586	7
1	b	3.552*	31
2	a	-7.691	10
2	b	3.42*	34

6 - Light-adapted 3.0 flicker ERG

1-OD ERG [RE]

R	Name	uV	ms
1	Trough		17
1	Peak	3.614*	36
2	Trough		14
2	Peak	2.678*	35

2-OS ERG [LE]

R	Name	uV	ms
1	Trough		10
1	Peak	3.963*	31
2	Trough		11
2	Peak	2.565*	32

B

图 8-0-24　术后 5 个月 FERG

双眼各波未能诱发显著波形

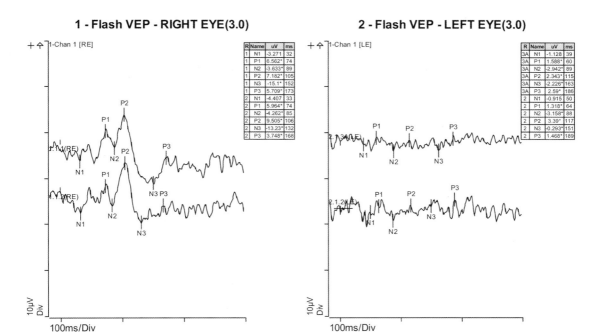

图 8-0-25 术后 5 个月 FVEP

右眼能诱发 P2 波，未见显著延迟

图点评：

该患者右眼孔源性视网膜脱离，眼底窥不清，无法判断视网膜脱离的范围，但通过 FERG、FVEP 的检查，提示患者右眼视网膜功能差，行视网膜脱离复位术后，视力预后欠佳。5 个月后患者右眼视力较前稍好转，但患者 FERG 提示各波未能诱发显著波形，因硅油填充状态会降低导电性，明显降低各波形反应幅值，考虑与此有关。因此在硅油填充状态，电生理检查的结果仅有参考意义。

【病例 6】

女性患者，48 岁，主诉：左眼逐渐视物模糊 1 年。双眼高度近视病史。既往右眼因视网膜脱离未治疗，现已盲 6 年。查体：右眼裸眼视力：无光感，左眼裸眼视力：0.03，矫正视力：−12.75DS/−3.25DC×165＝0.05；右眼虹膜全周后粘连，对光反射消失，晶状体全白色混浊；余眼内结构窥不进。左眼晶状体 C1N1P1，玻璃体混浊＋，眼底模糊见：豹纹状眼底，视盘色稍淡，边界欠清，后极部大片脉络膜萎缩，黄斑下方可见增殖膜牵引，下方视网膜脱离。经各项检查后（图 8-0-26～图 8-0-31），诊断：左眼孔源性视网膜脱离，右眼盲。

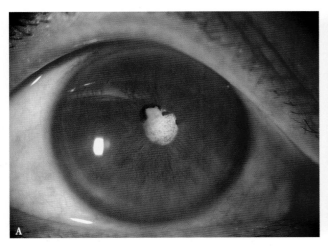
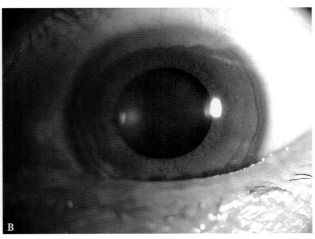

图 8-0-26 左眼黄斑裂孔性视网膜脱离患者双眼眼前节照相

A. 右眼虹膜全周后粘连，对光反射消失，晶状体全白色混浊；B. 左眼晶状体 C1N1P1

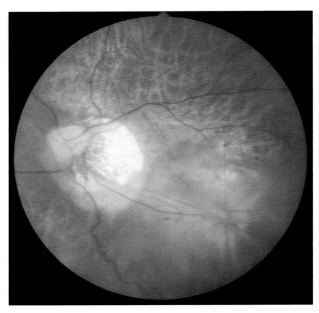

图 8-0-27　与图 8-0-26 同一患者左眼眼底照相

左眼豹纹状眼底，视盘色稍淡，边界欠清，后极部大片脉络膜萎缩，
黄斑下方可见增殖膜牵引，下方视网膜脱离

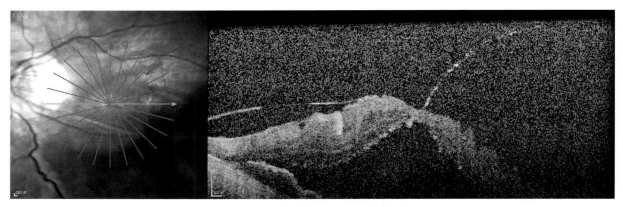

图 8-0-28　与图 8-0-26 同一患者左眼 OCT

左眼视网膜脱离

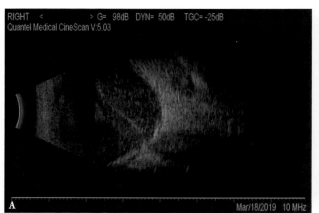
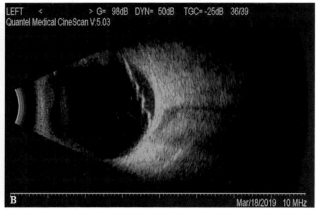

图 8-0-29　与图 8-0-26 同一患者双眼 B 超

A、B. 双眼玻璃体腔内可见膜状回声与视盘相连

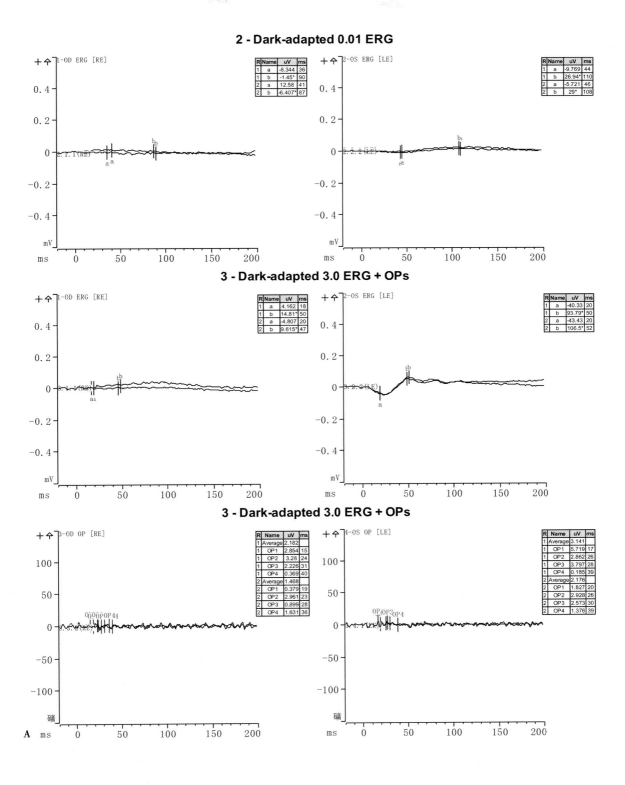

2 - Dark-adapted 0.01 ERG

3 - Dark-adapted 3.0 ERG + OPs

3 - Dark-adapted 3.0 ERG + OPs

A

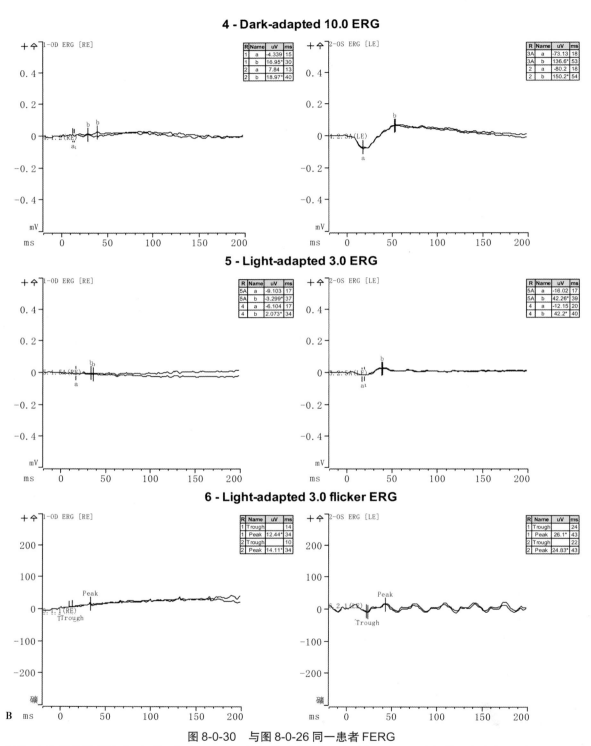

图 8-0-30　与图 8-0-26 同一患者 FERG

右眼：未能诱发显著波形；左眼：暗适应 0.01：b 波幅值重度降低，暗适应 3.0：a、b 波幅值重度降低，b 波幅值中重度降低，暗适应 3.0 震荡：OPs 波幅值重度降低，暗适应 10.0s：a、b 波幅值中度降低，明适应 3.0：a、b 波幅值中重度降低，明适应 30Hz：P 波幅值重度降低

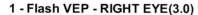

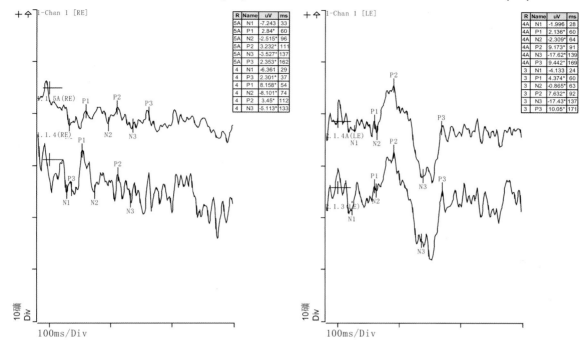

图 8-0-31　与图 8-0-26 同一患者 FVEP
右眼未能诱发显著波形；左眼能诱发 P2 波，未见显著延迟

图点评：

　　该患者高度近视病史，右眼盲，左眼孔源性视网膜脱离，FERG 提示左眼各项反应重度降低。表示患者视网膜脱离、高度近视，其视网膜功能差，FVEP 提示左眼 P2 波峰时正常，表明患者视神经通路传导速度正常。对于独眼的视网膜脱离患者，这表明其行视网膜脱离复位术后视力恢复可能欠佳，对预后有指导意义。

（赵同涛　李　莎）

第九章

葡 萄 膜 炎

【定义】

葡萄膜炎（uveitis）是虹膜、睫状体及脉络膜组织炎症的总称。按发病部位可分为前葡萄膜炎、后葡萄膜炎及中间葡萄膜炎；按病因可分为非感染性及感染性，按病理特点可分为肉芽肿性及非肉芽肿性葡萄膜炎。

【病因】

葡萄膜炎病因广泛，发病机制复杂，感染、自身免疫、肿瘤、各种理化和机械损伤均可引起。感染因素包括外源性和内源性两大类，如细菌、真菌、病毒、螺旋体、寄生虫等，也可通过诱发抗原抗体及补体复合物而引起。

自身免疫因素包括各种原因引起的机体自身免疫功能紊乱可导致机体对自身抗原的免疫应答，从而引起葡萄膜炎。

免疫遗传机制如多种与特定 HLA 抗原相关的葡萄膜炎，此外研究发现小柳原田综合征、Behcet 病等还与多种遗传基因相关。

其他病因还包括原发或转移癌，如黑色素瘤、淋巴瘤等。此外，多种创伤和理化损伤通过激活花生四烯酸代谢产物而引起葡萄膜炎。

【临床特征】

临床表现，急性发病者包括：疼痛、畏光、流泪、视力减退。慢性者表现为：眼前黑影飘动，闪光感、视物变形，暗点、视力减退等。体征包括：检查可见结膜有睫状充血或混合充血；房水有闪辉、细胞；前房积脓、积血、纤维絮状渗出；角膜后沉着物；虹膜水肿、粘连、结节、萎缩、膨隆、新生血管；瞳孔缩小、闭锁、膜闭；玻璃体混浊等。根据病史临床表现及 FFA 等眼科检查及相关实验室检查可诊断。

葡萄膜炎首选电生理检查为 FERG，脉络膜、视网膜组织炎症可导致不同程度电生理功能异常。

第一节　特发性葡萄膜炎

【病例 1】

患者男，63 岁。诊断：右眼葡萄膜炎。查体：右眼视力：0.3，左眼视力：0.8。右眼角膜透明，少许色素性 KP，虹膜鼻下方后粘连；晶状体透明，玻璃体混浊 +，眼底及电生理改变见图 9-1-1～图 9-1-6。

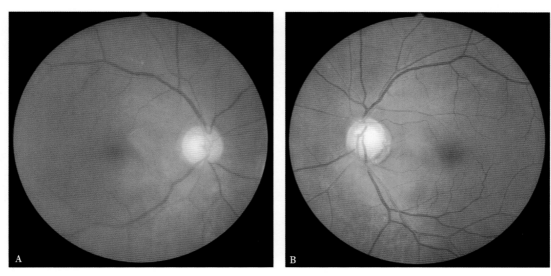

图 9-1-1　右眼葡萄膜炎双眼眼底照相

A. 右眼因玻璃体内炎症混浊及脉络膜炎症,眼底图像较左眼模糊,视盘边界欠清,色淡红,C/D = 0.5;
B. 左眼眼底未见明显异常

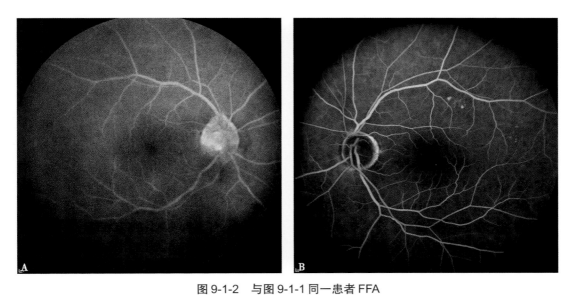

图 9-1-2　与图 9-1-1 同一患者 FFA

A. 右眼晚期荧光渗漏,脉络膜背景荧光广泛增强,视盘荧光略增强;B. 左眼晚期未见明显异常渗漏

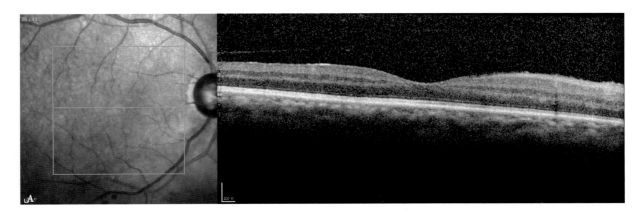

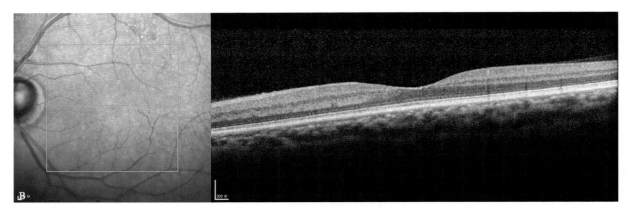

图 9-1-3　与图 9-1-1 同一患者 OCT

A. 右眼未见明显黄斑水肿，提示炎症尚未对黄斑区视网膜造成明显影响；B. 左眼黄斑部未见明显异常

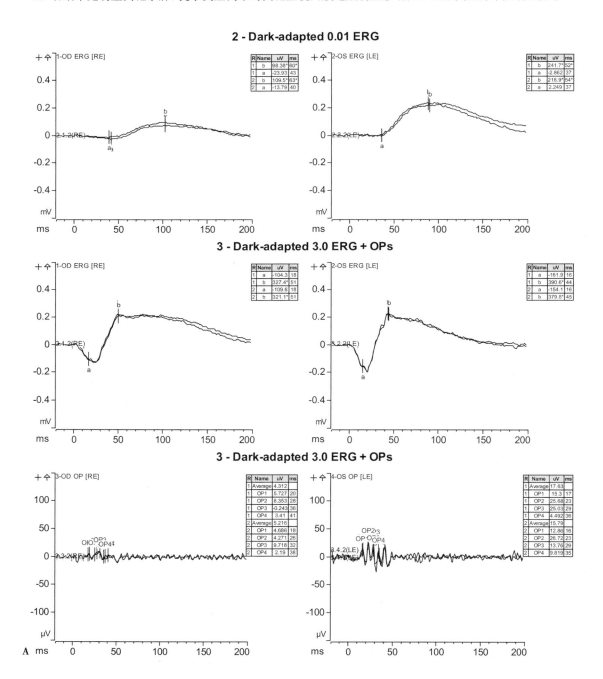

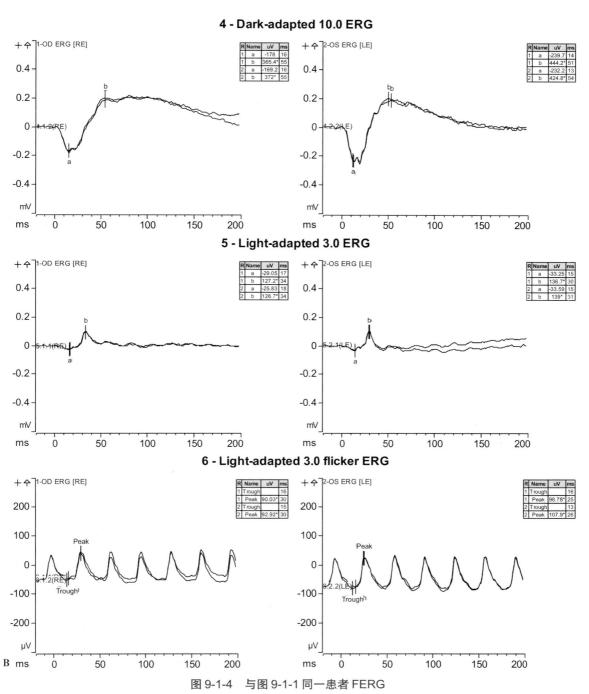

图 9-1-4　与图 9-1-1 同一患者 FERG

右眼暗适应 0.01：b 波幅值中度降低；暗适应 3.0：a 波幅值中度降低，b 波幅值轻度降低；暗适应 3.0 震荡：OP2 波幅值重度降低；左眼 FERG 各波形未见明显异常

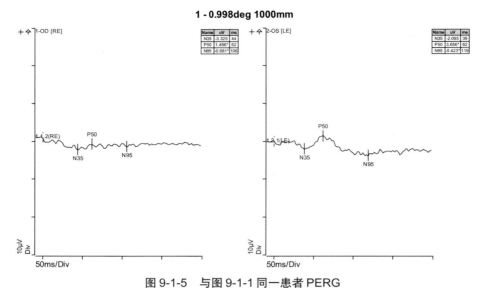

图 9-1-5　与图 9-1-1 同一患者 PERG

右眼 P50 波幅值中偏重度降低，N95 波幅值重度降低

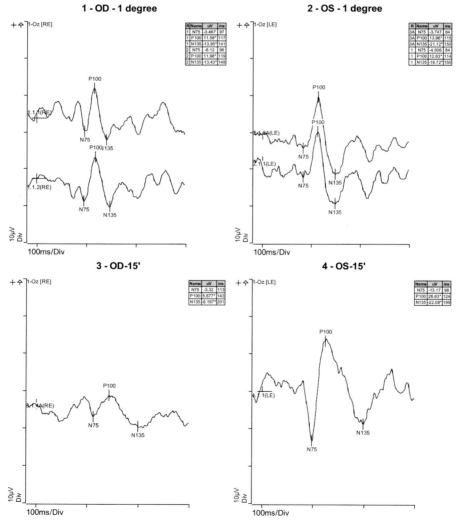

图 9-1-6　与图 9-1-1 同一患者 PVEP

1°空间频率右眼较对侧眼 P100 幅值略降低，P100 峰时轻度延迟；15′空间频率右眼较对侧眼 P100 幅值重度降低，P100 峰时重度延迟

图点评：

该患者为右眼葡萄膜炎，左眼未见明显炎症表现。FERG 右眼暗适应各波形较左眼降低，尤其 OP2 波幅值明显降低，提示右眼葡萄膜炎症波及视网膜并导致视网膜内层循环功能降低。明适应 FERG 双眼波形未见明显改变，提示视锥细胞功能未受明显影响。因此，总体 FVEP 右眼较左眼无明显降低。因右眼视力明显低于左眼，PERG 及 PVEP 右眼波形较左眼降低。

【病例 2】

男，23 岁，诊断：右眼葡萄膜炎。查体：右眼视力：1.2，左眼视力：1.0。前节、眼底、FERG 见图 9-1-7～图 9-1-10。

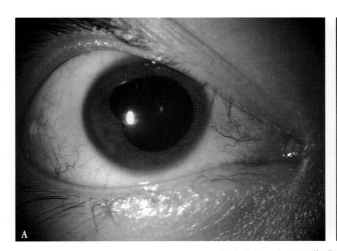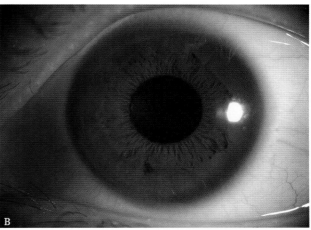

图 9-1-7　右眼葡萄膜炎患者双眼前节照相
A. 右眼虹膜部分后粘连，瞳孔不圆；B. 左眼未见明显异常

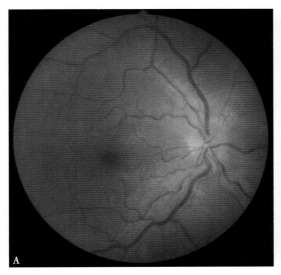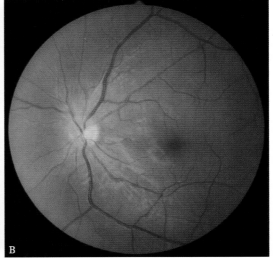

图 9-1-8　与图 9-1-7 同一患者眼底照相
A. 右眼视网膜血管较迂曲，视盘边界欠清楚；B. 左眼眼底未见明显异常

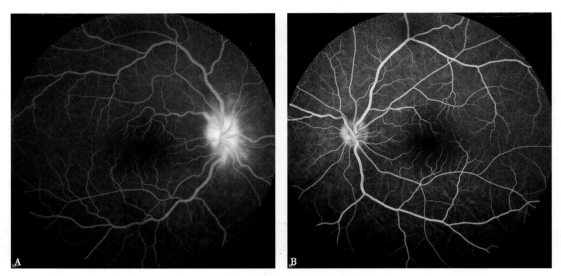

图 9-1-9 与图 9-1-7 同一患者 FFA

A. 右眼视盘荧光渗漏，脉络膜荧光增强；B. 左眼未见明显异常荧光

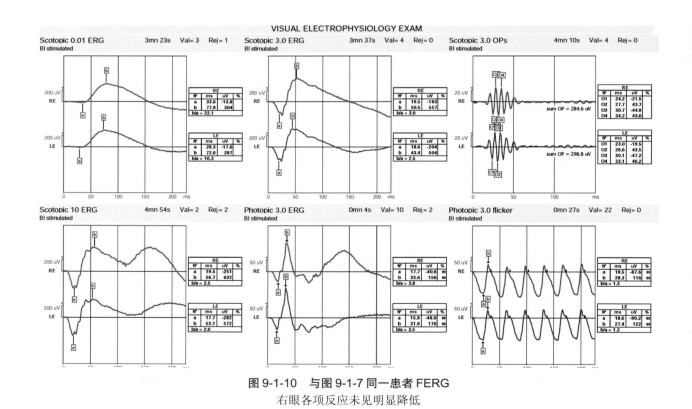

图 9-1-10 与图 9-1-7 同一患者 FERG

右眼各项反应未见明显降低

图点评：

该患者为右眼葡萄膜炎，但患者右眼视力无明显下降，FFA 主要表现为视盘强荧光，晚期脉络膜荧光增强，视网膜未见明显累及。FERG 表现双眼各波形未见明显异常，提示整体视网膜功能未受影响。

【病例3】

患者女,44岁。诊断：右眼葡萄膜炎,右眼白内障术后。右眼裸眼视力：0.02。左眼视力：0.8。右眼人工晶状体位正,后囊++；右眼玻璃体：絮状混浊++；双眼眼底、FERG见图9-1-11～图9-1-14。

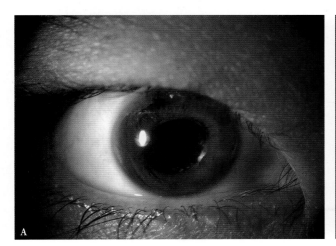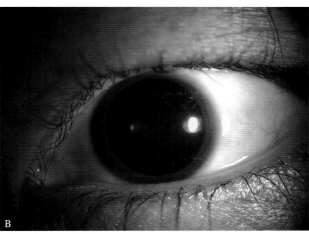

图9-1-11　右眼葡萄膜炎、白内障术后患者双眼眼前节照相
A. 右眼人工晶状体眼,虹膜后粘连；B. 左眼瞳孔药物性散大,未见明显异常

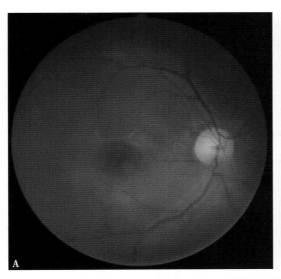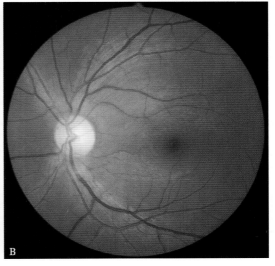

图9-1-12　与图9-1-11同一患者双眼眼底照相
A. 右眼视盘边界欠清,视网膜图像较对侧模糊；B. 左眼眼底未见明显异常

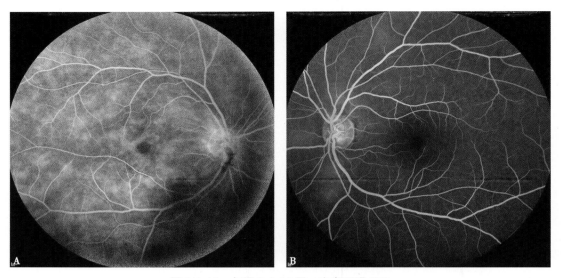

图 9-1-13　与图 9-1-11 同一患者双眼 FFA
A. 右眼晚期广泛脉络膜强荧光,视盘也呈现强荧光;B. 左眼眼底未见明显异常荧光渗漏

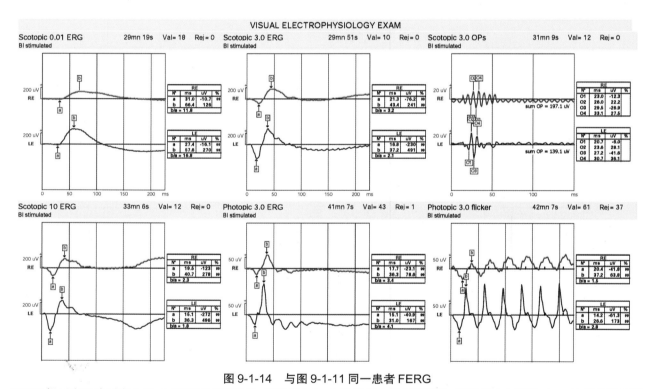

图 9-1-14　与图 9-1-11 同一患者 FERG

FERG 提示右眼暗适应 0.01:b 波幅值中度降低,暗适应 3.0:ab 波幅值中偏重度降低,暗适应 3.0 震荡:OP2 波幅值轻度降低,暗适应 10.0s:ab 波幅值中度降低,明适应 3.0:ab 波幅值中度降低,明适应 30Hz:P 波幅值中偏重度降低;左眼各波幅值均未见明显异常

图点评:

　　该患者为右眼葡萄膜炎,FFA 检查提示右眼脉络膜弥漫性荧光渗漏,炎症反应明显,左眼未见明显炎症表现,FERG 提示右眼 6 项反应均较左眼中重度降低,提示因葡萄膜炎反应剧烈致右眼视网膜视锥细胞、视杆细胞整体功能受损。

第二节 自身免疫相关非感染性葡萄膜炎

【病例】

女，21岁，诊断：双眼小柳原田综合征。查体：右眼视力：0.12，矫正视力：0.5，左眼裸眼视力：0.02，矫正视力：0.1。双眼眼底、电生理检查如图9-2-1～图9-2-4。

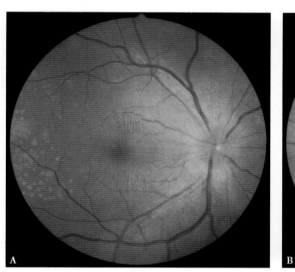
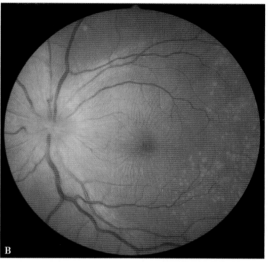

图9-2-1 双眼小柳原田综合征眼底照相

A、B. 双眼视盘水肿，血管迂曲，视网膜中周部散在灰白色斑点状病灶

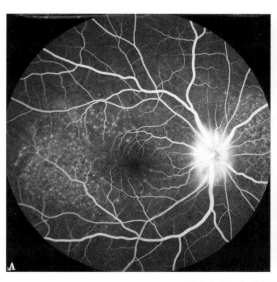
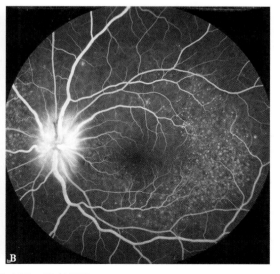

图9-2-2 与图9-2-1同一患者FFA

A、B. 双眼视盘明显荧光渗漏，视网膜散在点片状强荧光

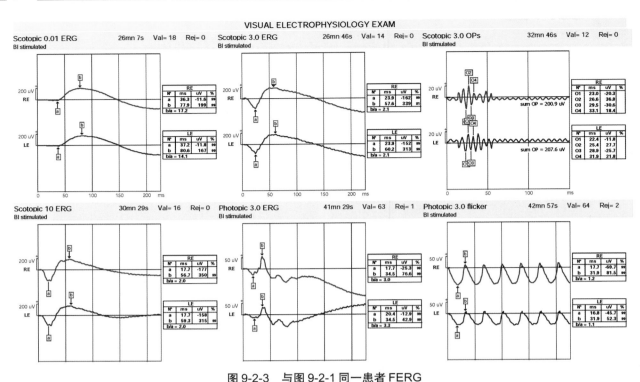

图 9-2-3 与图 9-2-1 同一患者 FERG

双眼明暗适应各项反应波形均呈轻度降低

VISUAL ELECTROPHYSIOLOGY EXAM

VEP flash   0mn 4s   Val= 58   Rej= 3

RE stimulated

	Oz		
N°	ms	uV	%
P1	64.2	0.6	
N2	70.0	-0.3	99
P2	97.7	9.0	99
N3	122	-8.7	98

VEP flash   0mn 3s   Val= 61   Rej= 2

LE stimulated

	Oz		
N°	ms	uV	%
P1	49.6	5.7	
N2	71.5	-1.9	88
P2	97.7	10.8	88
N3	121	-10.0	81

VEP flash   1mn 59s   Val= 46   Rej= 6

RE stimulated

	Oz		
N°	ms	uV	%
P1	68.5	5.4	92
N2	83.1	-3.3	99
P2	102	8.2	99
N3	125	-7.2	99

VEP flash   1mn 17s   Val= 61   Rej= 4

LE stimulated

	Oz		
N°	ms	uV	%
P1	48.1	3.6	80
N2	65.6	-3.6	99
P2	101	10.6	99
N3	124	-11.0	99

图 9-2-4 与图 9-2-1 同一患者 FVEP

双眼 P2 波形稳定，未见显著延迟

图点评：

小柳原田综合征主要表现为双眼弥漫性渗出性葡萄膜炎，同时伴有头痛、耳鸣、颈项强直以及白发、脱发、白癜风等累及多器官系统的临床综合征。多发生于青壮年，易复发。可表现为角膜后羊脂状 KP、视网膜荧光血管造影点状或多湖状荧光渗漏等典型特征，如病变仅累积眼后节，也可称为原田氏病。本病需与交感性眼炎相鉴别。该患者双眼视力下降，FFA 提示双眼视盘强荧光，中周部视网膜散在点片状强荧光，诊断符合小柳原田综合征表现，FERG 表现为双眼较一致的各项波形反应轻度降低，FVEP 未见显著异常，提示视网膜功能仅轻度降低。

第三节 感染性葡萄膜炎

【病例1】

男，43 岁，右眼视物不见 1 个月，左眼视力下降 20 天，诊断：双眼急性视网膜坏死综合征。查体：右眼视力（无光感），左眼视力：0.8，双眼角膜后可见大量 KP，玻璃体混浊 ++，眼底及电生理检查见图 9-3-1～图 9-3-4。

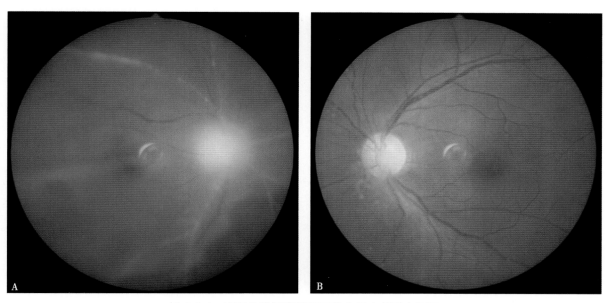

图 9-3-1 双眼急性视网膜坏死综合征患者眼底照相
A. 右眼视网膜血管广泛闭塞，视网膜脱离；B. 左眼视网膜血管呈节段性改变

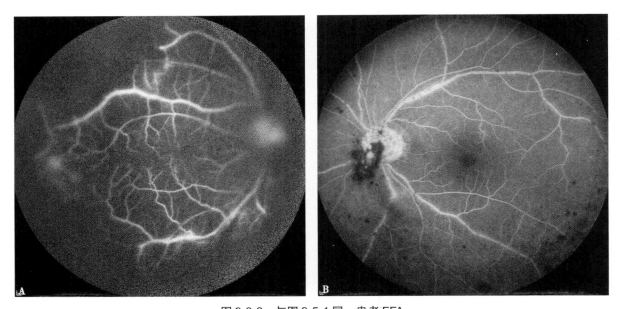

图 9-3-2　与图 9-5-1 同一患者 FFA

A. 右眼视网膜脱离，周边大片无灌注区；B. 左眼视网膜血管着染，周边可见遮蔽荧光

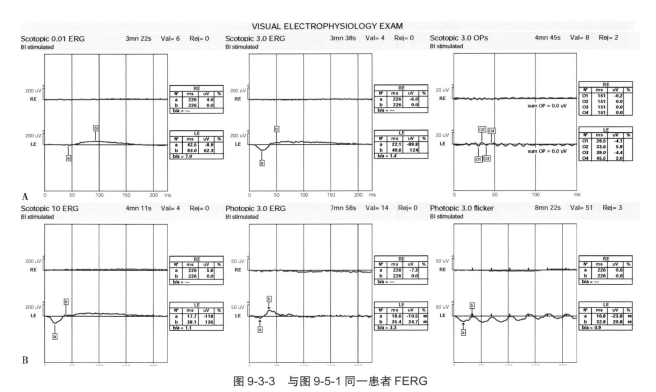

图 9-3-3　与图 9-5-1 同一患者 FERG

A. 右眼明暗适应各项反应均未诱发明显波形；B. 左眼各波形均显著降低

VISUAL ELECTROPHYSIOLOGY EXAM

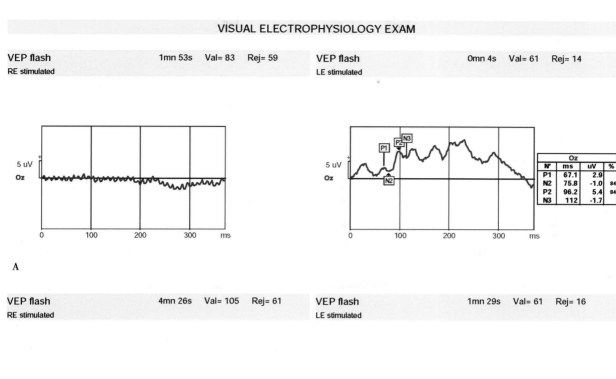

A

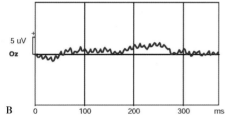

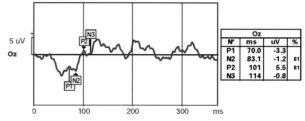

B

图 9-3-4　与图 9-3-1 同一患者 FVEP
A. 右眼未能诱发 P2 波；B. 左眼 P2 波形尚稳定，未见显著延迟

图点评：

急性视网膜坏死综合征（ARN）是一种由病毒感染（主要为水痘 - 带状疱疹病毒和单纯疱疹病毒感染）引起急性感染性葡萄膜炎。典型地表现为视网膜坏死灶、以视网膜动脉炎为主的视网膜血管炎以及明显的玻璃体混浊，后期可发生视网膜脱离。主要治疗为抗病毒、抗炎治疗，如发生严重玻璃体混浊或视网膜脱离时需手术治疗。该患者双眼急性视网膜坏死综合征已处于晚期，此时玻璃体混浊大部分吸收右眼视力已无光感，可见视网膜绝大部分血管呈白线状，因此 FERG 各项反应均呈熄灭型，左眼各波幅也明显降低，因视网膜功能严重受损，FVEP 提示右眼重度降低，左眼尚保留一定视功能，FVEP 仅轻度降低。

【病例 2】

男性患者，68 岁，主诉：双眼视力下降 10 天余。眼部查体：视力：右眼：0.2（−0.25DC×35＝0.2），左眼：0.2（−0.75DC×180＝0.2）。眼压：右眼：13mmHg，左眼：13mmHg。经各项检查后（图 9-3-5～图 9-3-11），诊断为：双眼梅毒性视网膜脉络膜炎。

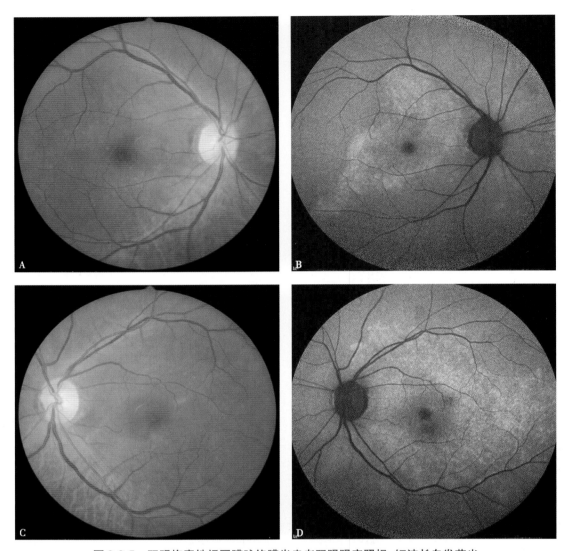

图 9-3-5　双眼梅毒性视网膜脉络膜炎患者双眼眼底照相、短波长自发荧光

A、C. 眼底照相：双眼黄斑区及后极部散在黄白色点状病灶；B、D. 短波长自发荧光：双眼后极部点片状高自发荧光

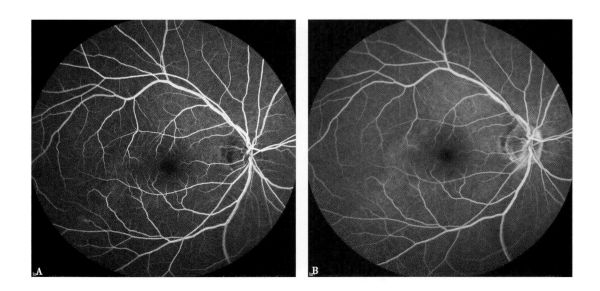

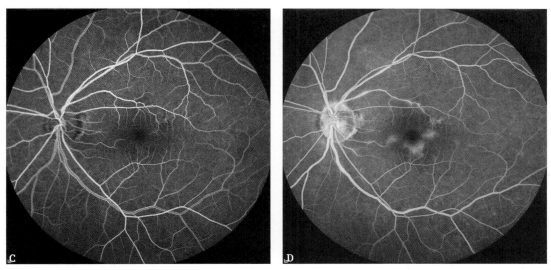

图 9-3-6　与图 9-3-5 同一患者早期及晚期的 FFA 影像

双眼 FFA：A. 右眼早期视盘边界欠清；B. 后期强荧光，黄斑区斑驳状强荧光；C. 左眼早期视盘边界欠清；
D. 晚期视强荧光，中心凹处荧光渗漏

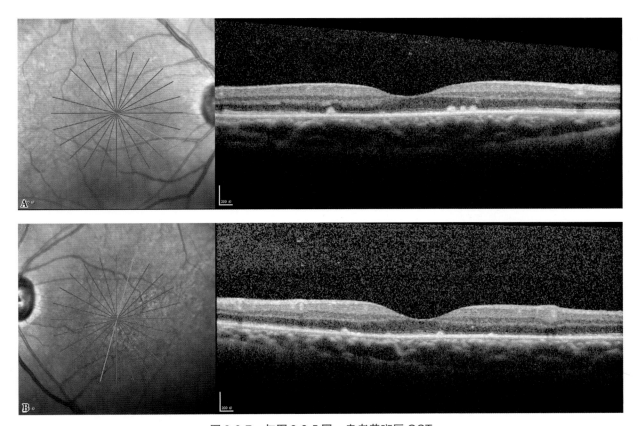

图 9-3-7　与图 9-3-5 同一患者黄斑区 OCT

A、B. 双眼后极部椭圆体带连续性欠佳，RPE 上可见异常点状高反射

Channel	DP mins	DP 碌	LP mins	LP 碌	Arden Ratio
RE	7.633	8.18	21.017	16.789	205%
LE	3.817	9.736	21.017	15.118	155%

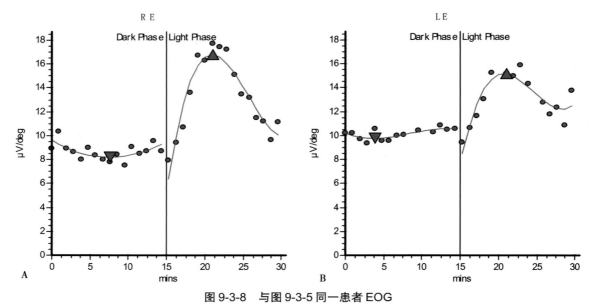

图 9-3-8　与图 9-3-5 同一患者 EOG

A. 右眼 EOG Arden 轻度降低；B. 左眼 EOG Arden 比中度降低

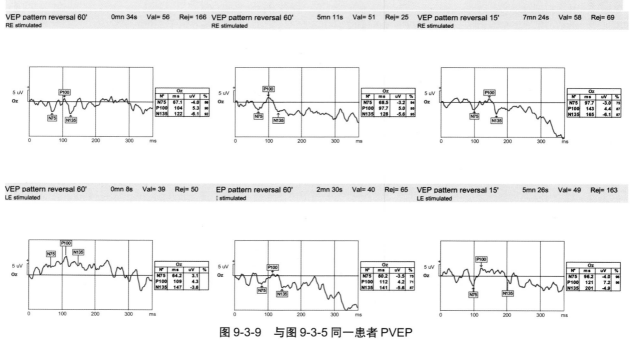

图 9-3-9　与图 9-3-5 同一患者 PVEP

双眼能诱发 P100 波，双眼在 1°空间频率的 P100 波幅值中度降低，峰时未见显著延迟；15′空间频率的 P100 波右眼幅值中重度降低，波峰时中度延迟，左眼幅值轻度降低，波峰时轻度延迟

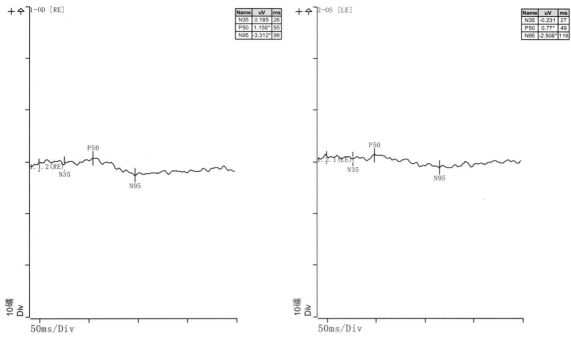

1 - 0.998deg 1000mm

Name	uV	ms
N35	0.185	26
P50	1.158*	55
N95	-3.312*	98

Name	uV	ms
N35	-0.231	27
P50	0.77*	49
N95	-2.508*	116

图 9-3-10　与图 9-3-5 同一患者 PERG

双眼 P50 波幅值重度降低，双眼 N95 波幅值中度降低，双眼 N95/P50 比值偏高

Multifocal ERG

Right

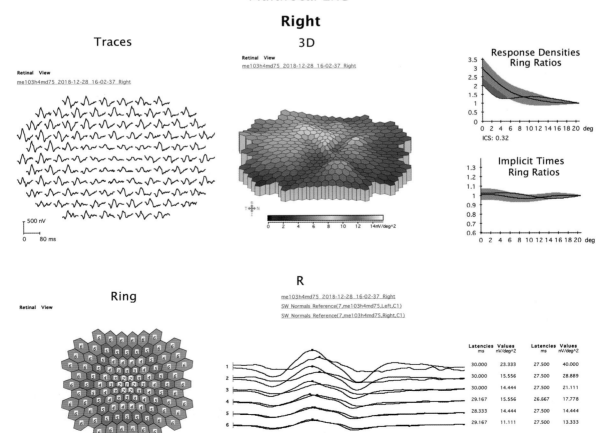

	Latencies ms	Values nV/deg^2	Latencies ms	Values nV/deg^2
1	30.000	23.333	27.500	40.000
2	30.000	15.556	27.500	28.889
3	30.000	14.444	27.500	21.111
4	29.167	15.556	26.667	17.778
5	28.333	14.444	27.500	14.444
6	29.167	11.111	27.500	13.333

A

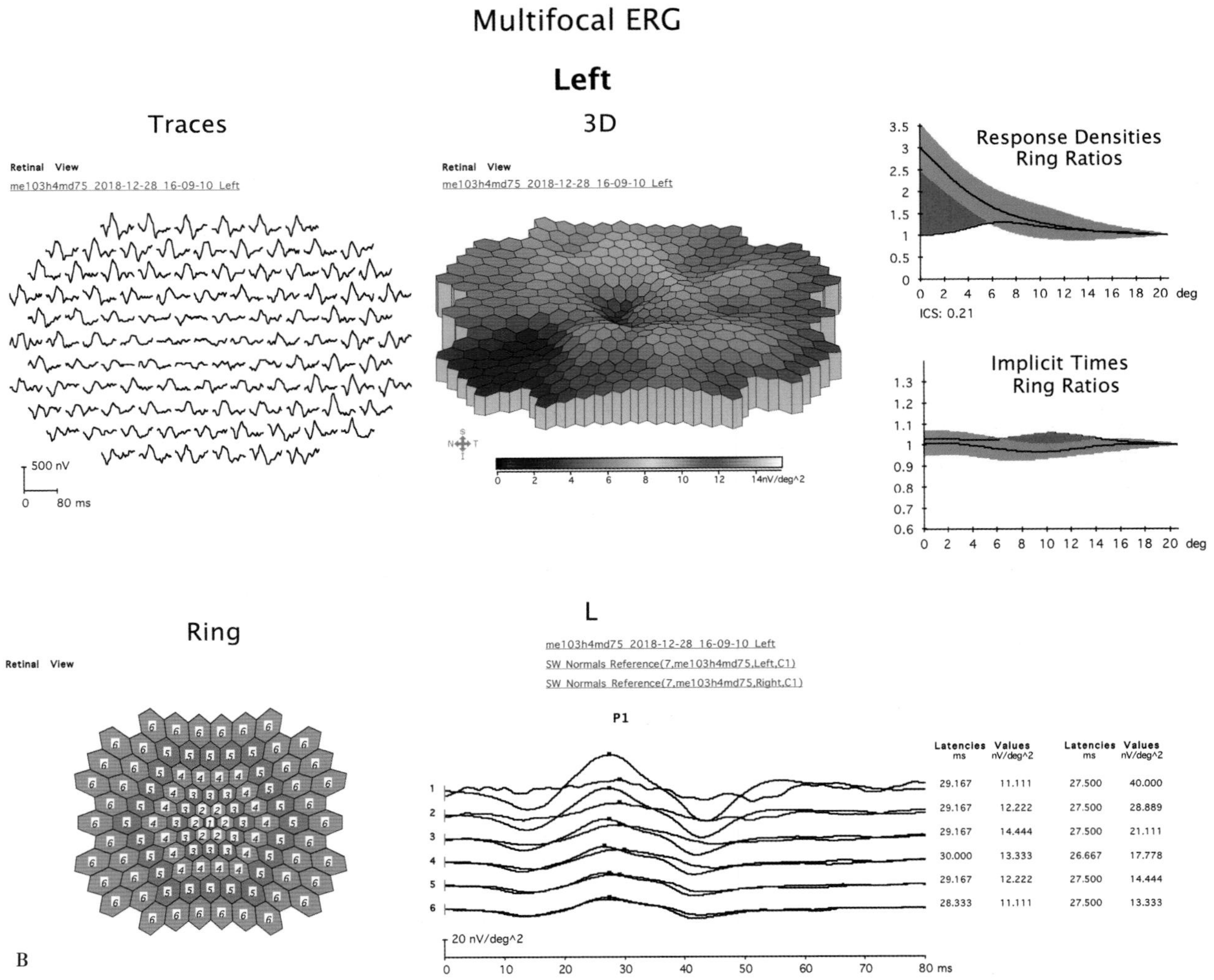

Multifocal ERG

Left

Traces

Retinal View
me103h4md75 2018-12-28 16-09-10 Left

500 nV
0   80 ms

3D

Retinal View
me103h4md75 2018-12-28 16-09-10 Left

0 2 4 6 8 10 12 14 nV/deg^2

Response Densities Ring Ratios

ICS: 0.21

Implicit Times Ring Ratios

Ring

Retinal View

B

L

me103h4md75 2018-12-28 16-09-10 Left
SW Normals Reference(7,me103h4md75,Left,C1)
SW Normals Reference(7,me103h4md75,Right,C1)

P1

	Latencies ms	Values nV/deg^2	Latencies ms	Values nV/deg^2
1	29.167	11.111	27.500	40.000
2	29.167	12.222	27.500	28.889
3	29.167	14.444	27.500	21.111
4	30.000	13.333	26.667	17.778
5	29.167	12.222	27.500	14.444
6	28.333	11.111	27.500	13.333

20 nV/deg^2

0 10 20 30 40 50 60 70 80 ms

图 9-3-11　与图 9-3-5 同一患者 mfERG
双眼振幅密度呈中心削峰状降低

图点评：

梅毒性葡萄膜炎是由梅毒螺旋体引起的一种眼部病变。5%～10% 的二期梅毒患者发生葡萄膜炎。眼部可表现为前葡萄膜炎、中间葡萄膜炎、后葡萄膜炎、全葡萄膜炎、结膜炎泪腺炎、基质性角膜炎等多种炎症病变。血清学检查可诊断。治疗主要针对原发病及眼部抗炎及并发症治疗。本例患者结合双眼眼底表现及血清梅毒检测确诊。患者双眼梅毒性视网膜脉络膜炎诊断明确，PERG 双眼 P50 波幅值重度降低及 mfERG 示振幅密度呈中心削峰状降低，均体现了黄斑区功能损害较重，提示梅毒所致炎症损害主要累及光感受器。

第四节　特发性脉络膜炎

【病例】

女性患者，45 岁，主诉：左眼视物变小 1 个半月。眼部查体：视力：右眼：0.5（-1.25DS/-1.50DC×180＝0.9-），左眼：0.3（-0.50DS/-1.25DC×170＝0.6+）；眼压：右眼 14mmHg，左眼 13mmHg。经各项检查后（图 9-4-1～图 9-4-5），诊断为：左眼脉络膜炎。

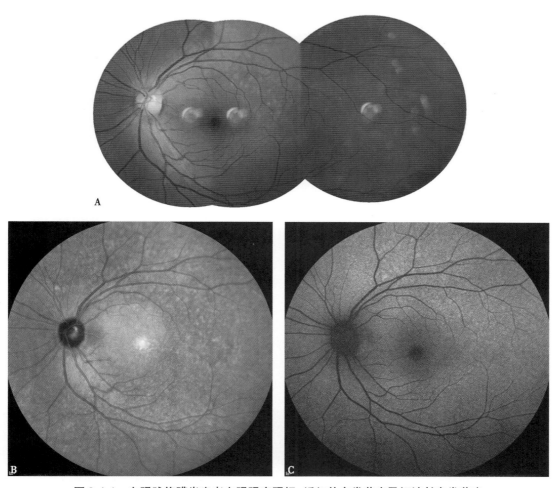

图 9-4-1　左眼脉络膜炎患者左眼眼底照相、近红外自发荧光及短波长自发荧光

A. 左眼眼底照相：视盘色淡红，边界清楚，后极部可见散在白色点状病灶；B. 左眼近红外自发荧光：颞上方血管弓旁可见斑驳状自发荧光；C. 左眼自发荧光可见颞上方点片状强荧光

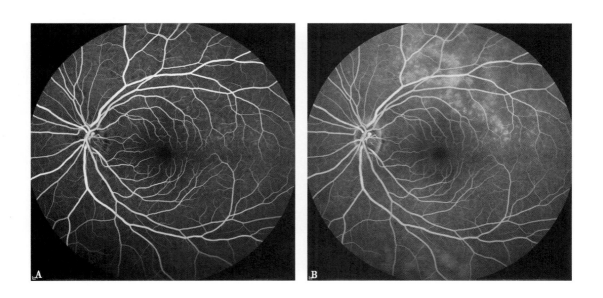

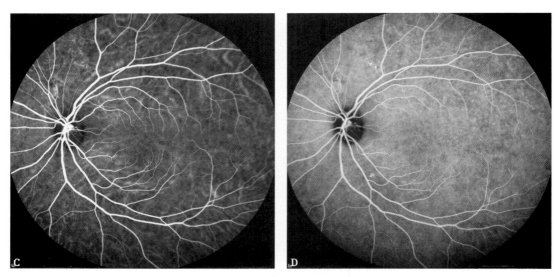

图 9-4-2　与图 9-4-1 同一患者早期及晚期的 FFA 及 ICGA

A、B. 左眼 FFA 检查：A 为早期后极部及部分周边视网膜斑点状团簇状荧光渗漏，B 为后期荧光增强渗漏；

C、D. 左眼 ICGA 检查：C 为脉络膜早期后极部及中周边多处脉络膜血管扩张，D 为中后期脉络膜点簇状弱
荧光

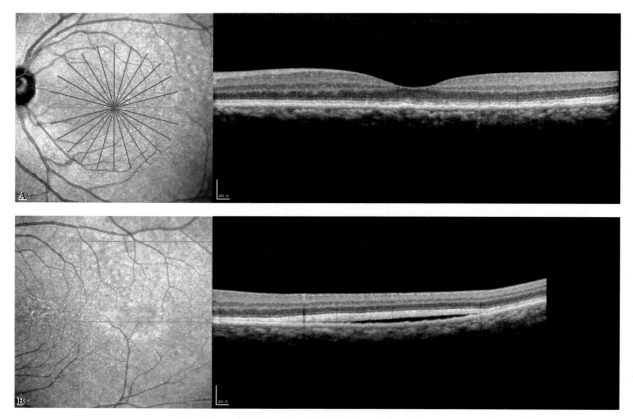

图 9-4-3　与图 9-4-1 同一患者黄斑区及后极部 OCT

A. 左眼后极部 RPE 层异常反射；B. 左眼黄斑颞侧局限性视网膜神经上皮层脱离

Channel	DP mins	DP 碘	LP mins	LP 碘	Arden Ratio
RE	11.45	7.877	21.017	21.077	268%
LE	8.6	6.79	29.617	9.174	135%

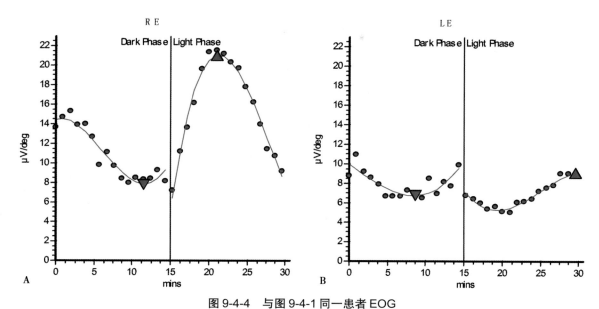

图 9-4-4　与图 9-4-1 同一患者 EOG
A. 右眼 EOG 未见明显异常；B. 左眼 EOG Arden 比中重度降低

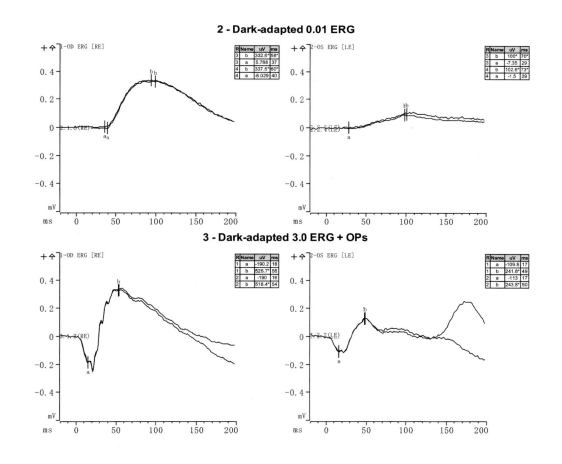

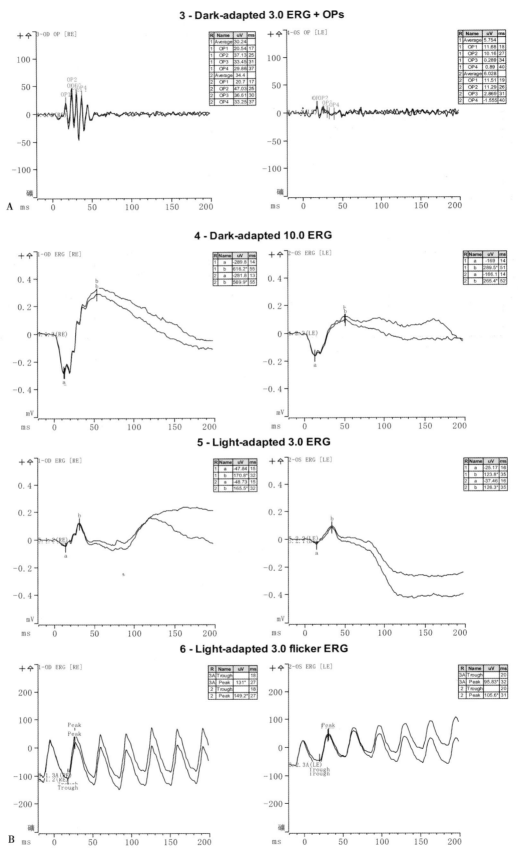

图 9-4-5　与图 9-4-1 同一患者 FERG

左眼 FERG 各波幅值中重度降低

图点评：

本例患者病变部位位于脉络膜层，FFA 表现为晚期渗漏，ICGA 可见明显脉络膜血管扩张渗漏，左眼脉络膜炎诊断明确，从眼底来看，病变范围较为局限，但 EOG 及 FERG 均明显降低，提示视网膜色素上皮、视网膜功能普遍受累。电生理改变先于眼底改变，对疾病程度的评估更具有指导意义。

第五节　葡萄膜炎合并开角型青光眼

【病例】

男性患者，63 岁，主诉：右眼反复胀痛视力下降 8 个月，复发 2 周。眼部查体：视力：右眼：0.4（+1.50DS/−0.25DC×70＝0.7），左眼：1.0（+1.50DS/−0.25DC×80＝1.0）；眼压：右眼：12mmHg，左眼：21mmHg。经各项检查后（图 9-5-1～图 9-5-7），诊断为：右眼葡萄膜炎，双眼开角型青光眼。

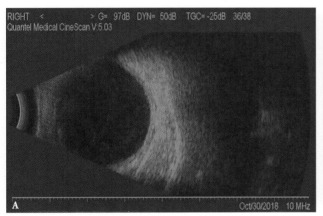
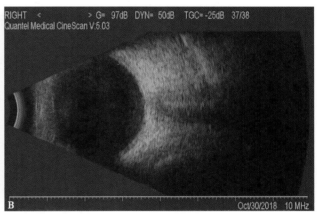

图 9-5-1　右眼葡萄膜炎患者双眼 B 超
A. 右眼玻璃体炎性混浊；B. 左眼玻璃体未见明显炎症表现

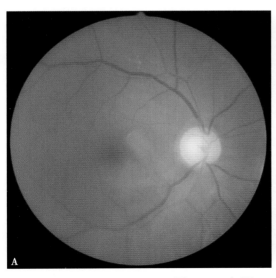
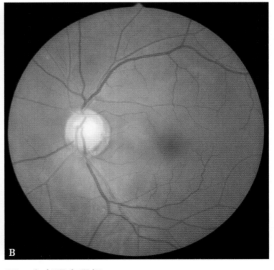

图 9-5-2　与图 9-5-1 同一患者眼底照相
A. 右眼眼底较左眼模糊，视盘边界欠清；B. 左眼 C/D＝0.7

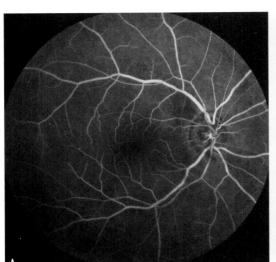
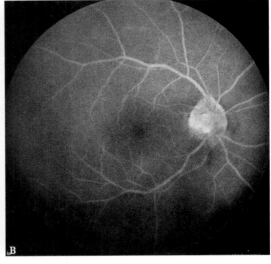

图 9-5-3　与图 9-5-1 同一患者右眼早期及晚期的 FFA 影像
A. 右眼视盘边界清, 表面毛细血管轻微扩张; B. 晚期视盘强荧光

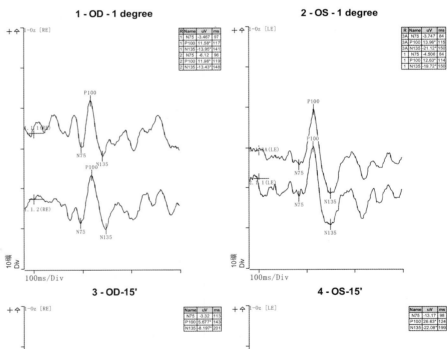

图 9-5-4　与图 9-5-1 同一患者 PVEP
双眼能诱发 P100 波, 右眼在 1°空间频率的 P100 波幅值较对侧眼略降低, 峰时轻度延迟; 在 15′空间频率的 P100 波幅值较对侧眼重度降低, 波峰时重度延迟

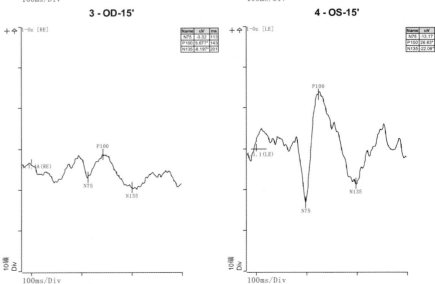

1 - 0.998deg 1000mm

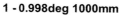

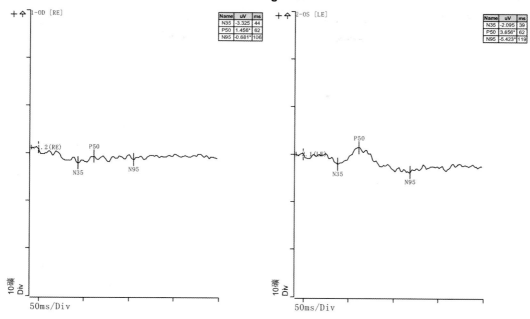

Name	uV	ms
N35	-3.325	44
P50	1.456*	62
N95	-0.681*	106

Name	uV	ms
N35	-2.095	39
P50	3.656*	62
N95	-5.423*	119

图 9-5-5　与图 9-5-1 同一患者 PERG

右眼 P50 波幅值中重度降低，N95 波幅值重度降低

2 - Dark-adapted 0.01 ERG

R	Name	uV	ms
1	b	98.38*	60*
1	a	-23.93	43
2	b	109.5*	63*
2	a	-13.79	40

R	Name	uV	ms
1	b	241.7*	52*
1	a	-2.862	37
2	b	218.9*	54*
2	a	2.249	37

3 - Dark-adapted 3.0 ERG + OPs

R	Name	uV	ms
1	a	-104.3	18
1	b	327.4*	51
2	a	-109.6	18
2	b	321.1*	51

R	Name	uV	ms
1	a	-161.9	16
1	b	390.6*	44
2	a	-154.1	16
2	b	379.8*	45

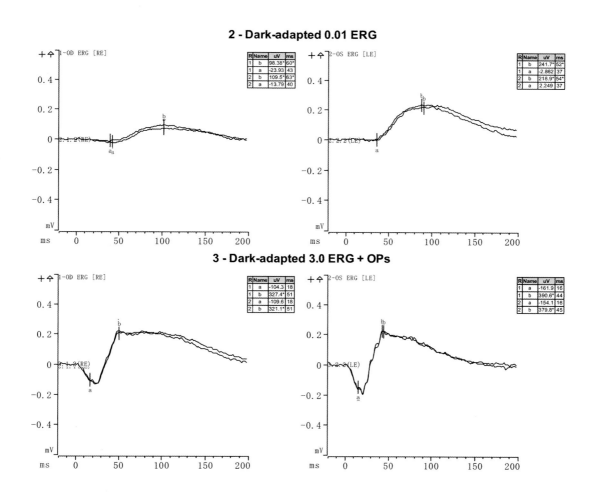

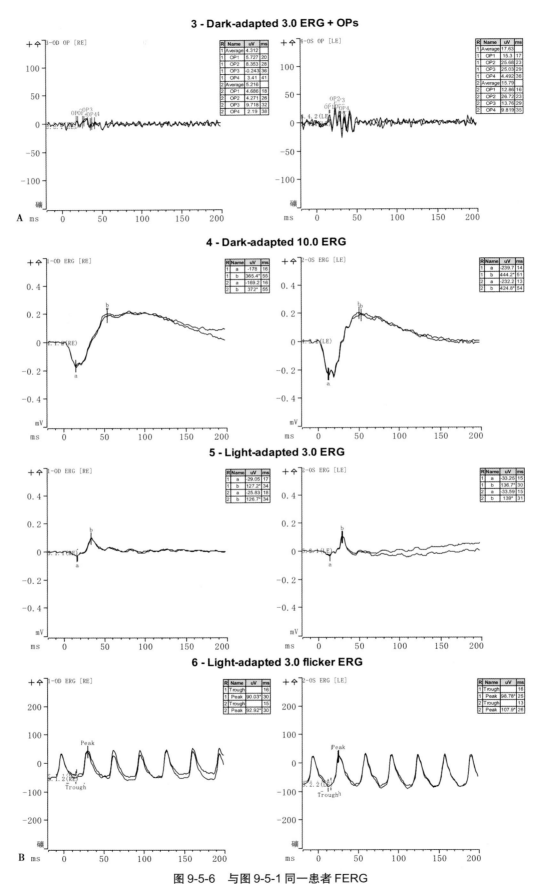

图 9-5-6　与图 9-5-1 同一患者 FERG

右眼暗适应各波幅值轻中度降低，OPs 波幅值重度降低，明适应波幅值未见降低

Central 30-2 Threshold Test

Fixation Monitor: Gaze/Blind Spot	Stimulus: III, White	Pupil Diameter: 6.2 mm	Date: 10-30-2018
Fixation Target: Central	Background: 31.5 ASB	Visual Acuity:	Time: 1:22 PM
Fixation Losses: 1/13	Strategy: SITA-Fast	RX:　DS　DC X	Age: 63
False POS Errors: 2 %			
False NEG Errors: 10 %			
Test Duration: 04:36			

Fovea: OFF

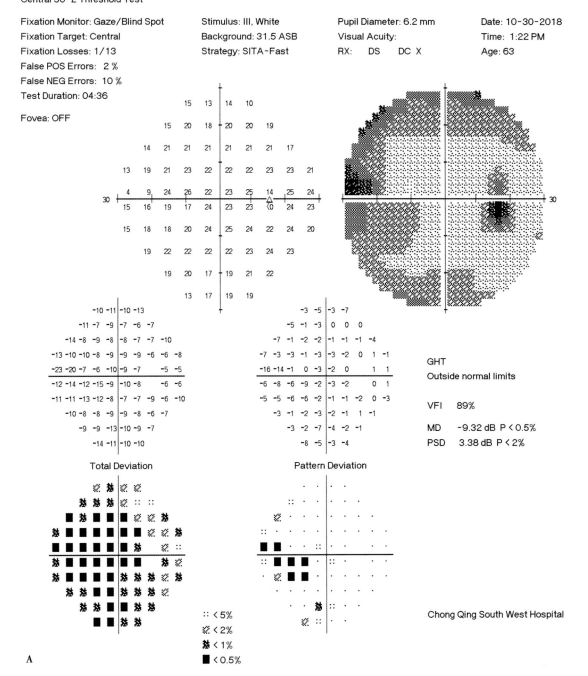

GHT
Outside normal limits

VFI　89%

MD　-9.32 dB P < 0.5%

PSD　3.38 dB P < 2%

Total Deviation

Pattern Deviation

:: < 5%
⋰ < 2%
⋱ < 1%
■ < 0.5%

Chong Qing South West Hospital

A

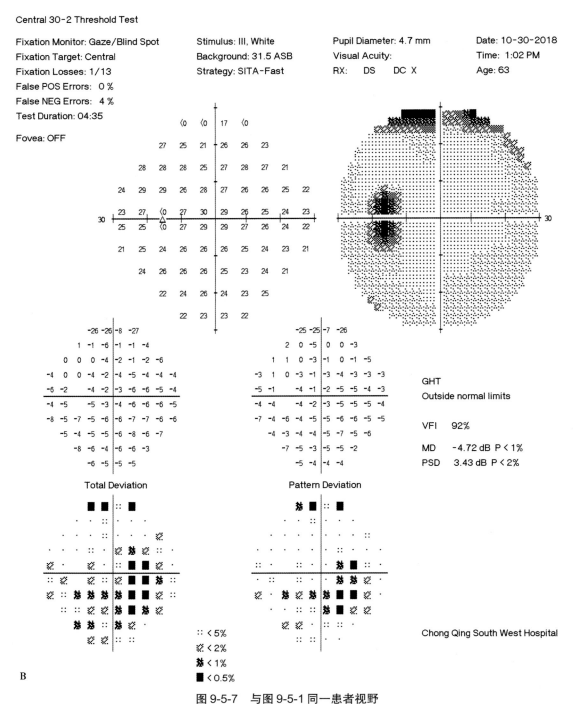

Central 30-2 Threshold Test

Fixation Monitor: Gaze/Blind Spot Stimulus: III, White Pupil Diameter: 4.7 mm Date: 10-30-2018
Fixation Target: Central Background: 31.5 ASB Visual Acuity: Time: 1:02 PM
Fixation Losses: 1/13 Strategy: SITA-Fast RX: DS DC X Age: 63
False POS Errors: 0 %
False NEG Errors: 4 %
Test Duration: 04:35

Fovea: OFF

GHT
Outside normal limits

VFI 92%

MD -4.72 dB P < 1%
PSD 3.43 dB P < 2%

Total Deviation   Pattern Deviation

:: < 5%
▨ < 2%
▩ < 1%
■ < 0.5%

Chong Qing South West Hospital

B

图 9-5-7　与图 9-5-1 同一患者视野
A. 右眼鼻侧旁中心绝对暗点；B. 左眼下方弓形暗点合并鼻侧旁中心暗点

图点评：

　　患者右眼葡萄膜炎诊断明确，葡萄膜炎会导致 FERG 波幅值的降低；但当葡萄膜炎合并开角型青光眼，对侧眼 FVEP 正常，而 PERG 的改变更为明显，葡萄膜炎对于青光眼的节细胞损害更为敏感。

（赵同涛　汪　方）

第十章

机械性眼外伤

第一节　开放性眼损伤

【定义】

开放性眼损伤：指眼球壁有全层伤口，包括穿通伤、破裂伤、贯通伤、眼内异物伤。穿通伤是由锐器造成的眼球壁的全层裂开，使眼内容物与外界沟通。破裂伤是眼球受暴力作用所引起眼球壁组织破裂的一种严重眼外伤。眼内异物是指致伤物穿破眼球壁存留于眼内的损害。各种类型的损伤均可能影响视功能，甚至造成失明，须积极抢救和正确处理。

开放性眼损伤的电生理检查患者状态一般较差，因此一般选择 FVEP。若角膜状况不佳，则应谨慎选择 FERG 检查。

一、穿通伤

【临床特征】

眼球穿通伤是眼球遭受外界锐器刺伤或高速射出的异物碎屑穿破眼球壁而造成的组织损伤。常发生于儿童及青壮年。穿通伤的严重程度与致伤物的大小、形态、性质、飞溅的速度、受伤的部位、污染的程度及球内有无异物存留等因素有关。可引起眼内感染、眼球内容物脱出、眼内异物和交感性眼炎，导致失明。

【病例】

男性患者，39 岁，主诉：左眼被铁片击伤后视力下降 6 小时。专科情况：VOD：0.9，VOS：光感，光定位不准；左眼下睑中央可见自睑缘向下垂直于睑缘长约 1cm 纵行皮肤裂伤，下方球结膜下出血，12 点～6 点角膜缘可见全层裂伤，可见伤口处虹膜及玻璃体脱出，晶状体脱位，前房消失，可见血凝块，12 点～3 点、3 点～6 点位虹膜根部离断，余眼内结构窥不进。右眼前后节检查未见明显异常。眼眶 CT 提示左侧眼球破裂，眼球内未见异物（图 10-1-1）。诊断：①左眼球穿通伤；②左眼外伤性晶状体脱位；③左眼外伤性虹膜根部离断；④左眼外伤性前房积血；⑤左眼下睑皮肤裂伤。患者急诊行左眼球穿通伤清创缝合 + 巩膜探查 + 晶状体囊内摘除 + 前房成形 + 虹膜根部离断修复 + 玻璃体腔注药 + 下睑皮肤裂伤清创缝合术。术后 B 超及电生理检查见图 10-1-2～图 10-1-5。

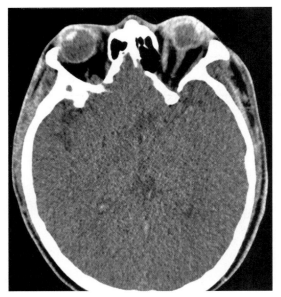

图 10-1-1　左眼球穿通伤患者术前眼眶 CT

左侧眼球形态不规则并略显前突出，眼环不均匀增厚、密度增高，以外前方较明显、可见结节状高密度影，晶状体位置向内侧偏移，玻璃体密度略显不均匀，左侧视神经及各眼肌情况显示尚可

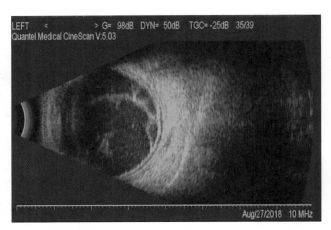

图 10-1-2　与图 10-1-1 同一患者术后 2 天左眼 B 超

左眼玻璃体腔内见大量密集点状低回声，活动度（+）；见膜状低回声与球壁相连，其球壁层间见裂隙样低回声暗区，提示：左眼玻璃体积血，左眼玻璃体视网膜牵拉

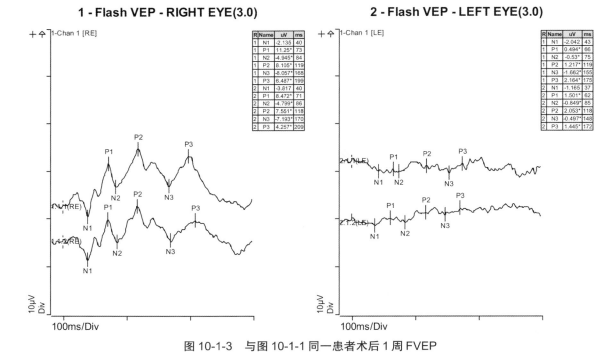

图 10-1-3　与图 10-1-1 同一患者术后 1 周 FVEP

右眼能诱发 P2 波，峰时未见显著延迟；左眼能诱发 P2 波，幅值较对侧眼显著降低，峰时未见显著延迟

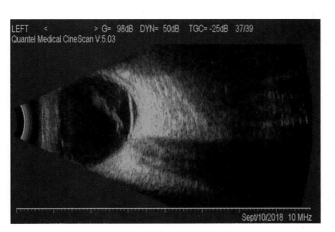

图 10-1-4　与图 10-1-1 同一患者术后 3 周左眼 B 超
左眼玻璃体腔内见絮状、点状低回声,活动度(＋),并见膜状低回声与
视神经相连,活动度(－),提示:左眼玻璃体混浊,左眼视网膜脱离

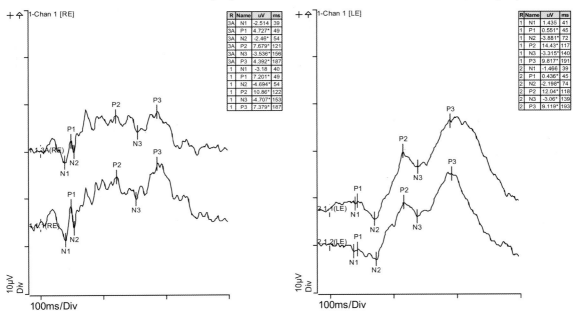

图 10-1-5　与图 10-1-1 同一患者术后 3 周 FVEP
双眼能诱发 P2 波,峰时未见显著延迟

图点评:

　　患者清创缝合术后 1 周 FVEP 检查提示左眼 P2 波幅值较对侧眼显著降低,但峰时未见显著延迟,可能是由于屈光介质混浊(前房积血和玻璃体积血)引起;术后 3 周左眼 FVEP 检测未见明显异常,提示患者视神经功能情况良好。其后患者行左眼玻璃体切除＋视网膜复位＋光凝＋硅油填充术。

二、破裂伤

【临床特征】

　　眼球破裂伤是眼球受暴力作用所引起眼球壁组织破裂的一种严重眼外伤。眼球破裂,透明的屈光介质、感光的视网膜,都将受到影响,可能发生严重的视力减退。同时常发生眼内出血,而影响视力。受伤后,可发生交感性眼炎,有导致双目失明的危险。

【病例】

男性患者，43岁，因"高处坠落后右眼、头面部疼痛流血、视物不见20小时"就诊。专科情况：视力：右眼无光感，左眼1.0；右眼眼睑红肿，内眦部上泪小点内侧可见斜行眼睑全层伤口，向上、外走形，长约2cm，泪器：上泪小管断裂；结膜充血+++，高度水肿，全角膜弥漫性水肿；前房隐约见血性混浊，余情况窥不清。左眼前后节未见明显异常。眼眶CT提示右侧眼球破裂伤，眼眶多发骨折，右侧视神经形态欠规整，稍增粗（图10-1-6）。

经各项检查，诊断：①右眼球破裂伤；②右眼上睑皮肤裂伤；③右眼上泪小管断裂；④双侧眼眶多发骨折；⑤鼻骨骨折；⑥头皮裂伤术后；⑦颅脑外伤后。患者全身情况稳定，急诊行右眼球破裂伤清创缝合＋巩膜探查＋内直肌、下直肌断腱＋原位缝合＋玻璃体腔注药＋上睑皮肤裂伤清创缝合术。术中探查见2:00～5:00位内直肌止端后6mm巩膜全层弧形裂口，大量葡萄膜组织脱出。术后各项检查结果见图10-1-7～图10-1-10。

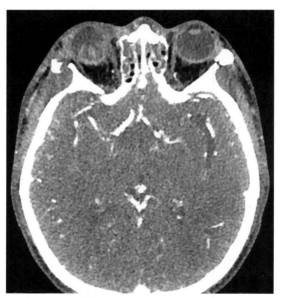

图10-1-6 右眼球破裂伤患者术前眼眶CT

右侧眼球破裂伤，晶状体后移，双侧眼球周围散在积气；眼眶多发骨折，伴双侧上颌窦、筛窦、额窦积液、积血可能；右侧视神经形态欠规整，稍增粗

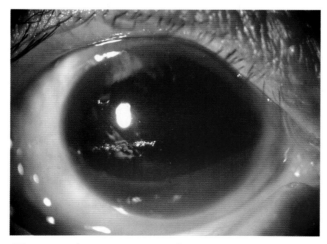

图10-1-7 与图10-1-6同一患者术后2周右眼眼前节照相

右眼前房积血

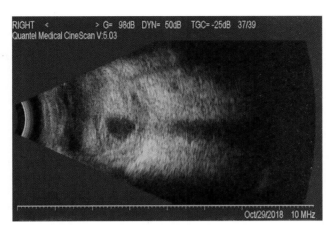

图 10-1-8　与图 10-1-6 同一患者术后 1 周 B 超
右眼玻璃体腔内见大量点状低回声,圆形无回声区,轻微活动,
球壁边界显示不清楚

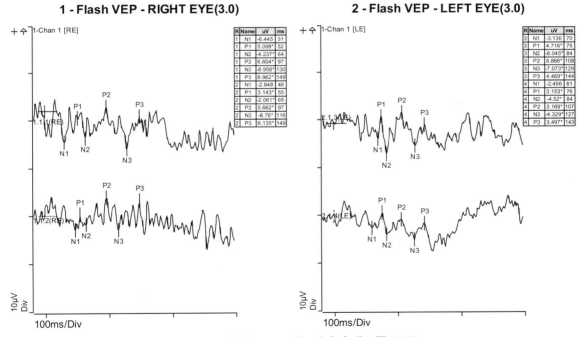

图 10-1-9　与图 10-1-6 同一患者术后 2 周 FVEP
右眼未能诱发显著 P2 波;左眼能诱发 P2 波,未见显著延迟

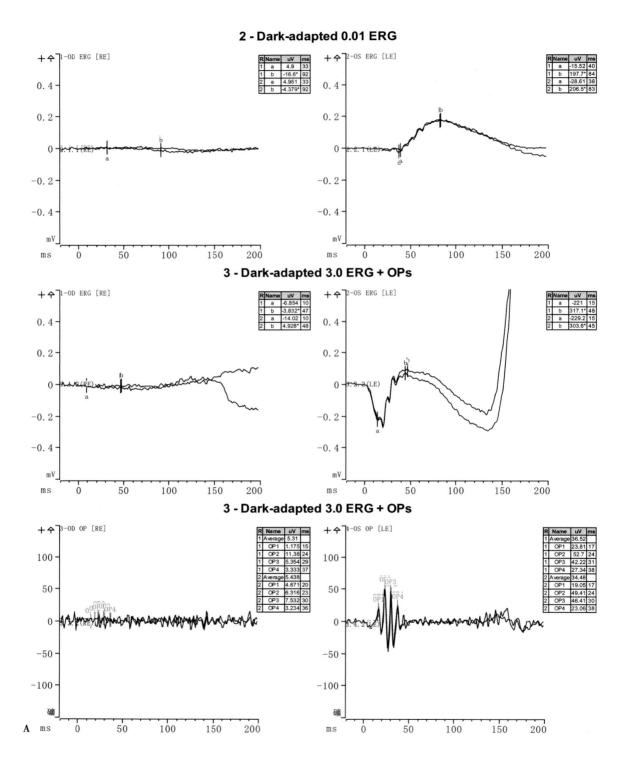

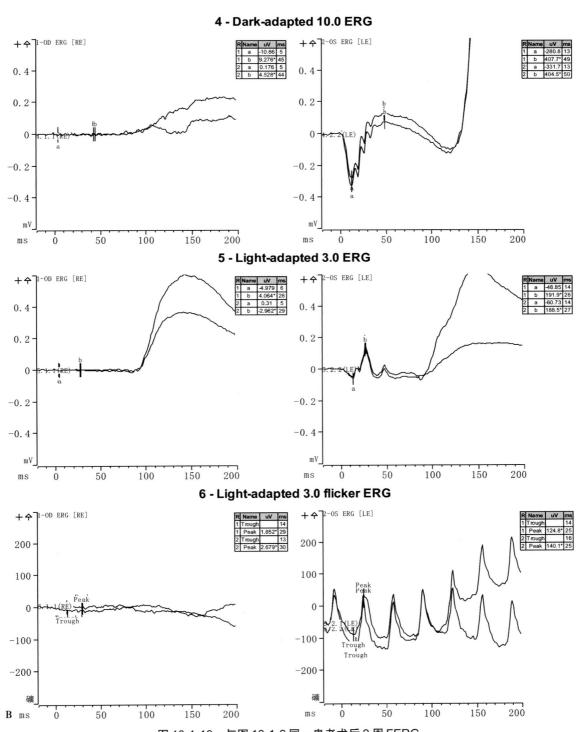

4 - Dark-adapted 10.0 ERG

R	Name	uV	ms
1	a	-10.66	5
1	b	9.276*	45
2	a	0.176	5
2	b	4.528*	44

R	Name	uV	ms
1	a	-280.8	13
1	b	407.7*	49
2	a	-331.7	13
2	b	404.5*	50

5 - Light-adapted 3.0 ERG

R	Name	uV	ms
1	a	-4.979	6
1	b	4.064*	28
2	a	0.31	5
2	b	-2.962*	29

R	Name	uV	ms
1	a	-48.85	14
1	b	191.9*	28
2	a	-60.73	14
2	b	188.5*	27

6 - Light-adapted 3.0 flicker ERG

R	Name	uV	ms
1	Trough		14
1	Peak	1.852*	29
2	Trough		13
2	Peak	2.679*	30

R	Name	uV	ms
1	Trough		14
1	Peak	124.8*	25
2	Trough		16
2	Peak	140.1*	25

图 10-1-10　与图 10-1-6 同一患者术后 2 周 FERG
右眼未能诱发显著波形,左眼各波幅值未见明显降低

图点评:

患者右眼为严重破裂伤,术前已无光感,清创缝合术后 FVEP 和 FERG 均未能诱发波形,提示患者视网膜及视神经功能严重受损。

三、眼内异物伤

【临床特征】

眼内异物伤指致伤物穿破眼球壁存留于眼内的损害。其损伤因素包括机械破坏、化学及毒性反应、继发感染等。眼内异物可严重危害视功能。由于异物飞入的方向不同,存留异物可能在眼内的不同位置,包括视盘、黄斑等。

【病例】

男性患者,22 岁,因"左眼被铝丝击伤后视力下降 10 天"就诊。专科情况:矫正视力:右眼 1.0;左眼 0.5。左眼角膜:可见中央 1mm 角膜线性裂伤,已闭合。结膜充血(+),玻璃体腔可见一直径约 1mm 黑影。左眼眼底:视盘界清,C/D = 0.3,黄斑区中心凹反光可见,12:00 位可见一视网膜伤口,局部未见明显的活动性出血,视网膜平伏,各象限未见视网膜隆起。眼压:左眼 13mmHg(非接触眼压计)。B 超及眼眶 CT 提示眼内异物。

经各项检查(图 10-1-11~图 10-1-16),诊断:①左眼球穿通伤;②左眼内异物;患者急诊行"左眼玻璃体切除 + 眼内异物取出 + 视网膜光凝 + 消毒空气填充 + 万古霉素注药术"。术后 1 个月各项检查结果见图 10-1-17~图 10-1-22。

术前:

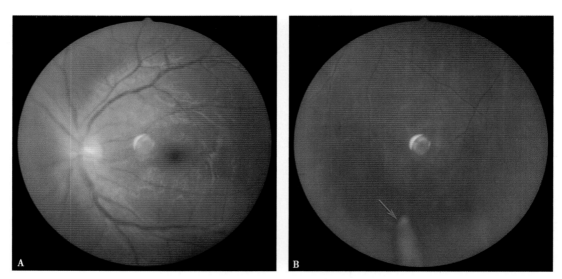

图 10-1-11　左眼球穿通伤、眼内异物患者术前眼底照相

A. 左眼视盘界清,C/D = 0.3,黄斑区中心凹反光可见;B. 12:00 位可见一视网膜伤口(蓝箭),局部未见明显的活动性出血,眼内未见明显的异物,视网膜平伏

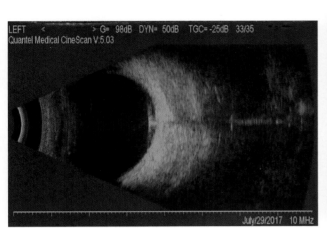

图 10-1-12　与图 10-1-11 同一患者术前左眼 B 超
左眼晶状体后囊弧形回声可见，玻璃体腔内见点状低回声，
视盘至鼻下方球壁前见条状强回声，后有伪影（坐位检查强
回声影移至下方周边），未见明显视网膜脱离回声

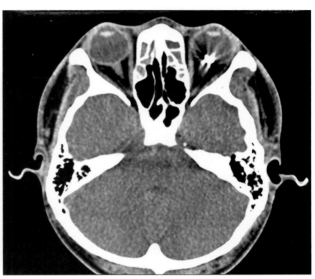

图 10-1-13　与图 10-1-11 同一患者术前眼眶 CT
左侧眼球后部可见斑点状金属致密影，部分位于眼球外眼眶
鼻侧，可见放射伪影，周围部分结构观察受限，左眼晶状体
形态位置未见明显异常，余球后未见异常高密度影

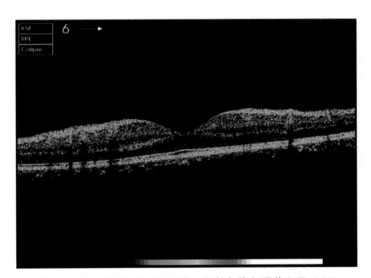

图 10-1-14　与图 10-1-11 同一患者术前左眼黄斑区 OCT
左眼黄斑中心凹形态可见，视网膜神经上皮层组织反射疏松，组织
层间未见明显异常无反射区

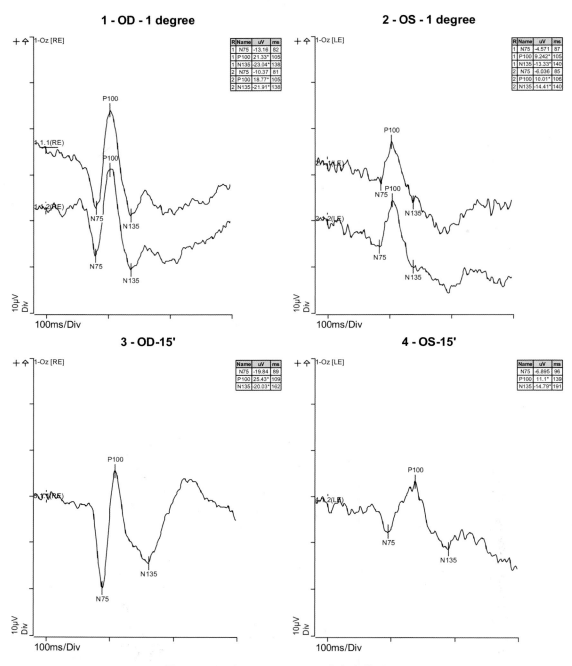

图 10-1-15　与图 10-1-11 同一患者术前 PVEP

1°空间频率：左眼较对侧眼 P100 幅值中度降低，P100 峰时未见明显延迟；15°空间频率：左眼较对侧眼 P100 幅值中度降低，P100 峰时未见明显延迟

1 - 0.998deg 1000mm

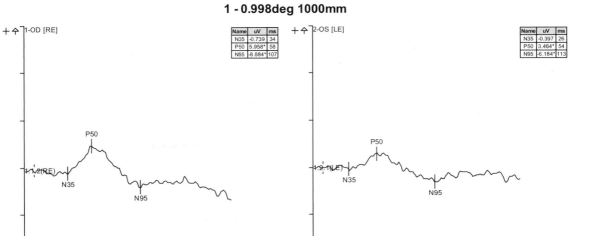

图 10-1-16　与图 10-1-11 同一患者术前 PERG
左眼 P50 波幅值轻度降低，N95 波幅值轻度降低，N95/P50 比值未见明显异常

术后 1 个月：

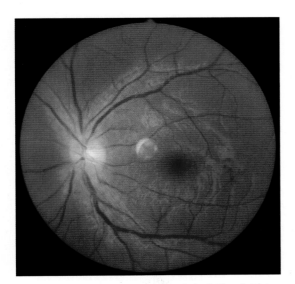

图 10-1-17　与图 10-1-11 同一患者术后 1 个月左眼眼底照相
左眼视网膜平，视盘边界清，黄斑中心凹反光存在

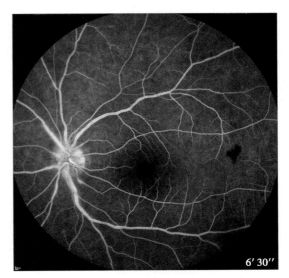

图 10-1-18　与图 10-1-11 同一患者术后 1 个月左眼 FFA
左眼 A-RCT 正常（15s），左眼视盘边界不清，后期强荧光，视盘周围血管壁着染，黄斑拱环形态大致可见

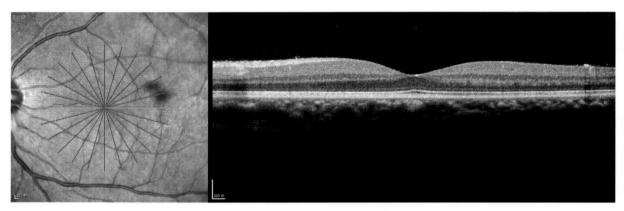

图 10-1-19　与图 10-1-11 同一患者术后 1 个月左眼黄斑区 OCT

左眼黄斑中心凹形态可见，视网膜神经上皮层组织反射疏松，组织层间未见明显异常无反射区

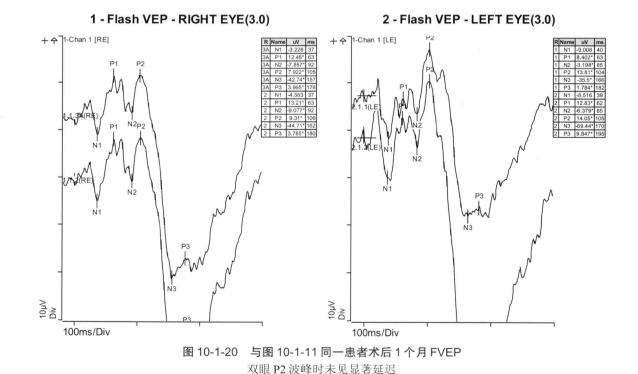

图 10-1-20　与图 10-1-11 同一患者术后 1 个月 FVEP

双眼 P2 波峰时未见显著延迟

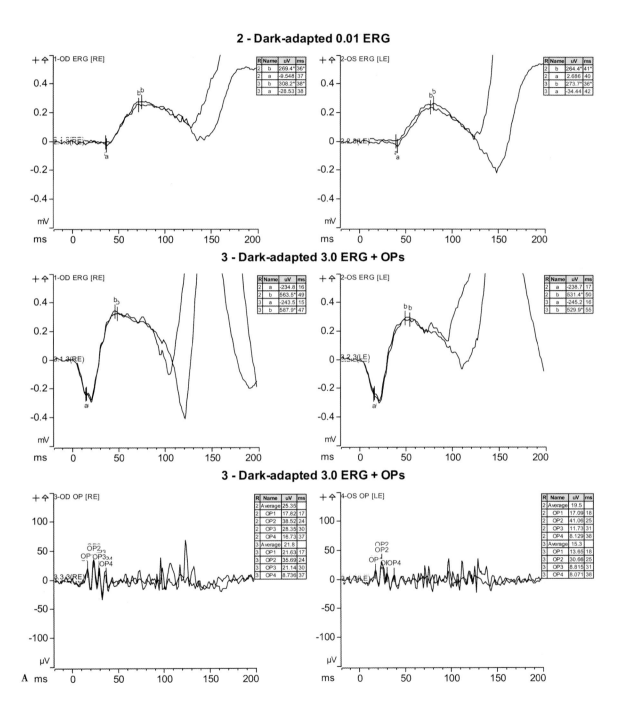

2 - Dark-adapted 0.01 ERG

3 - Dark-adapted 3.0 ERG + OPs

3 - Dark-adapted 3.0 ERG + OPs

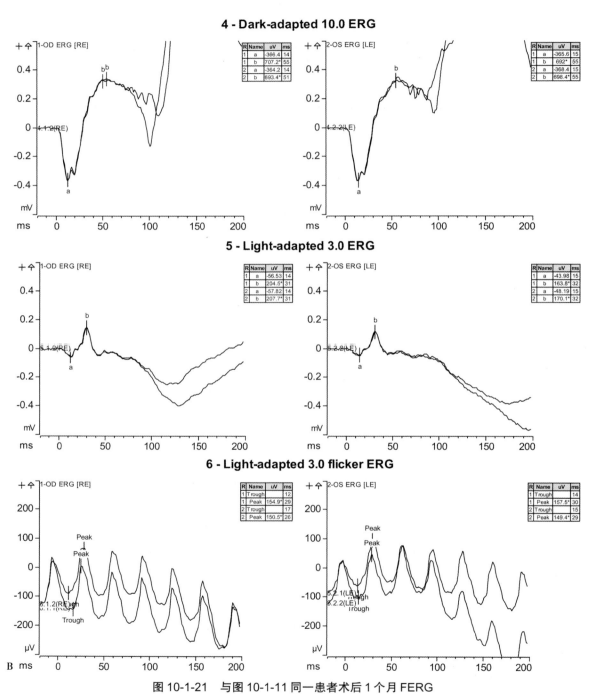

4 - Dark-adapted 10.0 ERG

5 - Light-adapted 3.0 ERG

6 - Light-adapted 3.0 flicker ERG

图 10-1-21　与图 10-1-11 同一患者术后 1 个月 FERG

左眼暗适应波幅值未见明显降低，明适应较右眼幅值略微降低术后 1 个月患者视力情况：右眼：矫正 1.0；左眼：矫正手动。验光：伪盲检测阳性。

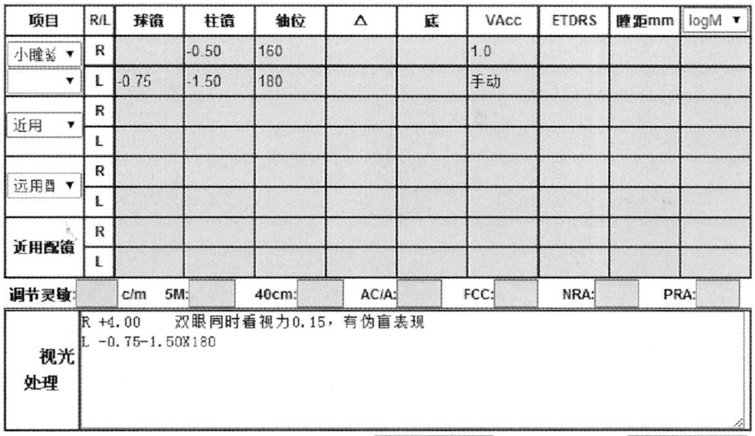

项目	R/L	球镜	柱镜	轴位	△	底	VAcc	ETDRS	瞳距mm	logM ▼
小瞳孔 ▼	R		-0.50	160			1.0			
▼	L	-0.75	-1.50	180			手动			
近用 ▼	R									
	L									
远用镜 ▼	R									
	L									
近用配镜	R									
	L									
调节灵敏	c/m	5M:		40cm:		AC/A:		FCC:	NRA:	PRA:
视光处理	R +4.00　　双眼同时看视力0.15，有伪盲表现 L -0.75-1.50X180									

图 10-1-22　与图 10-1-11 同一患者术后 1 个月验光结果

图点评：

患者左眼内异物伤，术前矫正视力 0.5，PVEP 检测 P100 幅值中度降低，但峰时未见明显延迟；PERG 检测 P50 波和 N95 波幅值轻度降低，但 N95/P50 比值未见明显异常。这些电生理结果的轻度异常与患者角膜中央伤口以及局部视网膜炎症有关，但无严重的视功能影响。患者术后矫正视力仅手动，分析其角膜穿通伤口虽位于中央，但愈合好、瘢痕轻，眼底仅出现周边局部视网膜炎症，未累及黄斑，均不会严重影响视力。查 FVEP 无明显异常，FERG 左眼仅明适应幅值略有降低，与患者视力下降程度不符。患者符合伪盲表现，最后伪盲检测阳性。

第二节　闭合性眼外伤

闭合性眼外伤是指外力直接作用于眼部，造成眼球结构损伤，但眼球壁无全层伤口。目前闭合性眼外伤可分为眼球钝挫伤（角巩膜无伤口）及角巩膜板层裂伤两类，少数情况下二者可同时存在。眼球钝挫伤可累及眼球所有结构，因此临床上我们需对这类患者的眼部情况进行全面检查，并对预后进行评价，进一步确定治疗方案。特别对于会严重影响视功能的眼部损伤，例如视网膜挫伤、前房积血、脉络膜裂伤等，及时准确的诊疗对改善预后具有极其重要的意义。

闭合性眼外伤一般选择 FVEP 和 FERG 检查。特别是 FERG 可能反映隐蔽的视网膜钝挫伤。

一、视网膜挫伤

【临床特征】

视网膜挫伤是指挫伤后视网膜呈现灰白色混浊而影响视力。轻度的视网膜挫伤常不伴有出血、视网膜脱离等症状，其发病机制为局部组织缺血缺氧引起代谢失衡，导致局部水肿，待水肿消退后视力可恢复正常。重度视网膜挫伤可合并视网膜出血，脉络膜破裂，视网膜全层坏死，甚至视网膜脱离。如果累及黄斑，还可出现全层黄斑裂孔，严重影响视力。对此类患者需积极治疗并发症，尽可能保留现有视力。

【病例】

患者男，41 岁，因"左眼被树枝挫伤伴视力下降半个月"就诊。

专科情况：视力：右眼：1.5，左眼：0.01；左眼结膜充血，角膜透明，前房常深，瞳孔呈斜椭圆形散大，对光反射迟钝，晶状体尚透明，玻璃体透明，眼底可见后极部视网膜水肿，伴片状出血灶（图 10-2-1，图 10-2-2）。右眼前后节检查未见明显异常。眼压：右眼 13.5mmHg，左眼 12.3mmHg。

结合辅助检查结果（图 10-2-1～图 10-2-7），诊断：①左眼球钝挫伤；②左眼外伤性瞳孔散大；③左眼视网膜挫伤；④左眼黄斑板层裂孔；⑤左眼外伤性视神经病变。予抗炎及营养神经等对症治疗。

治疗两个月后患者专科情况：左眼视力 0.15，眼底可见后极部视网膜水肿消退（图 10-2-8）。眼压：右眼 16mmHg，左眼 17mmHg。OCT 及电生理检查见图 10-2-9～10-2-13。

治疗前：

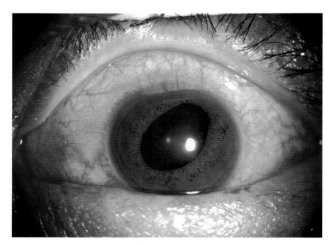

图 10-2-1　左眼球钝挫伤患者左眼眼前节照相
左眼结膜充血，瞳孔呈斜椭圆形散大，对光反射迟钝

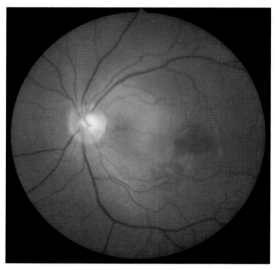

图 10-2-2　与图 10-2-1 同一患者左眼眼底照相
左眼后极部视网膜呈灰白色浑浊，黄斑区及下方可见片状出血灶

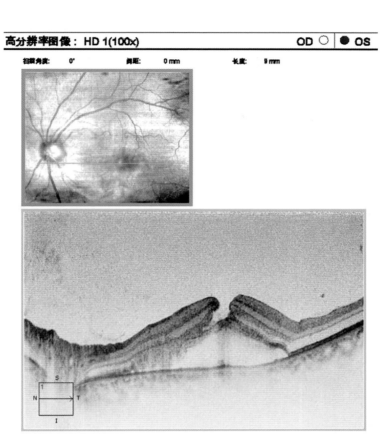

图 10-2-3　与图 10-2-1 同一患者左眼 OCT

左眼黄斑中心凹形态异常，中心处部分视网膜神经上皮组织反射连续性中断，局部组织层下可见无反射暗区，RPE 组织反射欠光滑

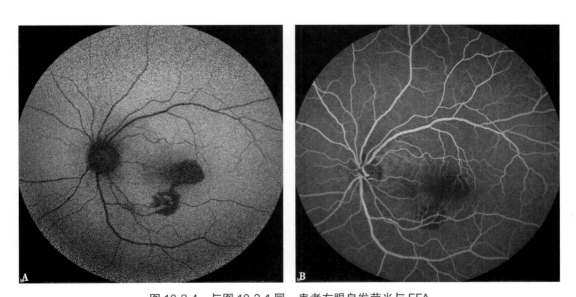

图 10-2-4　与图 10-2-1 同一患者左眼自发荧光与 FFA

A. 左眼黄斑区及下方可见片状弱荧光；B. 左眼 A-RCT 正常（14s），左眼黄斑区拱环结构未见，黄斑区见片状强弱荧光交织，后期部分区域荧光扩大增强，颞侧网膜见大面积强荧光

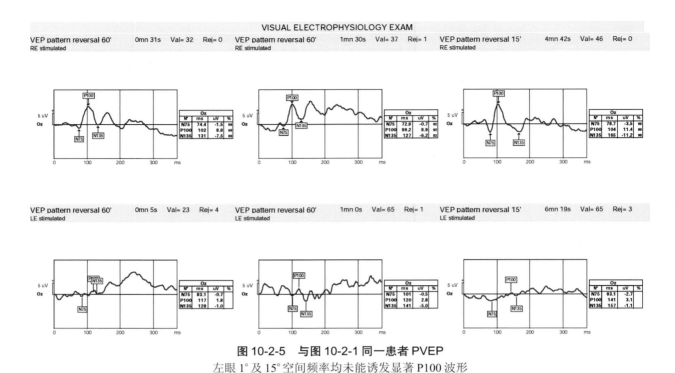

图 10-2-5 与图 10-2-1 同一患者 PVEP

左眼 1° 及 15° 空间频率均未能诱发显著 P100 波形

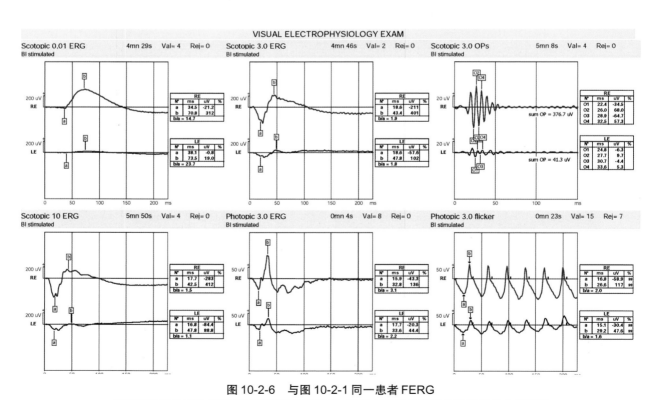

图 10-2-6 与图 10-2-1 同一患者 FERG

左眼暗适应检查均显示各波形幅值重度降低，明适应检查均显示各波形幅值中度降低

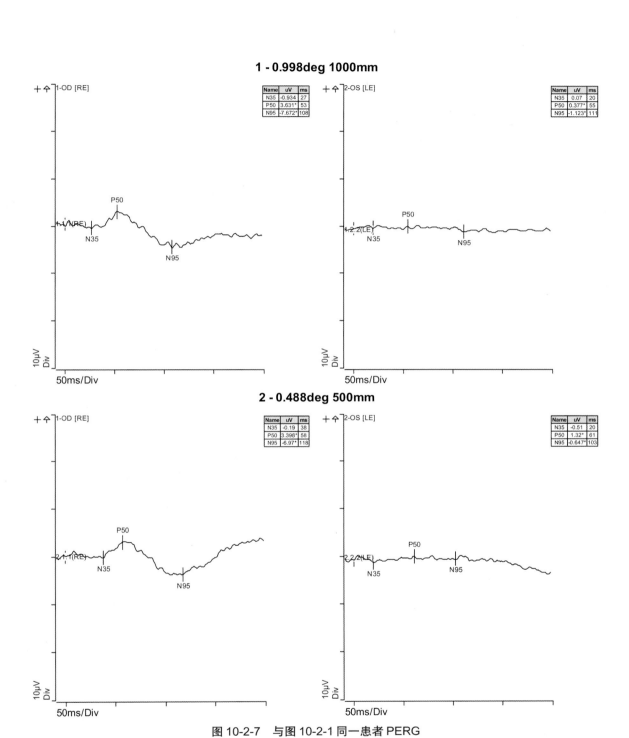

图 10-2-7　与图 10-2-1 同一患者 PERG

左眼 P50 波及 N95 波幅值重度降低, N95/ P50 比值因反应重度降低, 比值不稳定治疗两个月后：

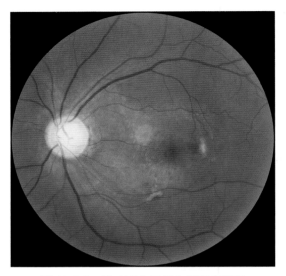

图 10-2-8 治疗两个月后左眼眼底照相
左眼眼底可见后极部视网膜灰白色浑浊消退，黄斑区
及下方陈旧性出血灶

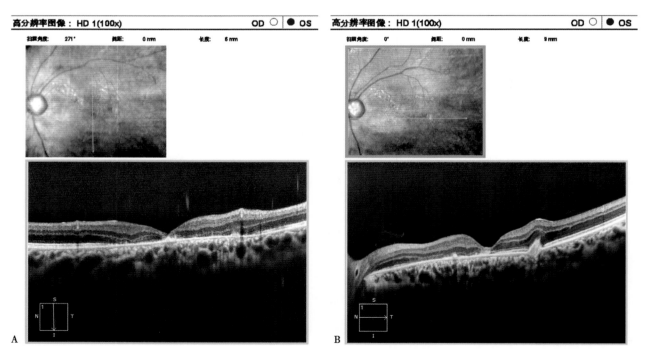

图 10-2-9 治疗两个月后左眼黄斑区 OCT
左眼黄斑区内界膜表面反射不光滑，黄斑中心凹形态异常，中心处及周边部分视网膜神经上皮组织反射变薄，层下可见无
反射暗区，RPE/Bruch 膜复合体组织反射不光滑，可见局限性隆起增强反射带

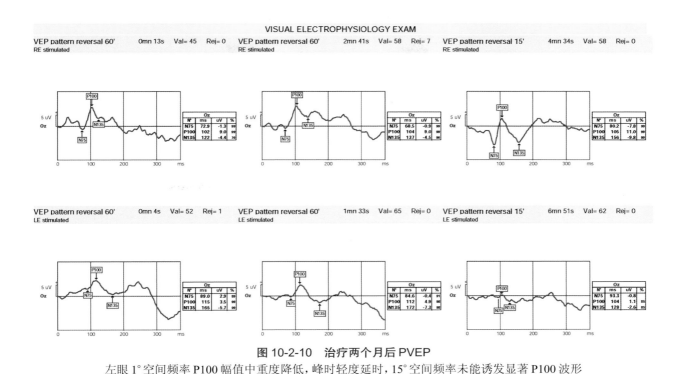

图 10-2-10 治疗两个月后 PVEP

左眼 1°空间频率 P100 幅值中重度降低，峰时轻度延时，15°空间频率未能诱发显著 P100 波形

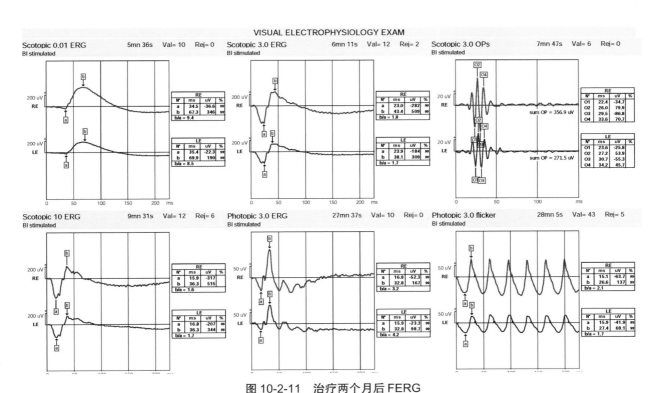

图 10-2-11 治疗两个月后 FERG

左眼暗适应及明适应检查均显示各波幅值轻度降低，明适应 30Hz 显示 P 波幅值轻偏中度降低

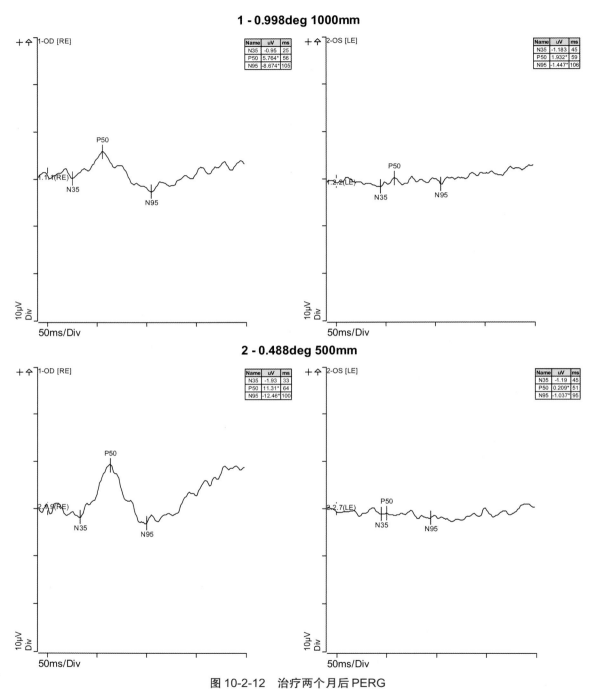

图 10-2-12 治疗两个月后 PERG

左眼 P50 波幅值中度降低及 N50 波幅值重度降低

Multifocal ERG

Right

Traces

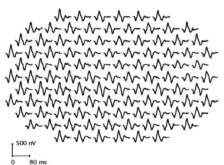

500 nV

0   80 ms

3D

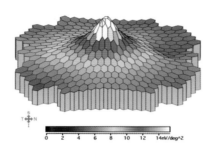

0 2 4 6 8 10 12 14nV/deg^2

Response Densities Ring Ratios

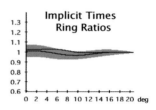

ICS: 0.00

Implicit Times Ring Ratios

Ring

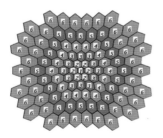

A

R

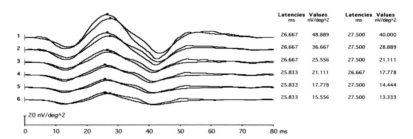

	Latencies ms	Values nV/deg^2	Latencies ms	Values nV/deg^2
1	26.667	48.889	27.500	40.000
2	26.667	36.667	27.500	28.889
3	26.667	25.556	27.500	21.111
4	25.833	21.111	26.667	17.778
5	25.833	17.778	27.500	14.444
6	25.833	15.556	27.500	13.333

20 nV/deg^2

0   10   20   30   40   50   60   70   80 ms

Multifocal ERG

Left

Traces

Retinal View
me103h4md75 2018-12-21 10-47-40 Left

500 nV
0   80 ms

3D

Retinal View
me103h4md75 2018-12-21 10-47-40 Left

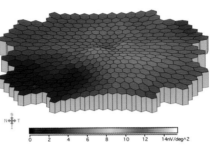

0 2 4 6 8 10 12 14nV/deg^2

Response Densities Ring Ratios

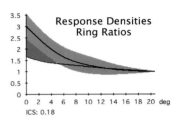

0 2 4 6 8 10 12 14 16 18 20 deg
ICS: 0.18

Implicit Times Ring Ratios

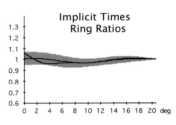

0 2 4 6 8 10 12 14 16 18 20 deg

Ring

Retinal View

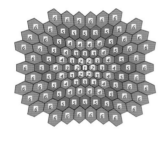

B

L

me103h4md75 2018-12-21 10-47-40 Left
SW Normals Reference(7,me103h4md75,Left,C1)
SW Normals Reference(7,me103h4md75,Right,C1)

P1

	Latencies ms	Values nV/deg^2	Latencies ms	Values nV/deg^2
1	29.167	16.667	27.500	40.000
2	26.667	14.444	27.500	28.889
3	26.667	13.333	27.500	21.111
4	26.667	12.222	26.667	17.778
5	27.500	11.111	27.500	14.444
6	27.500	10.000	27.500	13.333

20 nV/deg^2
0 10 20 30 40 50 60 70 80 ms

Multifocal ERG
Right

Retinal View
me103h4md75 2018-12-21 10-37-58 Right

Multifocal ERG
Left

Retinal View
me103h4md75 2018-12-21 10-47-40 Left

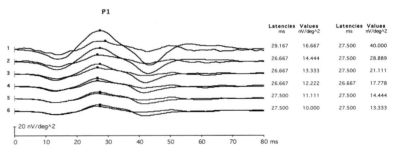

C   500 nV
0   80 ms

D   500 nV
0   80 ms

图 10-2-13 治疗两个月后 mfERG
左眼黄斑各环削峰状降低，鼻下方振幅密度明显降低

图点评：

本例是一例比较典型的外伤性视网膜挫伤并黄斑裂孔的患者。治疗前 OCT 可见黄斑裂孔，PERG 检查可见患眼黄斑区功能反应极重度降低，PVEP 反应也是极重度降低但 P100 峰时延迟并未十分显著，可见其神经通路传导功能尚未显著受损，病变在黄斑区但可能波及整个视网膜，此时再看 FERG 可见其六项结果均重度降低，提示其全视网膜均受损显著，而并非仅限于 OCT 所示的黄斑区域。经过治疗，患者视力提高，视网膜灰白色浑浊消退，OCT 可见裂孔闭合，但中心处及周边部分视网膜神经上皮组织反射变薄，层下有无反射暗区。其 PVEP，FERG 提示左眼反应显著提升，但 PERG 结果提升有限，此时加以mfERG 检查，从细节显示黄斑区反应呈中心削峰状降低。说明虽然整体视网膜功能有所好转但其黄斑损伤显著存在。也说明电生理检查不仅能够检测视网膜挫伤患者的视神经及视网膜功能，还能够对其治疗效果进行客观准确的评价。

二、前房积血

【临床特征】

前房积血是闭合性眼外伤的常见表现。严重的外力造成组织撕裂，移位，血管破裂，引起血液进入前房。大部分前房积血均可吸收，但其青光眼、复发性前房积血及角膜血染等并发症，以及玻璃体积血，视网膜脱离及视神经病变等合并的眼部其他损伤均可不同程度地影响视功能。因此全面评估眼部情况就显得极其重要。

【病例】

患者女，33 岁，因"右眼被钉子弹伤后疼痛、视物不清 3 天"就诊。

专科情况：视力：右眼：手动 /40cm（光定位准确），左眼：1.0，右眼上睑肿胀（+），可见一长约 2cm 裂伤，伤口对合可，缝线在位，结膜重度充血，角膜透明，前房常深，可见絮状分泌物，下方见少量积血，下方虹膜根部离断，瞳孔欠圆，直径约 4mm。对光反射消失，晶状体混浊（++），余眼内结构窥不进。左眼前后节检查未见明显异常。眼压：右眼 13mmHg，左眼 14mmHg。

结合辅助检查结果（图 10-2-14～图 10-2-16），诊断：①右眼球钝挫伤；②右眼外伤性前房积血；③右眼睫状体脱离；④右眼虹膜根部离断；⑤右眼外伤性白内障；⑥右眼外伤性玻璃体积血；⑦右眼视网膜脱离？⑧右眼外伤性视神经病变；⑨右眼睑皮肤裂伤清创缝合术后。遂于局麻下行右眼虹膜根部离断修复＋前段玻切＋前房成形术。

复查：术后患者专科情况：右眼视力：0.04，上眼睑可见约 2cm 皮肤疤痕，结膜充血 +；角膜透明，前房常深，瞳孔直径约 4mm，形状圆，对光反射消失，晶状体浑浊（++），玻璃体积血（+），眼底可见视网膜表面广泛灰白色增殖膜，视网膜平伏（图 10-2-17）。眼压：右眼：11mmHg，左眼：15mmHg。术后各项检查结果见图 10-2-17～图 10-2-20。

术前：

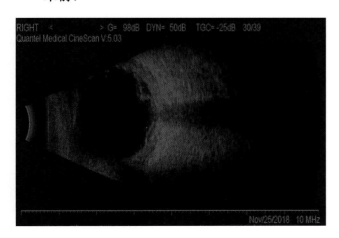

图 10-2-14　右眼球钝挫伤患者右眼 B 超
右眼晶状体后囊回声可见，玻璃体腔内见团状，密集点状低回声，及见膜状中回声与球壁相连，活动度（-），视神经旁球壁前见局限性膜状回声隆起，活动度（-），可见范围球壁回声增厚

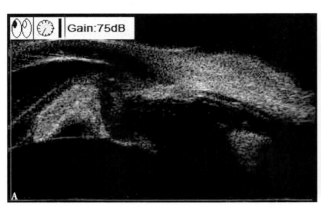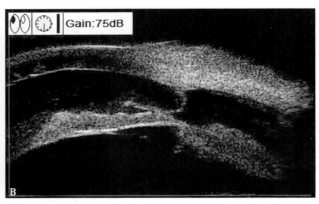

图 10-2-15　与图 10-2-14 同一患者右眼 UBM

A. 右眼中央前房深度正常,前房内见点状低回声;B. 部分虹膜根部离断,所见睫状体脱离,可见离断口

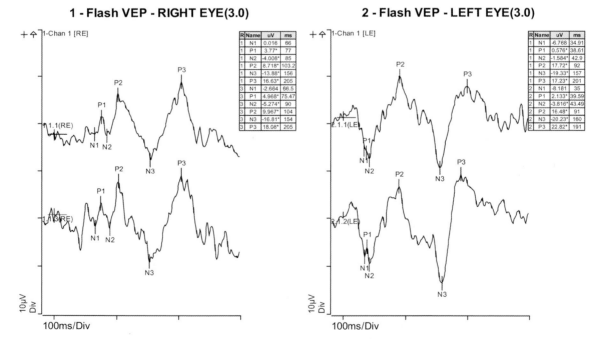

图 10-2-16　与图 10-2-14 同一患者 FVEP

右眼能诱发 P2 波,波峰时未见显著延迟,幅值较左眼降低

术后：

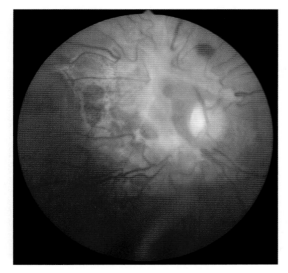

图 10-2-17　术后右眼眼底照相
右眼视盘周围及后极部视网膜大片灰白色增殖膜覆盖，血管扩张，走形迂曲，视网膜平伏，散在小片状出血灶

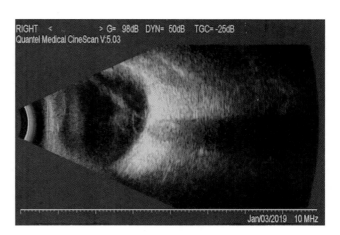

图 10-2-18　术后右眼 B 超
右眼晶状体弧形回声可见，玻璃体腔内见大量点絮状低回声，运动（+）；及见条状中低回声与球壁相连，轻微运动，视网膜未见明显脱离回声

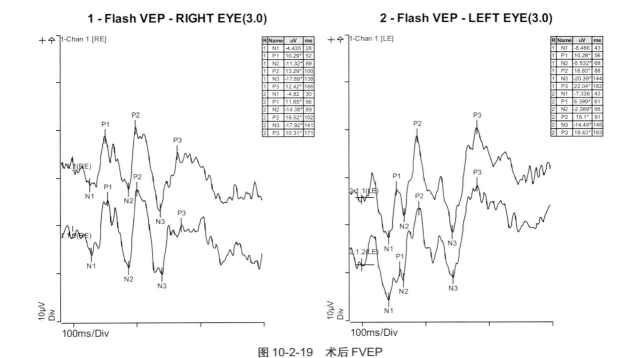

图 10-2-19　术后 FVEP
右眼能诱发 P2 波，峰时较对侧眼略延迟

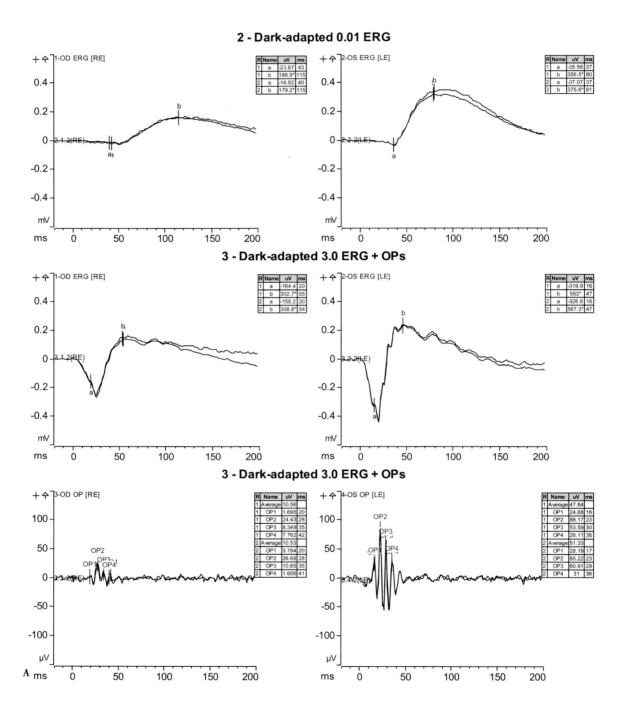

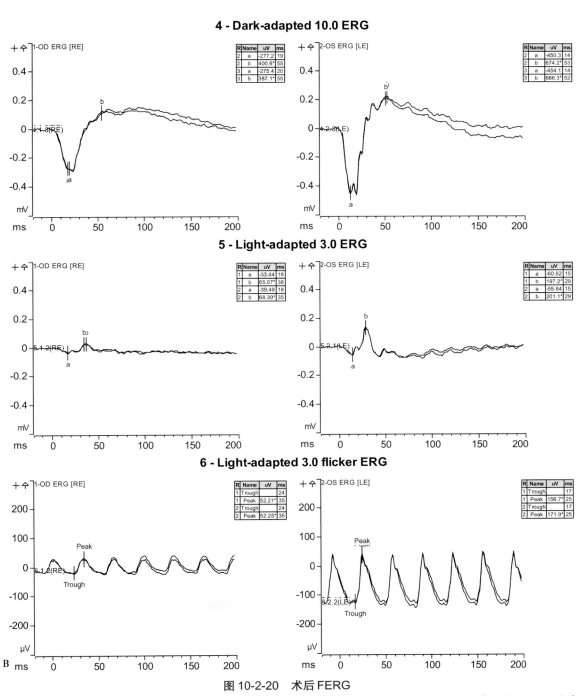

图 10-2-20 术后 FERG

右眼 b 波在暗适应 0.01、暗适应 3.0 及暗适应 10.0 较对侧眼幅值中度降低，a 波在暗适应 3.0、暗适应 10.0 及明适应 3.0 较对侧眼幅值中度降低，OP2 波在暗适应 3.0 震荡中较对侧眼幅值重度降低，P 波在明适应 30Hz 中较对侧眼幅值重度降低

图点评：

本例是一例外伤性前房积血患眼。对于前房积血或者玻璃体积血，由于积血有可能对刺激光遮挡而减弱光线对视网膜的刺激强度，因此对此类患者电生理检查的反应强度（幅值）应谨慎采信。因此，本例中初次检查时仅行 FVEP，并未行 FERG 检查，而在术后复查时行 FVEP 用以对照术前检查，可见患眼 P2 波峰时并无显著差异，说明神经通路损伤不明显，P2 幅值增大也有可能源于积血清除。FERG 显示右眼六项反应普遍降低，尤其是 OPs 反应重度降低，提示该患眼视网膜整体功能受损，循环功能受损，尤其显著前房积血患者常合并视网膜及视神经病变，但眼底经常难以窥清，因此选择合适的电生理检查项目对此类患者具有独特优势。

三、脉络膜裂伤

【临床特征】

闭合性眼外伤是引起脉络膜裂伤最常见的原因，其裂伤可直接发生在挫伤部位，更多是外力通过眼球壁传递至其他部位造成间接脉络膜裂伤。裂伤可累及视网膜色素上皮层、Bruch 膜及脉络膜。若仅累及前两者，则不伴出血，若累及脉络膜，则常伴有出血。除此之外，脉络膜裂伤还常合并其他眼部损伤，特别是当病变累及黄斑区时，会引起严重的视力下降，预后较差。

【病例】

患者男，31 岁，因"左眼被撞伤后视力下降 12 小时"就诊。

专科情况：视力：右眼 1.0，左眼 0.4；左眼结膜轻度充血，上方角膜可见一大小约 7mm×4mm 上皮脱落，周边伴环形斑翳，尘状 KP（+），前房常深，Tyn（+），瞳孔欠圆，直径约 4mm。直接对光反射迟钝，瞳孔区少许纤维素性渗出，晶状体透明，玻璃体轻度血性混浊，眼底可见黄斑区一斜形棕黄色条纹（图 10-2-21）。右眼前后节检查未见明显异常。眼压：右眼 15mmHg，左眼 31mmHg。

结合辅助检查结果（图 10-2-21～图 10-2-27），诊断：①左眼球钝挫伤；②左眼外伤性葡萄膜炎；③左眼黄斑区脉络膜裂伤；④左眼视网膜挫伤；⑤左眼外伤性视神经病变；⑥左眼继发性高眼压；⑦左眼角膜上皮擦伤。予抗炎，营养神经及降眼压等对症治疗。

复查：治疗一个半月后患者专科情况：视力：左眼 0.5，左眼底可见黄斑区一斜形条状瘢痕（图 10-2-28）。眼压：右眼 19mmHg，左眼 20mmHg。其他检查结果见图 10-2-29～图 10-2-31。

术前：

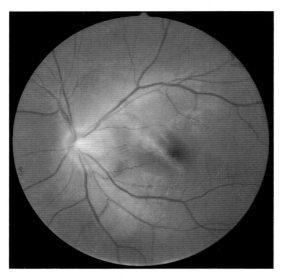

图 10-2-21 左眼球钝挫伤患者左眼眼底照相
左眼视盘界清色可，颞下方网膜可见小片状浅层出血灶，
颞侧部分网膜呈灰白色，黄斑区见一斜性棕黄色条纹

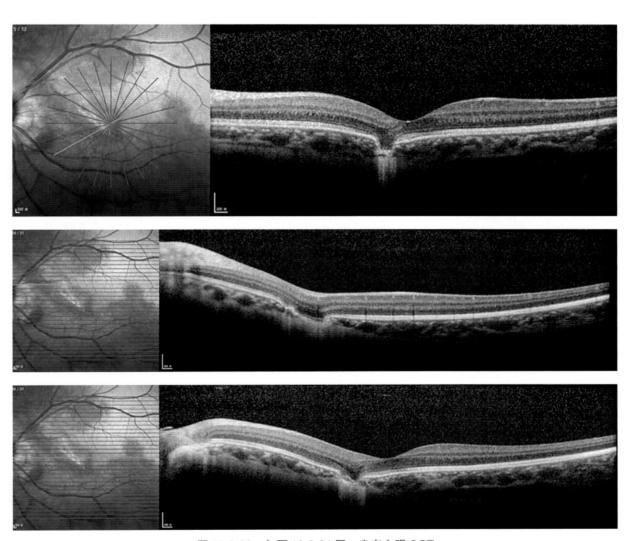

图 10-2-22　与图 10-2-21 同一患者左眼 OCT
左眼黄斑中心凹旁鼻侧 RPE/ 脉络膜复合带连续性中断，视盘颞下方视网膜神经上皮层下局限性无反射区

Multifocal ERG

Right

Traces

Retinal View

me103h4md75 2018-11-26 08-53-02 Right

500 nV

0   80 ms

3D

Retinal View

me103h4md75 2018-11-26 08-53-02 Right

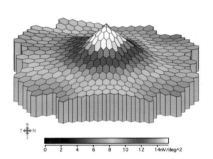

0   2   4   6   8   10   12   14 nV/deg^2

Response Densities
Ring Ratios

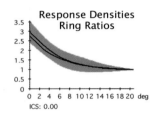

0 2 4 6 8 10 12 14 16 18 20 deg

ICS: 0.00

Implicit Times
Ring Ratios

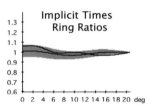

0 2 4 6 8 10 12 14 16 18 20 deg

Ring

Retinal View

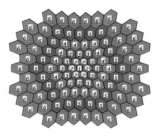

A

R

me103h4md75 2018-11-26 08-53-02 Right

SW Normals Reference(7,me103h4md75,Left,C1)

SW Normals Reference(7,me103h4md75,Right,C1)

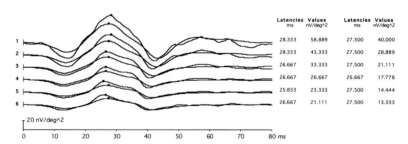

	Latencies ms	Values nV/deg^2	Latencies ms	Values nV/deg^2
1	28.333	58.889	27.500	40.000
2	28.333	43.333	27.500	28.889
3	26.667	33.333	27.500	21.111
4	26.667	26.667	26.667	17.778
5	25.833	23.333	27.500	14.444
6	26.667	21.111	27.500	13.333

20 nV/deg^2

0   10   20   30   40   50   60   70   80 ms

388

Multifocal ERG

Left

Traces

Retinal View
me103h4md75 2018-11-26 09-06-45 Left

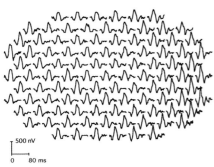

500 nV
0   80 ms

3D

Retinal View
me103h4md75 2018-11-26 09-06-45 Left

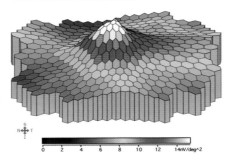

S
N—+—T
I

0 2 4 6 8 10 12 14nV/deg^2

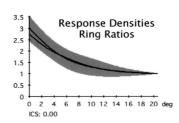

**Response Densities
Ring Ratios**

ICS: 0.00

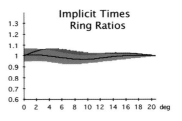

**Implicit Times
Ring Ratios**

Ring

Retinal View

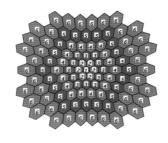

B

L

me103h4md75 2018-11-26 09-06-45 Left
SW Normals Reference(7,me103h4md75,Left,C1)
SW Normals Reference(7,me103h4md75,Right,C1)

P1

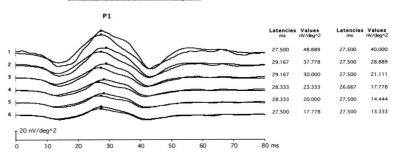

	Latencies ms	Values nV/deg^2	Latencies ms	Values nV/deg^2
1	27.500	48.889	27.500	40.000
2	29.167	37.778	27.500	28.889
3	29.167	30.000	27.500	21.111
4	28.333	23.333	26.667	17.778
5	28.333	20.000	27.500	14.444
6	27.500	17.778	27.500	13.333

20 nV/deg^2

0   10   20   30   40   50   60   70   80 ms

Multifocal ERG
Right

Retinal View
me103h4md75 2018-11-26 08-53-02 Right

500 nV
0 80 ms

C

Multifocal ERG
Left

Retinal View
me103h4md75 2018-11-26 09-06-45 Left

500 nV
0 80 ms

D

图 10-2-23　与图 10-2-21 同一患者 mfERG
左眼黄斑各环较对侧眼振幅密度普遍略微降低，波形稳定

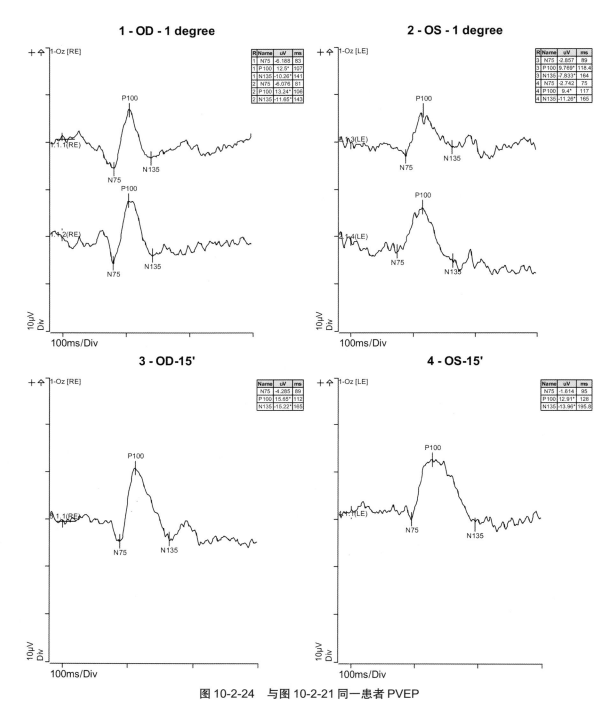

图 10-2-24　与图 10-2-21 同一患者 PVEP
左眼 P100 波在 1° 及 15° 空间频率中幅值均较右眼轻度降低，峰时轻度延迟

1 - 0.998deg 1000mm

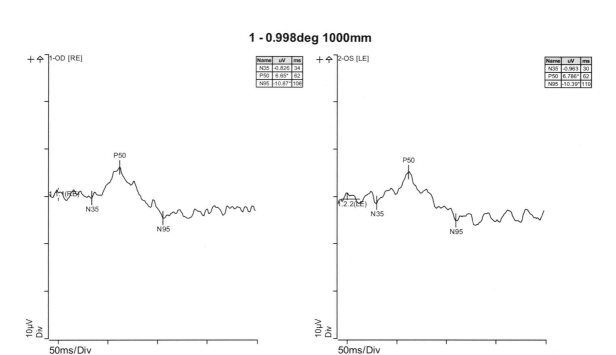

图 10-2-25　与图 10-2-21 同一患者 PERG

左眼 P50 波及 N95 波幅值未见显著降低，N95/P50 未见明显异常

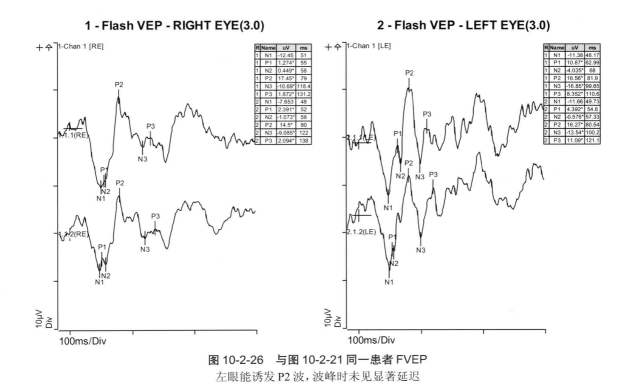

图 10-2-26　与图 10-2-21 同一患者 FVEP

左眼能诱发 P2 波，波峰时未见显著延迟

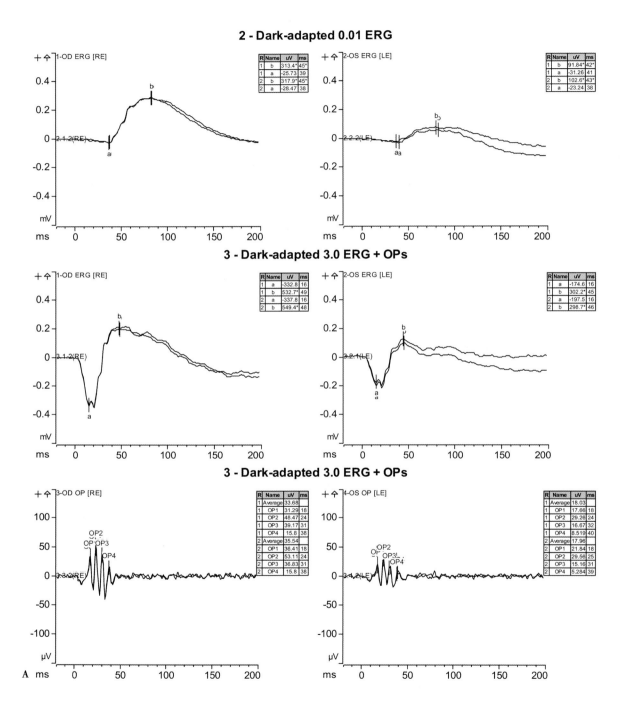

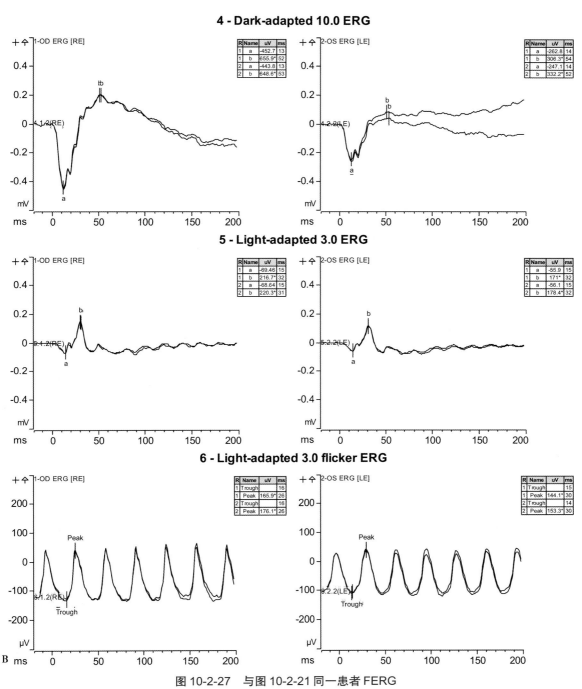

图 10-2-27　与图 10-2-21 同一患者 FERG

左眼 b 波在暗适应 0.01 中较对侧眼幅值重度降低，在暗适应 3.0 及暗适应 10.0 中较对侧眼幅值中度降低，在明适应 3.0 中较对侧眼幅值略降低；a 波在暗适应 3.0 中较对侧眼幅值轻度降低，在暗适应 10.0 中较对侧眼幅值中度降低，在明适应 3.0 中较对侧眼幅值略降低；OP2 波在暗适应 3.0 震荡中较对侧眼幅值中度降低；在明适应 30Hz 中 P 波较对侧眼幅值略降低术后：

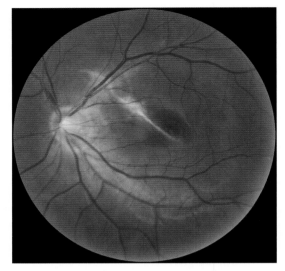

图 10-2-28　治疗一个半月后左眼底照相
左眼眼底视网膜呈橘红色，黄斑区一斜性黄白色条状瘢痕

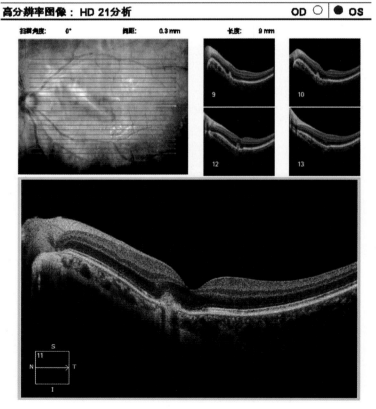

图 10-2-29　治疗一个半月后左眼 OCT
左眼黄斑中心凹形态可见，视网膜神经上皮组织层间未见明显无
反射区，部分视网膜光感受器、椭圆体带反射连续性中断，RPE/
Bruch 膜复合体组织局部见增强隆起反射带

Multifocal ERG

Left

Traces

Retinal View
me103h4md75 2019-01-09 16-05-40 Left

500 nV
0   80 ms

3D

Retinal View
me103h4md75 2019-01-09 16-05-40 Left

0   2   4   6   8   10   12   14nV/deg^2

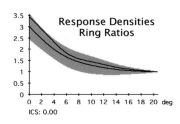

Response Densities Ring Ratios

ICS: 0.00

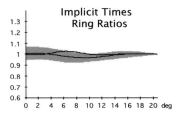

Implicit Times Ring Ratios

Ring

Retinal View

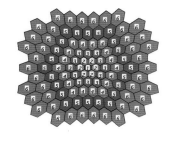

A

L

me103h4md75 2019-01-09 16-05-40 Left
SW Normals Reference(7,me103h4md75,Left,C1)
SW Normals Reference(7,me103h4md75,Right,C1)

P1

	Latencies ms	Values nV/deg^2	Latencies ms	Values nV/deg^2
1	29.167	42.222	27.500	40.000
2	29.167	32.222	27.500	28.889
3	30.000	22.222	27.500	21.111
4	29.167	17.778	26.667	17.778
5	29.167	14.444	27.500	14.444
6	29.167	12.222	27.500	13.333

20 nV/deg^2

0 10 20 30 40 50 60 70 80 ms

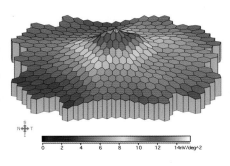

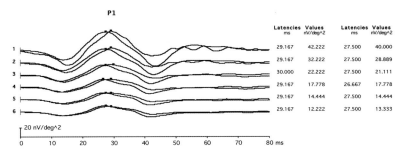

Multifocal ERG
Left

Retinal View
me103h4md75 2019-01-09 16-05-40 Left

500 nV
0   80 ms

B

图 10-2-30 治疗一个半月后 mfERG
左眼黄斑各环振幅密度普遍轻度降低

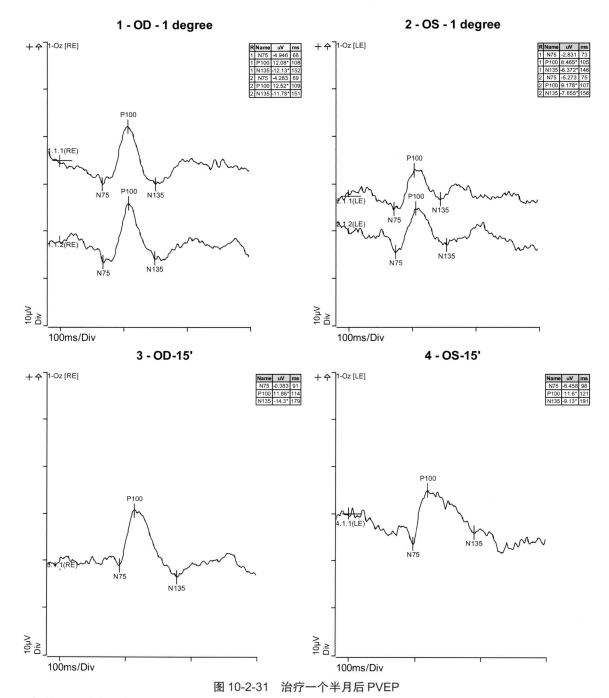

图 10-2-31 治疗一个半月后 PVEP

左眼 P100 波在 1° 空间频率幅值略降低，峰时未见明显延迟，在 15° 空间频率幅值未见明显降低，峰时略延迟

图点评：

本例患者左眼黄斑区脉络膜裂伤及视网膜挫伤。因其玻璃体轻度血性混浊，因此 FERG 的暗适应 0.01 弱光反应低，有可能由于其血性混浊遮光所致，但暗适应 10.0 强光刺激时，其反应仍然低，则说明其视网膜功能确已受损。其 PERG，FVEP 正常说明其神经通路功能尚可，P50 反映了整体黄斑功能但并未反映局部黄斑功能。此时，行 mfERG 可见其中心及鼻侧上方（3D 图绿色区域）反应降低，与 OCT 所示结构损伤区域相符。治疗一个半月后复查，mfERG 反应仍有降低，提示其黄斑损伤尚未完全恢复。

（吴　楠　陶　醉）

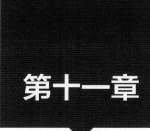

第十一章

非机械性眼外伤

第一节　眼化学烧伤

【临床特征】

眼化学烧伤，是由化学物品的溶液、粉尘或气体接触眼部所致。其中以酸、碱烧伤最为常见。酸性化学物质与眼组织接触后会使蛋白质发生凝固变性和坏死，由于凝固的蛋白不溶于水，能在损伤表明形成屏障，一定程度上起到阻止酸性物继续向深层渗透扩散的作用。因此酸烧伤的临床特点是损伤区界限分明，创面相对较浅，一般修复较快、预后较好。而碱性化学物质能溶解脂肪和蛋白质，破坏组织，促使碱性物继续扩散渗透到深层和眼内，使眼组织细胞分解、坏死。碱烧伤的临床特点是碱性物渗入组织的速度快，损伤区界限比较模糊，不能确切地认定损伤面的范围和深度，除眼表组织受损外，虹膜、睫状体及晶状体等均可受损。

眼化学烧伤患者眼表情况一般不佳，检查时应谨慎选择角膜接触性检查，如 FERG、mfERG 等。

【病例 1】

男性患者，34 岁，主诉：双眼水泥溅入后视力下降 7 小时。裸眼视力：右眼 0.15，左眼 0.15；眼压：右眼 10mmHg，左眼 9mmHg。阳性体征：双眼结膜充血、水肿 +，角膜下方近 2/3 上皮缺损，角膜水肿 +，可见散在少量水泥附着，前房轴深 4CT，周边前房 > 1/3CT，Tyn（+）。经各项检查后（图 11-1-1～图 11-1-5），诊断为：①双眼碱烧伤 I 级 1°；②双眼角膜异物。患者急诊行双眼角膜清创 + 角膜异物取出术。

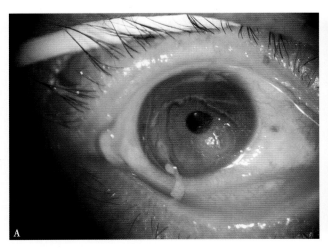

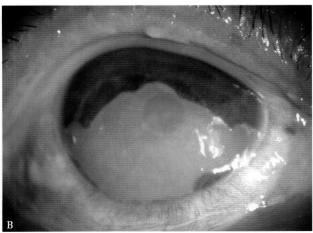

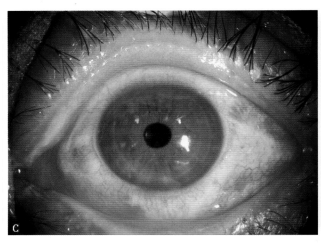
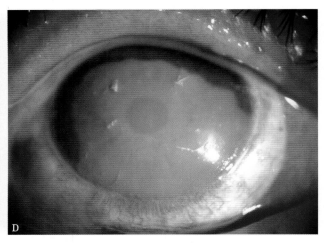

图 11-1-1　双眼碱烧伤患者双眼眼前节照相

A、C. 眼前节照相；B、D. 角膜荧光素染色示上皮缺损范围；双眼结膜充血、水肿＋，角膜下方近 2/3 上皮缺损，角膜水肿＋，可见散在少量水泥附着

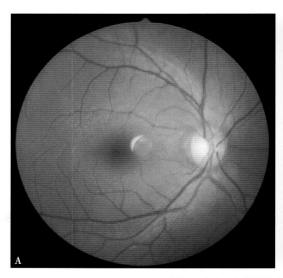
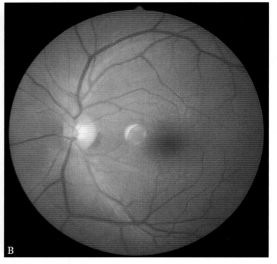

图 11-1-2　与图 11-1-1 同一患者眼底照相

A、B. 双眼眼底未见明显异常

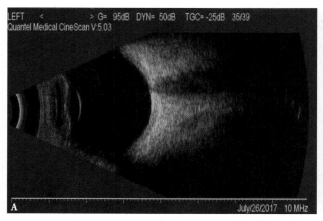
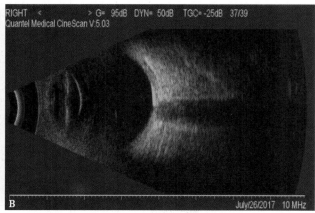

图 11-1-3　与图 11-1-1 同一患者 B 超

双眼玻璃体少量混浊

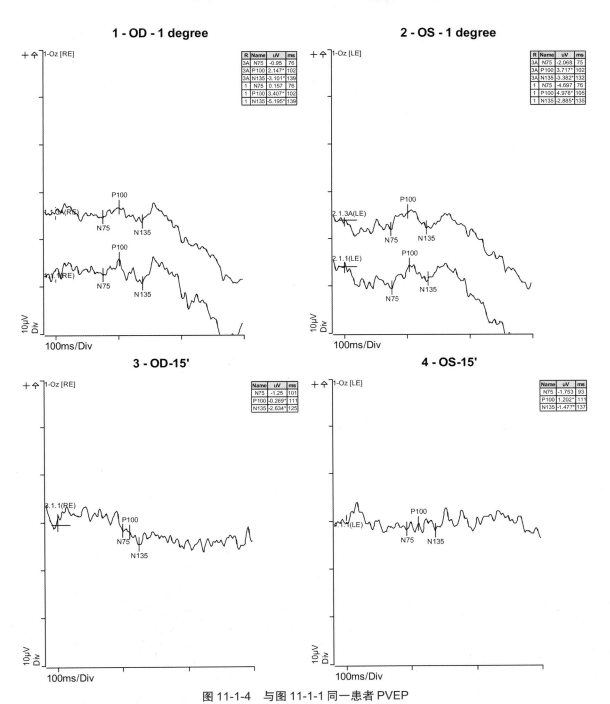

图 11-1-4　与图 11-1-1 同一患者 PVEP

1° 空间频率：双眼 P100 幅值重度降低，P100 幅值重度降低；15′ 空间频率：双眼未能诱发显著 P100 波形；患者自然睁眼困难，可能导致幅值降低

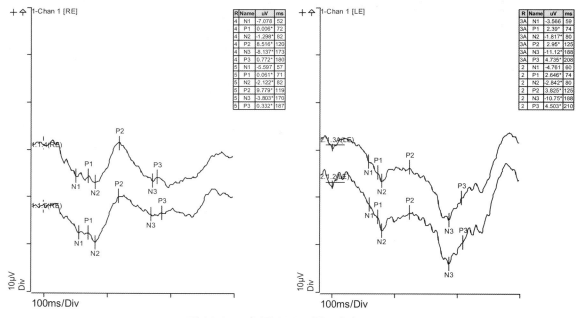

1 - Flash VEP - RIGHT EYE(3.0)

R	Name	uV	ms
4	N1	-7.078	52
4	P1	0.006*	72
4	N2	-1.298*	82
4	P2	8.516*	120
4	N3	-8.137*	173
4	P3	0.772*	180
5	N1	-5.597	57
5	P1	0.061*	71
5	N2	-2.122*	82
5	P2	9.779*	119
5	N3	-3.803*	170
5	P3	0.332*	187

2 - Flash VEP - LEFT EYE(3.0)

R	Name	uV	ms
3A	N1	-3.566	59
3A	P1	2.39*	74
3A	N2	-1.817*	80
3A	P2	2.95*	125
3A	N3	-11.12*	188
3A	P3	4.735*	208
2	N1	-4.761	60
2	P1	2.646*	74
2	N2	-2.842*	80
2	P2	3.825*	125
2	N3	-10.75*	188
2	P3	4.503*	210

图 11-1-5　与图 11-1-1 同一患者 FVEP

双眼 P2 波波形稳定，峰时未见显著延迟

图点评：

患者双眼轻度碱烧伤，视力有所下降，角膜透明度较好，但自然睁眼困难，可能导致 PVEP 的幅值降低。FVEP 结果可见患者视神经功能未受影响。患者角膜上皮缺损，不宜行 FERG 检查。

【病例 2】

男性患者，54 岁，主诉：双眼被膨胀剂喷入至疼痛、视物不见 7 小时。裸眼视力：双眼：手动 /20cm，光定位准；眼压：右眼 38mmHg，左眼 37mmHg。阳性体征：双眼全角膜瓷白色混浊、水肿，全上皮缺失；全周结膜呈黄白色缺血改变、水肿（++），可见大量血管闭塞；隐约见前房轴深 4CT；瞳孔散大，直径 6mm，形状欠圆；余眼内结构窥不清。经各项检查后（图 11-1-6～图 11-1-8），诊断为：①双眼碱烧伤Ⅲ级 4°；②双眼继发性高眼压。患者急诊行双眼球结膜放射状切开＋前房冲洗术。

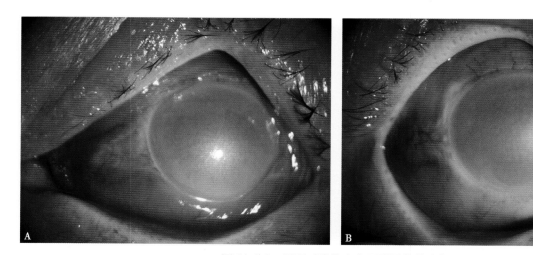

图 11-1-6　双眼碱烧伤患者双眼眼前节照相

A、B. 双眼全角膜瓷白色混浊、水肿，全上皮缺失；全周结膜呈黄白色缺血改变、水肿（++），可见大量血管闭塞；隐约见前房轴深 4CT；瞳孔散大，直径 6mm，形状欠圆

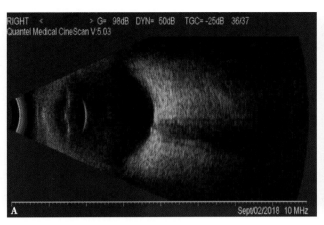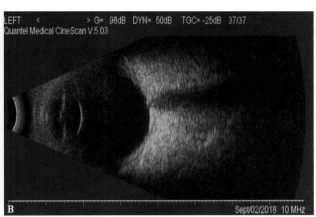

图 11-1-7　与图 11-1-6 同一患者双眼 B 超
双眼玻璃体少量混浊

VISUAL ELECTROPHYSIOLOGY EXAM

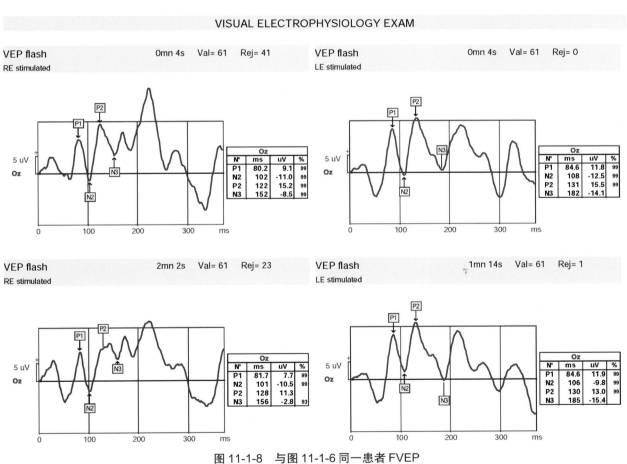

图 11-1-8　与图 11-1-6 同一患者 FVEP
双眼 P2 波波形稳定,峰时未见显著延迟

图点评：

　　患者双眼重度碱烧伤,角膜基质混浊明显,但 FVEP 仍能准确反映患者视神经功能未受影响。患者角膜上皮缺损,不宜行 FERG 检查。

第二节 交感性眼炎

【定义】

交感性眼炎（sympathetic ophthalmia）主要是指一眼穿通性外伤或内眼手术后，在呈现慢性或亚急性非坏死性肉芽肿性葡萄膜炎症的过程中，健眼继发同样的炎症者，外伤眼称刺激眼（exciting eye），非外伤眼称交感眼（sympathizing eye）。

【临床特征】

交感性眼炎的发病率，占眼球穿孔伤的1.2%。交感性眼炎在外伤后的潜伏时间，短则几小时，长者可达40年以上，90%发生在1年以内，最危险的时间在受伤后4~8周。角巩膜缘或睫状体部巩膜的穿通伤，导致虹膜特别是睫状体组织破坏者；伤处有眼内容物嵌顿，以致创口愈合不良者；眼球内有异物存留者，均易引起交感性眼炎。伤后如有化脓性感染，则极少发生。目前病因不明，现在多认为其发病与免疫因素有关。

交感性眼炎一般伴有明显的前节炎症，检查时应谨慎选择角膜接触性检查，如FERG、mfERG等。

【病例】

女性患者，12岁，左眼外伤多次手术史，右眼痛、视力下降伴视物变形11天。患者2008年因"左眼穿通伤、左眼外伤性白内障"行"左眼白内障针吸＋后囊切开＋前段玻璃体切除＋人工晶状体植入术"，2018年7月因"左眼视网膜脱离"行"左眼玻璃体切除＋视网膜复位＋光凝＋硅油填充术"，2018年10月行"左眼硅油取出＋消毒空气填充术"。眼部查体：右眼：数指/10cm，光定位准，左眼：光感，上方光定位不准；双眼前节如图11-2-1；眼压：右眼17mmHg（回弹式眼压计）左眼35mmHg（回弹式眼压计）。经各项检查后（图11-2-1~图11-2-4），诊断：双眼交感性眼炎；双眼渗出性视网膜脱离；左眼继发性青光眼；左眼网脱玻切取油术后；左眼人工晶状体眼（外伤性白内障术后）。

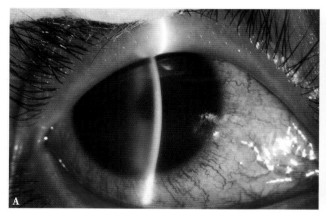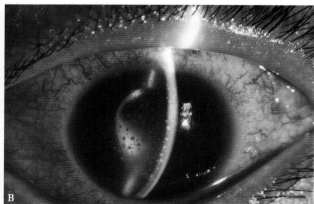

图11-2-1 交感性眼炎患者双眼前节照相

A. 右眼结膜充血＋＋，角膜雾状水肿＋＋＋，后弹力层皱褶；B. 左眼结膜充血＋＋，全角膜可见大量灰白色KP。双眼眼底窥不进

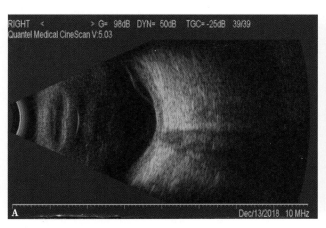
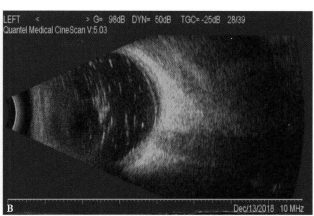

图 11-2-2　与图 11-2-1 同一患者治疗前双眼 B 超
A. 右眼玻璃体混浊，视网膜浅脱离；B. 左眼硅油取出术后，玻璃体混浊，视网膜浅脱离

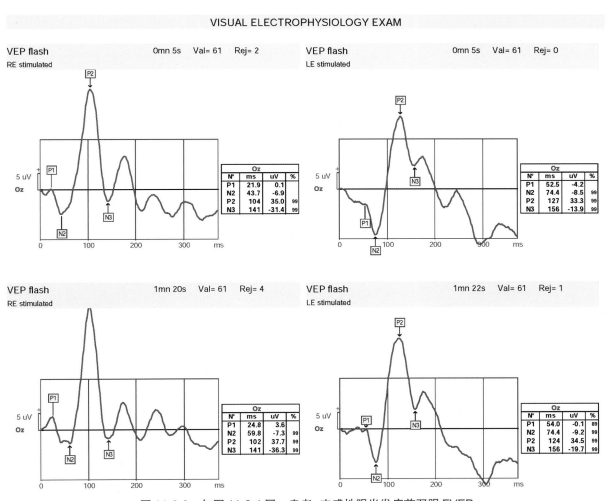

图 11-2-3　与图 11-2-1 同一患者，交感性眼炎发病前双眼 FVEP
双眼均能诱发 P2 波，P2 波峰时右眼无显著延迟，左眼较右眼中度延迟，双眼波形稳定

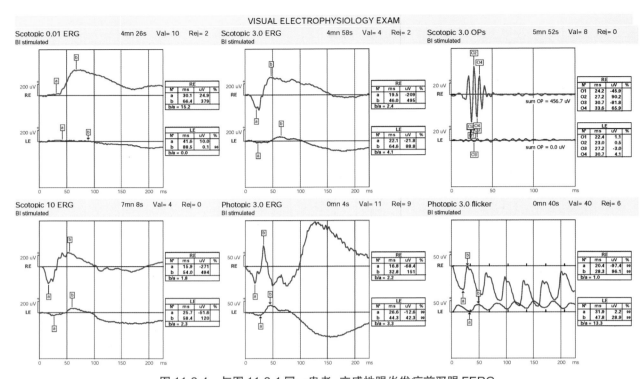

图 11-2-4　与图 11-2-1 同一患者，交感性眼炎发病前双眼 FERG

右眼 a、b 波波形稳定，幅值未见明显降低，左眼 a、b 波波形稳定，幅值较对侧眼明显降低

　　患者入院后排除用药禁忌后予口服泼尼松 60mg 抗炎，并予护胃、补钾、补钙等治疗，局部双眼用醋酸泼尼松龙滴眼液、妥布霉素地塞米松眼膏、复方托吡卡胺滴眼液、左眼盐酸左布诺洛尔滴眼液降眼压治疗。治疗后各项检查结果见图 11-2-5～图 11-2-10。

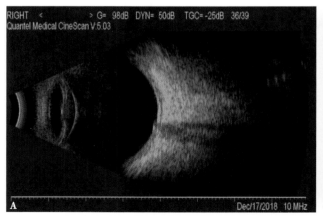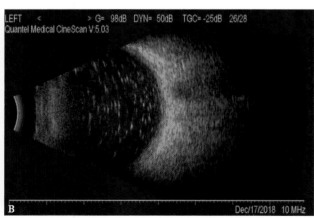

图 11-2-5　与图 11-2-1 同一患者，治疗 3 天后双眼 B 超

A. 右眼玻璃体炎性混浊，右眼局限性视网膜浅脱离；B. 左眼硅油取出术后，玻璃体炎性混浊，局限性视网膜浅脱离

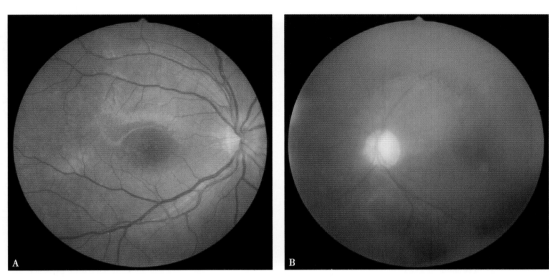

图 11-2-6　与图 11-2-1 同一患者, 治疗 3 天后双眼眼底照相
A. 右眼可见视盘轻度水肿, 边缘欠清晰; B. 左眼底隐约见视盘苍白

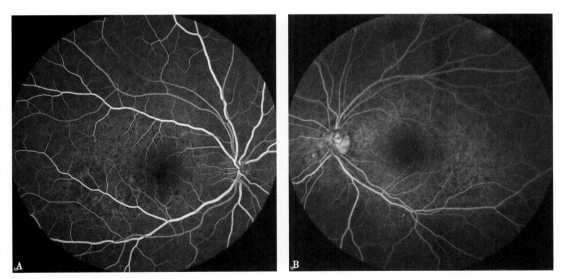

图 11-2-7　与图 11-2-1 同一患者, 治疗 3 天后双眼 FFA
A. 右眼 A-RCT 正常(10s), 眼视盘边界欠清楚, 后期强荧光, 黄斑拱环结构不清, 后极部及视盘周围后期呈弥漫强荧光; B. 左眼视盘边界欠清楚, 后期强荧光, 黄斑拱环结构不清, 后极部及视盘周围后期呈弥漫强荧光

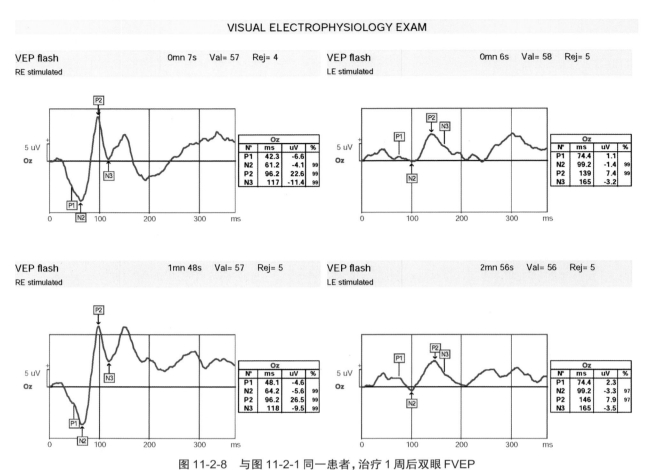

图 11-2-8　与图 11-2-1 同一患者，治疗 1 周后双眼 FVEP

双眼均能诱发 P2 波，P2 波峰时右眼无显著延迟，左眼较右眼中偏重度延迟，双眼波形稳定

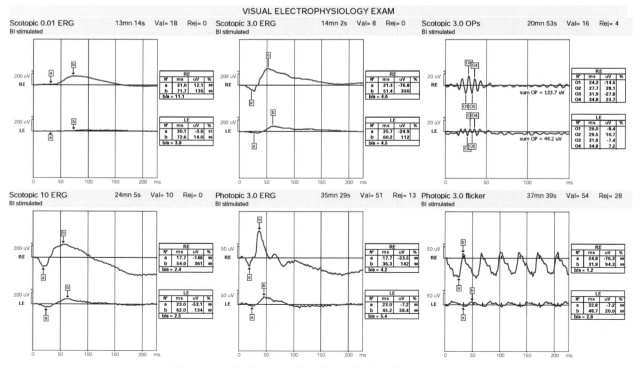

图 11-2-9　与图 11-2-1 同一患者，治疗 1 周后双眼 FERG

右眼 a、b 波波形稳定，暗适应幅值有不同程度的降低，明适应无明显降低；左眼 a、b 波波形稳定，明暗适应幅值均重度降低

Channel	DP mins	DP μV	LP mins	LP μV	Arden Ratio
RE	11.45	11.674	24.617	15.686	134%
LE	6.683	5.687	16.017	6.634	117%

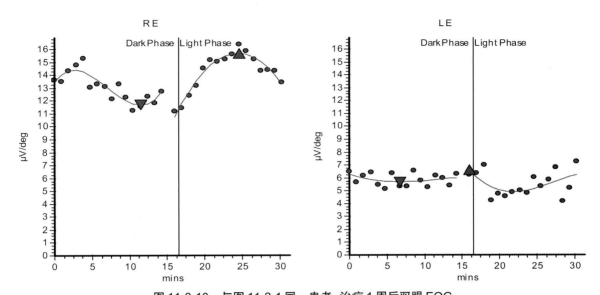

图 11-2-10　与图 11-2-1 同一患者，治疗 1 周后双眼 EOG
右眼 Arden 比值 134%，中度降低，左眼 Arden 比值 117%，重度降低

治疗 1 个月后：患者右眼矫正视力 −2.00DS/−0.75DC×180＝1.0，左眼手动 /30cm，右眼前后节未见明显异常。左眼角膜 KP（+），左眼结膜充血 +，角膜 KP（+），人工晶状体位正，眼底见视盘苍白，C/D＝1.0，视网膜在位。眼压：右眼 11mmHg（回弹式眼压计），左眼 29mmHg（回弹式眼压计）。

图点评：
患者双眼交感性眼炎。左眼受伤后 FVEP 的 P2 峰时相较于右眼中度延迟，FERG 反应六项均较右眼重度降低，提示其视神经及视网膜功能均受损。在双眼交感性眼炎发病之初，由于其角膜状况欠佳，因此并未行电生理检查。在发病经治疗一周后，行电生理检查，发现双眼反应与发病前对比均有所下降，患者双眼炎症反应，治疗 1 周后病情尚未恢复和稳定，前节炎症及玻璃体炎症可导致视网膜、视神经以及色素上皮功能检测均不同程度受影响，且左眼继发性青光眼对 FVEP、FERG 也存在不同程度影响。

（季　红　李佐霞）

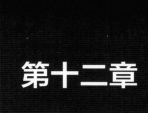

第十二章

原发性青光眼

原发性青光眼是指病因机制尚未完全阐明的一类青光眼，根据眼压升高时前房角的状态为开放或关闭，可分为开角型青光眼和闭角型青光眼，其中闭角型青光眼又分为急性闭角型青光眼和慢性闭角型青光眼。由于种族和眼球结构方面的差异，我国以闭角型青光眼居多。世界卫生组织 2004 年公布的全球盲和视力损伤的资料表明，青光眼是继白内障之后的第二位致盲主要原因，其占盲人总数的 12%。

目前认为，眼压升高是导致视神经损害的关键因素，控制眼压仍然是青光眼治疗的唯一有效方案。然而，临床上部分患者即使眼压得到良好控制，其视神经损害仍持续进展，例如正常眼压性青光眼等，说明其他因素，如微循环障碍、能量代谢失常、筛板区压力失衡、氧化应激、基因异常等可能与青光眼发病密切相关。电生理检查由于能检测视神经以及视网膜功能，在青光眼的诊断以及病情随访方面运用得越来越普遍。临床上常使用 PVEP 和 PERG 来评估此类患者视觉功能。

第一节　原发性开角型青光眼

【临床特征】

高眼压下房角始终开放，房水外流受阻于小梁网——Schlemm 管系统。多数患者无任何自觉症状，视功能严重损害时才来就诊。眼压早期波动大，随病情进展，眼压持续升高。前房深浅正常，虹膜平坦，房角开放，部分患者有相对性传入性障碍。视盘凹陷进行性扩大和加深，或视盘颞侧上、下方盘沿变窄，形成切迹。视野缺损表现为旁中心暗点、鼻侧阶梯、弓形暗点、环形暗点、颞侧视岛、管状视野等。

【治疗要点】

原发性开角型青光眼治疗的目的是控制疾病的发展或尽可能延缓其进展，保存残余视功能，大多数病例可通过药物将眼压控制在目标眼压范围内，如药物控制不理想，可介入抗青光眼手术，包括选择性激光小梁成形术（selective laser trabeculoplasty，SLT）、滤过性手术及各种 MIGS（minimally invasive glaucoma surgery，MIGS）手术。

一、早期改变

【病例】

31 岁男性，体检发现眼压高。眼部查体：视力：右眼 0.8，左眼 0.8。双眼前节（−），双眼 C/D = 0.7。24 小时眼压监测：右眼 18.4～30.2mmHg，左眼 16.2～21.8mmHg。经各项检查后（图 12-1-1～图 12-1-4）诊断为：原发性开角型青光眼。

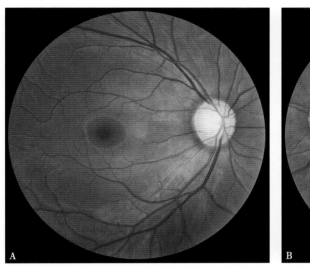 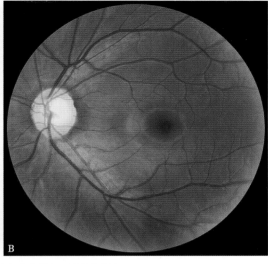

图 12-1-1 原发性青光眼患者早期双眼眼底照相

A、B. 双眼 C/D＝0.7，右眼上方盘沿切迹

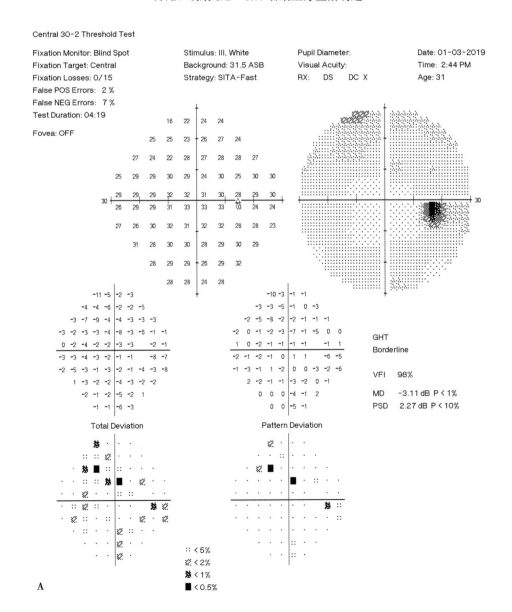

A

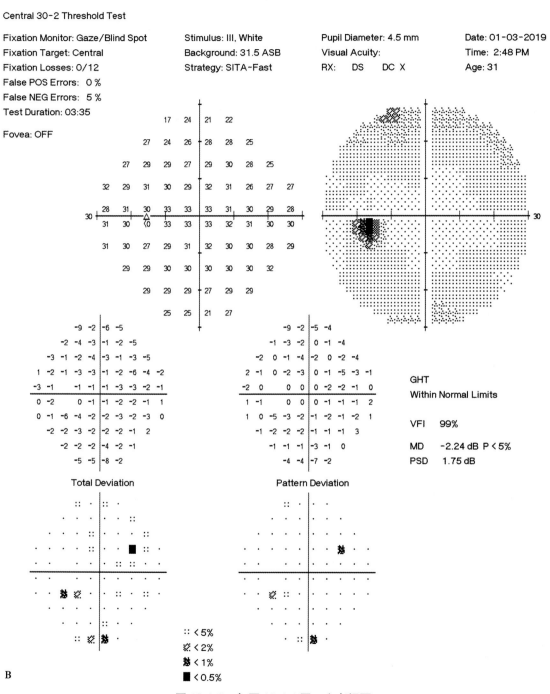

Central 30-2 Threshold Test

Fixation Monitor: Gaze/Blind Spot　　Stimulus: III, White　　Pupil Diameter: 4.5 mm　　Date: 01-03-2019
Fixation Target: Central　　　　　　 Background: 31.5 ASB　　Visual Acuity:　　　　　　　Time: 2:48 PM
Fixation Losses: 0/12　　　　　　　　Strategy: SITA-Fast　　 RX:　 DS　　DC X　　Age: 31
False POS Errors:　0 %
False NEG Errors:　5 %
Test Duration: 03:35

Fovea: OFF

```
                17  24  21  22
            27  24  26  28  28  25
        27  29  29  27  29  30  28  25
    32  29  31  30  29  32  31  26  27  27
    28  31  30  33  33  33  31  30  29  28
30  31  30  <0  33  33  33  32  31  30  30   30
    31  30  27  29  31  32  30  30  28  29
        29  29  30  30  30  30  30  32
            29  29  27  29  29
                25  25  21  27
```

```
        -9  -2 -6 -5                        -9  -2 -5 -4
     -2  -4 -3 -1 -2 -5                   -1 -3 -2  0 -1 -4
  -3  -1 -2 -4 -3 -1 -3 -5             -2  0 -1 -4 -2  0 -2 -4
1 -2  -1 -3 -3 -1 -2 -6 -4 -2       2 -1  0 -2 -3  0 -1 -5 -3 -1
-3 -1     -1 -1 -1 -3 -3 -2 -1     -2  0     0  0  0 -2 -2 -1  0
```
```
0 -2      0 -1 -1 -2 -2 -1  1      1 -1      0  0  0 -1 -1 -1  2
0 -1 -6 -4 -2 -2 -3 -2 -3  0       1  0 -5 -3 -2 -1 -2 -1 -2  1
  -2 -2 -3 -2 -2 -2 -1  2            -1 -2 -2 -2 -1 -1 -1  3
    -2 -2 -2 -4 -2 -1                  -1 -1 -1 -3 -1  0
        -5 -5 -8 -2                        -4 -4 -7 -2
```

Total Deviation　　　　　　　　　　Pattern Deviation

GHT
Within Normal Limits

VFI　　99%

MD　　-2.24 dB　P < 5%
PSD　　1.75 dB

:: < 5%
⊠ < 2%
▨ < 1%
■ < 0.5%

B

图 12-1-2　与图 12-1-1 同一患者视野
A、B. 双眼视野大致正常

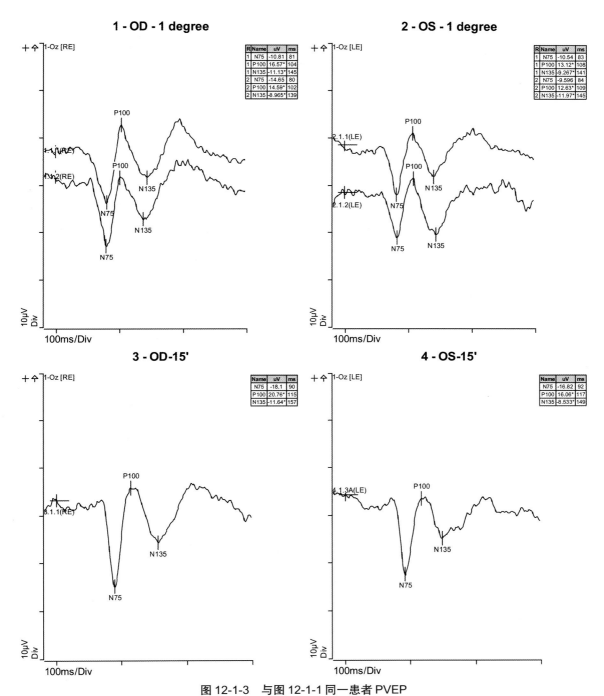

图 12-1-3　与图 12-1-1 同一患者 PVEP
右眼 15″ 空间频率 P100 幅值略降低，其余未见明显异常

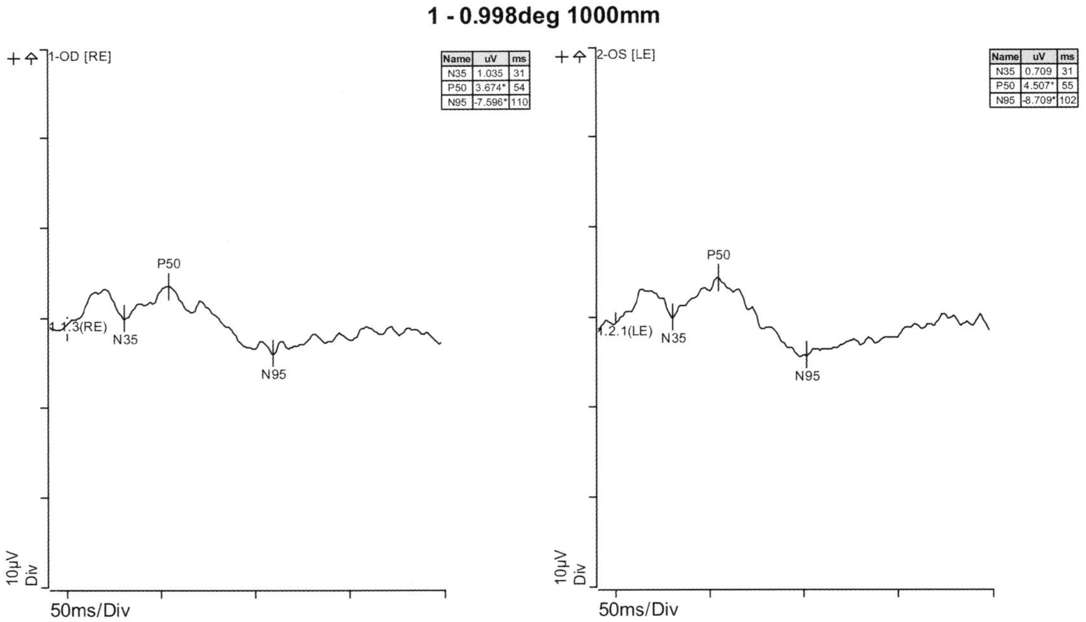

1 - 0.998deg 1000mm
1-OD [RE]
Name uV ms
N35 1.035 31
P50 3.674* 54
N95 -7.596* 110
1.1.3(RE)
N35
P50
N95
10μV Div
50ms/Div
2-OS [LE]
Name uV ms
N35 0.709 31
P50 4.507* 55
N95 -8.709* 102
1.2.1(LE)
N35
P50
N95
10μV Div
50ms/Div

图 12-1-4　与图 12-1-1 同一患者 PERG

双眼 P50 及 N95 波幅值未见明显降低

图点评：

早期青光眼患者的视功能损伤并不明显，部分患者往往在体检时才确诊，因此电生理的改变并不明显。在此早期原发性开角型病例中，其视功能损伤尚微小，因此其视野、PERG、PVEP 的 1° 空间频率无显著异常，PVEP 的 15′ 空间频率的刺激方格较小，对视觉精度要求更高，其反应强度（P100 幅值）可能会出现轻度降低。

二、进展期改变

【病例】

47 岁男性，双眼视力进行性下降 2 年。眼部查体：右眼：0.02（−6.25DS/−0.75DC × 85 = 0.8），左眼：0.1（−0.25DS/−0.75DC × 95 = 0.2）；眼压：右眼 28mmHg，左眼 29mmHg。经各项检查后（图 12-1-5～图 12-1-8）诊断为：双眼原发性开角型青光眼，双眼屈光不正。

A
B

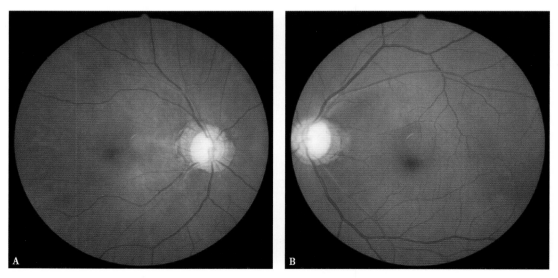

图 12-1-5　原发性开角型青光眼（进展期）患者双眼眼底照相

A、B. 双眼杯盘比 0.8，视盘颜色变淡，上下方盘沿明显变窄

Central 30-2 Threshold Test

Fixation Monitor: Gaze/Blind Spot
Fixation Target: Central
Fixation Losses: 0/14
False POS Errors: 2 %
False NEG Errors: 4 %
Test Duration: 06:22

Fovea: OFF

Stimulus: III, White
Background: 31.5 ASB
Strategy: SITA-Fast

Pupil Diameter: 4.9 mm
Visual Acuity:
RX: DS   DC X

Date: 01-14-2019
Time: 12:56 PM
Age: 47

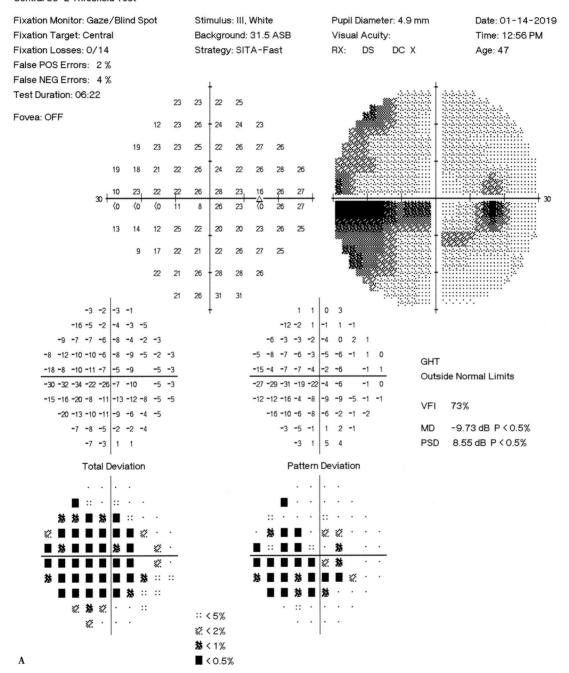

GHT
Outside Normal Limits

VFI   73%

MD   -9.73 dB P < 0.5%
PSD   8.55 dB P < 0.5%

Total Deviation

Pattern Deviation

∷ < 5%
✗ < 2%
➤ < 1%
■ < 0.5%

A

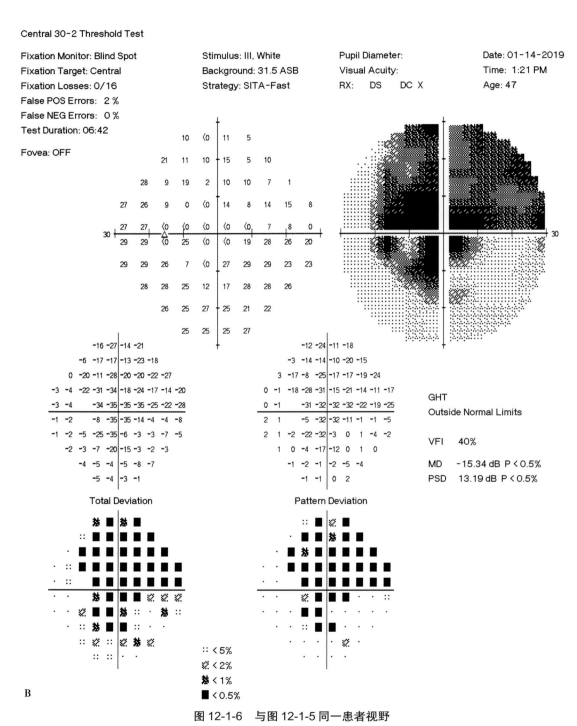

Central 30-2 Threshold Test

Fixation Monitor: Blind Spot
Fixation Target: Central
Fixation Losses: 0/16
False POS Errors: 2 %
False NEG Errors: 0 %
Test Duration: 06:42

Fovea: OFF

Stimulus: III, White
Background: 31.5 ASB
Strategy: SITA-Fast

Pupil Diameter:
Visual Acuity:
RX:　　DS　　DC X

Date: 01-14-2019
Time: 1:21 PM
Age: 47

GHT
Outside Normal Limits

VFI　　40%

MD　　-15.34 dB P < 0.5%
PSD　　13.19 dB P < 0.5%

Total Deviation

Pattern Deviation

:: < 5%
▨ < 2%
▩ < 1%
■ < 0.5%

B

图 12-1-6　与图 12-1-5 同一患者视野
A. 右眼生理盲点相连的中心及鼻侧部分视野缺损；B. 左眼生理盲点相连的中心及上方大部分视野缺损

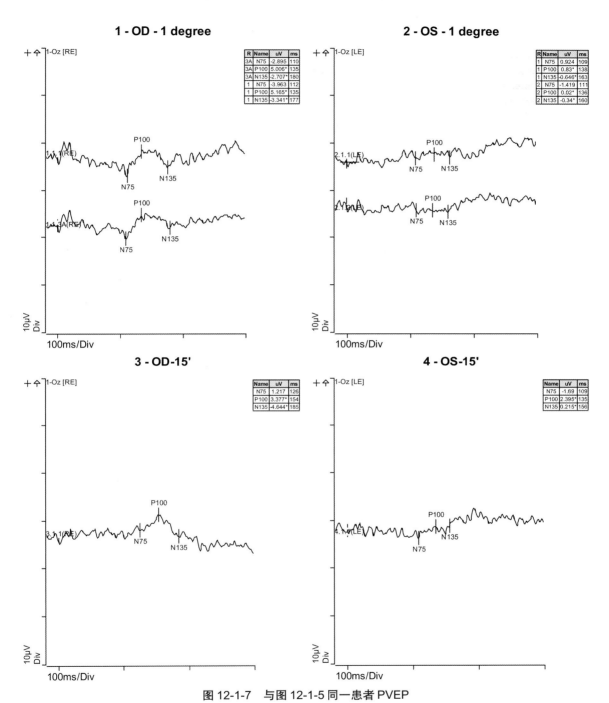

图 12-1-7　与图 12-1-5 同一患者 PVEP

右眼 15″ 空间频率 P100 幅值中重度降低，峰时中重度延迟，1°空间频率 P100 幅值中度降低，峰时中度延迟；左眼各空间频率 P100 波幅值重度降低，峰时重度延迟

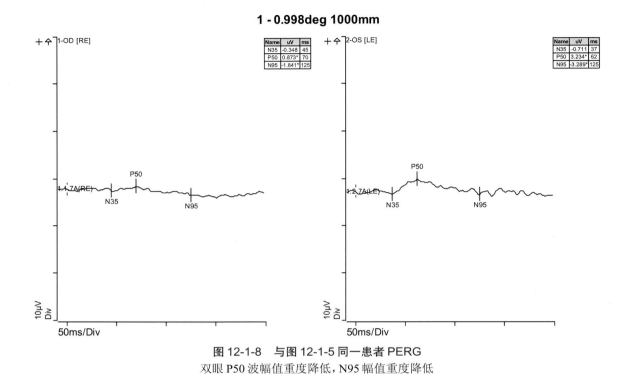

1 - 0.998deg 1000mm

图 12-1-8　与图 12-1-5 同一患者 PERG
双眼 P50 波幅值重度降低，N95 幅值重度降低

图点评：

青光眼患者的双眼病程可能不一致，因此双眼电生理改变往往不一致。随着青光眼视神经损害的逐渐加重，PVEP 出现由轻到重的振幅延迟或者峰值降低。在本例中，双眼视功能均受损，右眼 PVEP 反应强度呈中偏重度降低，左眼重度降低，峰时延迟显著。在 PERG 反应中，右眼 P50、N95 反应均重度降低，可能由于右眼屈光介质较混浊导致，此情况下 N95/P50 比值的参考价值已经不大；左眼 P50 幅值正常，N95 中度降低，其 N95/P50 比值显著降低。

三、晚期改变

【病例】

56 岁男性。5 年前无明显诱因下出现双眼视物不清，左眼视力下降明显。眼部查体：右眼视力：0.3，矫正视力：+1.50DS/-0.50DC×120＝0.7，左眼视力：0.05，矫正视力：+1.50DS/-0.50DC×65＝0.1。眼压：右眼 26mmHg（非接触式眼压计），左眼 25mmHg（非接触式眼压计）。经各项检查后（图 12-1-9～图 12-1-12）诊断为：双眼原发性开角型青光眼，双眼屈光不正。

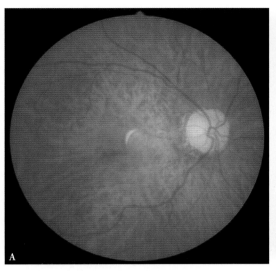
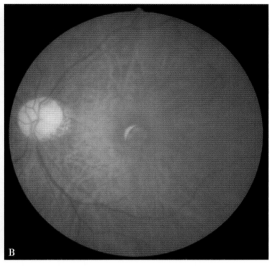

图 12-1-9　原发性开角型青光眼（晚期）患者双眼眼底照相

A、B. 双眼杯盘比 0.9，盘沿血管可见屈膝样改变

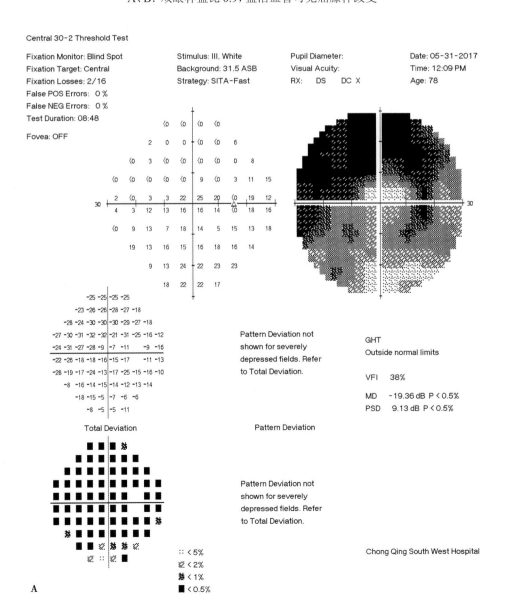

Central 30-2 Threshold Test

Fixation Monitor: Blind Spot　　Stimulus: III, White　　Pupil Diameter:　　Date: 05-31-2017
Fixation Target: Central　　Background: 31.5 ASB　　Visual Acuity:　　Time: 12:09 PM
Fixation Losses: 2/16　　Strategy: SITA-Fast　　RX:　DS　DC X　　Age: 78
False POS Errors: 0 %
False NEG Errors: 0 %
Test Duration: 08:48

Fovea: OFF

Pattern Deviation not shown for severely depressed fields. Refer to Total Deviation.

GHT
Outside normal limits

VFI　38%

MD　-19.36 dB　P < 0.5%
PSD　9.13 dB　P < 0.5%

Total Deviation

Pattern Deviation

Pattern Deviation not shown for severely depressed fields. Refer to Total Deviation.

Chong Qing South West Hospital

:: < 5%
▧ < 2%
▨ < 1%
■ < 0.5%

A

417

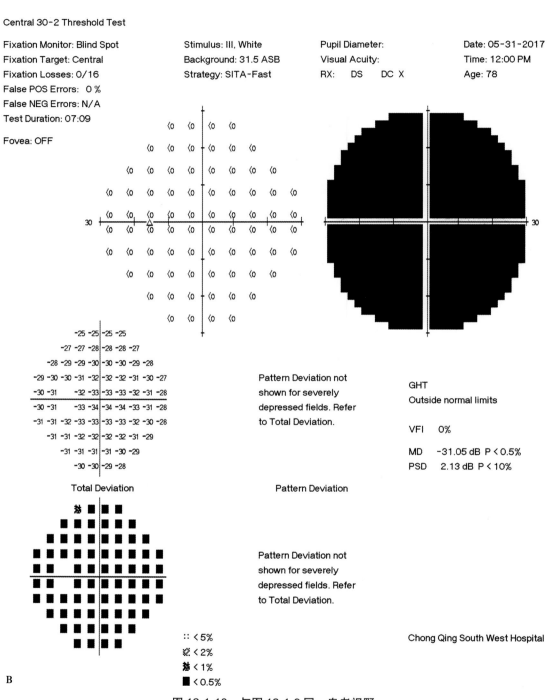

Central 30-2 Threshold Test

Fixation Monitor: Blind Spot
Fixation Target: Central
Fixation Losses: 0/16
False POS Errors: 0 %
False NEG Errors: N/A
Test Duration: 07:09

Fovea: OFF

Stimulus: III, White
Background: 31.5 ASB
Strategy: SITA-Fast

Pupil Diameter:
Visual Acuity:
RX: DS   DC X

Date: 05-31-2017
Time: 12:00 PM
Age: 78

Pattern Deviation not
shown for severely
depressed fields. Refer
to Total Deviation.

GHT
Outside normal limits

VFI   0%

MD   −31.05 dB P < 0.5%
PSD   2.13 dB P < 10%

Total Deviation

Pattern Deviation

Pattern Deviation not
shown for severely
depressed fields. Refer
to Total Deviation.

⸪ < 5%
▧ < 2%
▨ < 1%
■ < 0.5%

Chong Qing South West Hospital

B

图 12-1-10　与图 12-1-9 同一患者视野
A. 右眼残存中心及下方部分视野；B. 左眼未见明显残存视野

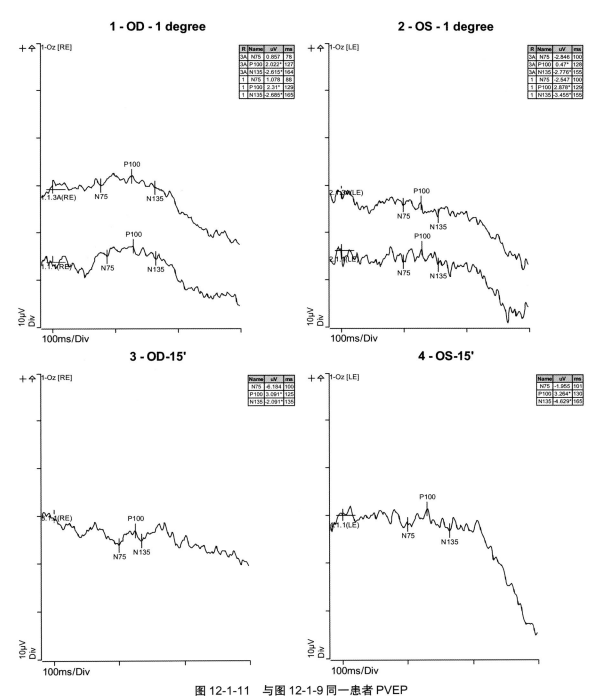

图 12-1-11　与图 12-1-9 同一患者 PVEP

双眼 15″ 空间频率 P100 幅值重度降低，峰时轻度延迟；1° 空间频率 P100 幅值重度降低，峰时中度延迟

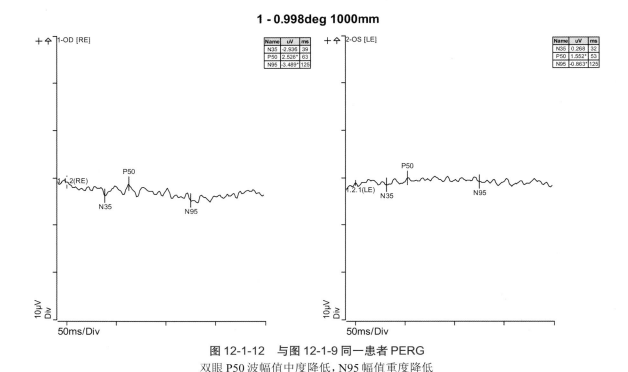

1 - 0.998deg 1000mm

图 12-1-12　与图 12-1-9 同一患者 PERG

双眼 P50 波幅值中度降低，N95 幅值重度降低

图点评：

晚期青光眼患者由于长期高眼压导致视神经严重损伤，视神经纤维层厚度明显变薄，部分患者视力虽然仍可达 1.0，但视野受损严重，甚至仅残留管状视野。本例晚期青光眼的 PVEP 反应重度降低，其视野极为狭窄，会导致患者频繁主动寻找固视标，从而影响其固视效果，从而影响其波形稳定性、平滑性。中晚青光眼患者 PERG 反应的 P50、N95 幅值均会降低，但 N95 降低更显著。此种情况下需要分辨 P50 降低的原因可能是屈光介质混浊遮挡、其他原因导致黄斑功能降低还是单纯青光眼导致 P50 降低。

第二节　原发性闭角型青光眼

【临床特征】

眼压急剧升高，引起相应症状及眼前段组织改变为特征。眼球局部解剖结构变异引起的瞳孔阻滞机制为主要的发病因素。患者常眼轴较短，角膜较小，前房浅，房角窄，晶状体较厚，位置相对靠前，瞳孔缘与晶状体前表面接触紧密，房水经过瞳孔时阻力增加，后房压力相对高于前房，推挤虹膜向前膨隆，前房角关闭。

视野缺损表现为旁中心暗点、鼻侧阶梯、弓形暗点、环形暗点、颞侧视岛、管状视野等。不同时期往往具有不同的电生理表现，闭角型青光眼急性发作时间较短，就诊后往往不遗留严重的视神经损害，如果病程长，视功能损伤较重，电生理结果往往明显异常。

【治疗要点】

原发性闭角型青光眼的治疗原则是解除瞳孔阻滞，开放房角，预防视神经进一步的损害。可疑房角关闭期可行激光虹膜周切术预防房角关闭，急性房角关闭期及闭角型青光眼期属于眼科急症，需立即缩瞳及降眼压处理，根据情况介入手术治疗。

一、可疑房角关闭

【病例】

62 岁女性。双眼反复胀痛 1 年余。眼部查体：右眼视力：0.4（＋1.75DS/−0.75DC×90＝0.8），左眼视力：0.6（＋1.50DS/−1.00DC×95＝0.8）。双眼前房轴深 2.0CT，周边前房消失。眼压：右眼 17.1mmHg，左眼 18.1mmHg。经各项检查后（图 12-2-1～图 12-2-5）诊断为：双眼原发性闭角型青光眼（可疑房角关闭期），双眼屈光不正。

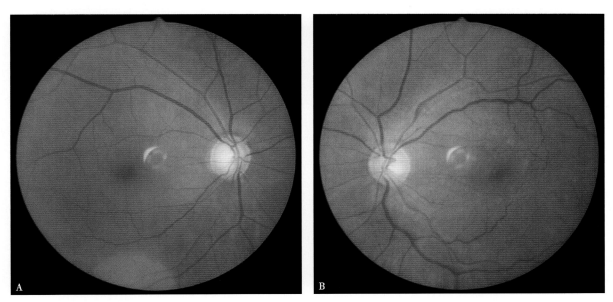

图 12-2-1　原发性闭角型青光眼（可疑房角关闭期）患者双眼眼底照相
A、B. 双眼视盘色淡红，边界清楚，右眼杯盘比 0.6，左眼杯盘比 0.5

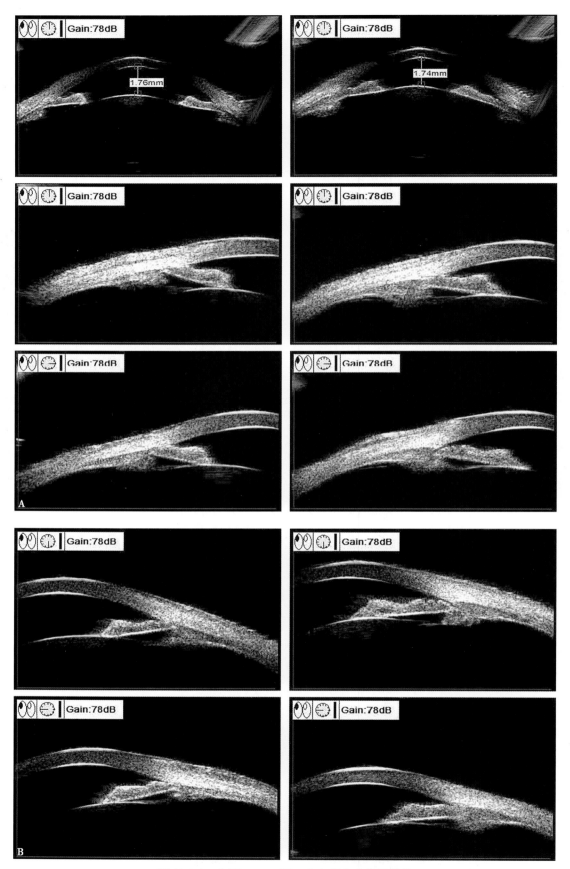

图 12-2-2 与图 12-2-1 同一患者超声生物显微镜
A、B. 双眼前房浅，全周房角狭窄

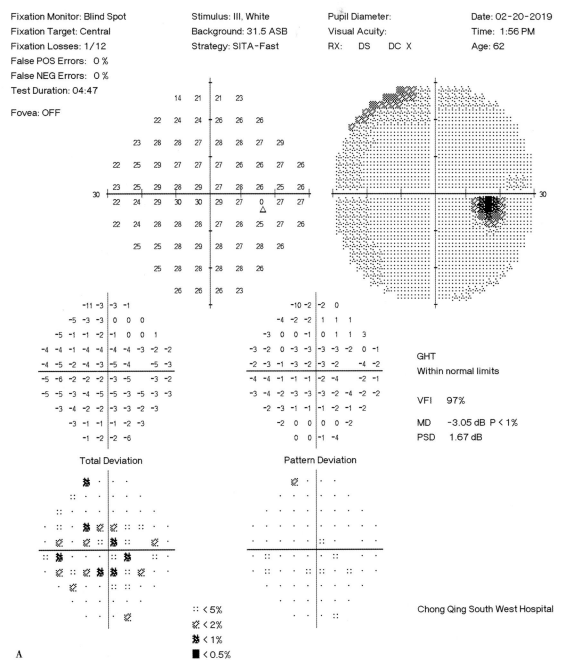

Central 30-2 Threshold Test

Fixation Monitor: Blind Spot
Fixation Target: Central
Fixation Losses: 1/12
False POS Errors: 0 %
False NEG Errors: 0 %
Test Duration: 04:47

Fovea: OFF

Stimulus: III, White
Background: 31.5 ASB
Strategy: SITA-Fast

Pupil Diameter:
Visual Acuity:
RX:　　DS　　DC X

Date: 02-20-2019
Time: 1:56 PM
Age: 62

GHT
Within normal limits

VFI　　97%

MD　　-3.05 dB　P < 1%
PSD　　1.67 dB

Total Deviation

Pattern Deviation

:: < 5%
▨ < 2%
▩ < 1%
■ < 0.5%

Chong Qing South West Hospital

A

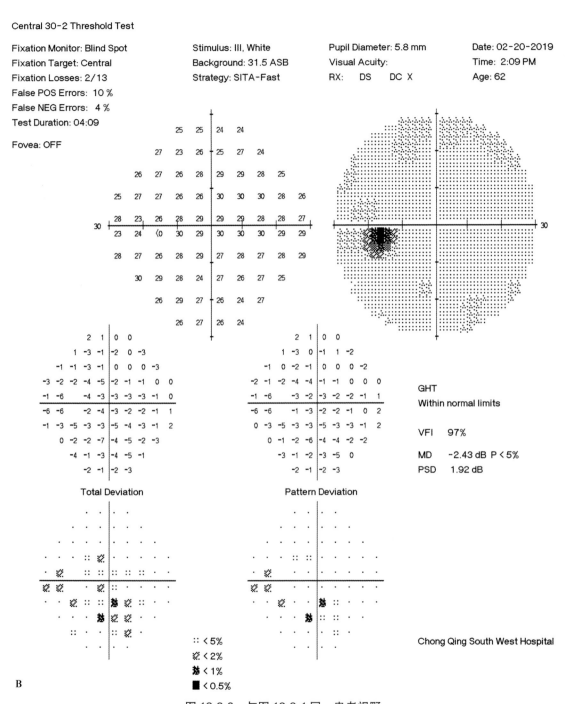

Central 30-2 Threshold Test

Fixation Monitor: Blind Spot

Fixation Target: Central

Fixation Losses: 2/13

False POS Errors: 10 %

False NEG Errors: 4 %

Test Duration: 04:09

Fovea: OFF

Stimulus: III, White

Background: 31.5 ASB

Strategy: SITA-Fast

Pupil Diameter: 5.8 mm

Visual Acuity:

RX:　DS　DC X

Date: 02-20-2019

Time: 2:09 PM

Age: 62

Total Deviation

Pattern Deviation

GHT

Within normal limits

VFI　97%

MD　-2.43 dB P < 5%

PSD　1.92 dB

Chong Qing South West Hospital

:: < 5%

▨ < 2%

▩ < 1%

■ < 0.5%

B

图 12-2-3　与图 12-2-1 同一患者视野

A. 右眼鼻侧上方旁中心相对性暗点；B. 左眼视野大致正常

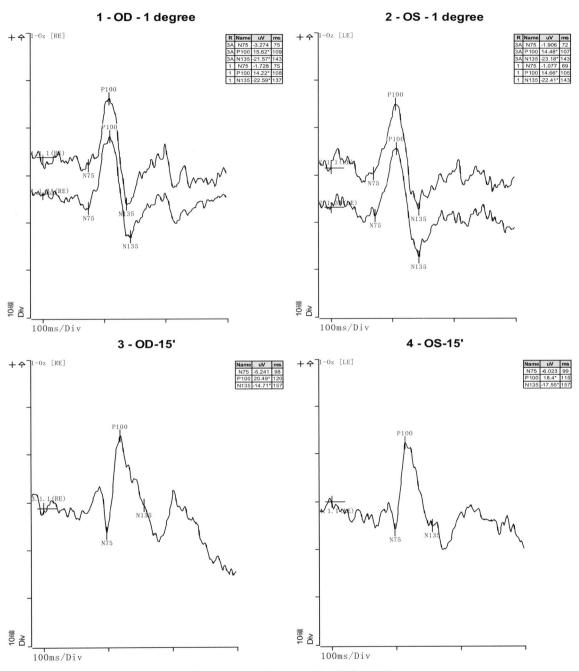

1 - OD - 1 degree

R	Name	uV	ms
3A	N75	-3.274	75
3A	P100	15.62*	109
3A	N135	-21.57*	143
1	N75	-1.728	75
1	P100	14.22*	108
1	N135	-22.59*	137

2 - OS - 1 degree

R	Name	uV	ms
3A	N75	-1.906	72
3A	P100	14.48*	107
3A	N135	-23.18*	143
1	N75	-1.077	69
1	P100	14.66*	105
1	N135	-22.41*	143

3 - OD-15'

Name	uV	ms
N75	-5.241	98
P100	20.49*	120
N135	-14.71*	157

4 - OS-15'

Name	uV	ms
N75	-6.023	99
P100	18.4*	115
N135	-17.55*	157

图 12-2-4　与图 12-2-1 同一患者 PVEP

双眼各空间频率幅值未见明显降低,峰时未见明显延迟

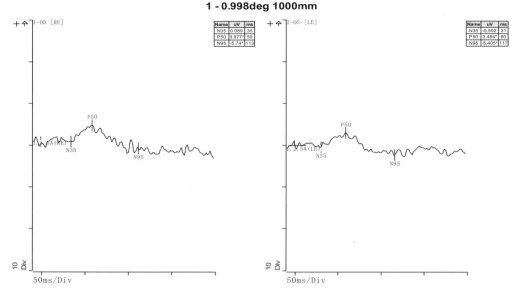

1 - 0.998deg 1000mm

图 12-2-5　与图 12-2-1 同一患者 PERG
右眼 P50 波幅值未见明显降低，N95 幅值轻度降低；左眼 P50 波幅值略降低，N95 幅值轻度降低

图点评：

原发性青光眼可疑房角关闭期可以没有眼压高，仅单纯的房角狭窄，动度很好，通常不遗留永久性视神经损害。在本例中 PVEP 指标未见显著异常，PERG 双眼 P50 均正常，仅双眼 N95 幅值轻度降低提示视神经功能开始受损，但不严重。

二、急性房角关闭

【病例】

51 岁女性，左眼逐渐胀痛伴同侧头痛 6 个月，加重 1 个月。眼部查体：视力：右眼 0.6（+ 1.00DS/−1.25DC×85 = 0.9），左眼：0.4（−0.25DS/−0.75DC×85 = 0.8）。左眼角膜混浊（++）、水肿（+），后弹力层皱褶，前房轴深 2.0CT，周边前房消失，Tyn（−），瞳孔直径 4mm，形状正圆，直接对光反应迟钝，晶状体轻度混浊。眼压：右眼 14.0mmHg（非接触式眼压计），左眼 42.0mmHg（非接触式眼压计）。眼压控制后经各项检查（图 12-2-6～图 12-2-10）诊断为：双眼原发性闭角型青光眼（左眼急性房角关闭期），双眼屈光不正。

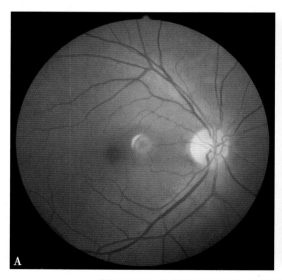
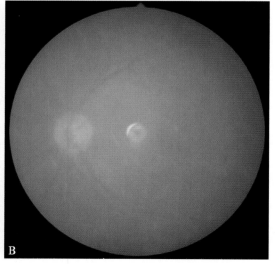

图 12-2-6　原发性闭角型青光眼（急性房角关闭期）患者双眼眼底照相
A. 右眼杯盘比 0.3；B. 模糊见左眼杯盘比 0.3

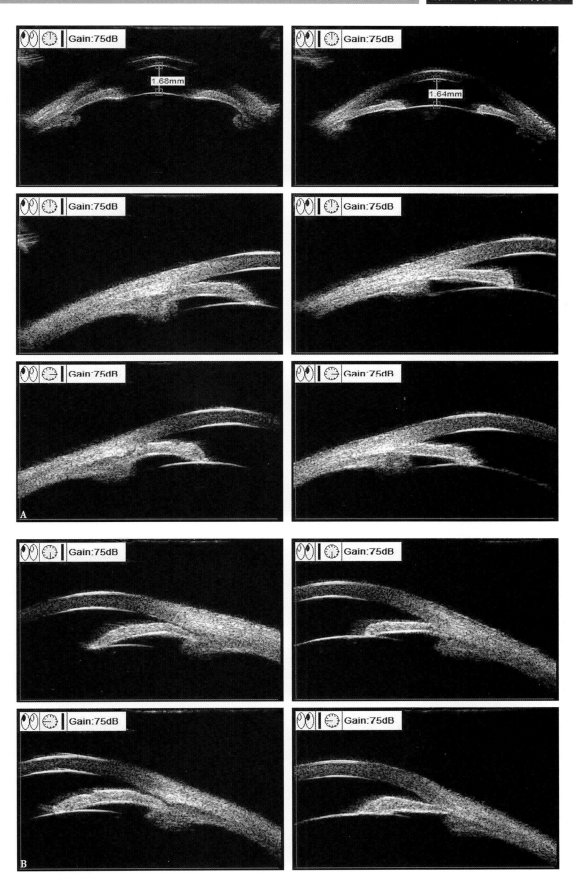

图 12-2-7 与图 12-2-6 同一患者超声生物显微镜
A、B. 双眼前房浅，周边虹膜膨隆，房角狭窄及关闭

Central 30-2 Threshold Test

Fixation Monitor: Blind Spot	Stimulus: III, White	Pupil Diameter:
Fixation Target: Central	Background: 31.5 ASB	Visual Acuity:
Fixation Losses: 2/12	Strategy: SITA-Fast	RX:　DS　DC X
False POS Errors:　5 %		
False NEG Errors:　0 %		
Test Duration: 03:58		

Date: 02-22-2018
Time:　8:16 AM
Age: 51

Fovea: OFF

```
            23  26  26  27
        28  28  28  29  28  31
    26  29  29  29  30  30  30  31
29  29  30  30  29  31  30  31  30  27
27  27  31  30  31  31  32  22  27  29
27  29  30  30  31  31  32   1  28  27
    26  27  27  31  30  31  30  30  30
        26  28  30  31  31  31  31
            28  27  27  28  30  30
                30  29  28  25
```

Total Deviation

```
    -3   0   1   2
 0   0   1   1   1   4
-3   0  -1  -1   0   0   1   3
 2  -1  -1  -2  -3   0  -1   1   1  -3
-1  -3  -1  -3  -2  -2   0      -4  -1
-1  -1  -2  -3  -2  -2  -1      -2  -3
-2  -3  -5  -1  -2  -1  -2  -1   0   0
    -3  -2  -1  -1  -1   0   0   1
        -1  -2  -3  -2   0   0
             2   1  -1  -4
```

Pattern Deviation

```
    -3   0   0   1
 0  -1   0   1   1   4
-3  -1  -1  -1   0   0   1   3
 2  -1  -1  -2  -3  -1  -2   0   0  -3
-1  -3  -2  -3  -2  -2   0      -4  -1
-1  -2  -3  -4  -2  -3  -1      -3  -3
-2  -3  -5  -2  -3  -2  -2  -2  -1   0
    -3  -2  -1  -1  -1  -1   0
        -1  -3  -3  -3  -1  -1
             1   0  -2  -5
```

GHT
Borderline

VFI　　99%

MD　　-1.20 dB
PSD　　1.65 dB

Total Deviation　　　　Pattern Deviation

:: < 5%
▨ < 2%
▩ < 1%
■ < 0.5%

Chong Qing South West Hospital

A

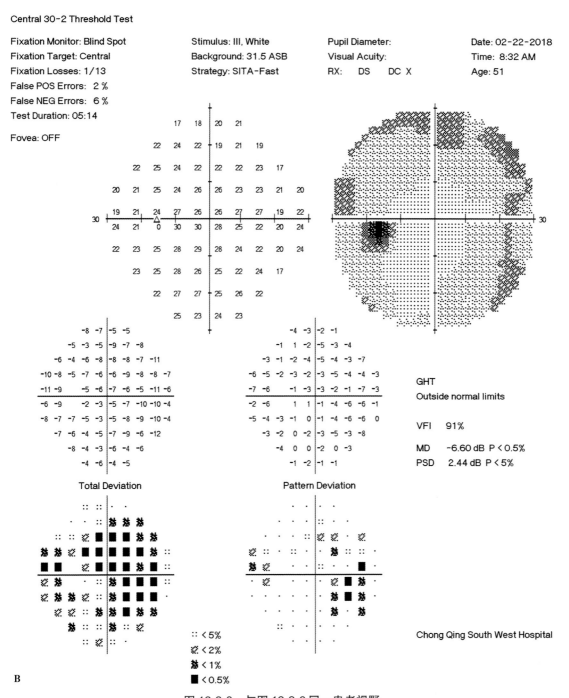

Central 30-2 Threshold Test

Fixation Monitor: Blind Spot Stimulus: III, White Pupil Diameter: Date: 02-22-2018
Fixation Target: Central Background: 31.5 ASB Visual Acuity: Time: 8:32 AM
Fixation Losses: 1/13 Strategy: SITA-Fast RX: DS DC X Age: 51
False POS Errors: 2 %
False NEG Errors: 6 %
Test Duration: 05:14

Fovea: OFF

GHT
Outside normal limits

VFI 91%

MD -6.60 dB P < 0.5%
PSD 2.44 dB P < 5%

Total Deviation

Pattern Deviation

:: < 5%
⦰ < 2%
⧅ < 1%
■ < 0.5%

B

Chong Qing South West Hospital

图 12-2-8　与图 12-2-6 同一患者视野
A. 右眼视野大致正常；B. 左眼鼻侧旁中心暗点

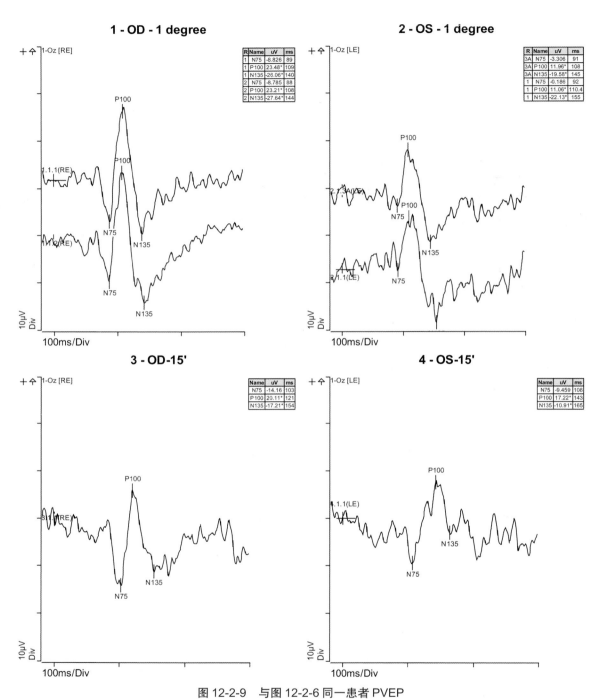

图 12-2-9 与图 12-2-6 同一患者 PVEP

右眼 15″ 空间频率 P100 幅值未见明显降低，峰时略延迟；1° 空间频率 P100 幅值稍降低，峰时略延迟；左眼 15″ 空间频率 P100 幅值略降低，峰时中偏重度延迟；1° 空间频率 P100 幅值中度降低，峰时略延迟

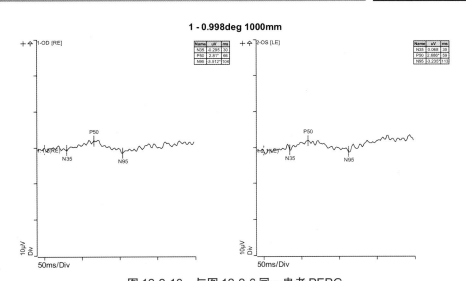

1 - 0.998deg 1000mm

图 12-2-10　与图 12-2-6 同一患者 PERG
双眼 P50 波幅值未见明显降低，N95 幅值中度降低

图点评：

　　闭角型青光眼急性房角关闭期会导致眼压短期内急剧升高，角膜雾状混浊，青光眼斑，虹膜麻痹，瞳孔对光反射迟钝或者消失，患者出现严重眼部胀痛，甚至恶心呕吐症状，如果短期内得到及时处理，如缩瞳、前房穿刺联合降眼压药物治疗可有效增加房水排出，降低眼压，症状可及时缓解，但如果得不到有效治疗，持续性的高眼压可压迫视神经导致失明。在本例中右眼 PVEP 异常度不高，但其左眼 1° 空间频率 P100 幅值相较于右眼中度降低，15′ 时其 P100 峰时中偏重度延迟。双眼 P50 幅值正常，N95 幅值中度降低。提示本例患者双眼视功能均受损但左眼更显著[左眼眼压高达 42.0mmHg（非接触式眼压计）]。此类患者应在及时处理后坚持随访，使用视觉电生理判断其视功能损害是否持续发展，从而指导其后诊疗。

三、闭角型青光眼

【病例】

　　54 岁男性。右眼逐渐胀痛伴同侧头痛 5 年，加重 2 个月。5 年前发现左眼失明。眼部查体：右眼视力：0.6，矫正不能提高；左眼视力：无光感。眼压：右眼 36mmHg（非接触式眼压计）。经各项检查（图 12-2-11～图 12-2-16）诊断为：右眼原发性闭角型青光眼（闭角型青光眼期），左眼盲。

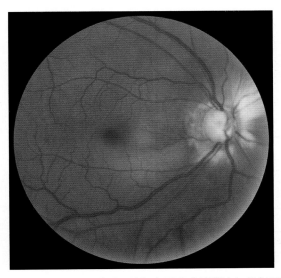

图 12-2-11　原发性闭角型青光眼（闭角型青光眼期）患者右眼眼底照相
右眼视盘色苍白，边界清楚，杯盘比 1.0，视盘鼻侧可见有髓神经纤维

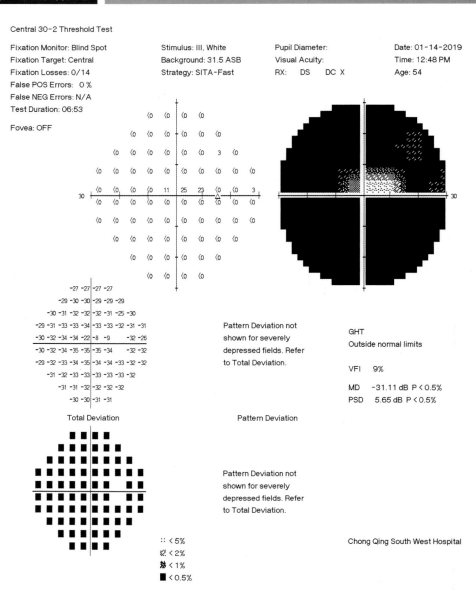

Central 30-2 Threshold Test

Fixation Monitor: Blind Spot
Fixation Target: Central
Fixation Losses: 0/14
False POS Errors: 0 %
False NEG Errors: N/A
Test Duration: 06:53

Fovea: OFF

Stimulus: III, White
Background: 31.5 ASB
Strategy: SITA-Fast

Pupil Diameter:
Visual Acuity:
RX: DS   DC X

Date: 01-14-2019
Time: 12:48 PM
Age: 54

Pattern Deviation not shown for severely depressed fields. Refer to Total Deviation.

Total Deviation

Pattern Deviation

Pattern Deviation not shown for severely depressed fields. Refer to Total Deviation.

GHT
Outside normal limits

VFI   9%

MD   -31.11 dB P < 0.5%
PSD   5.65 dB P < 0.5%

∷ < 5%
▨ < 2%
▩ < 1%
■ < 0.5%

Chong Qing South West Hospital

图 12-2-12　与图 12-2-11 同一患者右眼视野
右眼残存中心视岛

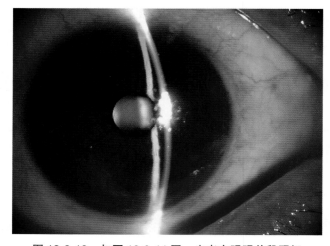

图 12-2-13　与图 12-2-11 同一患者右眼眼前段照相
右眼晶状体膨胀,轻度混浊,前房浅,周边前房消失

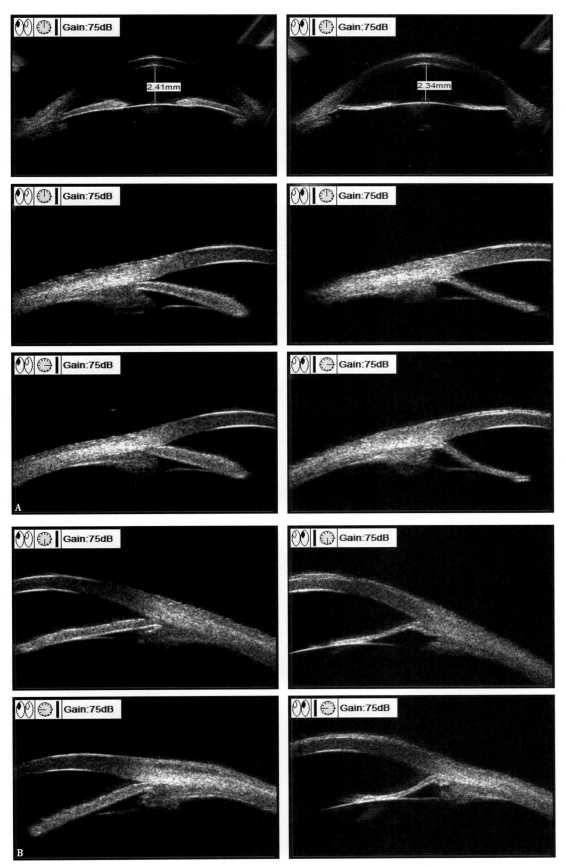

图 12-2-14　与图 12-2-11 同一患者右眼超声生物显微镜

右眼房角狭窄，部分房角关闭

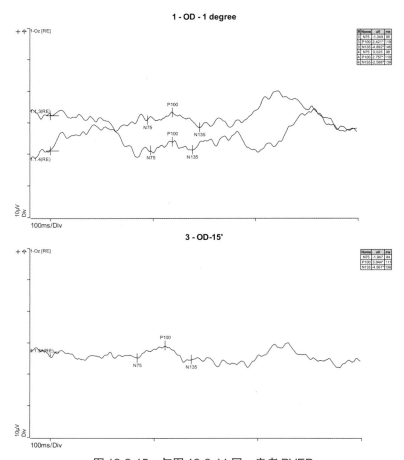

图 12-2-15 　与图 12-2-11 同一患者 PVEP

右眼 1°空间频率 P100 幅值重度降低，P100 峰时略延迟，15′空间频率 P100 幅值中重度降低，P100 峰时未见明显延迟，波形稳定性好

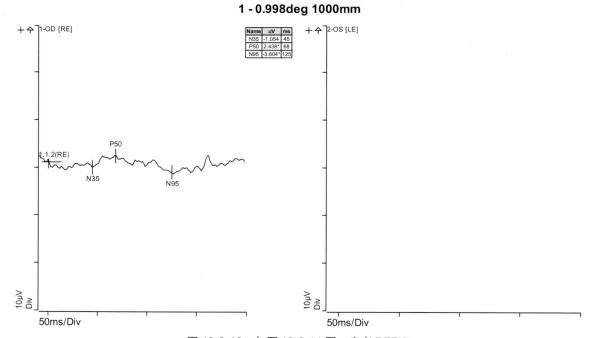

图 12-2-16 　与图 12-2-11 同一患者 PERG

右眼 P50 波幅值轻度降低，N95 波幅值中度降低，N95/P50 比值变小，波形稳定性好

图点评：

此患者为中老年，晶状体轻度混浊膨胀，导致周边虹膜膨隆，房角狭窄并关闭，眼压持续性升高，PVEP及PERG均反映出严重视神经及视功能损害。在本例中，虽然其视野极为狭窄，但其PVEP和PERG波形稳定性尚可，说明患者检查时比较配合，结果可信度高。PVEP反应强度重度降低，P50轻度降低（由屈光介质混浊和青光眼神经纤维层受损共同导致），N95中度降低。

（应　希　屈　娅）

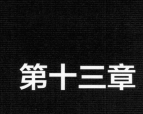

第十三章

继发性青光眼

第一节 激素性青光眼

【临床特征】

激素性青光眼（corticosteroid glaucoma）主要指局部或全身使用糖皮质激素后引起的继发性青光眼，其临床表现类似原发性开角型青光眼，但发病机制尚未完全阐明。目前认为，小梁网细胞和结构的变化是导致患者房水流出阻力增加、眼压升高的关键病理基础。

激素性青光眼常选择的电生理检查为 FVEP、PVEP、PERG 检查。图形检查时应注意屈光矫正及患者配合情况。

【病例】

男性患者，27 岁，双眼院外使用"地塞米松滴眼液"1 年余。眼部查体：视力：右眼：数指 / 眼前（-6.00DS/-2.50DC×150 = 0.02），左眼：0.15（-4.75DS/-4.75DC×150 = 0.7）；眼压：右眼：33.5mmHg，左眼：22.9mmHg。经各项检查后（图 13-1-1～图 13-1-4），诊断为：双眼激素性青光眼；双眼屈光不正。

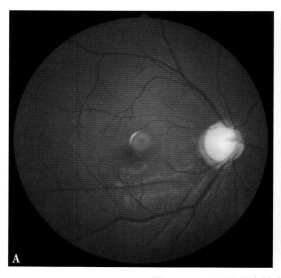
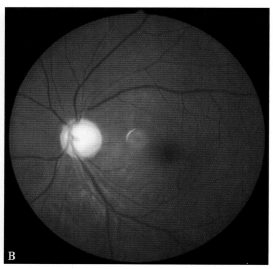

图 13-1-1 双眼激素性青光眼患者双眼眼底照相
A. 右眼视盘色苍白，C/D = 0.9～1.0；B. 左眼视盘色苍白，C/D = 0.8

Central 30-2 Threshold Test

Fixation Monitor: Blind Spot	Stimulus: III, White
Fixation Target: Central	Background: 31.5 ASB
Fixation Losses: 2/14	Strategy: SITA-Fast
False POS Errors: 4 %	
False NEG Errors: N/A	

Pupil Diameter: 4.0 mm　Date: 12-03-2017
Visual Acuity:　Time: 9:49 AM
RX:　DS　DC X　Age: 28

Test Duration: 07:36

Fovea: OFF

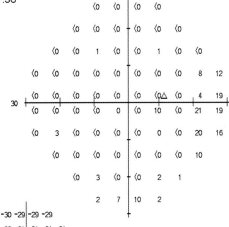

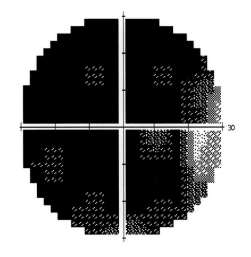

```
                    ⟨0  ⟨0  ⟨0  ⟨0
                ⟨0  ⟨0  ⟨0 ⟨0  ⟨0  ⟨0
            ⟨0  ⟨0   1  ⟨0 ⟨0   1  ⟨0  ⟨0
        ⟨0  ⟨0  ⟨0  ⟨0  ⟨0 ⟨0  ⟨0  ⟨0   8  12
     30 ⟨0  ⟨0, ⟨0  ⟨0  ⟨0 ⟨0  ⟨0Δ ⟨0   4  19
                                                    30
        ⟨0  ⟨0  ⟨0  ⟨0  ⟨0 ⟨0  10  ⟨0  21  19
        ⟨0   3  ⟨0  ⟨0  ⟨0 ⟨0   0  ⟨0  20  16
        ⟨0  ⟨0  ⟨0  ⟨0  ⟨0 ⟨0  ⟨0  ⟨0  10
            ⟨0   3  ⟨0 ⟨0   2   1
                     2   7  10   2
```

```
            -30 -29 -29 -29
         -32 -32 -31 -31 -31 -31
      -32 -33 -30 -34 -33 -29 -32 -32
   -31 -33 -34 -35 -35 -35 -34 -34 -24 -19
   -32 -34 -35 -36 -36 -36 -35     -28 -12
   -32 -34 -35 -36 -34 -36 -23     -11 -12
-31 -28 -35 -35 -36 -36 -33 -35 -12 -15
   -32 -33 -34 -35 -35 -34 -34 -21
      -32 -28 -33 -33 -29 -30
         -27 -23 -20 -29
```

Pattern Deviation not
shown for severely
depressed fields. Refer
to Total Deviation.

GHT
Outside normal limits

VFI　3%

MD　-31.55 dB　P < 0.5%
PSD　6.55 dB　P < 0.5%

Total Deviation

Pattern Deviation

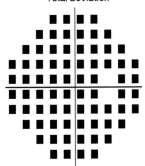

Pattern Deviation not
shown for severely
depressed fields. Refer
to Total Deviation.

Chong Qing South West Hospital

∷ < 5%
⸫ < 2%
▨ < 1%
■ < 0.5%

A

Central 30-2 Threshold Test

Fixation Monitor: Blind Spot	Stimulus: III, White	Pupil Diameter: 3.6 mm	Date: 12-03-2017
Fixation Target: Central	Background: 31.5 ASB	Visual Acuity:	Time: 9:41 AM
Fixation Losses: 1/17	Strategy: SITA-Fast	RX:　DS　DC X	Age: 28

False POS Errors:　4 %

False NEG Errors:　0 %

Test Duration: 06:48

Fovea: OFF

```
          13  14  19  16
       19  26  13  16  25  23
    25  18  19  14  20  23  22  27
 26  28  15   4  ‹0  ‹0  17  17  22  13
28 30   7  29  27   8  ‹0   6   4   1
30 28  ‹0  31  30  29  21  22  24  26
    29  30  23  25  26  29  18  19  21  13
       26  26  25  ‹0  18  18  15  21
          25  14  16  14   2  17
              25  27  12  20
```

Total Deviation

```
          -13 -13  -8 -11
       -10  -3 -16 -14  -5  -6
    -6 -13 -12 -17 -11  -9  -9  -3
 -6  -3 -17 -28 -35 -35 -16 -16  -9 -16
 -3  -1      -5  -7 -26 -36 -27 -28 -28
 -2  -4      -3  -5  -5 -13 -12  -8  -4
 -2  -2  -9  -8  -8  -5 -15 -14 -10 -16
    -5  -6  -7 -35 -14 -14 -16  -9
       -6 -17 -15 -18 -29 -13
          -6  -4 -17  -9
```

Pattern Deviation

```
           -9  -9  -4  -7
        -6   1 -12 -10  -1  -2
    -2  -9  -8 -13  -7  -5  -5   1
 -2   1 -13 -24 -31 -31 -12 -12  -5 -12
  1   3      -1  -3 -22 -32 -23 -24 -24
  3   0       1  -1  -1  -9  -7  -4   0
  2   2  -5  -4  -3  -1 -11 -10  -6 -12
    -1  -2  -3 -31 -10 -10 -12  -5
       -2 -13 -11 -13 -25  -9
          -2   0 -13  -5
```

GHT

Outside normal limits

VFI　　64%

MD　 -13.50 dB　P < 0.5%

PSD　 10.60 dB　P < 0.5%

:: < 5%
⊠ < 2%
▨ < 1%
■ < 0.5%

B

Chong Qing South West Hospital

图 13-1-2　与图 13-1-1 同一患者视野

A、B. 双眼视野缺损呈中晚期损害

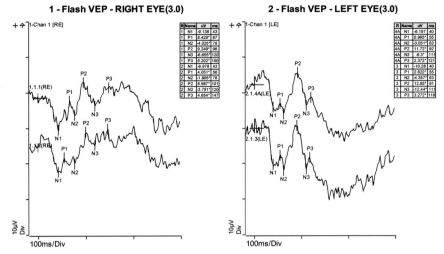

图 13-1-3　与图 13-1-1 同一患者 FVEP
双眼能诱发 P2 波，P2 波峰时未见显著延迟

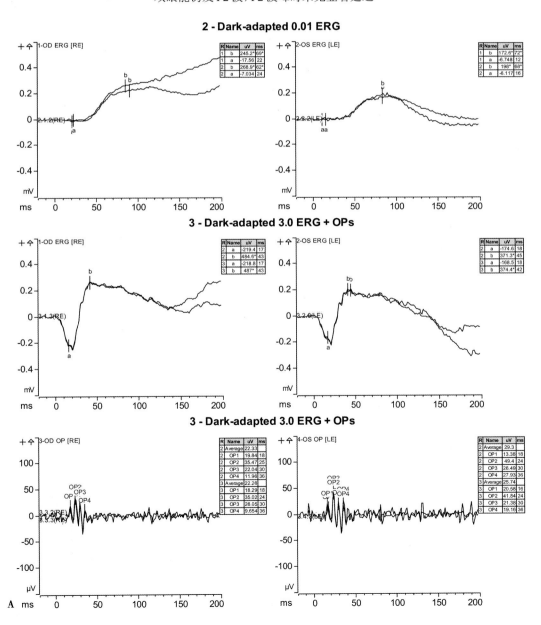

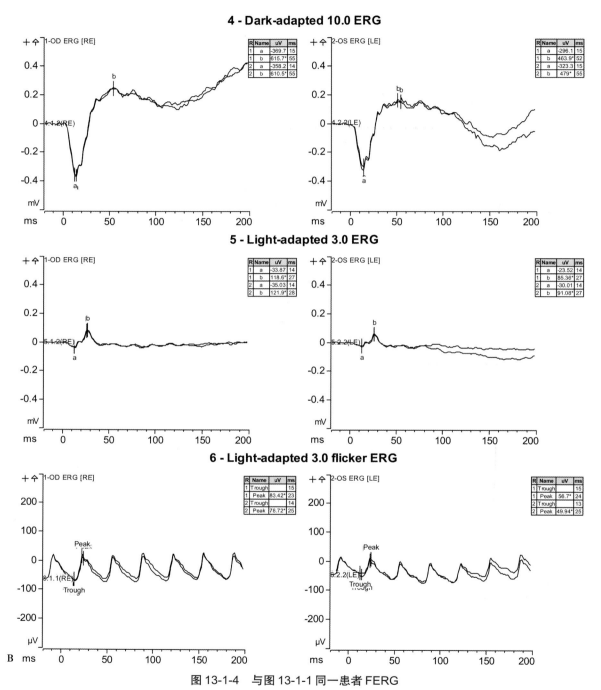

图 13-1-4　与图 13-1-1 同一患者 FERG

右眼 a、b 波各波幅值未见明显降低，左眼 a、b 波各波幅值较对侧眼轻度降低

图点评：

长期使用糖皮质激素导致的激素性青光眼，可引起典型的青光眼性视神经损伤和视野缺损，对视功能损害极大。不少患者发现视力下降时已经是青光眼晚期，需要手术干预。应当引起高度重视，重在预防。

对晚期青光眼有部分残存视野时，FVEP仍可正常。PERG是检查青光眼神经节细胞损害的较敏感指标。

第二节 新生血管性青光眼

【定义】

新生血管性青光眼（neovascular glaucoma，NVG）是继发于虹膜、房角及小梁网表面新生血管形成和纤维血管膜增生的青光眼。临床上，根据房角镜检查结果，可分为新生血管期、开角期、闭角期。

【病因】

各种眼底疾病（包括糖尿病视网膜病变、视网膜中央动静脉阻塞、眼缺血综合征、视网膜脱离、葡萄膜炎、眼底肿瘤等），若未得到及时有效的治疗，都可以因缺血缺氧导致新生血管性青光眼。

【临床特征】

典型的新生血管性青光眼患者，眼部症状可表现为疼痛、畏光、视力下降，视力常常只有数指或手动。多有角膜水肿，裂隙灯下检查可见虹膜新生血管和瞳孔缘色素外翻，可存在不同程度的房角粘连或关闭。常选择的电生理检查为FVEP、PVEP、PERG检查。

【病例】

男性患者，46岁，2型糖尿病史10余年。因"双眼视力下降、左眼胀痛"来我院。眼部查体：视力：右眼0.05，左眼：手动/眼前；眼压：右眼：16mmHg，左眼：52mmHg。经各项检查后（图13-2-1～图13-2-4），诊断为：左眼新生血管性青光眼；双眼糖尿病视网膜病变（增殖期）；双眼视网膜激光光凝后；2型糖尿病。

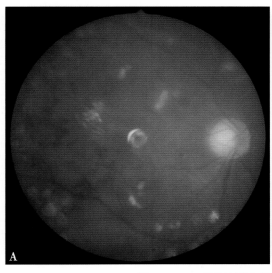
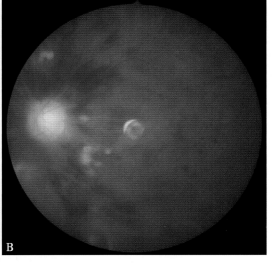

图 13-2-1 双眼糖尿病视网膜病变患者双眼眼底照相
A、B. 双眼视网膜广泛出血、渗出，周边网膜可见陈旧性激光斑

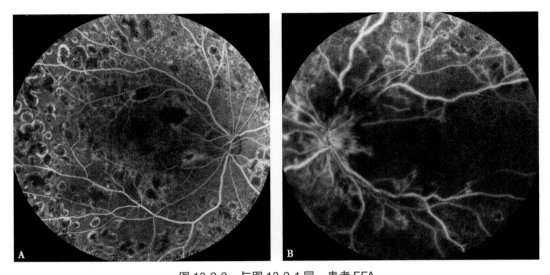

图 13-2-2 与图 13-2-1 同一患者 FFA

A. 右眼视网膜血管管壁荧光着染；B. 左眼视网膜血管管壁荧光着染，后极部及颞侧视网膜无灌注区

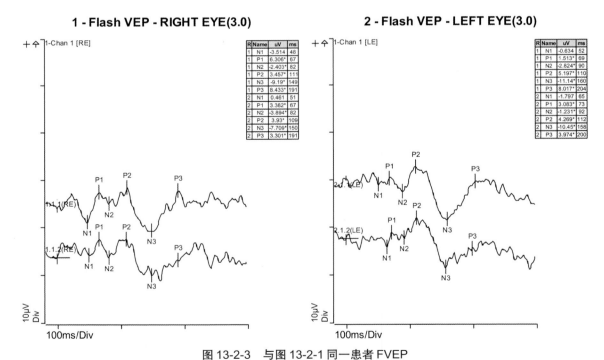

图 13-2-3 与图 13-2-1 同一患者 FVEP

双眼能诱发 P2 波，右眼 P2 波峰时未见显著延迟，左眼较对侧眼轻度延迟

2 - Dark-adapted 0.01 ERG

1-OD ERG [RE]

R	Name	uV	ms
1	b	67.59*	64*
1	a	-0.455	39
2	b	78.46*	65*
2	a	-6.204	38

2-OS ERG [LE]

R	Name	uV	ms
1	b	23.95*	62*
1	a	0.034	56
2	b	27.22*	68*
2	a	-1.492	52

3 - Dark-adapted 3.0 ERG + OPs

1-OD ERG [RE]

R	Name	uV	ms
1	a	-92.36	21
1	b	158*	64
2	a	-74.96	20
2	b	154.6*	64

2-OS ERG [LE]

R	Name	uV	ms
1	a	-63.61	22
1	b	108.1*	64
2	a	-74.5	23
2	b	110.6*	65

3 - Dark-adapted 3.0 ERG + OPs

3-OD OP [RE]

R	Name	uV	ms
1	Average	2.634	
1	OP1	-0.728	16
1	OP2	2.32	22
1	OP3	7.427	28
1	OP4	1.517	36
2	Average	2.724	
2	OP1	1.59	20
2	OP2	2.429	22
2	OP3	6.931	28
2	OP4	-0.053	36

4-OS OP [LE]

R	Name	uV	ms
1	Average	2.781	
1	OP1	0.873	18
1	OP2	2.246	24
1	OP3	4.455	30
1	OP4	3.55	36
2	Average	2.006	
2	OP1	1.997	19
2	OP2	2.185	25
2	OP3	1.777	32
2	OP4	2.064	38

A

443

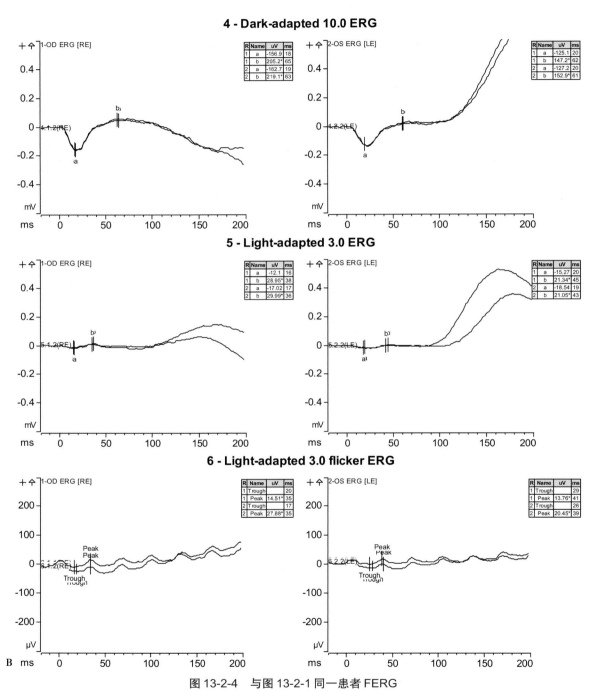

图 13-2-4　与图 13-2-1 同一患者 FERG

双眼 a、b 波幅值在暗适应、明适应下均重度降低，且双眼 OPs 波均未能诱发显著波形该患者"右眼青光眼阀植入术后 1 个月，左眼青光眼阀植入术后 13 个月"复查（图 13-2-5～图 13-2-7）。眼部查体：视力：右眼 0.05，左眼手动 / 眼前（9 方向光定位准）；眼压：右眼：15.7mmHg，左眼：14.6mmHg。诊断为：双眼新生血管性青光眼；双眼青光眼阀植入术后；双眼糖尿病视网膜病变（增殖期）；双眼视网膜激光光凝后；2 型糖尿病。

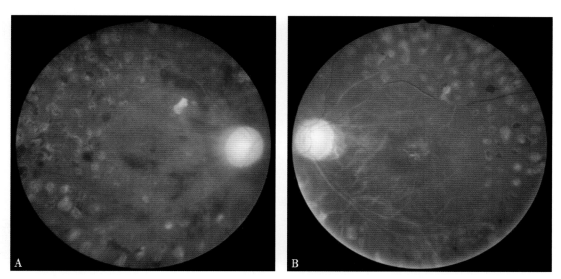

图 13-2-5 　与图 13-2-1 同一患者双眼青光眼阀植入术后眼底照相
A、B. 双眼视盘色苍白，C/D 值增大；双眼视网膜可见大量激光光凝斑

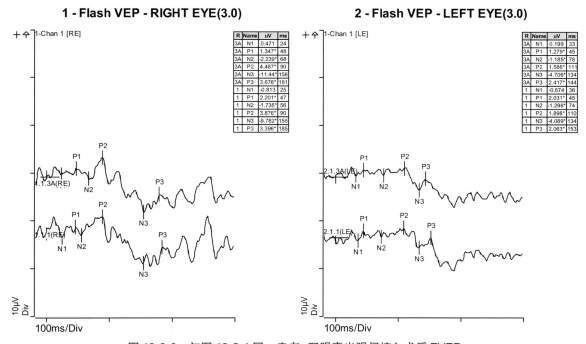

图 13-2-6 　与图 13-2-1 同一患者，双眼青光眼阀植入术后 FVEP
双眼能诱发 P2 波，双眼 P2 波峰时未见显著延迟，左眼较对侧眼轻度延迟

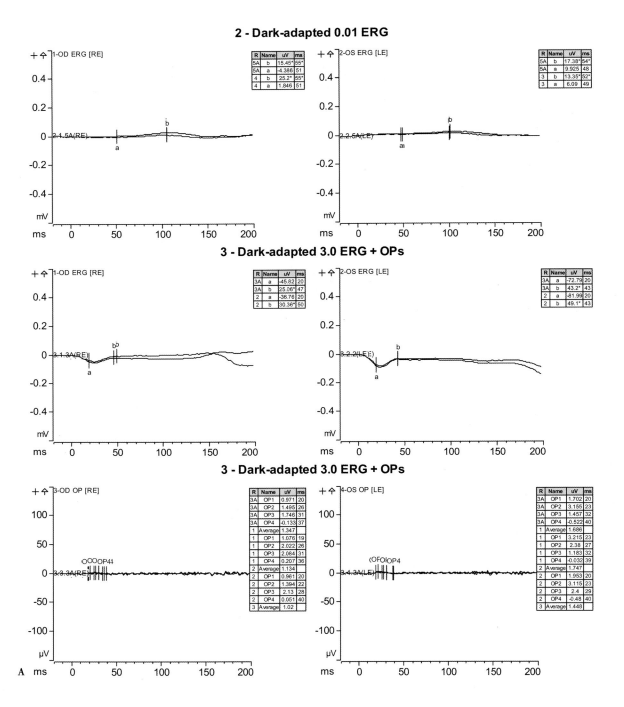

2 - Dark-adapted 0.01 ERG

3 - Dark-adapted 3.0 ERG + OPs

3 - Dark-adapted 3.0 ERG + OPs

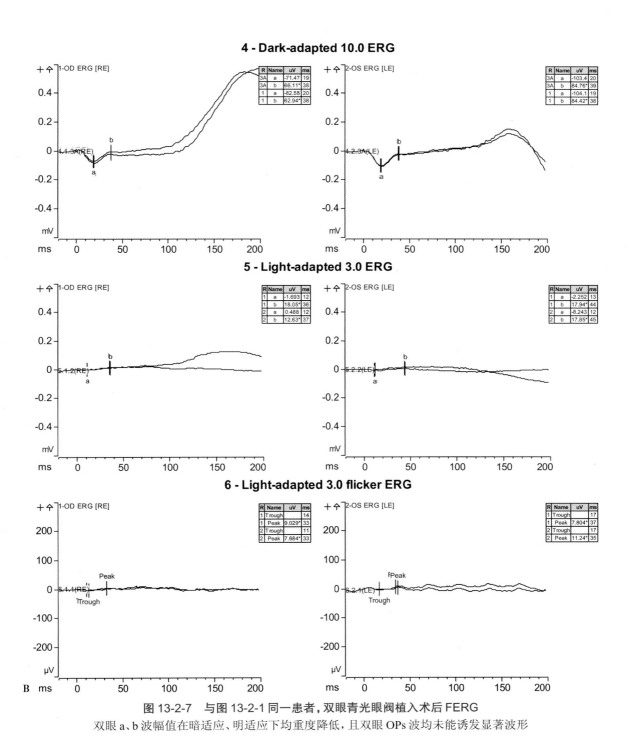

图 13-2-7　与图 13-2-1 同一患者，双眼青光眼阀植入术后 FERG
双眼 a、b 波幅值在暗适应、明适应下均重度降低，且双眼 OPs 波均未能诱发显著波形

图点评：

新生血管性青光眼的治疗重在预防，尽早的、充分的视网膜激光光凝是治疗的关键。一旦发展为出现大量虹膜新生血管增生及前房角广泛纤维血管膜粘连闭合的晚期阶段，不少患者最终失明、眼球萎缩，甚至因长期难以忍受的疼痛而行眼球摘除手术。

患者随访 FVEP 和 FERG 两次，前后对比可见 FVEP 的 P2 波波幅值有所下降，FERG 的视锥反应和 OPs 波振幅均下降，可部分反映患者的视网膜视神经功能变化。

第三节　青光眼-睫状体炎综合征

【定义】

青光眼-睫状体炎综合征（青睫综合征）亦称为青光眼睫状体炎危象，又称 Posner-Schlossman 综合征，是前部葡萄膜炎合并青光眼的一种特殊类型。青睫综合征可发生于任何年龄，但常常见于 20～50 岁，男性多见，一般为单眼发病。该病引起眼压升高的具体机制尚不明确，目前认为可能与房水生成增加及房水流畅系数降低有关。

【临床特征】

发作时一般患眼无明显充血，患者自觉轻度眼部不适或轻度视力下降，瞳孔多为正常，无前、后粘连。典型体征为中下方角膜后可见细小、孤立、圆形、羊脂样的 KP 附着。当炎症控制、眼压恢复正常后，角膜后沉着物可逐渐消失。该病可反复发作，对激素和降眼压药物治疗效果良好，若每次发作均能及时控制，一般预后良好，对视功能损伤小。若病情反复发作，眼压难以控制，出现了视神经功能损害，则需手术治疗以控制眼压。常选择的电生理检查为 FVEP、PVEP、PERG 检查。

【病例】

男性，32 岁，因"左眼视物模糊 1 周"入院。眼部检查：视力：右眼：0.05（−8.75DS/−0.25DC×25＝1.0），左眼：0.02（−8.75DS/−0.50DC×175＝0.9）；眼压：右眼：13mmHg，左眼：40mmHg。经各项检查后（图 13-3-1～图 13-3-4），诊断为：左眼青睫综合征；双眼屈光不正。

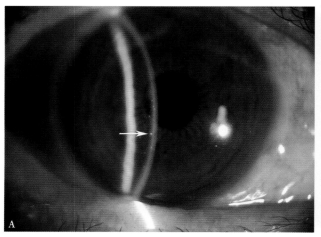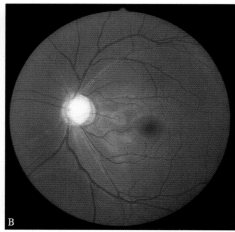

图 13-3-1　左眼青睫综合征患者左眼前节及眼底照相
A. 角膜后灰白色 KP（白色箭头）；B. 视盘色苍白，C/D＝0.9

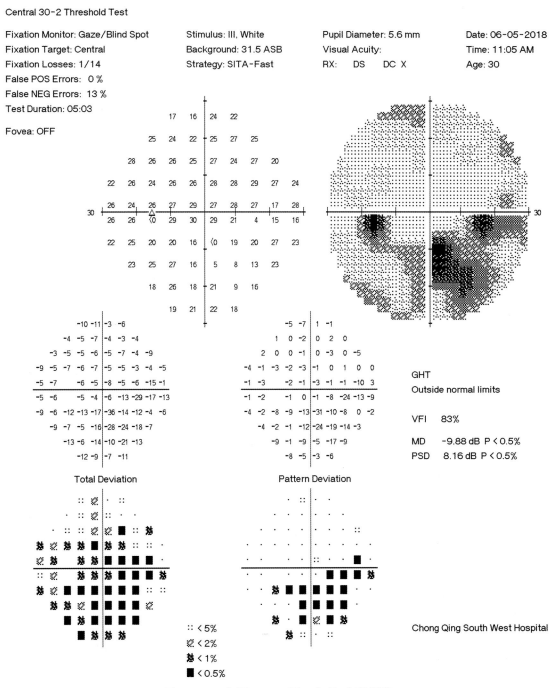

图 13-3-2　与图 13-3-1 同一患者,左眼视野
左眼弓形视野缺损

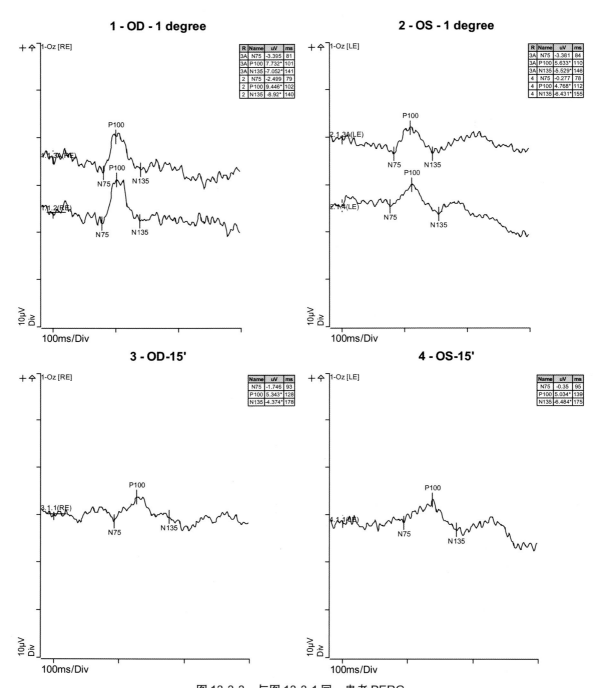

图 13-3-3　与图 13-3-1 同一患者 PERG

左眼 P50 波幅值中度降低，N95 波幅值重度降低，N95/P50 比值降低

1 - 0.998deg 1000mm

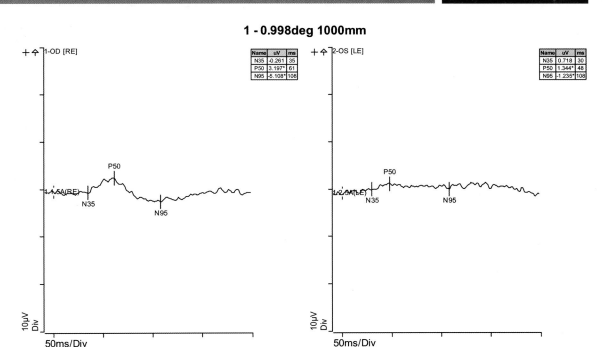

图 13-3-4 与图 13-3-1 同一患者 PVEP

左眼 P100 波幅值在 1°及 15′空间频率均中度降低，P100 峰时在 1°空间频率未见明显延迟，15′空间频率中度延迟

图点评：

该病眼压升高与自觉症状往往不一致，典型的灰白色角膜后沉着物是其重要体征，因此需要全面、细心的检查才不会漏诊误诊。临床上还需要与虹膜睫状体炎、虹膜异色性睫状体炎等疾病仔细鉴别。

该患者左眼的 PERG 比 PVEP 改变更加明显，提示 PERG 对于青光眼的神经节细胞损害更加敏感。

第四节　晶状体源性青光眼

【临床特征】

临床上，晶状体源性青光眼包括膨胀期白内障继发性青光眼、晶状体溶解性青光眼、晶状体异位性青光眼、晶状体颗粒性青光眼及晶状体过敏性葡萄膜炎青光眼。

膨胀期白内障为最常见的晶状体源性青光眼，其可发生于年龄相关性白内障，也可继发于晶状体损伤后迅速膨胀而形成。膨胀期白内障继发性青光眼或继发性眼压升高是一种晶状体源性急性房角关闭，临床症状及体征与急性闭角型青光眼十分类似，包括：单眼视力急剧下降，眼痛伴同侧头痛，虹视，伴或不伴恶心、呕吐等；裂隙灯下检查可见结膜混合充血，角膜雾状水肿，前房浅，瞳孔散大，晶状体皮质明显膨隆、混浊，眼压升高。常选择的电生理检查为 FVEP、PVEP、PERG 检查。

【发病机制】

该病眼压升高的主要机制为：水肿增厚的晶状体向前推挤虹膜，使晶状体 - 虹膜隔前移，发生瞳孔阻滞及周边房角变浅甚至关闭，眼压急剧升高。若原有窄房角，晶状体稍增厚更易诱发急性闭角型青光眼，这也是临床上部分急性闭角型青光眼可通过"白内障超声乳化＋房角分离术"降低眼压的解剖学基础。

【病例】

女性患者，80 岁，因"左眼视物不见、眼痛伴同侧头痛 3 天"入院。眼部检查：视力：右眼 0.3，左眼手动 / 眼前，9 方向光定位不准；眼压：右眼 20mmHg，左眼 50mmHg。经各项检查后（图 13-4-1～图 13-4-4）诊断为：左眼继发性青光眼；左眼老年性白内障。经药物治疗眼压无法控制，行"左眼白内障超声乳化＋人工晶状体植入＋房角分离术"。

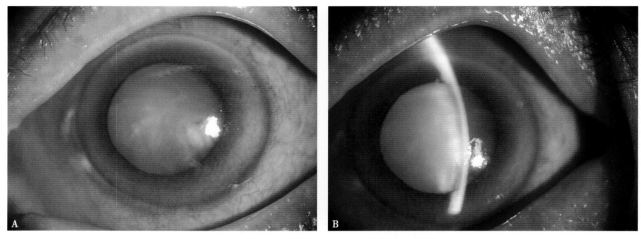

图 13-4-1 左眼继发性青光眼患者术前左眼前节照相
A、B. 左眼角膜雾状水肿、瞳孔散大、晶状体皮质肿胀混浊，周边虹膜膨隆，前房消失

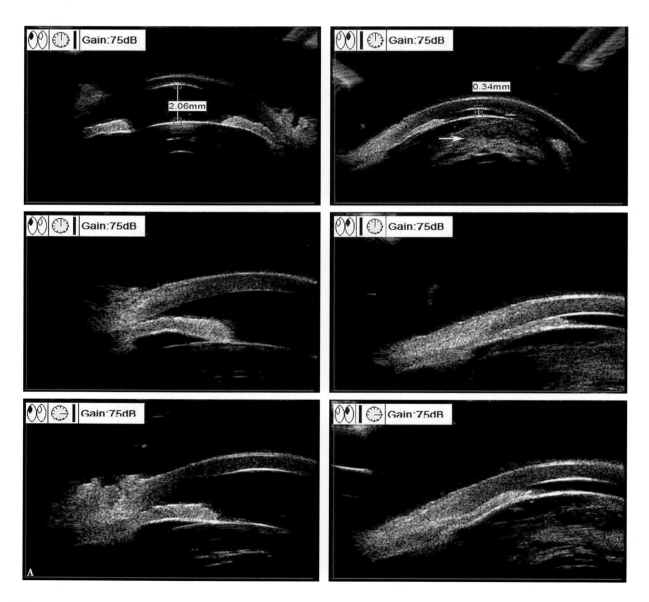

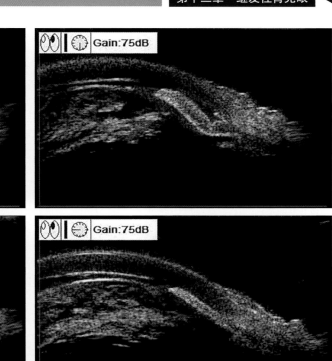

图 13-4-2 与图 13-4-1 同一患者，术前双眼超声生物显微镜检查（UBM）
晶状体明显膨隆前移，其内见内大量低回声（白色箭头），虹膜前贴角膜，全周房角关闭

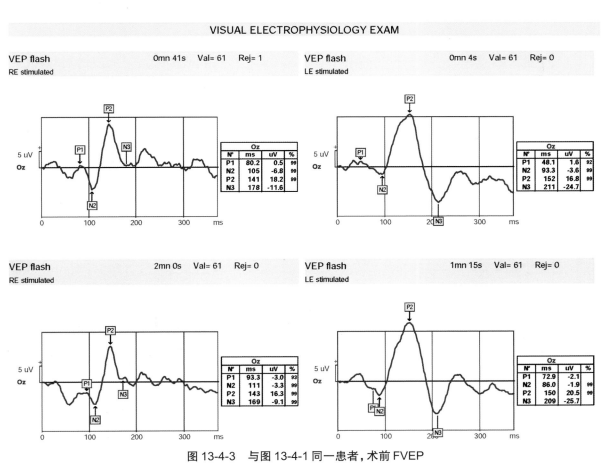

图 13-4-3 与图 13-4-1 同一患者，术前 FVEP
左眼可诱发 P2 波，波形稳定，其 P2 波峰时中偏重度延迟

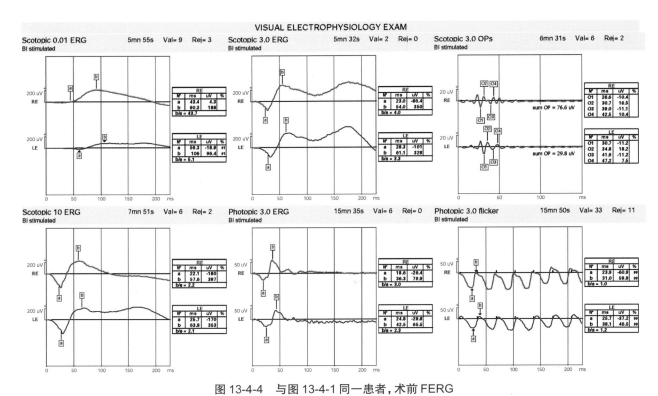

图 13-4-4　与图 13-4-1 同一患者，术前 FERG

左眼 a、b 波幅值在暗适应（暗适应 0.01，暗适应 3.0）下中度降低，在暗适应 10.0Hz 下幅值略降低；暗适应振荡电位 OPs 波幅值中度降低；明适应 3.0 下轻至中度降低，明适应 30Hz 下，P 波幅值中度降低

患者行"左眼白内障超声乳化 + 人工晶状体植入 + 房角分离术"后 1 周复查。眼部查体：左眼裸眼视力：0.25，眼压：14.8mmHg，前节照相及电生理检查结果见图 13-4-5～图 13-4-7。诊断为：左眼人工晶状体眼。

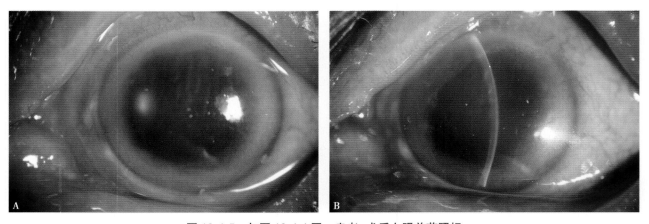

图 13-4-5　与图 13-4-1 同一患者，术后左眼前节照相

A、B. 左眼角膜基本透明，后弹力层皱褶，前房加深，瞳孔仍散大

VISUAL ELECTROPHYSIOLOGY EXAM

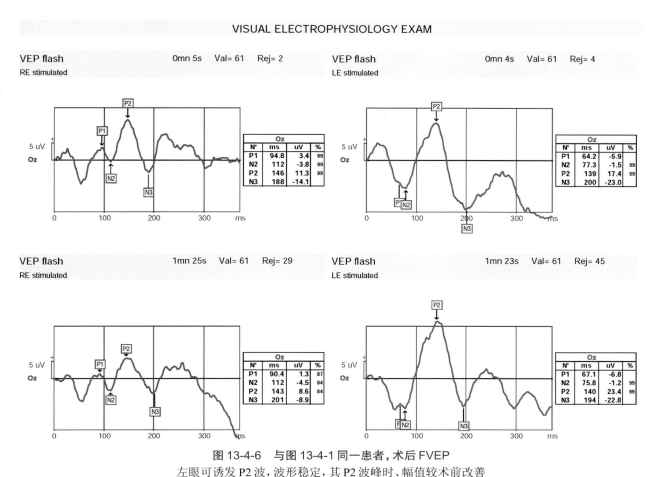

图 13-4-6 与图 13-4-1 同一患者,术后 FVEP
左眼可诱发 P2 波,波形稳定,其 P2 波峰时、幅值较术前改善

VISUAL ELECTROPHYSIOLOGY EXAM

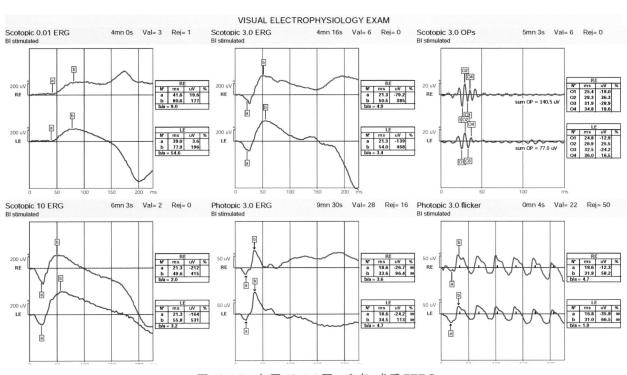

图 13-4-7 与图 13-4-1 同一患者,术后 FERG
左眼各波幅值在暗适应、明适应下均较术前明显改善

图点评：

该患者 80 岁高龄，左眼晶状体明显混浊、向前膨隆，全周房角关闭导致眼压急剧升高。该病主要的诊断要点为：多单眼发病；发病前已存在长时间视力下降病史；双眼前房深度及房角不对称；晶状体明显混浊、膨隆；缩瞳剂治疗可加重瞳孔阻滞。

临床上遇到闭角型青光眼合并膨胀期白内障时，可借助房角镜和 UBM 进行鉴别。治疗要点：积极抗炎、降眼压，待角膜恢复透明后，行白内障囊外摘除术或白内障超声乳化术，术中可同时行房角分离术。

患者术前、术后均进行了 FVEP 和 FERG 检查，前后对比可见术后左眼 FVEP 的 P2 波波幅值有所提高，FERG 的视锥反应和 OPs 波振幅均提高，提示急性高眼压患者，及时有效的降眼压治疗可挽救视神经节细胞功能。

（应　希　谭　莲）

第十四章

视盘发育先天异常

视盘发育先天异常虽罕见，由于常伴有全身异常，故对神经眼科、小儿眼科等诊断有一定临床诊断参考价值，又因临床表现各异，极易误诊，现简要介绍如下。

单纯的视盘发育异常的视觉电生理检查其 FERG 幅值、FVEP 和 PVEP 峰时异常率一般不高，主要表现为 PVEP 幅值异常。

第一节　视盘发育不全

【临床特征】

一般认为视盘发育不全（optic disc hypoplasia）系在胚胎发育至 13～17mm 时视网膜神经节细胞层分化障碍所致。视盘或视神经节内神经纤维数量减少，并伴有不同程度的视神经萎缩，与妊娠期胎儿在宫内视神经轴索过度退化有关。糖尿病孕妇其子女似有较高的视盘发育不全的危险。本病为儿童视力减退的重要原因之一。

临床表现为眼底呈部分性或完全性视盘发育不全，视盘约为 1/3～1/2 正常人视盘大小，呈灰色，可为一黄色外晕所包绕，即视网膜色素上皮越过巩膜筛板外缘形成双环征，黑色的内环起自增厚的视网膜色素上皮，与发育不全的视神经相连接，外环则起自巩膜筛板与巩膜交界处。常伴有视网膜静脉迂曲，但血管管径正常，黄斑中心光反射减弱或缺如。视力减退与其发育不全或弱视有关，视野呈双眼下半部等视线缺损或有颞侧偏盲、同侧偏盲等，尚可见无虹膜、脉络膜缺损等。

该症全身常伴有明显的内分泌中枢神经系统异常，如发育迟缓，身材矮小、大脑发育不全、塔颅、癫痫、尿崩症等。头颅 CT、MRI 等检查可见脑发育不全，中隔、胼胝体缺失等。

【病例】

患者女性，42 岁，以"双眼眼痛 5 年"来我院门诊就诊，眼部查体：视力：右眼 0.05（＋0.50DS/−1.50DC×120＝0.05）、左眼 0.4（＋0.50DS/−2.00DC×125＝1.0）；33cm 照影：右眼外斜 15°，左眼眼位正；右眼视盘先天性异常。经多项检查后（图 14-1-1～图 14-1-6），诊断为：右眼视盘发育不全。

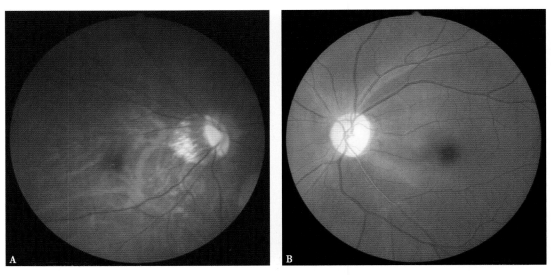

图 14-1-1 右眼视盘发育不全患者双眼眼底照相
A. 右眼视盘倾斜，发育不全，视盘大小约为左眼视盘 1/3～1/2；B. 左眼视盘正常，杯盘比 0.3

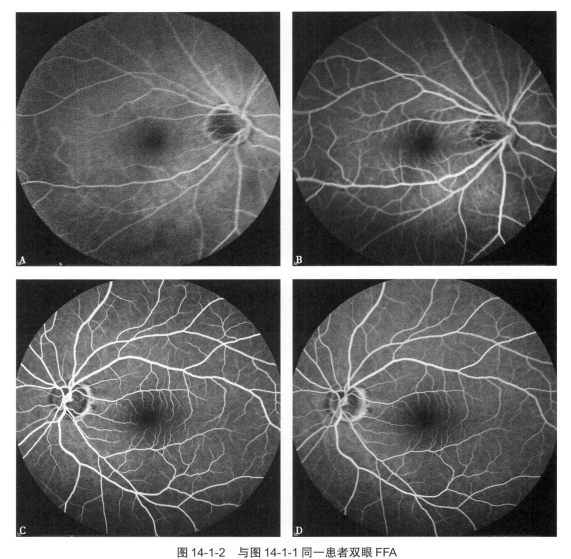

图 14-1-2 与图 14-1-1 同一患者双眼 FFA
A、B. 右眼视盘颞侧可见萎缩灶，视网膜未见明显荧光渗漏；C、D. 左眼视网膜未见明显异常荧光渗漏

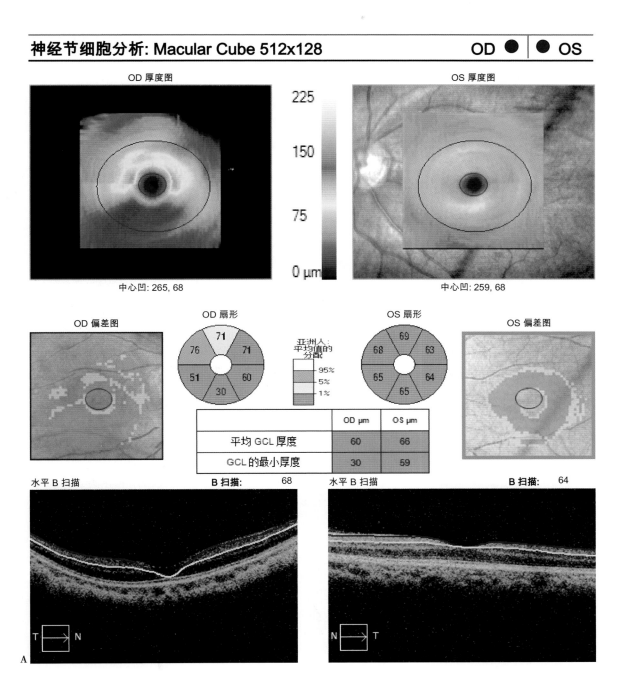

神经节细胞分析: Macular Cube 512x128   OD ● | ● OS

OD 厚度图

OS 厚度图

225
150
75
0 μm

中心凹: 265, 68

中心凹: 259, 68

OD 偏差图

OD 扇形

71
76   71
51   60
30

亚洲人:
平均值的
分配
95%
5%
1%

OS 扇形

69
68   63
65   64
65

OS 偏差图

	OD μm	OS μm
平均 GCL 厚度	60	66
GCL 的最小厚度	30	59

水平 B 扫描   B 扫描: 68

水平 B 扫描   B 扫描: 64

T → N

N → T

A

459

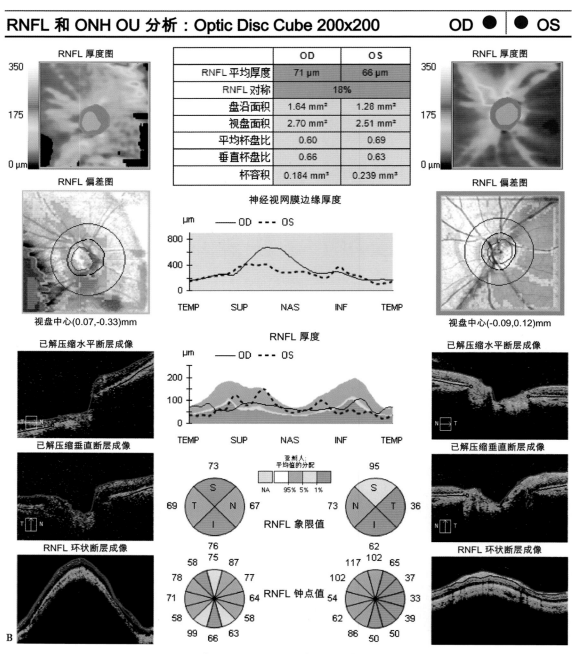

图 14-1-3　与图 14-1-1 同一患者，双眼黄斑及视盘 OCT

A. 双眼黄斑中心凹形态可见，视网膜神经上皮组织层间未见明显异常高低反射；B. 双眼视盘周围 3.46 直径 RNFL 下方及右眼上方，左眼颞侧厚度平均值变薄，其余各象限厚度平均值大致正常；右眼 C/D＝0.66，左眼 C/D＝0.63

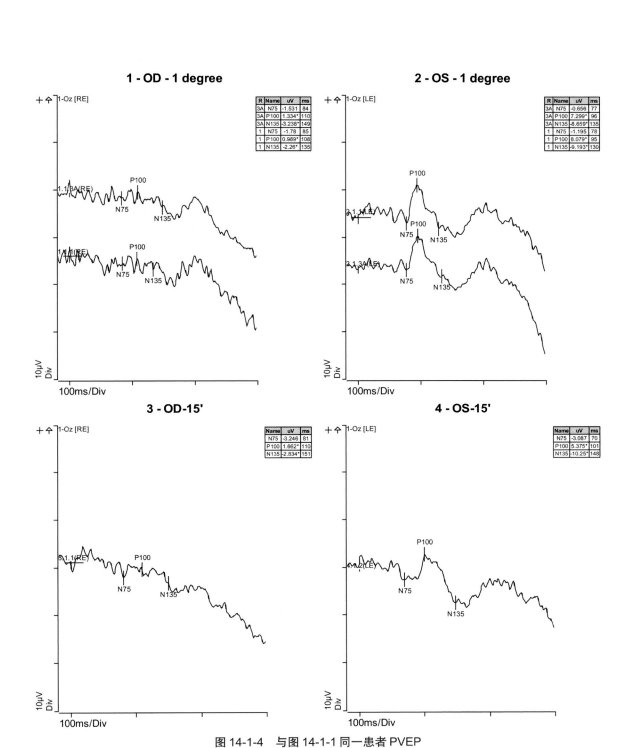

图 14-1-4　与图 14-1-1 同一患者 PVEP

右眼 1°空间频率及 15′空间频率均未能诱发显著 P100 波形，左眼 1°空间频率，P100 幅值轻度降低，P100 峰时未见明显延迟，15′空间频率，P100 幅值中度降低，P100 峰时未见明显延迟

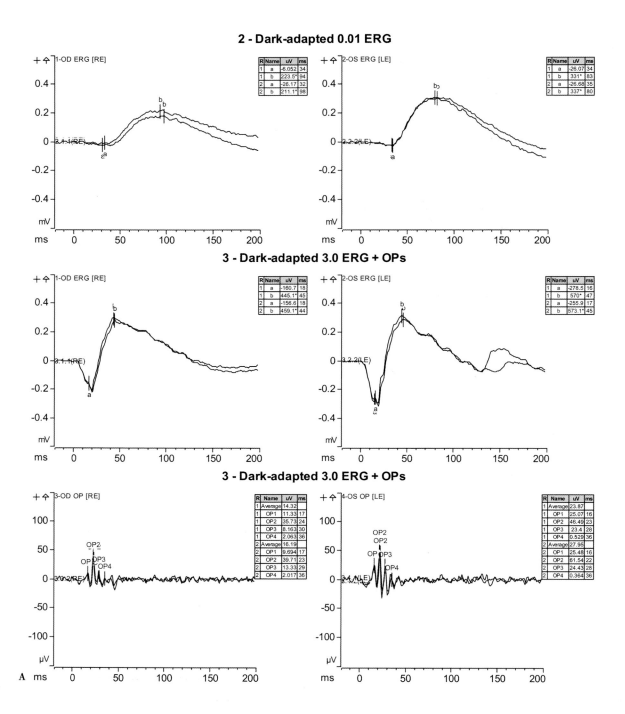

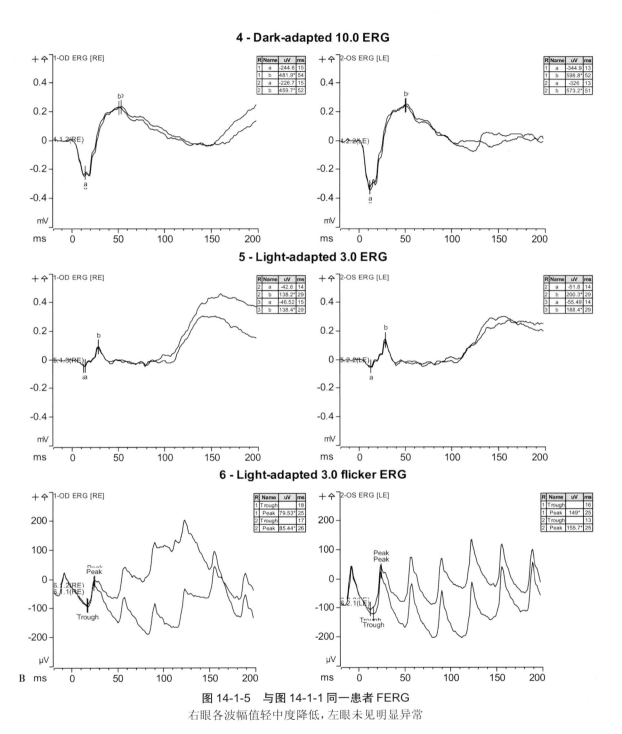

4 - Dark-adapted 10.0 ERG

5 - Light-adapted 3.0 ERG

6 - Light-adapted 3.0 flicker ERG

图 14-1-5 与图 14-1-1 同一患者 FERG

右眼各波幅值轻中度降低,左眼未见明显异常

Central 30-2 Threshold Test

Fixation Monitor: Blind Spot	Stimulus: III, White	Pupil Diameter:
Fixation Target: Central	Background: 31.5 ASB	Visual Acuity:
Fixation Losses: 0/15	Strategy: SITA-Fast	RX: DS DC X
False POS Errors: 0 %		
False NEG Errors: 0 %		
Test Duration: 06:28		

Date: 01-25-2019
Time: 8:08 AM
Age: 41

Fovea: OFF

```
            10  13  13   9
        16   6  13   5  18  20
     19  22  23  14  14  15  17  22
  18  20  23  23  26  24  18  18  22  26
  19  21  23  27  28  26  26  18  18  25
30 <0  <0  <0  16  22  25  26  <0  24  23
                                 △
  <0  <0  <0   0  21  24  20  19  21  23
  <0  <0   4  11  19  24  22  24
      13  14  19  19  22  22
          17  18  20  24
```

Total Deviation

```
-16 -14 -13 -17                    -9  -6  -5 -10
-12 -22 -15 -24 -10 -8             -5 -15 -8 -16 -3  0
-10 -8  -8 -17 -17 -15 -13 -7      -3 -1 -1 -10 -9 -8 -5  0
-10 -10 -9  -9 -7 -8 -14 -13 -8 -4  -2 -3 -2 -2  0  0 -6 -6 -1  3
 -9 -10 -9 -6 -6 -7 -7   -13 -5     -2 -2 -2  1  2  0  0    -6  2
-31 -33 -34 -17 -12 -9 -7   -7 -7  -23 -26 -27 -10 -4 -2  0    0  0
-30 -32 -34 -33 -13 -9 -13 -13 -10 -7  -23 -25 -27 -26 -5 -2 -6 -6 -3  0
-31 -33 -28 -21 -13 -8 -10 -7   -24 -26 -21 -14 -5 -1 -2  0
-17 -16 -12 -12 -8 -9              -9 -8 -5 -5 -1 -1
-11 -11 -9 -6                      -4 -3 -2  1
```

Total Deviation   Pattern Deviation

GHT
Outside normal limits

VFI   73%

MD   -14.16 dB P < 0.5%
PSD   9.85 dB P < 0.5%

:: < 5%
▨ < 2%
▨ < 1%
■ < 0.5%

Chong Qing South West Hospital

A

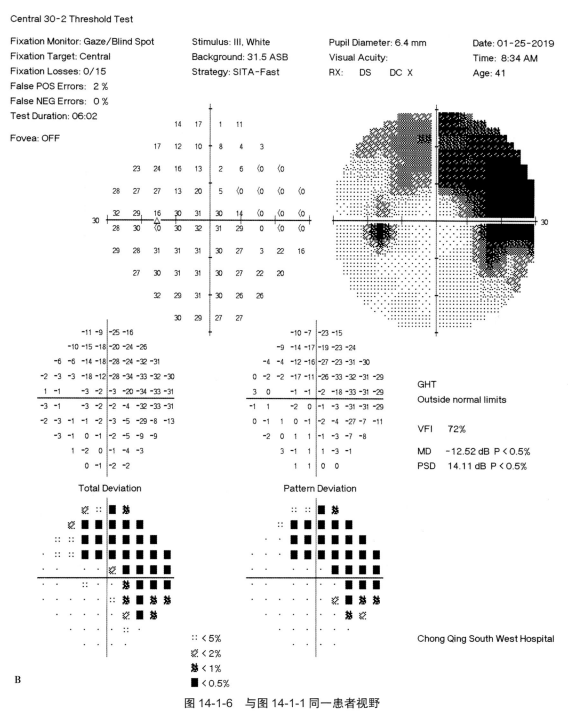

Central 30-2 Threshold Test

Fixation Monitor: Gaze/Blind Spot
Fixation Target: Central
Fixation Losses: 0/15
False POS Errors: 2 %
False NEG Errors: 0 %
Test Duration: 06:02

Fovea: OFF

Stimulus: III, White
Background: 31.5 ASB
Strategy: SITA-Fast

Pupil Diameter: 6.4 mm
Visual Acuity:
RX:　　DS　　DC X

Date: 01-25-2019
Time: 8:34 AM
Age: 41

GHT
Outside normal limits

VFI　　72%

MD　　-12.52 dB P < 0.5%
PSD　　14.11 dB P < 0.5%

Total Deviation

Pattern Deviation

:: < 5%
⸬ < 2%
⸭ < 1%
■ < 0.5%

Chong Qing South West Hospital

B

图 14-1-6　与图 14-1-1 同一患者视野

A. 右眼生理盲点相连的上方局限性视野缺损、鼻下方扇形视野缺损；B. 左眼生理盲点相连的上方部分视野缺损波及鼻下方

图点评:

结合该病例分析,先天性视盘发育异常可见 PVEP 波幅明显降低甚至波形不明显,伴随视网膜功能减退,FERG 波幅降低。

第二节 牵牛花综合征

【临床特征】

牵牛花综合征是一种视盘先天性发育异常。根据眼底形态犹似一朵盛开的牵牛花而得名。大多为单眼发病,患眼自幼视力差,可伴有小眼球、眼球震颤、斜视等。视盘面积较正常扩大 3～5 倍,呈粉红色,中央呈漏斗状深凹陷,凹陷底部被棉绒样物质填充。有 20～30 支粗细不等的血管自充填物边缘穿出,呈放射状径直走向周边,动静脉难以区分。视盘周围有一宽阔的灰白色或灰黑色环形隆起,内有色素沉着,外周可见脉络膜萎缩区。视力明显减退,可同时伴有小眼球、脉络膜缺损、斜视等。

【病例】

患者女,8 岁,因"左眼自幼视力差"就诊,VOD: 1.2,VOS: 0.1。经各项检查后(图 14-2-1～图 14-2-3),诊断为:左眼牵牛花综合征。

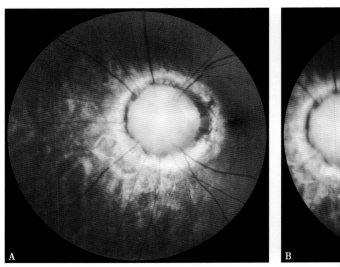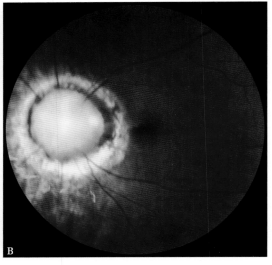

图 14-2-1 左眼牵牛花综合征患者左眼眼底照相

A、B. 左眼视盘明显扩大约正常视盘 4 倍左右,呈粉红色,凹陷底部可见棉绒样物质填充,视盘周边有大量血管穿出。视盘周围有灰黑色环形隆起,外周可见脉络膜萎缩区

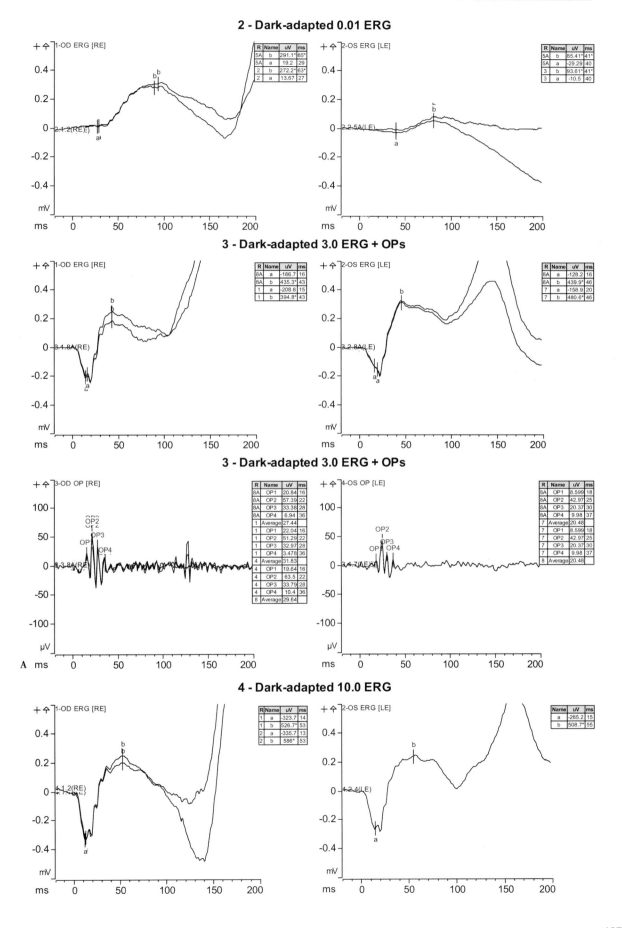

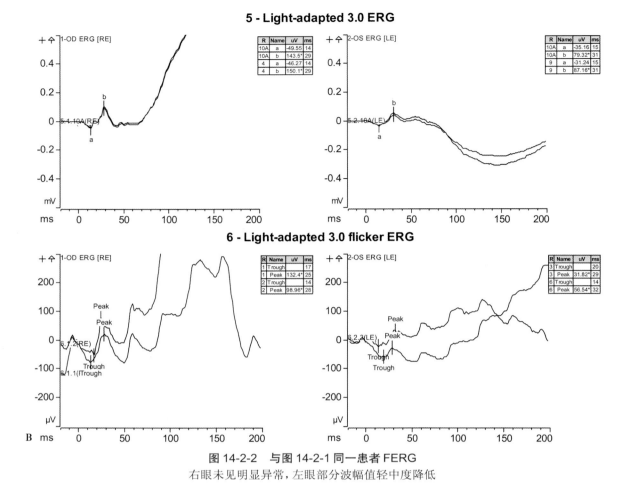

图 14-2-2　与图 14-2-1 同一患者 FERG

右眼未见明显异常，左眼部分波幅值轻中度降低

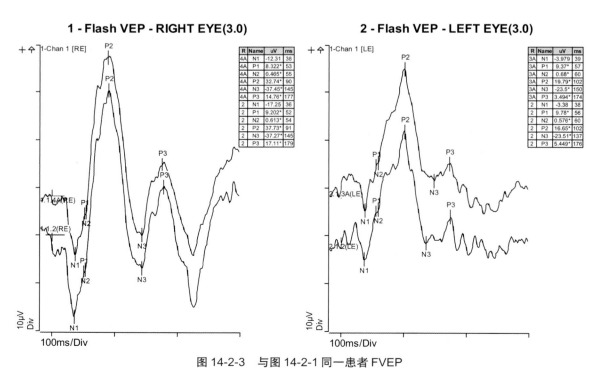

图 14-2-3　与图 14-2-1 同一患者 FVEP

右眼 P2 波峰时未见显著延迟，左眼 P2 波峰时轻度延迟

图点评：

本例患儿就诊时已 8 岁，患儿眼底呈现典型的牵牛花样外观。牵牛花综合征患儿的视力取决于黄斑区的发育和受累情况，通常患眼视力不佳，眼底照相可见异常视盘累及黄斑区，因此患儿左眼视力影响较大。虽然左眼视力 0.1，但其电生理检查 FVEP 峰时 100ms，仅较右眼的 90ms 轻度延迟，FERG 部分反应降低，故认为电生理仅反映了患眼视功能破坏程度，并非牵牛花综合征的固有特征。

第三节 视盘玻璃膜疣

【临床特征】

视盘玻璃膜疣是由视盘未成熟的视神经胶质增生变性所致。多为双眼发病，一般多无自觉症状，有时可阵发视物模糊，或一过性视野缺损。表现为视盘上粗糙、凹凸不平的黄白色结晶样体。可单发也可多发，或呈桑葚状，有些表现为假性视盘水肿。埋藏性玻璃膜疣位于视盘深部，眼底表现为视盘隆起。

【病例】

患者男，26 岁，因"双眼视力逐渐下降 2 年"就诊，VOD：0.04（-4.75DS=0.5），VOS：0.04（-6.25DS/-0.50DC×180=0.7）。双眼视盘边界欠清。经各项检查后（图 14-3-1～图 14-3-8），诊断为：双眼视盘玻璃膜疣。

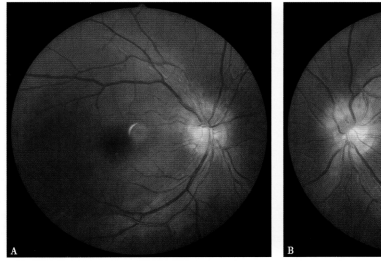
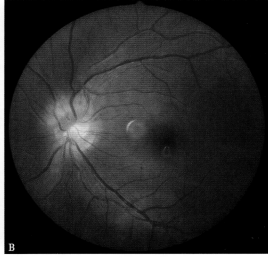

图 14-3-1 双眼视盘玻璃膜疣患者双眼眼底照相

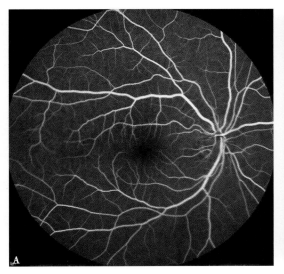
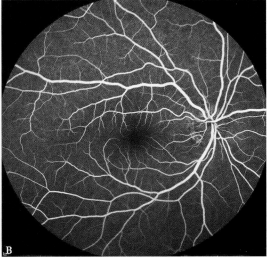

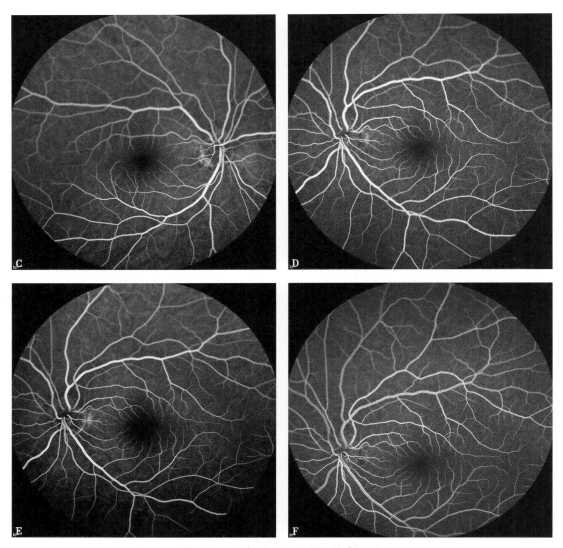

图 14-3-2　与图 14-3-1 同一患者 FFA

A、B、C 分别是右眼后极部 0：59、1：44、6：19 的造影图像

D、E、F 分别是左眼后极部 0：44、1：50、6：14 的造影图像

双眼视盘边界欠清楚，后期呈朦胧强荧光，黄斑拱环形态大致可见

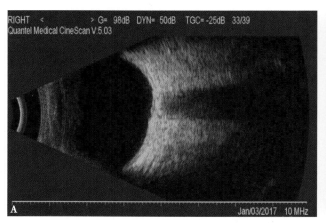
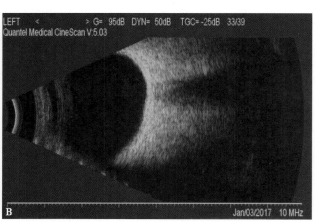

图 14-3-3　与图 14-3-1 同一患者 B 超

A、B. 双眼视盘异常回声（视盘玻璃膜疣可能）

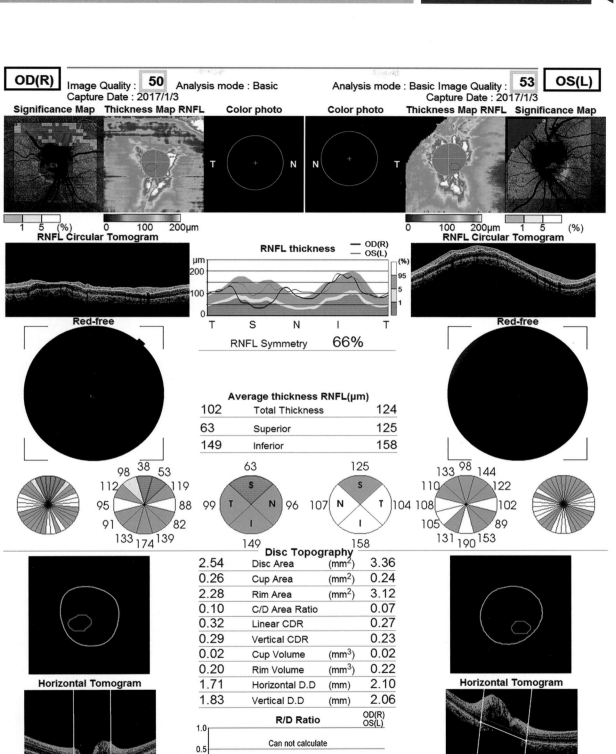

图 14-3-4　与图 14-3-1 同一患者视盘 OCT
右眼视盘周围 3.40mm 直径 RNFL 上方厚度变薄，左眼下方及鼻侧、颞侧厚度增厚

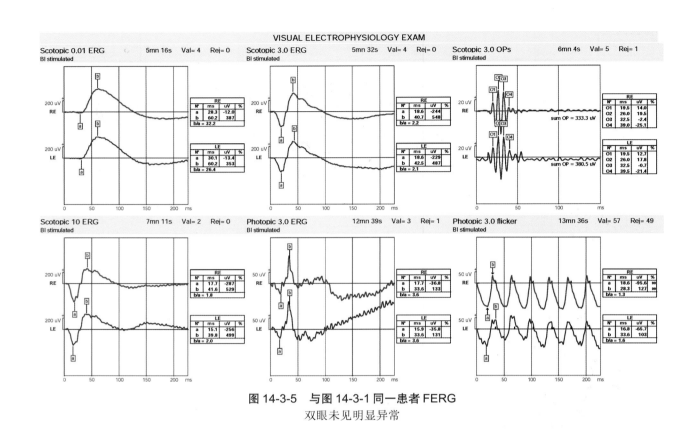

图 14-3-5 与图 14-3-1 同一患者 FERG
双眼未见明显异常

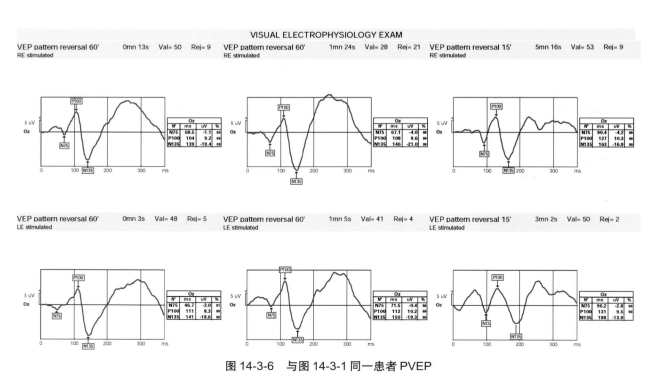

图 14-3-6 与图 14-3-1 同一患者 PVEP
1°空间频率，双眼 P100 幅值未见明显降低、峰时略微延迟；15′空间频率，双眼 P100 幅值略微降低、峰时轻度延迟

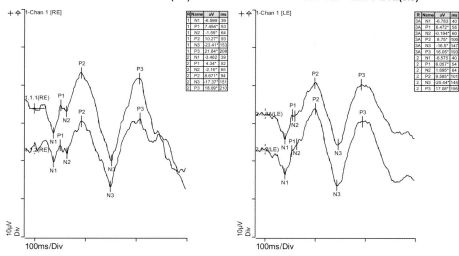

图 14-3-7 与图 14-3-1 同一患者 FVEP
双眼 P2 波峰时未见显著延迟

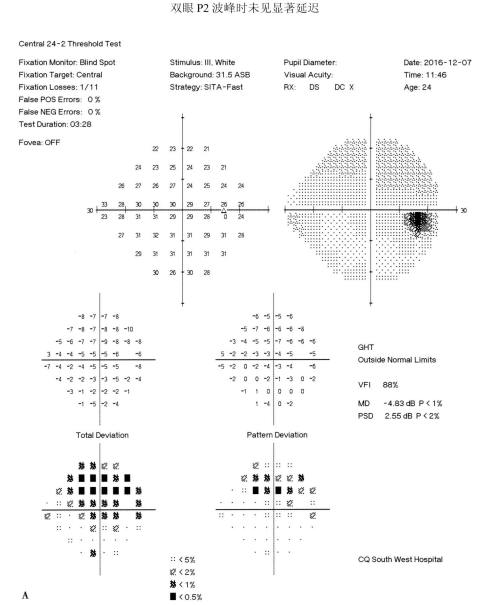

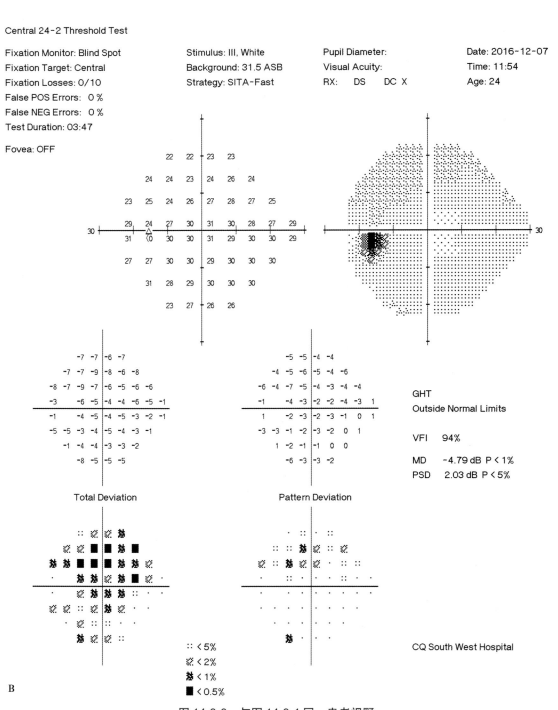

Central 24-2 Threshold Test

Fixation Monitor: Blind Spot
Fixation Target: Central
Fixation Losses: 0/10
False POS Errors: 0 %
False NEG Errors: 0 %
Test Duration: 03:47

Fovea: OFF

Stimulus: III, White
Background: 31.5 ASB
Strategy: SITA-Fast

Pupil Diameter:
Visual Acuity:
RX: DS   DC X

Date: 2016-12-07
Time: 11:54
Age: 24

GHT
Outside Normal Limits

VFI   94%

MD   -4.79 dB P < 1%
PSD   2.03 dB P < 5%

Total Deviation

Pattern Deviation

:: < 5%
▨ < 2%
▧ < 1%
■ < 0.5%

CQ South West Hospital

B

图 14-3-8　与图 14-3-1 同一患者视野
A、B. 双眼生理盲点相连的上方旁中心暗点

图点评：

埋藏性视盘玻璃膜疣极易误诊为颅内压增高导致的视盘水肿和视神经炎。虽然视野可有不同程度的缺失，但患者视力良好。电生理 FERG、PVEP、FVEP 基本正常。

第四节　有髓鞘神经纤维

【临床特征】

有髓鞘神经纤维是视盘周围的视网膜出现有髓鞘神经纤维。常双眼受累，位于视盘附近银白色。视力一般无明显下降，常见生理盲点扩大和弓形暗点。

【病例】

患者男，9 岁。主诉：家长发现患儿右眼内斜。视力：右眼 0.04（-8.25DS/-0.75DC×90＝0.15），左眼 0.8（+0.75DS/-0.50DC×18＝1.5）。33cm 照影，右眼外斜 15°，左眼眼位正。经各项检查（图 14-4-1～图 14-4-3），诊断为：右眼有髓鞘神经纤维。

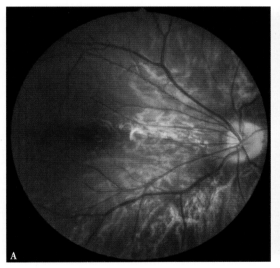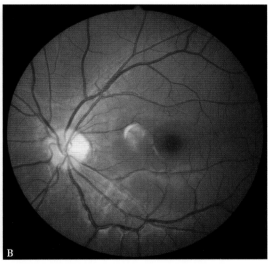

图 14-4-1　右眼有髓鞘神经纤维患者双眼眼底照相

A. 右眼视盘界清，视盘下方可见有髓鞘神经纤维，黄斑光反射可，豹纹状眼底改变；B. 左眼眼底未见明显异常

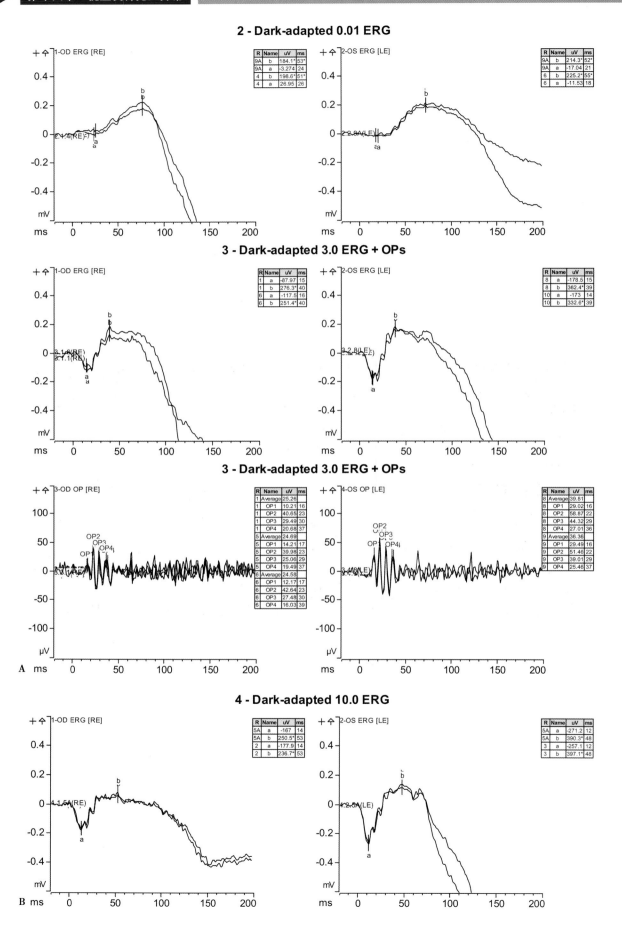

2 - Dark-adapted 0.01 ERG

3 - Dark-adapted 3.0 ERG + OPs

3 - Dark-adapted 3.0 ERG + OPs

4 - Dark-adapted 10.0 ERG

5 - Light-adapted 3.0 ERG

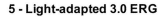

6 - Light-adapted 3.0 flicker ERG

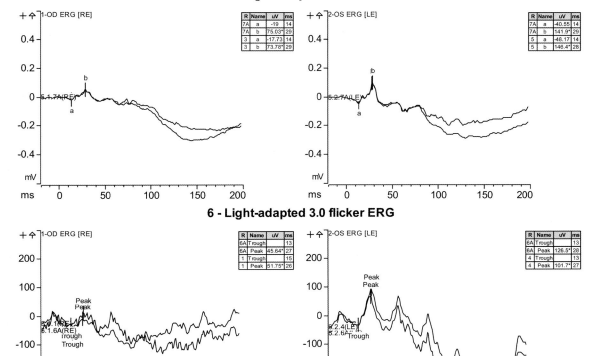

图 14-4-2 与图 14-4-1 同一患者 FERG
右眼部分反应较左眼降低，左眼未见显著降低

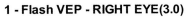

1 - Flash VEP - RIGHT EYE(3.0)   2 - Flash VEP - LEFT EYE(3.0)

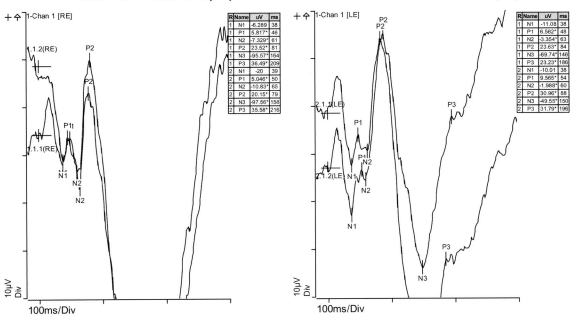

图 14-4-3 与图 14-4-1 同一患者 FVEP
双眼可诱发 P2 波，P2 峰时未见显著延迟

图点评:

病变一般稳定,病灶范围、颜色不会出现明显的进展或消退。视功能一般稳定,眼底表现为神经纤维层丝状羽毛样沿神经纤维走行的条纹为本病临床诊断的特征性眼底表现。

电生理FVEP未见显著延迟,FERG右眼可能由于发育不良部分反应降低,左眼基本正常。

(黄小勇　于　茜)

第十五章

视神经病变

第一节　视　神　经　炎

视神经炎（optic neuritis，ON）泛指累及视神经的各种炎性病变，是中青年人最易罹患的致盲性视神经疾病。以往按受累部位分为4型：球后视神经炎、视盘炎、视神经周围炎及视神经网膜炎。目前国际上较为通用的分型方法是根据病因分型：

1. 特发性视神经炎　①特发性脱髓鞘性视神经炎（idiopathic demyelinating optic neuritis，IDON），亦称经典多发性硬化相关性视神经炎（multiple sclerosis related optic neuritis，MS-ON）；②视神经脊髓炎相关性视神经炎（neuromyelitis optica related optic neuritis，NMO-ON）；③其他中枢神经系统脱髓鞘疾病相关性视神经炎。

2. 感染　感染性和感染相关性视神经炎。

3. 自身免疫性视神经病。

4. 其他无法归类的视神经炎。

该分型有利于选择针对性治疗措施。本文着重介绍特发性视神经炎。

一、特发性脱髓鞘性视神经炎

【临床特征】

特发性脱髓鞘性视神经炎（idiopathic demyelinating optic neuritis，IDON）是欧美报道中最常见的视神经炎类型，20～50岁多见，男女患病比例约为1:3。多急性或亚急性起病，病前可有各种前驱因素。典型表现为单眼视力下降，视力损害程度不一；视功能损害相对较轻的患者可以色觉障碍及对比敏感度降低为主要表现。部分患者有眼痛或眼球转动痛。视野损害类型多样，表现为各种形式的神经纤维束型视野缺损。VEP检查表现为潜伏期延长和（或）波幅降低。单侧或双侧以上发作后双侧病变程度不对称的视神经炎患者可见相对性传入性瞳孔功能障碍（relative afferent papillary defect，RAPD）。约1/3的患者有程度轻重不等的视盘水肿，其余2/3的患者为球后视神经炎。IDON有自愈性，欧美研究报道80%～90%的患者视力恢复至0.5以上。

【病例】

患者女性，26岁，因"左眼突然视力下降1天"就诊。查体：视力：右眼0.8（−1.00DS/−0.25DC×13＝1.2），左眼0.01（−1.25DS＝0.01），光定位准；右眼前后节未见明显异常。左眼瞳孔散大，直径6mm，对光反应迟钝，RAPD＋，眼底未见明显异常。AQP4抗体阴性。经各项检查后（图15-1-1～图15-1-5），诊断：①左眼特发性脱髓鞘性视神经炎；②双眼屈光不正。

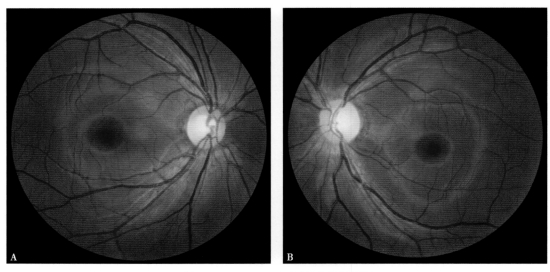

图 15-1-1　IDON 患者双眼眼底照相

A. 右眼视盘色淡红，边界清，C/D = 0.5；B. 左眼视盘色稍淡，边界清，C/D = 0.5，双眼视网膜平伏，黄斑中心凹反光可见

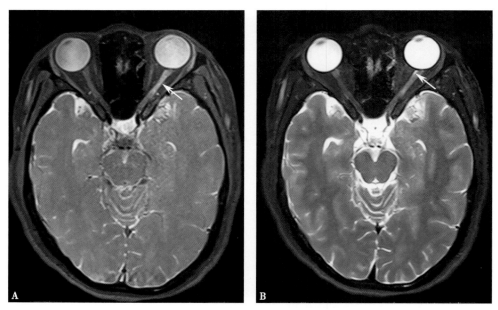

图 15-1-2　与图 15-1-1 同一患者眼眶及视神经磁共振成像（MRI）

A. 左眼视神经 T2 高信号；B. 增强扫描明显强化，考虑视神经炎可能

Central 30-2 Threshold Test

Fixation Monitor: Blind Spot
Fixation Target: Central
Fixation Losses: 1/12
False POS Errors: 6 %
False NEG Errors: 0 %
Test Duration: 03:43

Fovea: OFF

Stimulus: III, White
Background: 31.5 ASB
Strategy: SITA-Fast

Pupil Diameter:
Visual Acuity:
RX:　　DS　　DC X

Date: 09-11-2018
Time: 2:47 PM
Age: 26

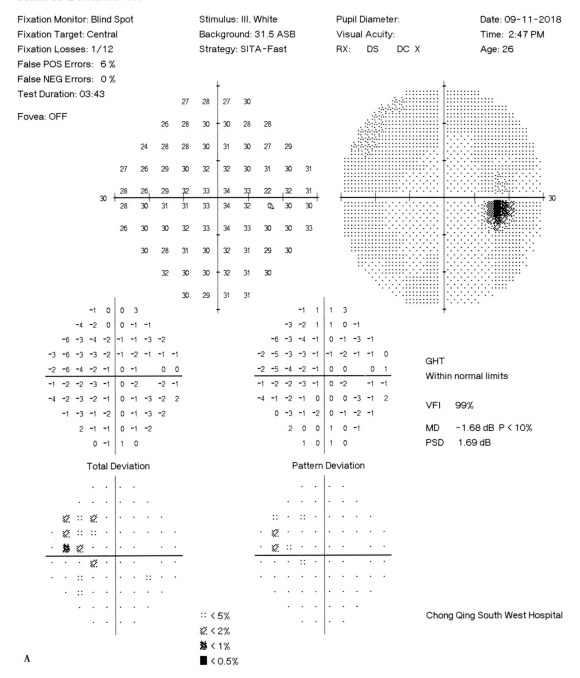

GHT
Within normal limits

VFI　　99%

MD　　-1.68 dB P < 10%
PSD　　1.69 dB

Total Deviation

Pattern Deviation

:: < 5%
⸬ < 2%
⸬ < 1%
■ < 0.5%

Chong Qing South West Hospital

A

481

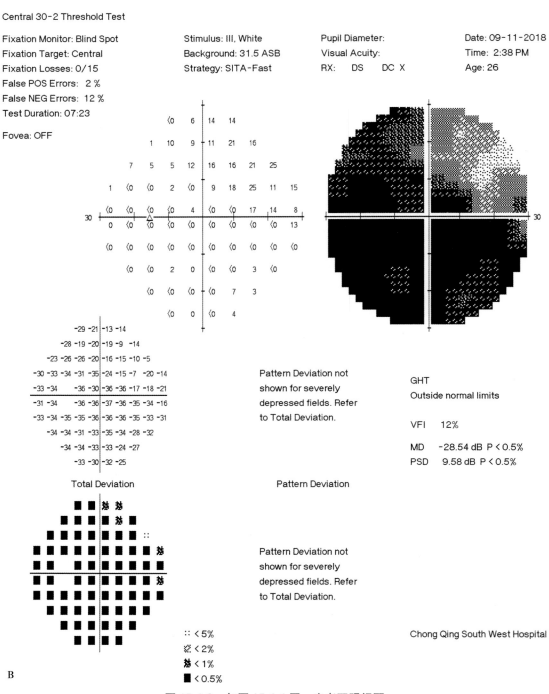

Central 30-2 Threshold Test

Fixation Monitor: Blind Spot
Fixation Target: Central
Fixation Losses: 0/15
False POS Errors: 2 %
False NEG Errors: 12 %
Test Duration: 07:23

Fovea: OFF

Stimulus: III, White
Background: 31.5 ASB
Strategy: SITA-Fast

Pupil Diameter:
Visual Acuity:
RX: DS   DC X

Date: 09-11-2018
Time: 2:38 PM
Age: 26

Pattern Deviation not
shown for severely
depressed fields. Refer
to Total Deviation.

GHT
Outside normal limits

VFI   12%

MD   -28.54 dB P < 0.5%
PSD   9.58 dB P < 0.5%

Total Deviation

Pattern Deviation

Pattern Deviation not
shown for severely
depressed fields. Refer
to Total Deviation.

Chong Qing South West Hospital

:: < 5%
※ < 2%
❀ < 1%
■ < 0.5%

B

图 15-1-3　与图 15-1-1 同一患者双眼视野
A. 右眼视野大致正常；B. 左眼残存鼻上方部分视野

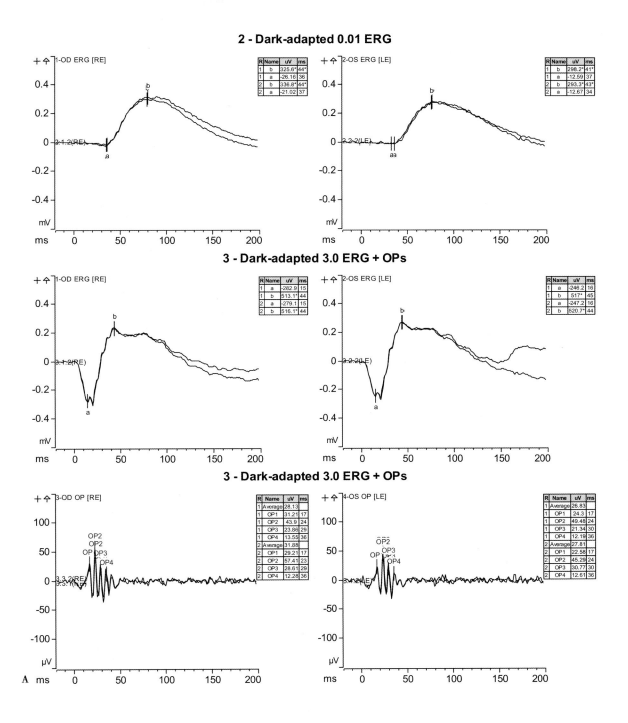

2 - Dark-adapted 0.01 ERG

R	Name	uV	ms
1	b	325.6*	44*
1	a	-26.16	36
2	b	336.8*	44*
2	a	-21.02	37

R	Name	uV	ms
1	b	298.2*	41*
1	a	-12.59	37
2	b	293.3*	43*
2	a	-12.67	34

3 - Dark-adapted 3.0 ERG + OPs

R	Name	uV	ms
1	a	-282.9	15
1	b	513.1*	44
2	a	-279.1	15
2	b	516.1*	44

R	Name	uV	ms
1	a	-246.2	16
1	b	517*	45
2	a	-247.2	16
2	b	520.7*	44

3 - Dark-adapted 3.0 ERG + OPs

R	Name	uV	ms
1	Average	28.13	
1	OP1	31.21	17
1	OP2	43.9	24
1	OP3	23.86	29
1	OP4	13.55	36
2	Average	31.88	
2	OP1	29.21	17
2	OP2	57.41	23
2	OP3	28.61	29
2	OP4	12.28	36

R	Name	uV	ms
1	Average	26.83	
1	OP1	24.3	17
1	OP2	49.48	24
1	OP3	21.34	30
1	OP4	12.19	36
2	Average	27.81	
2	OP1	22.58	17
2	OP2	45.29	24
2	OP3	30.77	30
2	OP4	12.61	36

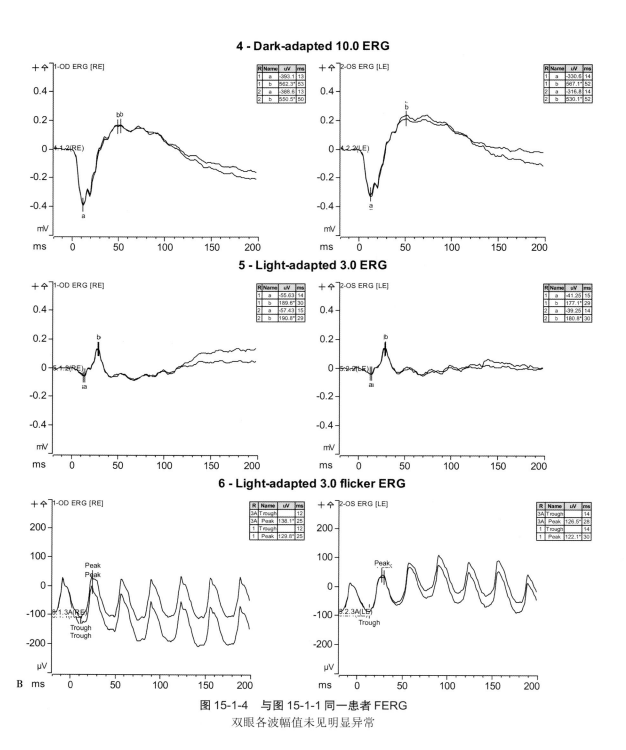

图 15-1-4　与图 15-1-1 同一患者 FERG
双眼各波幅值未见明显异常

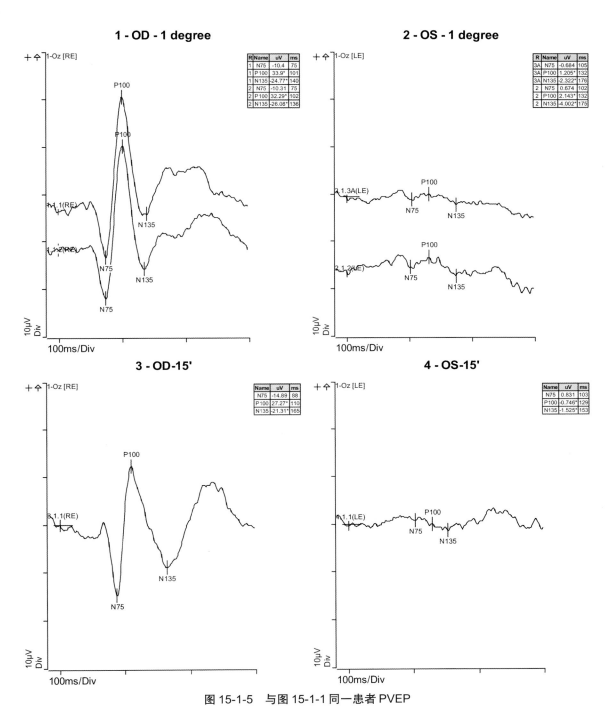

图 15-1-5　与图 15-1-1 同一患者 PVEP

　　右眼 1° 空间频率及 15′ 空间频率 P100 幅值和峰时未见明显异常；左眼 1° 空间频率 P100 幅值重度降低，P100 峰时中度延迟，15′ 空间频率未能诱发显著 P100 波形予以糖皮质激素冲击、营养神经、改善循环治疗，1个月后复查，左眼矫正视力提高至0.8。视野及电生理检查见图15-1-6，图15-1-7。

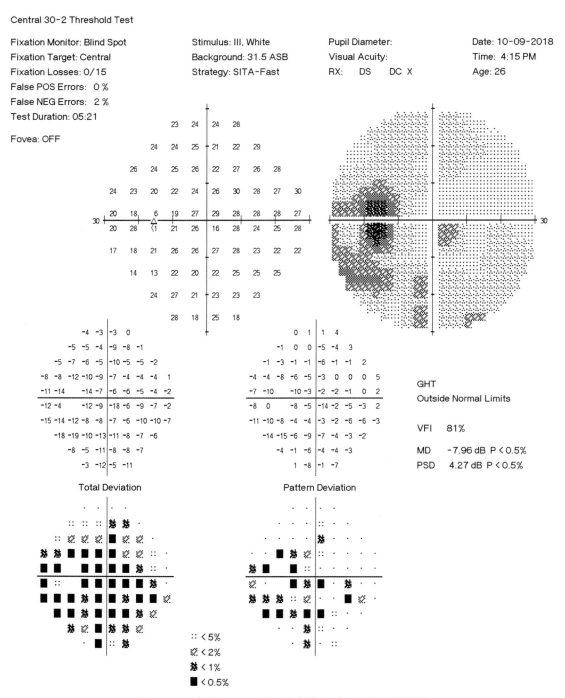

图 15-1-6　与图 15-1-1 同一患者治疗后 1 个月左眼视野
左眼生理盲点相连的上方及下方旁中心暗点，较治疗前视野有显著改善

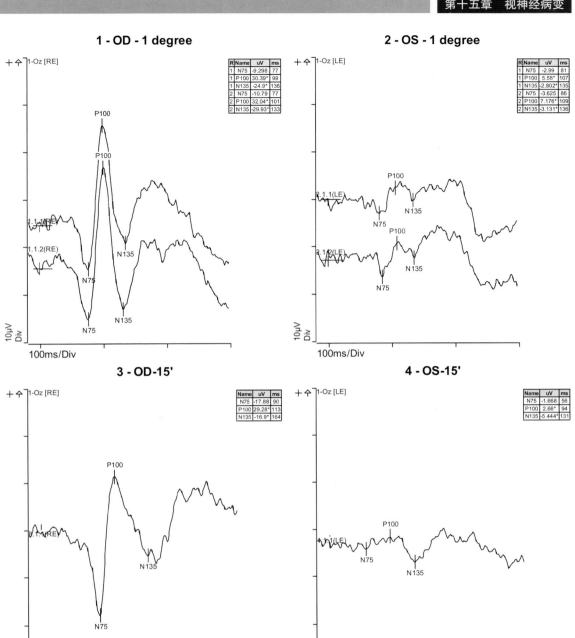

图 15-1-7　与图 15-1-1 同一患者治疗后 1 个月复查 PVEP

右眼 1°空间频率及 15′空间频率 P100 波幅值及峰时未见明显异常；左眼 1°空间频率及 15′空间频率 P100 波幅值较对侧眼重度降低，P100 波峰时未见明显延迟

图点评：

大多数急性视神经炎患者的患眼视盘正常，即"患者看不见（物体），医生也看不见（异常）"。IDON 急性期视野表现为仅存颞上方视岛，VEP 表现为波幅下降、潜时延长。经药物治疗 1 个月后，左眼视野明显好转，表现为生理盲点扩大及与生理盲点相连的暗区，VEP 显示为峰时已恢复正常，但波幅仍然存在降低。

二、经典多发性硬化相关性视神经炎

【临床特征】

经典多发性硬化相关性视神经炎（multiple sclerosis related optic neuritis，MS-ON）经常是多发性硬化（multiple sclerosis，MS）的首发病变，1/3 甚至半数以上的 IDON 患者会进展为中枢系统脱髓鞘疾病（MS），特别是伴脑白质脱髓鞘病灶的 IDON 患者转化为 MS 的概率更可高达 70% 以上，故伴脑白质脱髓鞘病灶的 IDON 又称为 MS-ON。临床表现同 IDON，但视功能损害重且恢复差。

【病例】

患者女性，24 岁，因"受凉后左眼视物不见 17 天"就诊。眼科查体：视力：右眼 0.2，矫正视力 −5.00DS ＝ 1.0；左眼：手动 / 眼前，矫正视力 −4.00DS ＝ 手动 / 眼前，光定位准。右眼前后节未见明显异常。左眼前节未见明显异常，眼底如图 15-1-7。眼压：右 15mmHg（非接触式眼压计），左 16mmHg（非接触式眼压计）。经各项检查后（图 15-1-8～图 15-1-11），诊断：①左眼多发性硬化相关性视神经炎；②双眼屈光不正；③多发性硬化。

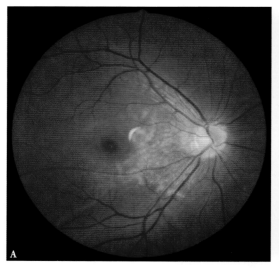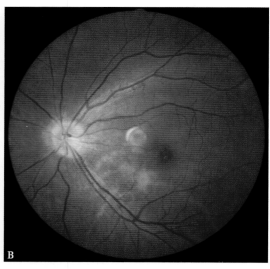

图 15-1-8　左眼多发性硬化相关性视神经炎患者双眼眼底照相

A. 右眼视盘色淡红，边界较清楚，C/D ＝ 0.2，视网膜平伏，黄斑中心凹反光可见；B. 左眼视盘色淡红，边界欠清，C/D ＝ 0.2，视网膜平伏，黄斑中心凹反光可见

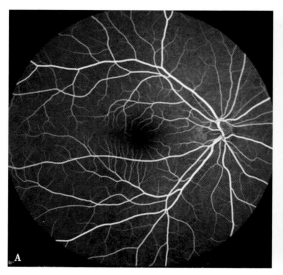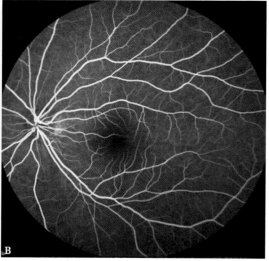

图 15-1-9　与图 15-1-8 同一患者双眼 FFA

A. 右眼视盘边界清楚，黄斑拱环形态可见，视网膜血管走行正常；B. 左眼 A-RCT 正常（13s），左眼视盘边界欠清楚，颞侧见弧形强荧光，黄斑拱环形态大致可见，视网膜血管走行略迂曲

1 - Flash VEP - RIGHT EYE(3.0)

R	Name	uV	ms
4A	N1	-10.25	34
4A	P1	5.748*	47
4A	N2	-6.127*	66
4A	P2	16.66*	116
4A	N3	-0.884*	143
4A	P3	4.919*	160
3	N1	-8.318	34
3	P1	4.377*	52
3	N2	-5.191*	76
3	P2	16.9*	118
3	N3	-4.999*	144
3	P3	6.267*	161

2 - Flash VEP - LEFT EYE(3.0)

R	Name	uV	ms
3A	N1	-1.738	38
3A	P1	6.948*	49
3A	N2	-3.985*	89
3A	P2	1.843*	111
3A	N3	-3.166*	133
3A	P3	2.222*	156
2	N1	0.443	32
2	P1	6.36*	48
2	N2	-5.728*	89
2	P2	2.596*	111
2	N3	-7.105*	138
2	P3	3.526*	155

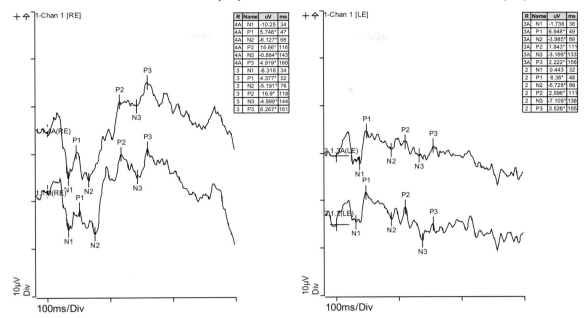

图 15-1-10　与图 15-1-8 同一患者 FVEP
右眼能诱发 P2 波，P2 波峰未见显著延迟，左眼未能显著诱发 P2 波

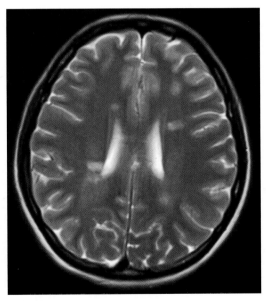

图 15-1-11　与图 15-1-8 同一患者头颅 MRI
双侧侧脑室周围多发病灶，符合多发性硬化表现

图点评：
　　MRI 在视神经炎诊断中最重要的用途在于明确中枢神经系统白质，特别是侧脑室周围区域是否存在脱髓鞘病灶，MRI 表现是急性特发性视神经炎患者转化为多发性硬化最重要的预测指标。MS-ON 出现时可致视力严重下降，以致 FVEP 无法诱发显著 P2 波形。

三、视神经脊髓炎相关性视神经炎

【临床特征】

视神经脊髓炎相关性视神经炎（neuromyelitis optica related optic neuritis，NMO-ON）是一种不同于 MS 的主要选择性累及视神经和脊髓的中枢神经系统炎性脱髓鞘疾病。经典的 NMO 又称为 Devic 病，是指急性或亚急性的单眼或双眼的视神经病变，合并视神经炎发生之前或之后数天至数周发生的横贯性或上升性脊髓炎。好发于儿童和青年人，各年龄段均可发病。男女发病概率均等。在西方国家发病不足脱髓鞘疾病的 1%，在国内则较典型 MS 更高发。近十年来由于视神经脊髓炎抗体（NMO-IgG）的发现（之后的研究发现该抗体为水通道蛋白 4 抗体，AQP4-Ab），随之提出了复发性 NMO 的概念。NMO 以及 NMO 相关视神经炎（NMO-ON）在亚洲国家比欧美更高发。NMO-ON 与 IDON 的临床特点有所不同。经典 NMO 相关的视神经炎主要表现为双眼同时或相继（双眼相隔数小时、数天甚至数周发病）出现迅速而严重的视力下降，眼痛相对少见，部分患者出现视盘水肿，视网膜静脉迂曲、扩张及视盘周围渗出。视功能恢复较差，多数患者会遗留双眼或至少一眼的严重视力障碍（最终视力低于 0.1）。复发性 NMO 相关的视神经炎（R-NMO-ON）多为单眼发病，易复发，视功能损害重且恢复差。NMO 的急性脊髓损害可于视力下降之前、之后甚至同时发生，二者可间隔数天、数周、数月甚至数年，表现为截瘫、感觉及括约肌功能障碍，重者可致呼吸肌麻痹。

【病例】

患者中年女性，52 岁，因"左眼视力下降 1 周"入院，5 年前在外院诊断为"右眼视神经炎"，现右眼视力不佳。眼科查体：右眼：裸眼视力数指/20cm，矫正视力 -0.75DS/-0.25DC×115＝数指/20cm，光定位不准。左眼：裸眼视力 0.01，矫正视力 -0.25DS/-0.50DC×85＝0.01，光定位不准。右眼角膜透明，前房轴深 4CT，Tyn（-），瞳孔圆，直径 3mm，对光反应迟钝，晶状体 C1N1P1，玻璃体混浊 +，眼底见图 15-1-9A。左眼角膜透明，前房轴深 4CT，Tyn（-），瞳孔圆，直径 3mm，对光反应迟钝，晶状体 C1N1P1，玻璃体混浊 +，眼底见图 15-1-9B。眼压：右眼 16mmHg（非接触式眼压计），左眼：15mmHg（非接触式眼压计）。AQP4 抗体：阳性（+）1∶10。根据相关检查（图 15-1-12～图 15-1-17），诊断：①左眼视神经脊髓炎相关性视神经炎；②右眼视神经萎缩。

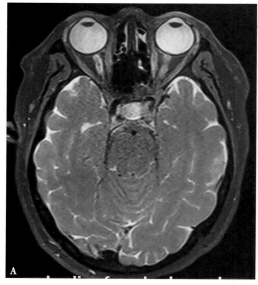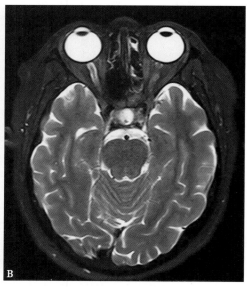

图 15-1-12　左眼视神经脊髓炎相关性视神经炎患者眼眶 MRI
A. T2 相：双侧视神经走行稍迂曲，右侧视神经纤细，左侧视神经模糊；B. 增强扫描可见轻度强化

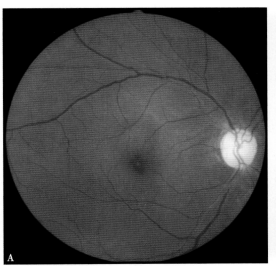
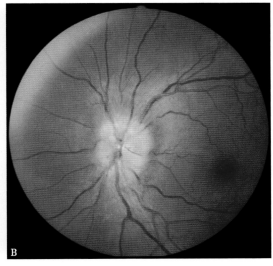

图 15-1-13　与图 15-1-12 同一患者双眼眼底照相

A. 右眼视盘苍白,C/D=0.8,视网膜平伏,黄斑中心凹反光可见;B. 左眼视盘高度水肿,边界不清,视盘周围血管迂曲,视网膜平伏,黄斑中心凹反光可见

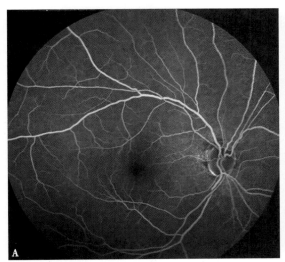
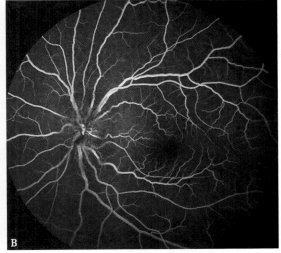

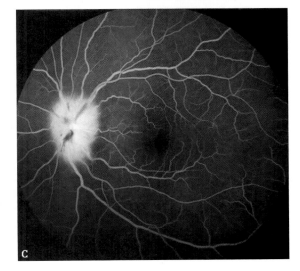

图 15-1-14　与图 15-1-12 同一患者双眼 FFA

A. 右眼 FFA 中期,右眼视盘荧光持续偏低,视杯增大,双眼黄斑拱环结构大致可见,视网膜动脉走行变直,局部可见交叉压迹;B. 左眼 FFA 早期,A-RCT 延迟(22s),视盘边界不清,盘周毛细血管扩张;C. 左眼 FFA 后期呈弥漫强荧光。FA 诊断:右眼视神经萎缩,左眼视盘水肿

Central 30-2 Threshold Test

Fixation Monitor: Blind Spot
Fixation Target: Central
Fixation Losses: 0/13
False POS Errors: 0 %
False NEG Errors: N/A
Test Duration: 07:02

Fovea: OFF

Stimulus: III, White
Background: 31.5 ASB
Strategy: SITA-Fast

Pupil Diameter:
Visual Acuity:
RX: DS   DC X

Date: 12-13-2018
Time: 8:29 AM
Age: 52

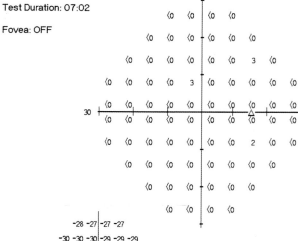

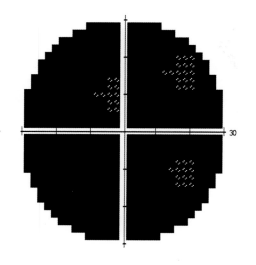

```
              -28 -27 -27 -27
          -30 -30 -30 -29 -29 -29
      -30 -31 -32 -32 -32 -31 -26 -30
  -29 -31 -33 -34 -29 -34 -33 -32 -32 -31
  -30 -32 -34 -35 -35 -35 -34         -32 -32
  -30 -32 -34 -35 -35 -35 -34         -33 -32
  -30 -32 -33 -34 -35 -35 -34 -29 -32 -32
      -31 -32 -33 -34 -34 -33 -33 -32
          -31 -32 -32 -32 -32 -32
              -30 -31 -31 -31
```

Pattern Deviation not
shown for severely
depressed fields. Refer
to Total Deviation.

GHT
Outside normal limits

VFI   0%

MD   -32.44 dB P < 0.5%
PSD   2.13 dB P < 10%

Total Deviation

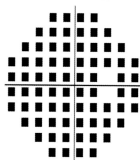

Pattern Deviation

Pattern Deviation not
shown for severely
depressed fields. Refer
to Total Deviation.

∷ < 5%
▧ < 2%
▨ < 1%
■ < 0.5%

Chong Qing South West Hospital

A

Central 30-2 Threshold Test

Fixation Monitor: Blind Spot   Stimulus: III, White   Pupil Diameter: Date: 12-13-2018

Fixation Target: Central   Background: 31.5 ASB   Visual Acuity: Time: 8:38 AM

Fixation Losses: 1/15   Strategy: SITA-Fast   RX: DS   DC X   Age: 52

False POS Errors: 0 %

False NEG Errors: 0 %

Test Duration: 07:00

Fovea: OFF

```
             4   11 | 17   15
        11    4    2 | 14   21   25
   18    8    0    1 | 0    17   16   19
 7   3   1  <0   <0 | 6    7    9   13   10
   1  <0  <0  <0  <0 | <0  <0  <0  <0  <0
30 ─────────────────△────────────────── 30
  <0  <0  <0  <0  <0 | <0  <0  <0  <0  <0
   <0  <0  <0  <0  <0 | <0  <0  <0  <0
        <0  <0  <0  <0 | <0  <0  <0  <0
             <0  <0  <0 | <0  <0  <0
                  <0  <0 | <0  <0
```

```
        -21 -14 | -8  -10
    -16 -23 -25 | -14  -6   -3
  -11 -21 -29 -29 | -30 -13 -13  -9
-23 -26 -30 -33 -34 | -26 -25 -22 -17 -17
-28 -32     -34 -35 | -35 -35 -34 -32 -30
─────────────────────────────────────
-32 -33     -34 -35 | -35 -35 -34 -32 -30
-32 -32 -33 -34 -35 | -35 -34 -33 -32 -30
    -32 -33 -33 -34 | -34 -33 -32 -31
        -32 -32 -32 | -32 -32 -31
             -31 -31 | -31 -30
```

Total Deviation

Pattern Deviation not shown for severely depressed fields. Refer to Total Deviation.

Pattern Deviation

Pattern Deviation not shown for severely depressed fields. Refer to Total Deviation.

GHT
Outside normal limits

VFI   6%

MD   -29.42 dB   P < 0.5%

PSD   8.10 dB   P < 0.5%

∷ < 5%

▧ < 2%

▨ < 1%

■ < 0.5%

B

Chong Qing South West Hospital

图 15-1-15 与图 15-1-12 同一患者视野

A. 右眼未见明显残存视野；B. 左眼残存上方视岛

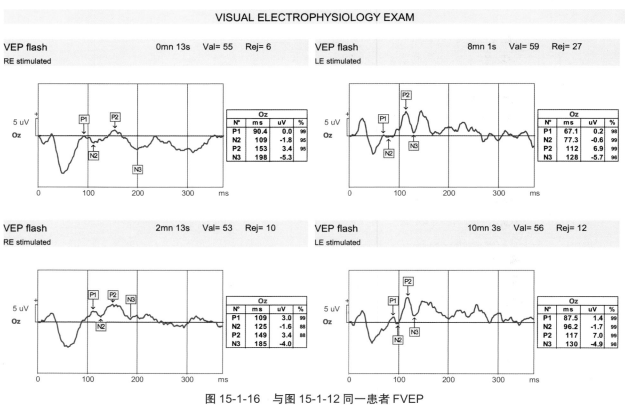

图 15-1-16 与图 15-1-12 同一患者 FVEP

双眼均能诱发 P2 波，右眼 P2 波峰重度延迟，左眼 P2 波峰未见明显延迟，P2 波峰较右眼稍高，双眼波形稳定

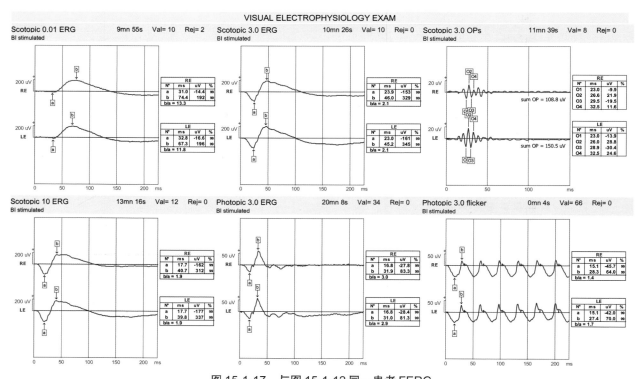

图 15-1-17 与图 15-1-12 同一患者 FERG

双眼各波幅值轻度降低，右眼较左眼 OPs 波轻度降低

图点评：

通常单眼先起病，其后数小时、数天，少数为数周后另一只眼受累。视神经脊髓炎相关视神经炎与特发性脱髓鞘性视神经炎视力下降的特点几乎完全相反，前者为双眼迅速而严重的视力下降，后者多为单眼且程度不重，并且也不同于 Leber 遗传性视神经病变的相对较慢而进行性的视力丧失。眼底照相可表现为视盘水肿，到晚期出现视盘苍白视神经萎缩，FFA 可表现为晚期视盘强荧光。视野可完全丧失，或者残留部分视岛，VEP 可有波幅的下降，峰时延迟。

第二节　视盘水肿

视盘水肿（papilloedema）是视盘被动性水肿，无原发性炎症，早期无视功能障碍。引起视盘水肿的原因有多种，但最重要的和最常见的原因仍为颅内压增高，因此，视盘水肿对临床诊断有无颅内压增高有一定价值。

【临床特征】

一般视力多无影响或轻度模糊，特别是长期视力无影响可作为其特征来看，水肿波及黄斑部及已有早期继发性视神经萎缩变化则视力可有影响。一过性黑矇可持续数秒，常见于视盘水肿程度较重，持续较久者，多发生在转动眼球时，称注视性黑矇。根据视盘水肿发生速度及临床形态，有不同分类，临床上常分为早期型、中期发展型和晚期萎缩型。

【病例】

患者女性，23 岁，因"感冒后双眼视力下降伴间断性头痛 15 天"入院。查体：右眼 0.5（-0.50DS/-2.00DC×180＝1.0），左眼 0.3（-0.75DS/-1.50DC×10＝0.9）。双眼前节未见明显异常，双眼眼底见视盘水肿＋＋，边界不清，视盘旁血管可见小片状出血，视网膜平伏，黄斑中心凹反光可见（图 15-2-1）。眼压：右眼 12mmHg（非接触式眼压计），左眼 12mmHg（非接触式眼压计）。其他眼科检查见图 15-2-2～图 15-2-7，诊断：双眼视盘水肿原因待查。该患者入院后积极完善相关检查，头颅磁共振提示左侧额叶可能血管源性腔隙，双侧视神经水肿，查血示抗单纯疱疹病毒 IgM 阳性，腰椎穿刺测颅压 330mmH$_2$O。予以抗病毒，降颅内压，营养神经，糖皮质激素治疗后复查头颅 MRI 与前片变化不明显，转至神经内科后局麻下性全脑血管造影术＋肾动脉造影术，提示静脉窦显影延迟，下矢状窦显示不清，继续抗病毒、脱水降颅压治疗，患者症状好转，复查腰椎穿刺测颅压 210mmH$_2$O，脑脊液常规及生化未见明显异常，请神经外科会诊考虑特发性高颅压，提示可手术治疗而患者拒绝，继续药物维持治疗，门诊随访。治疗 3 周后视野检查见图 15-2-8。最终诊断：①双眼视盘水肿；②特发性高颅压；③单纯疱疹病毒感染。

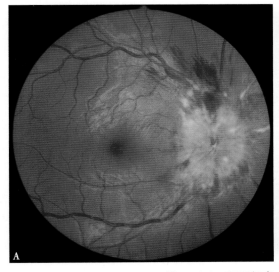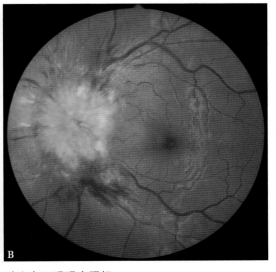

图 15-2-1　双眼视盘水肿患者双眼眼底照相

A、B. 双眼视盘高度水肿，边界不清，视盘旁血管小片状出血，视网膜平伏，黄斑中心凹反光可见

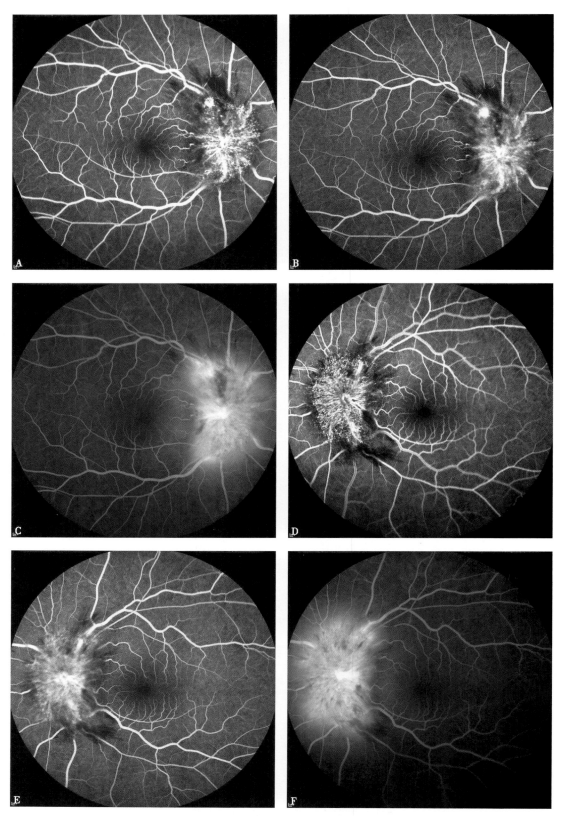

图 15-2-2 与图 15-2-1 同一患者双眼 FFA

A，B，C 分别为右眼 FFA 早期，中期，晚期，D，E，F 分别为左眼 FFA 早期，中期，晚期，左眼 A-RCT 延迟（19s），双眼视盘边界不清，盘周毛细血管扩张，后期呈弥漫强荧光，其间见出血遮挡，视网膜静脉迂曲扩张，黄斑拱环结构大致可见。

Central 30-2 Threshold Test

Fixation Monitor: Blind Spot	Stimulus: III, White	Pupil Diameter:	Date: 05-18-2019
Fixation Target: Central	Background: 31.5 ASB	Visual Acuity:	Time: 10:26 AM
Fixation Losses: 0/15	Strategy: SITA-Fast	RX: DS DC X	Age: 23

False POS Errors: 1 %

False NEG Errors: 0 %

Test Duration: 05:18

Fovea: OFF

```
            14   9   10  14
        15  10   9 | 10   3  21
    15  18  20  24 | 21  21  23  12
 5  15  24  26  27 | 25  24  24  16  18
10  12  20  30  30 | 30  25  18 ⟨0  17
30 ─────────────────────────────── 30
 4  24  23  31  31 | 30  26   1   5  18
16   8  16  22  30 | 30  28  12  21  17
    18  19  23  20 | 21  20  26  25
        19  17  16 | 18  22  27
            20  23  19  26
```

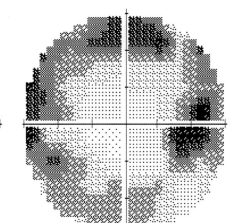

```
-14 -19 -18 -13          -10 -15 -13  -9
-15 -20 -20 -19 -26 -8   -10 -16 -16 -15 -21 -4
-16 -13 -12 -8 -10 -11 -8 -19    -11 -9 -7 -4 -6 -6 -3 -14
-24 -17 -9 -7 -7 -8 -8 -8 -15 -13   -20 -12 -4 -3 -3 -4 -4 -4 -11 -9
-20 -20 -14 -5 -4 -4 -9   -34 -14   -16 -15 -9  0  0  0 -4   -30 -10
-26 -8 -11 -4 -4 -4 -7    -28 -13   -21 -4 -6  1  1  0 -3   -23 -9
-14 -23 -17 -12 -4 -4 -5 -20 -11 -14   -9 -19 -13 -7  0  0 -1 -16 -7 -10
-12 -12 -9 -13 -12 -13 -7 -7   -8 -8 -5 -9 -7 -9 -2 -2
-11 -13 -15 -14 -9 -5        -7 -9 -11 -9 -5  0
-9 -7 -11 -5             -5 -3 -7 -1
```

Total Deviation   Pattern Deviation

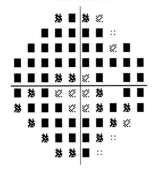   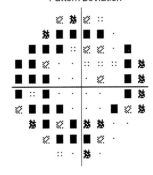

:: < 5%

▨ < 2%

☒ < 1%

■ < 0.5%

GHT

Outside normal limits

VFI   76%

MD   −11.32 dB P < 0.5%

PSD   6.93 dB P < 0.5%

Chong Qing South West Hospital

A

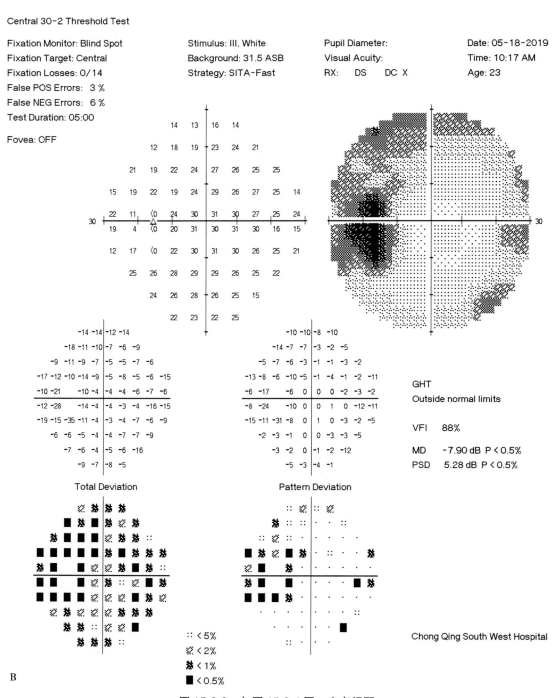

Central 30-2 Threshold Test

Fixation Monitor: Blind Spot   Stimulus: III, White   Pupil Diameter: Date: 05-18-2019
Fixation Target: Central   Background: 31.5 ASB   Visual Acuity: Time: 10:17 AM
Fixation Losses: 0/14   Strategy: SITA-Fast   RX: DS   DC X   Age: 23
False POS Errors: 3 %
False NEG Errors: 6 %
Test Duration: 05:00

Fovea: OFF

GHT
Outside normal limits

VFI   88%

MD   -7.90 dB P < 0.5%
PSD   5.28 dB P < 0.5%

Total Deviation   Pattern Deviation

:: < 5%
⣿ < 2%
▨ < 1%
■ < 0.5%

Chong Qing South West Hospital

B

图 15-2-3　与图 15-2-1 同一患者视野

A. 右眼生理盲点相连的上下方局限性视野缺损，鼻侧局限性视野缺损；B. 左眼生理盲点扩大，鼻侧旁中心暗点

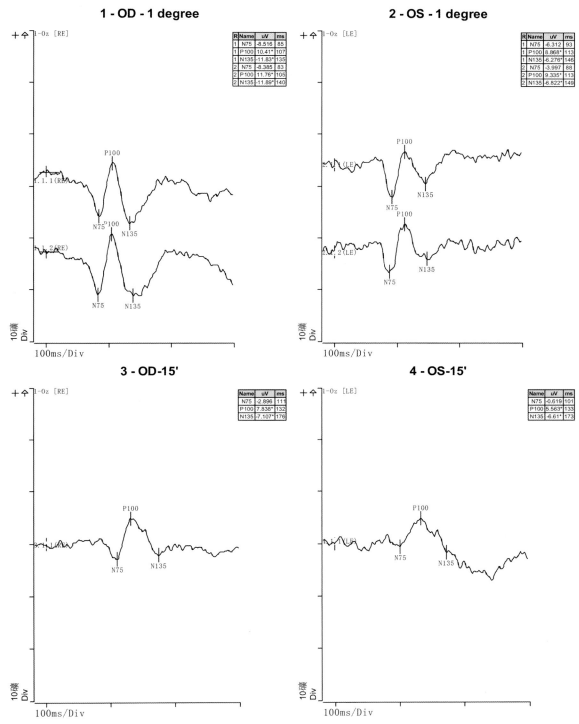

图 15-2-4　与图 15-2-1 同一患者 PVEP

1°空间频率右眼 P100 幅值及峰时未见明显降低及延迟,左眼 P100 幅值略降低,P100 峰时略延迟,15′空间频率右眼 P100 幅值轻度降低,P100 峰时轻度延迟

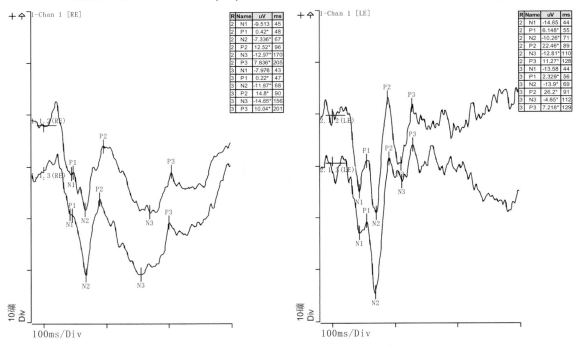

1 - Flash VEP - RIGHT EYE(3.0)

R	Name	uV	ms
2	N1	-9.513	45
2	P1	0.42*	48
2	N2	-7.336*	67
2	P2	12.52*	96
2	N3	-12.97*	170
2	P3	7.836*	205
3	N1	-7.976	43
3	P1	0.22*	47
3	N2	-11.67*	68
3	P2	14.8*	90
3	N3	-14.85*	156
3	P3	10.04*	201

2 - Flash VEP - LEFT EYE(3.0)

R	Name	uV	ms
2	N1	-14.85	44
2	P1	6.148*	55
2	N2	-10.26*	71
2	P2	22.46*	89
2	N3	-12.81*	110
2	P3	11.27*	128
3	N1	-13.58	44
3	P1	2.329*	56
3	N2	-13.9*	69
3	P2	26.2*	91
3	N3	-4.65*	112
3	P3	7.218*	129

图 15-2-5　与图 15-2-1 同一患者 FVEP

双眼均能诱发 P2 波，P2 波峰未见显著延迟，波形稳定

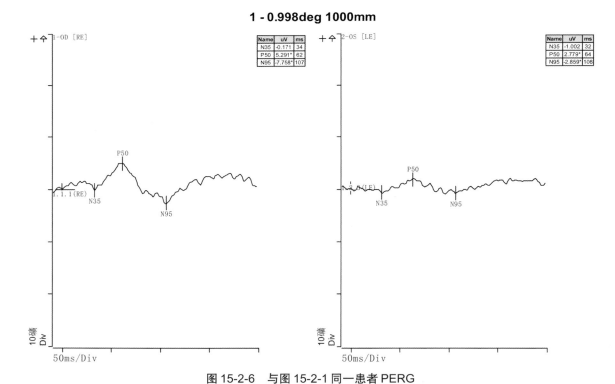

1 - 0.998deg 1000mm

Name	uV	ms
N35	-0.171	34
P50	5.291*	62
N95	-7.758*	107

Name	uV	ms
N35	-1.002	32
P50	2.779*	64
N95	-2.859*	108

图 15-2-6　与图 15-2-1 同一患者 PERG

右眼 P50 及 N95 波幅值未见明显降低，N95/P50 比值未见明显异常；左眼 P50 波较右眼中度降低，N95 波幅值较右眼重度降低，双眼波形较稳定

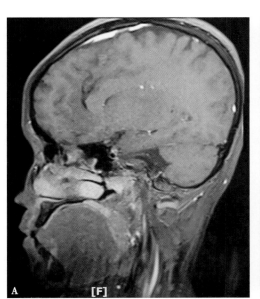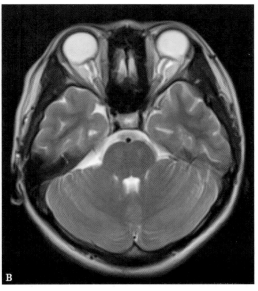

图 15-2-7　与图 15-2-1 同一患者头颅及眼眶 MRI
A. 左侧额叶疑似血管源性腔隙；B. 双侧视神经迂曲水肿

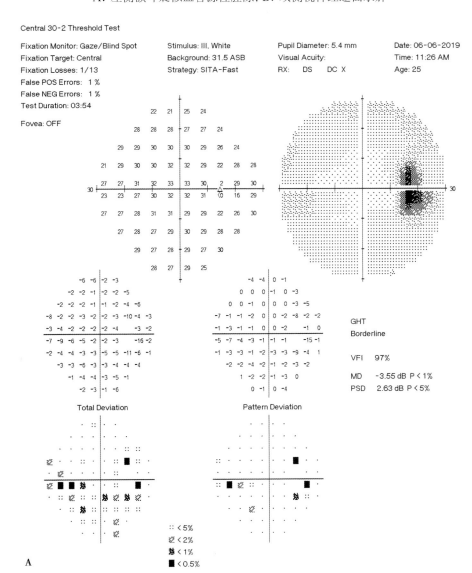

Central 30-2 Threshold Test

Fixation Monitor: Gaze/Blind Spot	Stimulus: III, White	Pupil Diameter: 5.4 mm	Date: 06-06-2019
Fixation Target: Central	Background: 31.5 ASB	Visual Acuity:	Time: 11:26 AM
Fixation Losses: 1/13	Strategy: SITA-Fast	RX:　DS　DC X	Age: 25

Fixation Losses: 1/13
False POS Errors: 1 %
False NEG Errors: 1 %
Test Duration: 03:54

Fovea: OFF

GHT
Borderline

VFI　97%

MD　-3.55 dB P < 1%
PSD　2.63 dB P < 5%

Total Deviation　　　Pattern Deviation

∷ < 5%
▨ < 2%
▩ < 1%
■ < 0.5%

A

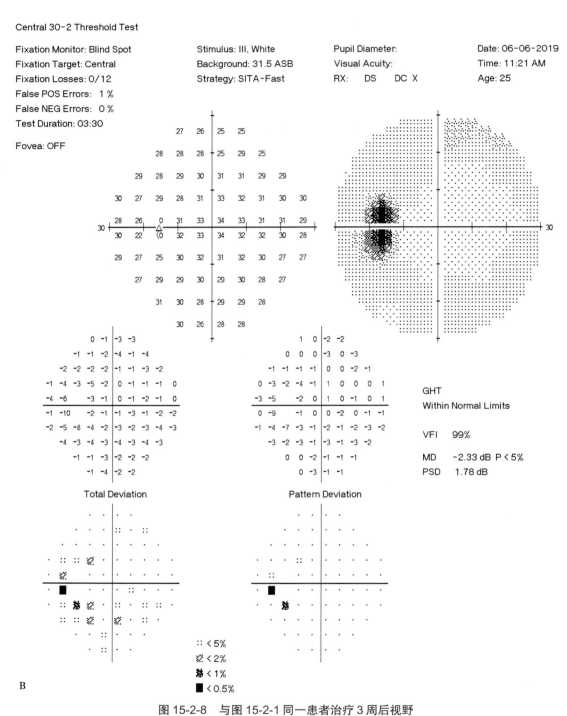

Central 30-2 Threshold Test

Fixation Monitor: Blind Spot
Fixation Target: Central
Fixation Losses: 0/12
False POS Errors: 1 %
False NEG Errors: 0 %
Test Duration: 03:30

Fovea: OFF

Stimulus: III, White
Background: 31.5 ASB
Strategy: SITA-Fast

Pupil Diameter:
Visual Acuity:
RX:　DS　DC X

Date: 06-06-2019
Time: 11:21 AM
Age: 25

GHT
Within Normal Limits

VFI　99%

MD　　-2.33 dB P < 5%
PSD　　1.78 dB

Total Deviation

Pattern Deviation

:: < 5%
▨ < 2%
▩ < 1%
■ < 0.5%

B

图 15-2-8　与图 15-2-1 同一患者治疗 3 周后视野
A、B. 双眼生理盲点扩大,视野遮挡较前明显好转,此时双眼矫正视力 1.0

图点评：

视盘水肿患者应积极寻找病因，视盘水肿大多对视力无明显影响，对视野的影响主要表现为生理盲点扩大及周边视野缺损，对PVEP影响主要在于幅值而峰时一般不延迟或者至多达到轻度延迟，对FVEP峰时影响不明显，FFA可表现为视盘边界不清，毛细血管扩张，晚期强荧光。

第三节 非动脉炎性缺血性视神经病变

缺血性视神经病变（ischemic optic neuropathy）是视神经的营养血管发生急性循环障碍所致。一般以视网膜中央动脉在球后9～11mm进入视神经为界限，临床上可分为前部缺血性视神经病变（anterior ischemic optic neuropathy，AION）和后部缺血性视神经病变（posterior ischemic optic neuropathy，PION）。前者是由于后睫状后动脉循环障碍造成的视盘供血不足，使视盘急性缺氧水肿；后者是筛板后至视交叉间的视神经血管发生急性循环障碍，因缺血导致视神经功能损害的疾病。按发病原因进一步分类，AION分为巨细胞性动脉炎导致的动脉炎性AION（arteritic AION，A-AION）和巨细胞性动脉炎之外其他原因导致的非动脉炎性AION（non-arteritic，NA-AION）；PION也包括巨细胞性动脉炎导致的动脉炎性PION（arteritic PION，A-PION）、巨细胞性动脉炎之外其他原因导致的非动脉炎性PION（non-arteritic PION，NA-PION）以及作为诸多手术并发症的手术源性PION。NA-AION多发生于老年人，国内发病年龄较国外为低，平均49岁，国外平均60岁。高血压、动脉硬化、心血管疾病为常见的原因。

【临床特征】

常双眼受累，先后发病间隔不一，可数周、数月或数年，常突然视力减退，一般多可说明发病时间。早期视盘轻度水肿或呈淡红或灰白色，多局限于视盘某一象限，同时可伴有小出血点。视野缺损常与生理盲点相连，因视神经纤维的缺血损害是从视盘开始，其缺损大约占视野的一个象限或一半范围，多见于下方视野缺损，但不以水平正中线或垂直正中线为交界，是一个与生理盲点相连的弧形缺损，有特征性。由于视野缺损绕过注视区，故无中心暗点或偶见。荧光素眼底血管造影（FFA）早期可见视盘区域性弱荧光或充盈延缓或缺损，即可见同一视盘上梗死区与未梗死区荧光强弱的不对称性。后期可见病变区荧光渗漏，视神经萎缩则视盘呈弱荧光。晚期视神经萎缩部分病例可呈明显的视盘凹陷、苍白，类似晚期青光眼的视盘改变。PVEP和FERG是此类疾病的主要电生理检查。PVEP幅值异常率高于峰时异常率。FERG的暗适应3.0OPS反应可以进一步排查是否伴有视网膜循环功能降低。

【病例】

患者中年男性，53岁，因"左眼视力下降10余天"入院。有高血压及糖尿病病史，未规范治疗，血糖血压控制欠佳。专科情况：视力：右眼1.0，左眼：0.1（+0.50DS/-0.50DC×150＝0.1）。右眼视网膜动静脉比值1：3，余前后节未见明显异常。左眼前节无明显异常，眼底如图15-3-1。眼压：右眼13mmHg，左眼：14mmHg。其他检查见图15-3-1～图15-3-5，诊断：①左眼缺血性视神经病变；②双眼高血压性视网膜病变？③2型糖尿病；④高血压病（Ⅲ级 很高危）。

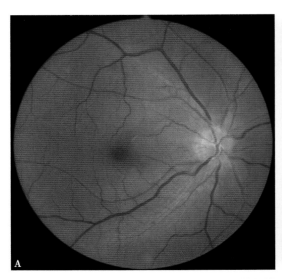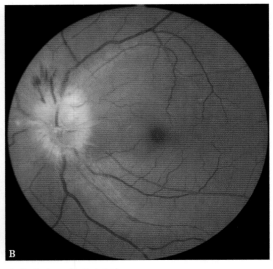

图 15-3-1 缺血性视神经病变患者双眼眼底照相

A. 右眼眼底见视盘色淡红，C/D=0.1，视网膜平伏，A:V=1:3，视网膜静脉稍迂曲，动脉稍变直，黄斑中心凹反光可见；B. 左眼视盘充血水肿，边界不清，视盘旁可见小片状出血，视网膜血管 A:V=1:3，视网膜静脉稍迂曲，动脉稍变直，视网膜平伏，黄斑中心凹反光可见

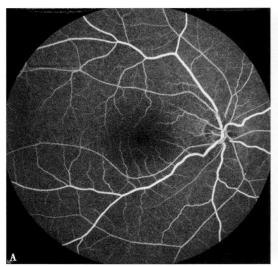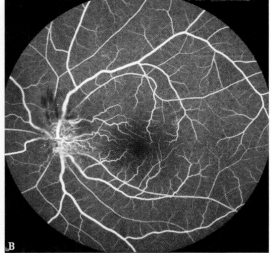

图 15-3-2 与图 15-3-1 同一患者 FFA

A. 右眼 FFA 动脉期，视盘边界清，血管走行基本正常，黄斑区拱环形态可见。B. 左眼 FFA 动静脉期，A-RCT 正常（15s），左眼视盘边界欠清，盘周毛细血管扩张，后期呈弥漫不均匀强荧光，盘周见出血遮挡，双眼视网膜静脉迂曲，动脉稍变直

Central 30-2 Threshold Test

Fixation Monitor: Gaze/Blind Spot
Fixation Target: Central
Fixation Losses: 0/13
False POS Errors: 1 %
False NEG Errors: 0 %
Test Duration: 04:32

Fovea: OFF

Stimulus: III, White
Background: 31.5 ASB
Strategy: SITA-Fast
RX: DS   DC X

Pupil Diameter: 3.7 mm
Visual Acuity:

Date: 09-21-2018
Time: 7:50 AM
Age: 53

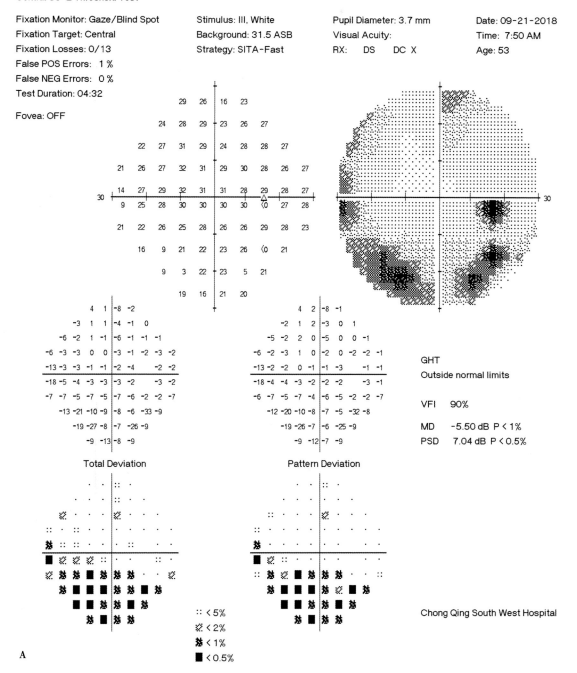

GHT
Outside normal limits

VFI   90%

MD   -5.50 dB P < 1%
PSD   7.04 dB P < 0.5%

Total Deviation

Pattern Deviation

:: < 5%
▨ < 2%
▩ < 1%
■ < 0.5%

Chong Qing South West Hospital

A

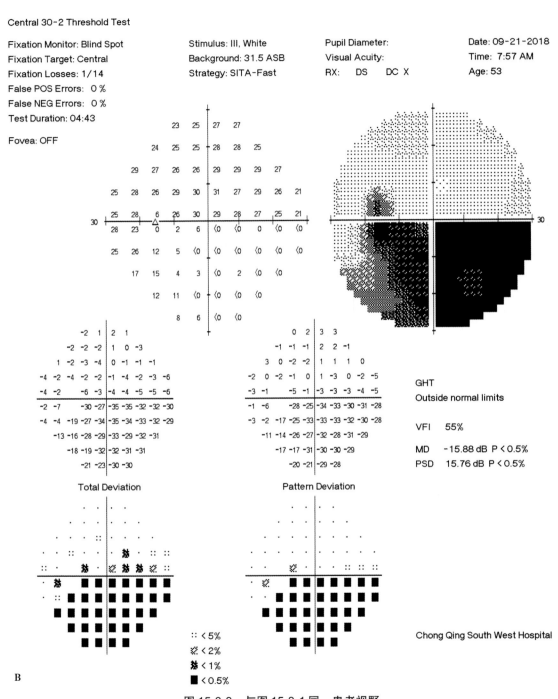

Central 30-2 Threshold Test

Fixation Monitor: Blind Spot
Fixation Target: Central
Fixation Losses: 1/14
False POS Errors: 0 %
False NEG Errors: 0 %
Test Duration: 04:43

Fovea: OFF

Stimulus: III, White
Background: 31.5 ASB
Strategy: SITA-Fast

Pupil Diameter:
Visual Acuity:
RX:　DS　DC X

Date: 09-21-2018
Time: 7:57 AM
Age: 53

GHT
Outside normal limits

VFI　　55%

MD　　-15.88 dB　P < 0.5%
PSD　　15.76 dB　P < 0.5%

Total Deviation

Pattern Deviation

:: < 5%
▨ < 2%
▧ < 1%
■ < 0.5%

Chong Qing South West Hospital

B

图 15-3-3　与图 15-3-1 同一患者视野

A. 右眼生理盲点相连的下方周边部分视野缺损；B. 左眼生理盲点相连的下方大部分视野缺损

2 - Dark-adapted 0.01 ERG

1-OD ERG [RE]

R	Name	uV	ms
1	b	194.6*	62*
1	a	-12.01	38
2	b	175.5*	61*
2	a	-0.904	37

2-OS ERG [LE]

R	Name	uV	ms
1	b	184.3*	52*
1	a	-14.03	38
2	b	180.2*	54*
2	a	3.075	38

3 - Dark-adapted 3.0 ERG + OPs

1-OD ERG [RE]

R	Name	uV	ms
1	a	-135.3	17
1	b	311.5*	47
2	a	-129.4	16
2	b	311.7*	49

2-OS ERG [LE]

R	Name	uV	ms
1	a	-137.4	16
1	b	330.2*	51
2	a	-131.2	17
2	b	332.6*	55

3 - Dark-adapted 3.0 ERG + OPs

3-OD OP [RE]

R	Name	uV	ms
1	Average	22.37	
1	OP1	12.38	18
1	OP2	30.81	24
1	OP3	29.11	31
1	OP4	17.16	38
2	Average	20.37	
2	OP1	9.392	17
2	OP2	26.96	24
2	OP3	27.43	31
2	OP4	17.69	37

4-OS OP [LE]

R	Name	uV	ms
1	Average	20.74	
1	OP1	14.73	18
1	OP2	29.08	24
1	OP3	21.77	31
1	OP4	17.36	38
2	Average	17.94	
2	OP1	7.221	16
2	OP2	24.97	24
2	OP3	27.19	31
2	OP4	12.38	37

A

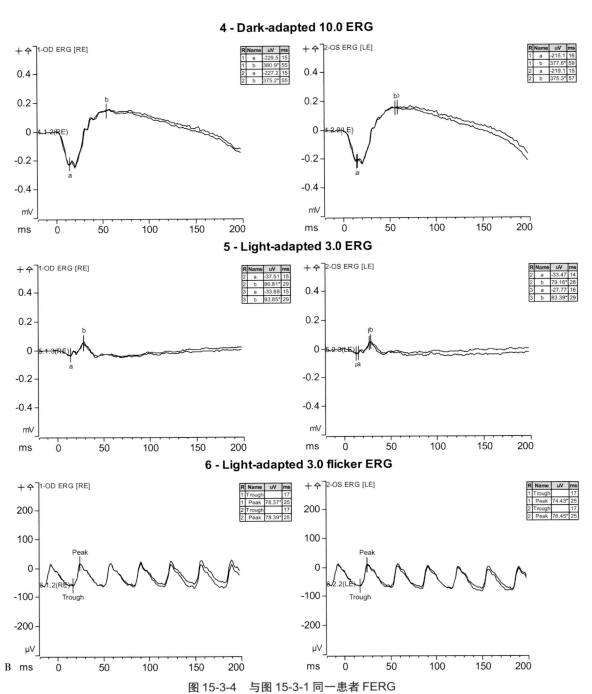

图 15-3-4　与图 15-3-1 同一患者 FERG

暗适应 3.0 双眼 a 波幅值轻度降低，明适应 3.0 b 波幅值略降低，明适应 30Hz P 波幅值轻度降低，余未见明显异常

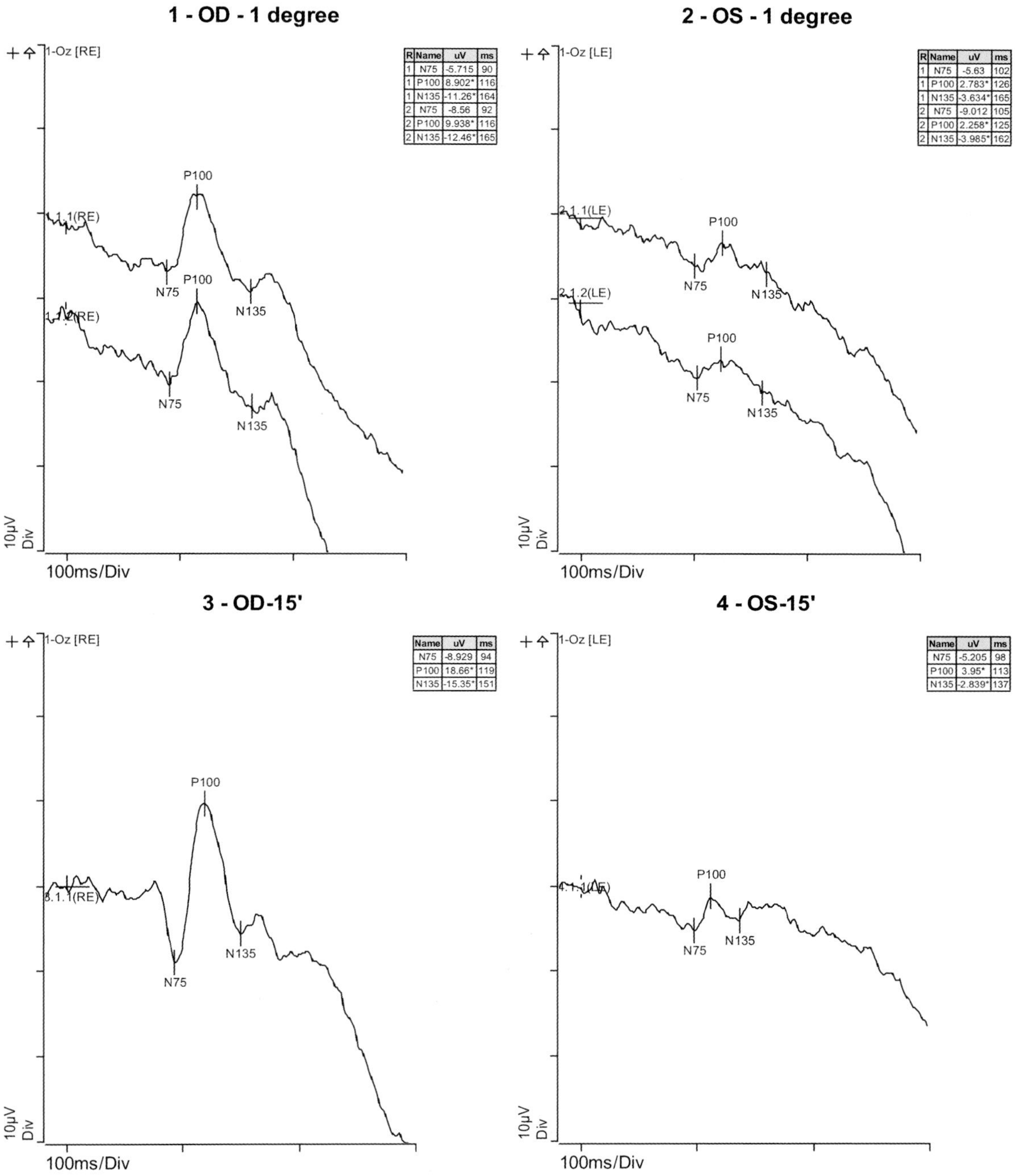

1 - OD - 1 degree

1-Oz [RE]

R	Name	uV	ms
1	N75	-5.715	90
1	P100	8.902*	116
1	N135	-11.26*	164
2	N75	-8.56	92
2	P100	9.938*	116
2	N135	-12.46*	165

1.1(RE)

P100

N75 P100

1.1.2(RE)

N135

N75

N135

10μV Div

100ms/Div

2 - OS - 1 degree

1-Oz [LE]

R	Name	uV	ms
1	N75	-5.63	102
1	P100	2.783*	126
1	N135	-3.634*	165
2	N75	-9.012	105
2	P100	2.258*	125
2	N135	-3.985*	162

2.1.1(LE)

P100

N75 N135

2.1.2(LE)

P100

N75

N135

10μV Div

100ms/Div

3 - OD-15'

1-Oz [RE]

Name	uV	ms
N75	-8.929	94
P100	18.66*	119
N135	-15.35*	151

P100

3.1.1(RE)

N75

N135

10μV Div

100ms/Div

4 - OS-15'

1-Oz [LE]

Name	uV	ms
N75	-5.205	98
P100	3.95*	113
N135	-2.839*	137

4.1.1(RE)

P100

N75 N135

10μV Div

100ms/Div

图 15-3-5　与图 15-3-1 同一患者 PVEP

左眼 1° 空间频率及 15′ 空间频率 P100 幅值较右眼明显降低，峰时较右眼未见明显延迟，双眼波形稳定性好

图点评：

NAION 视神经水肿和萎缩的发展：左眼视盘水肿充血、伴有视盘斑片状放射状出血、视网膜内出血，发生视力下降伴下方水平性视野缺损。本病例右眼为高危视盘，眼底照相显示视盘直径小，治疗后左眼视盘水肿减轻，可出现视神经轻度萎缩，表现为视盘颜色较对侧变淡。缺血性的视神经病变，其 FERG 幅值、PVEP 峰时异常性降低，主要表现为 PVEP 幅值降低。

第四节　外伤性视神经病变

外伤性视神经病变（traumatic optic neuropathy，TON）是外力对视神经的冲击损伤，可导致部分或全部视力的丧失。损伤可位于视神经的任何部位发生，约 95% 发生于管内段视神经，一般由于外力通过骨质或眼球的移动传递给视神经造成的间接损伤，占头颅闭合性外伤的 0.5%～5%，视力减退常与损伤同时发生，亦有延缓发生者，最多见于交通事故，尤以摩托车和自行车事故为多，常可提示视神经管损伤。额部是眶板骨折的多发部位之一，瘀血圈一旦出现在皮下时，为临床判断额骨骨折的可靠症状。

【临床特征】

视力可不同程度减退，甚至无光感，直接对光反射迟钝（或）消失，间接（对光反射）存在，RAPD（+），早期眼底可无变化（也可出现视盘水肿，伴或不伴盘周出血，严重者可出现视神经撕脱），晚期表现为视盘苍白。外伤性视神经病变需要根据外伤状况选择电生理检查项目，当患者精神状态较差或者睁眼困难时，须选择 FVEP 评估视神经传导功能；当患者精神状态尚可，睁眼自如时，可选择 PVEP 检查以提供更丰富信息。

【病例】

患者男性，53 岁，因"车祸伤致右眼视力下降 20 余天"入院。查体：一般情况可，生命体征平稳。专科情况：视力：右眼数指 /20cm，矫正视力 +1.75DS/−0.75DC×100 = 数指 /20cm 光定位准；左眼：0.8，矫正视力 +1.75DS/−0.50DC×75 = 1.2。右眼结膜无充血，角膜透明，前房轴深 4CT，周边前房深度 >1/3CT，Tyn（−），虹膜纹理清，瞳孔圆，直径 4mm，直接对光反应消失，RAPD +，眼底见图 15-4-1。左眼前后节未见明显异常。眼压：右眼 8mmHg（非接触式眼压计），左眼 8mmHg（非接触式眼压计）。经各项检查后（图 15-4-1～图 15-4-7），诊断：右眼外伤性视神经病变。

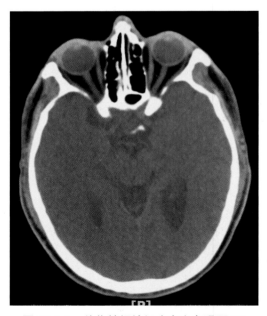

图 15-4-1　外伤性视神经病变患者眼眶 CT
双侧视神经连续，未见明显眼眶骨折

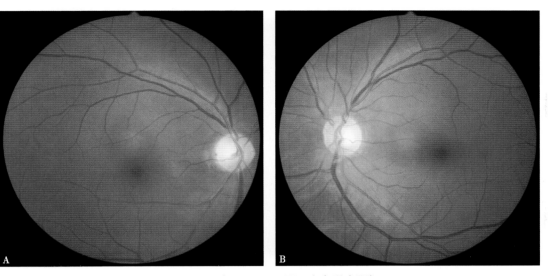

图15-4-2　与图15-4-1同一患者眼底照相

A. 右眼视盘色淡红,边界清楚,C/D=0.2,视网膜平伏,黄斑中心凹反光可见;B. 左眼视盘色淡红,边界清楚,C/D=0.4,视网膜平伏,黄斑中心凹反光可见

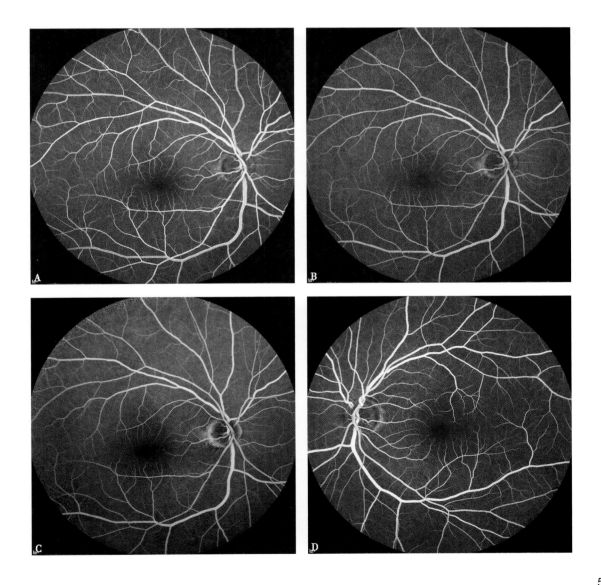

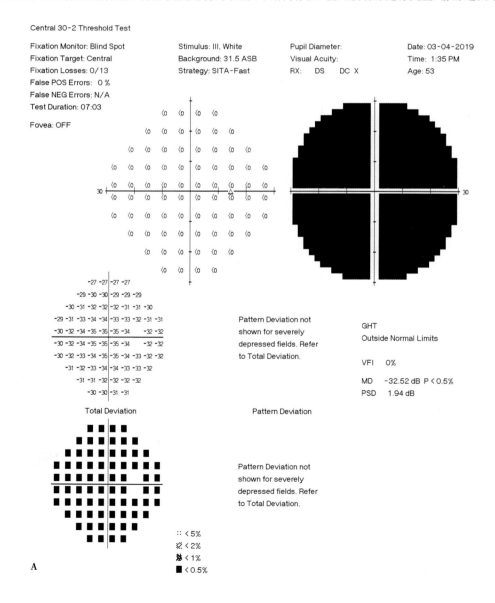

图 15-4-3 与图 15-4-1 同一患者双眼 FFA

图 A，B，C 分别为右眼 FFA 早期，中期，晚期，图 D，E，F 分别为左眼 FFA 早期，中期，晚期，右眼 A-RCT 延迟（19s），双眼视盘边界大致可见，荧光略弱，黄斑拱环结构存在，视网膜动脉走行变直，静脉迂曲增粗

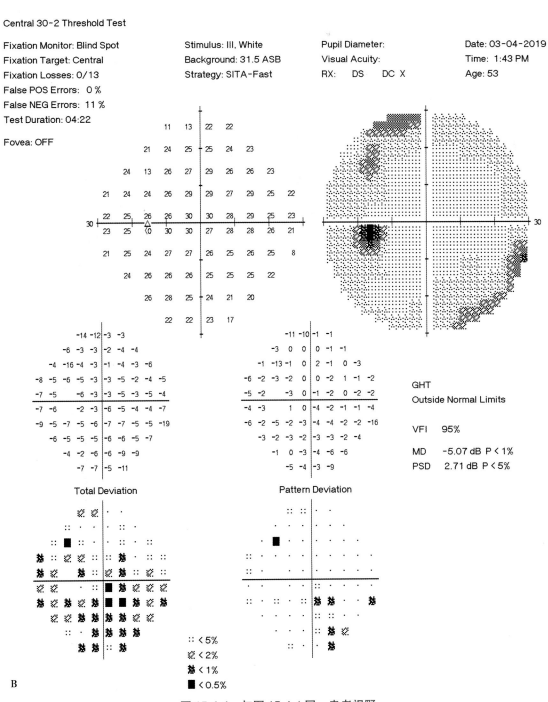

Central 30-2 Threshold Test

Fixation Monitor: Blind Spot
Fixation Target: Central
Fixation Losses: 0/13
False POS Errors: 0 %
False NEG Errors: 11 %
Test Duration: 04:22

Fovea: OFF

Stimulus: III, White
Background: 31.5 ASB
Strategy: SITA-Fast

Pupil Diameter:
Visual Acuity:
RX: DS   DC X

Date: 03-04-2019
Time: 1:43 PM

Age: 53

GHT
Outside Normal Limits

VFI   95%

MD   -5.07 dB P < 1%
PSD   2.71 dB P < 5%

Total Deviation

Pattern Deviation

:: < 5%
▨ < 2%
▩ < 1%
■ < 0.5%

B

图 15-4-4　与图 15-4-1 同一患者视野
A. 右眼未见明显残存视野；B. 左眼旁中心暗点

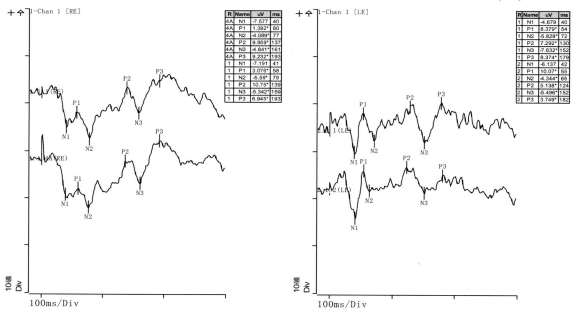

1 - Flash VEP - RIGHT EYE(3.0)

R	Name	uV	ms
4A	N1	-7.577	40
4A	P1	1.392*	60
4A	N2	-4.089*	77
4A	P2	9.959*	137
4A	N3	-4.841*	161
4A	P3	9.232*	193
1	N1	-7.191	41
1	P1	3.076*	58
1	N2	-5.59*	79
1	P2	10.75*	139
1	N3	-5.342*	159
1	P3	6.945*	193

2 - Flash VEP - LEFT EYE(3.0)

R	Name	uV	ms
1	N1	-4.679	40
1	P1	8.379*	54
1	N2	-5.828*	72
1	P2	7.292*	130
1	N3	-7.632*	152
1	P3	8.374*	179
2	N1	-6.137	42
2	P1	10.07*	55
2	N2	-4.344*	65
2	P2	5.138*	124
2	N3	-5.496*	152
2	P3	3.749*	182

图 15-4-5　与图 15-4-1 同一患者 FVEP

双眼均能诱发 P2 波，P2 波峰略延迟，波形稳定

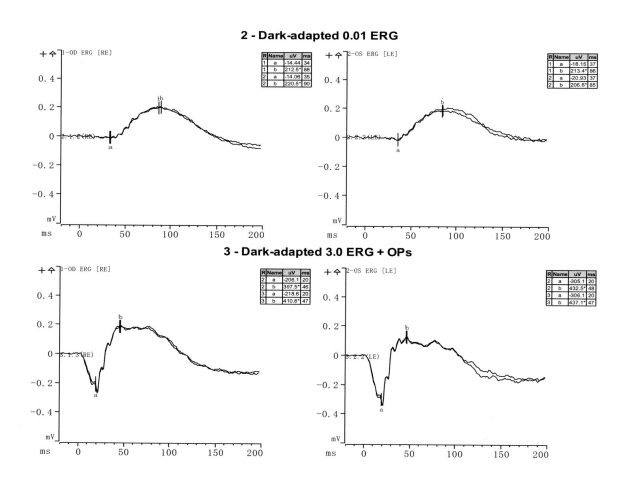

2 - Dark-adapted 0.01 ERG

R	Name	uV	ms
1	a	-14.44	34
1	b	212.5*	88
2	a	-14.06	35
2	b	220.5*	90

R	Name	uV	ms
1	a	-18.15	37
1	b	213.4*	86
2	a	-20.93	37
2	b	206.6*	85

3 - Dark-adapted 3.0 ERG + OPs

R	Name	uV	ms
2	a	-206.1	20
2	b	397.5*	46
3	a	-218.6	20
3	b	410.8*	47

R	Name	uV	ms
2	a	-305.1	20
2	b	432.5*	48
3	a	-306.1	20
3	b	437.1*	47

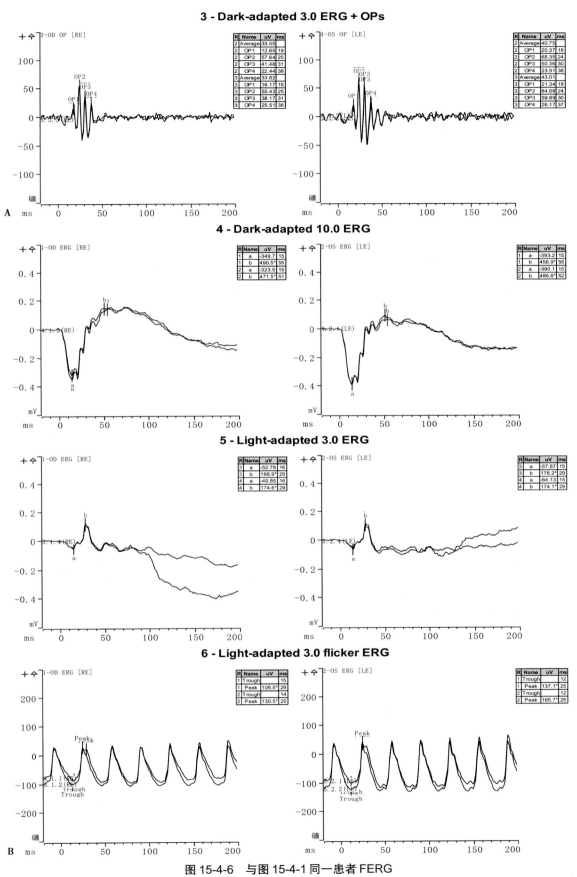

图 15-4-6 与图 15-4-1 同一患者 FERG

各波幅值未见明显异常

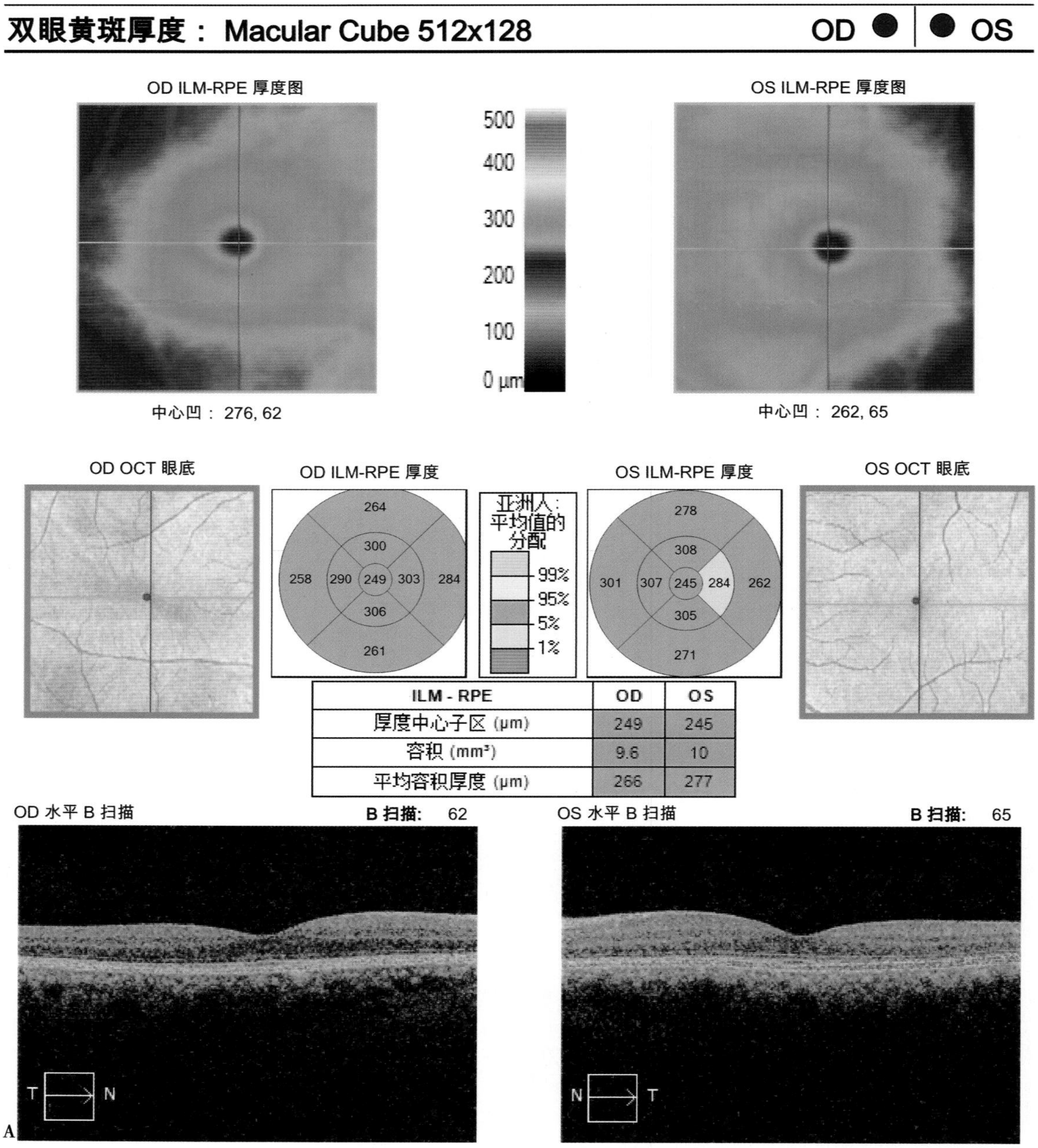

双眼黄斑厚度：Macular Cube 512x128　　　　OD ●｜● OS

OD ILM-RPE 厚度图　　　　　　　　　　　　OS ILM-RPE 厚度图

中心凹：276, 62　　　　　　　　　　　　　中心凹：262, 65

OD OCT 眼底　　OD ILM-RPE 厚度　　　OS ILM-RPE 厚度　　　OS OCT 眼底

亚洲人：
平均值的
分配

- 99%
- 95%
- 5%
- 1%

OD ILM-RPE 厚度：
264
300
258　290　249　303　284
306
261

OS ILM-RPE 厚度：
278
308
301　307　245　284　262
305
271

ILM - RPE	OD	OS
厚度中心子区 (μm)	249	245
容积 (mm³)	9.6	10
平均容积厚度 (μm)	266	277

OD 水平 B 扫描　　　　　　　B 扫描：62

OS 水平 B 扫描　　　　　　　B 扫描：65

A

神经节细胞分析: Macular Cube 512x128

OD ● ｜ ● OS

OD 厚度图

OS 厚度图

225

150

75

0 μm

中心凹: 276, 62

中心凹: 262, 65

OD 偏差图

OD 扇形

	68	
67		71
70		69
	70	

亚洲人:
平均值的
分配

95%
5%
1%

OS 扇形

	87	
89		79
84		82
	83	

OS 偏差图

	OD μm	OS μm
平均 GCL 厚度	69	84
GCL 的最小厚度	65	74

水平 B 扫描 　　　B 扫描: 62

水平 B 扫描 　　　B 扫描: 65

T → N

N → T

B

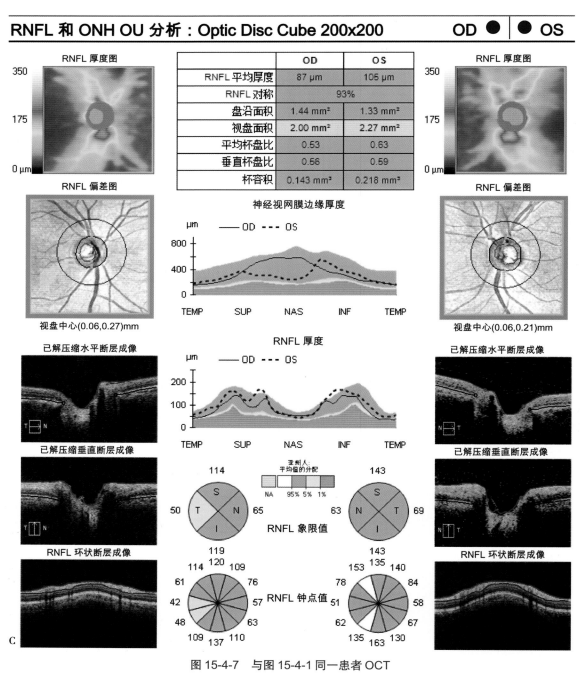

图 15-4-7　与图 15-4-1 同一患者 OCT

A. 双眼黄斑中心凹形态可见，视网膜脉络膜组织层间未见明显异常高低反射；B. 右眼黄斑区视网膜神经节细胞 - 内丛状层各象限厚度值变薄，左眼各象限厚度值大致正常；C. 右眼视盘周围 3.46mm 直径 RNFL 颞侧局部厚度变薄，其余象限以及左眼各象限厚度平均值大致正常；右眼 C/D = 0.56，左眼 C/D = 0.56

图点评：

外伤性视神经病变致病机制复杂，早期诊断非常重要。外伤后急性视力下降，RAPD 阳性，FERG 正常，说明受伤眼的视网膜功能并未受创，FVEP 的 P2 峰时略延迟，说明视神经传导速度未受显著影响，眼底未见视网膜严重病变。由此，根据电生理和眼底表现确诊为 TON，为后续临床治疗指明方向。

第五节　Leber 遗传性视神经病变

Leber 遗传性视神经病变（Leber hereditary neuropathy，LHON）系由 Leber 于 1871 年首次报告，又称为 Leber 病或家族性视神经病变。1988 年 Wallace 等首先发现该病是由线粒体 DNA（mtDNA）第 11 778 核苷酸发生突变引起的，即鸟嘌呤（G）变为腺嘌呤（A），此突变使呼吸链上 NADH 脱氢酶亚单位 4 中（ND₄）基因编码的第 340 位氨基酸由精氨酸变为组氨酸，后称其为 Wallace 突变。现公认的原发性位点突变为 11 778、3 460 及 14 484 三个位点，可能存在着遗传异质性或其他位点突变，现已知有 40 多个新位点，多为继发位点。

【临床特征】

患者发病年龄多在十几到二十几岁，男性发病率远高于女性，发病呈母系遗传特点。通常是双眼同时或先后发病，出现无痛性视力逐渐下降。眼底可见视盘充血，视盘周围毛细血管扩张、神经纤维肿胀。视网膜静脉迂曲扩张。部分患者会出现色觉障碍，但随病情好转，色觉障碍也可好转。另外还伴有周围神经退化、震颤、肌张力降低及心脏传导异常等。Leber 遗传性视神经病变常使用 PVEP 和 PERG 检查，PVEP 主要表现为幅值降低，而峰时延迟往往在病情较重时才比较显著。由于此病主要累计视网膜神经节细胞层丢失，因此主要反应神经节细胞层功能的 PERG 的 N95 振幅在 LHON 的早期诊断和功能随访中具有一定价值。

【病例】

患者男性，18 岁，因"双眼视物模糊 4 个月余"就诊，查体：视力：右眼 0.02，矫正视力 −1.50DS = 0.02；左眼 0.03，矫正视力 −1.50DS = 0.05。双眼前节未见异常，眼底如图 15-5-1。Leber 视神经突变检测示线粒体 DNA LHON 原发突变位点 11 778 由 G 突变为 A（纯合异变）。经各项检查后（图 15-5-1～图 15-5-4），诊断：① Leber 遗传性视神经病变；②双眼屈光不正。

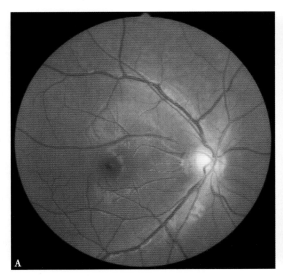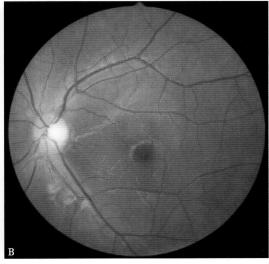

图 15-5-1　LHON 患者双眼眼底照相

双眼眼底见视盘色稍淡，边界清楚，C/D = 0.3，视网膜平伏，黄斑中心凹反光可见；A 为右眼，B 为左眼

Central 30-2 Threshold Test

Fixation Monitor: Blind Spot
Fixation Target: Central
Fixation Losses: 13/18 xx
False POS Errors: 0 %
False NEG Errors: 0 %
Test Duration: 07:53

Fovea: OFF

Stimulus: III, White
Background: 31.5 ASB
Strategy: SITA-Fast

Pupil Diameter:
Visual Acuity:
RX: DS   DC X

Date: 01-07-2019
Time: 12:57 PM
Age: 18

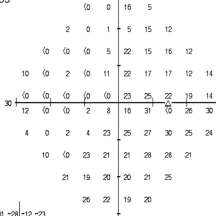

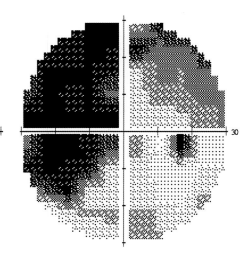

Total Deviation

Pattern Deviation not
shown for severely
depressed fields. Refer
to Total Deviation.

Pattern Deviation

Pattern Deviation not
shown for severely
depressed fields. Refer
to Total Deviation.

*** Low Test Reliability ***

GHT
Outside Normal Limits

VFI   39%

MD   -20.67 dB P < 0.5%
PSD   12.36 dB P < 0.5%

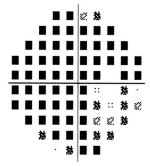

:: < 5%
▨ < 2%
▩ < 1%
■ < 0.5%

A

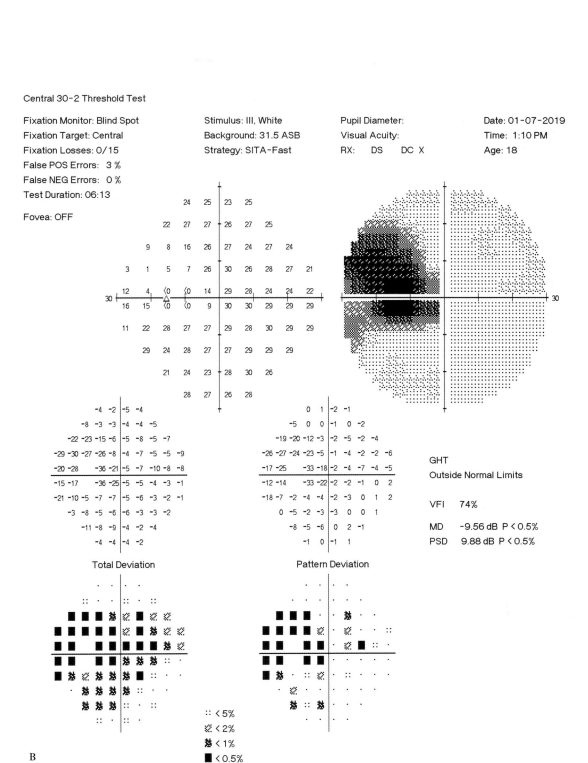

Central 30-2 Threshold Test

Fixation Monitor: Blind Spot
Fixation Target: Central
Fixation Losses: 0/15
False POS Errors: 3 %
False NEG Errors: 0 %
Test Duration: 06:13

Fovea: OFF

Stimulus: III, White
Background: 31.5 ASB
Strategy: SITA-Fast

Pupil Diameter:
Visual Acuity:
RX: DS DC X

Date: 01-07-2019
Time: 1:10 PM
Age: 18

GHT
Outside Normal Limits

VFI 74%

MD -9.56 dB P < 0.5%
PSD 9.88 dB P < 0.5%

Total Deviation

Pattern Deviation

:: < 5%
⚹ < 2%
❀ < 1%
■ < 0.5%

B

图 15-5-2 与图 15-5-1 同一患者视野
A. 右眼鼻上方象限性视野偏盲且波及鼻下方；B. 左眼生理盲点相连的中心及上方局限性视野缺损

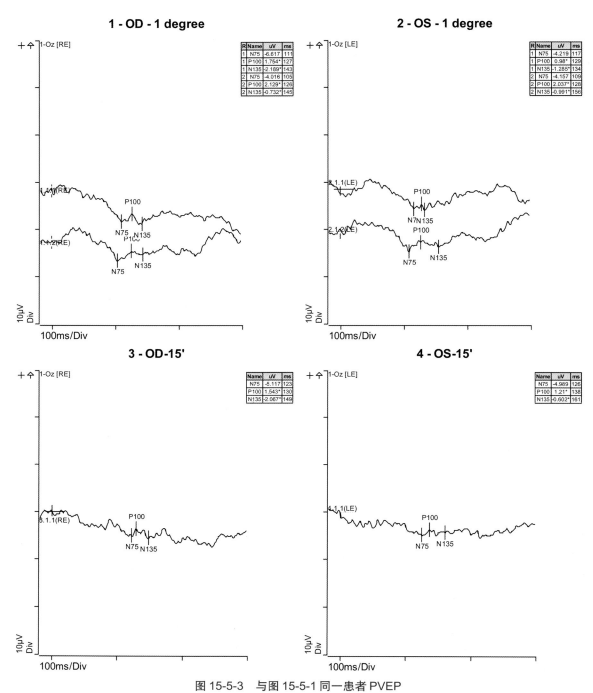

图 15-5-3　与图 15-5-1 同一患者 PVEP

1°空间频率，双眼 P100 幅值重度降低、峰时中度延迟；15′空间频率，双眼 P100 幅值重度降低，右眼峰时轻偏中度延迟、左眼峰时中度延迟

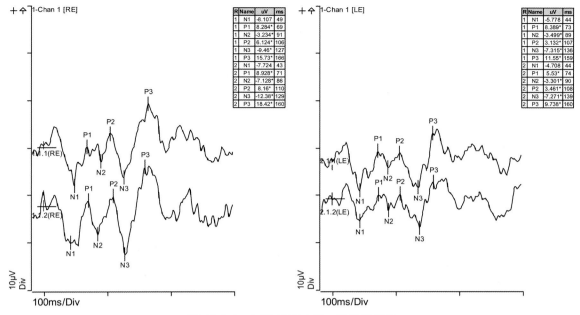

1 - Flash VEP - RIGHT EYE(3.0)　　**2 - Flash VEP - LEFT EYE(3.0)**

R	Name	uV	ms
1	N1	-8.107*	49
1	P1	8.284*	69
1	N2	-3.234*	91
1	P2	6.124*	106
1	N3	-9.46*	127
1	P3	15.73*	166
2	N1	-7.724	43
2	P1	8.928*	71
2	N2	-7.128*	86
2	P2	8.16*	110
2	N3	-12.38*	129
2	P3	18.42*	160

R	Name	uV	ms
1	N1	-5.778*	44
1	P1	8.389*	73
1	N2	-3.499*	89
1	P2	3.132*	107
1	N3	-7.315*	136
1	P3	11.55*	159
2	N1	-4.708	44
2	P1	5.53*	74
2	N2	-3.301*	90
2	P2	3.461*	108
2	N3	-7.271*	139
2	P3	9.738*	160

图 15-5-4　与图 15-5-1 同一患者 FVEP

双眼均可诱发 P2 波，P2 波峰时未见显著延迟

图点评：

LHON 患者主要表现为双眼 PVEP 的 P100 波幅值降低，峰时延迟程度一般低于幅值异常程度。FVEP 峰时异常率低。结合图 15-5-1 LHON 患者双眼眼底照相中视盘颜色稍淡的特征与图 15-5-3 同一患者 PVEP 的结果，可见 PVEP 对 LHON 的功能反应早于眼底照相提示的视神经萎缩。

第六节　放射性视神经病变

放疗后出现的单眼或双眼视神经病变。这种病变通常发生在颅内、颅底或鼻窦肿瘤接受放疗的患者，视神经被包括在放射野内。放疗总量超过 6 000cGy 且每日剂量约 200cGy 即可导致放射性视神经病变。值得注意的是较低剂量的放疗如同时给予化疗也可导致放射性视神经病变，可能是化疗加剧了放疗对视神经的损害。确切发病机制尚不清楚，据推测放疗诱导了血管内皮细胞的损伤，进而引起血管阻塞和坏死。主要表现为球后视神经病变，极少数情况下，可表现为伴视盘水肿的前段视神经病变。

【临床特征】

症状表现为单眼或双眼的急性、进行性视力下降直至视力全部或大部分丧失。视力丧失通常发生在放疗后平均 18 个月，但也可发生在第 1 年内，也有报道发生在 20 年后。体征：视力下降，视神经或视交叉病变型的视野缺损，最初视盘外观正常，之后变苍白。对于接受过一定放疗又除外其他原因所致的视力下降，临床上可诊断本病。对此类病人一般首选 PVEP 以提供视神经电生理反应强度和反应速度，也可加以 FERG 以评估视网膜功能是否因放疗而导致功能降低。

【病例】

患者男性，63 岁，因"左侧鼻腔 NK/T 细胞淋巴瘤放化疗后 9 年，左眼视力下降 25 天"住院。9 年前行化疗后再行根治性放疗。眼部查体：右眼 1.0，左眼数指 /40cm，矫正无提高。右眼前后节未见异常。左眼瞳孔直径 3mm，对光反应迟钝，左眼眼底如图 15-6-1。眼压：右 9.5mmHg（非接触式眼压计），左 8.4mmHg（非接触式眼压计）。经各项检查后（图 15-6-1～图 15-6-6），诊断：左眼放射性视神经病变，左侧鼻腔淋巴瘤放化疗后。

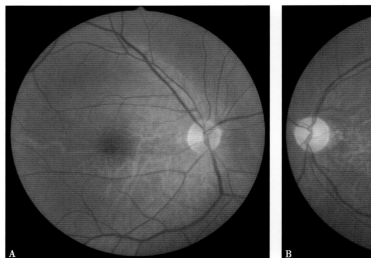
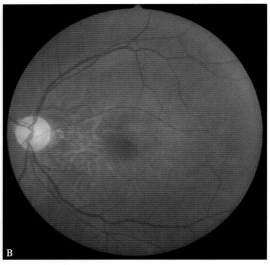

图 15-6-1　放射性视神经病变患者双眼眼底照相

A．右眼视盘色淡红，C/D＝0.2，视网膜平伏，血管走行正常，黄斑中心凹反光可见；B．左眼视盘颜色较右眼稍淡，杯盘比较右眼稍增大，C/D＝0.3，视网膜平伏，黄斑中心凹反光可见

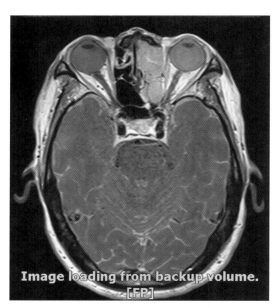

图 15-6-2　与图 15-6-1 同一患者 MRI

左侧鼻腔 NK/T 淋巴瘤：筛窦腔内见类圆形稍等 T1 信号；
左侧筛窦内可见分隔；右侧筛窦黏膜增厚

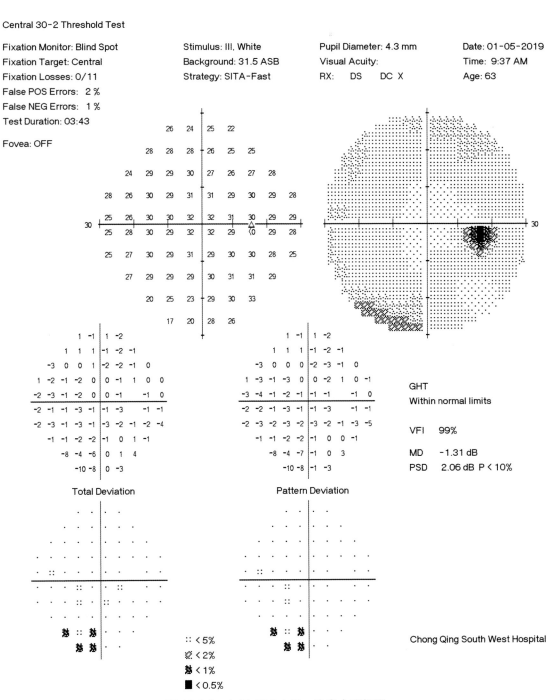

Central 30-2 Threshold Test

Fixation Monitor: Blind Spot
Fixation Target: Central
Fixation Losses: 0/11
False POS Errors: 2 %
False NEG Errors: 1 %
Test Duration: 03:43

Fovea: OFF

Stimulus: III, White
Background: 31.5 ASB
Strategy: SITA-Fast

Pupil Diameter: 4.3 mm
Visual Acuity:
RX: DS   DC X

Date: 01-05-2019
Time: 9:37 AM
Age: 63

Total Deviation

Pattern Deviation

GHT
Within normal limits

VFI   99%

MD   -1.31 dB
PSD   2.06 dB P < 10%

:: < 5%
▧ < 2%
▨ < 1%
■ < 0.5%

Chong Qing South West Hospital

图 15-6-3　与图 15-6-1 同一患者右眼视野
右眼鼻下方旁中心相对性暗点，左眼视力差未能检查

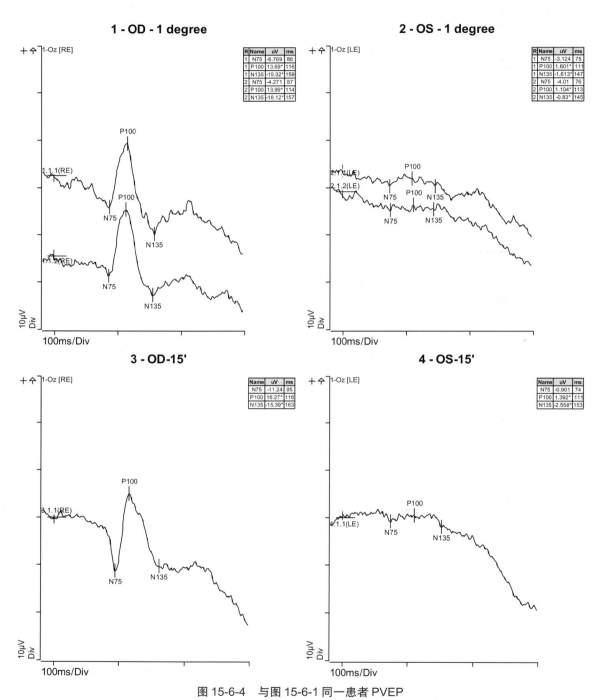

图 15-6-4　与图 15-6-1 同一患者 PVEP

1°空间频率，左眼 P100 幅值重度降低，P100 峰时略延迟，右眼 P100 幅值未见明显异常，峰时轻度延迟；15′空间频率，右眼 P100 幅值及峰时未见异常，左眼 P100 幅值重度降低，P100 峰时未见明显延迟。左眼 1°空间频率和 15′空间频率 P100 波幅值较右眼显著下降，P100 峰时较右眼未见显著延迟，双眼波形稳定

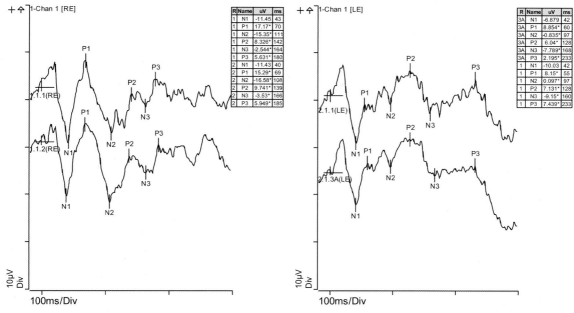

图 15-6-5　与图 15-6-1 同一患者 FVEP

双眼均能诱发 P2 波，P2 波峰时右眼轻度延迟，左眼未见显著延迟，双眼波形稳定性好

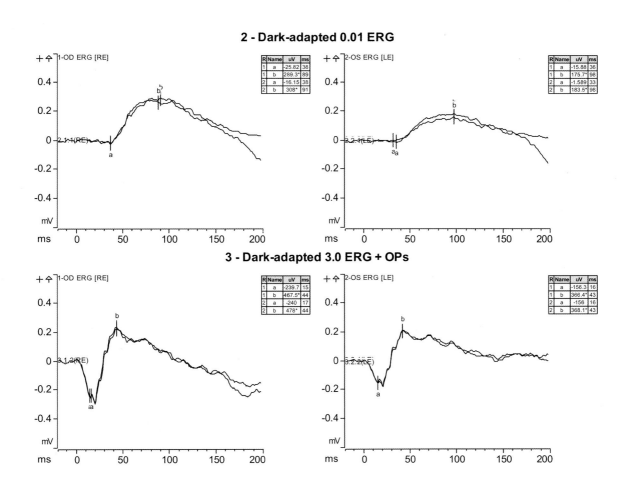

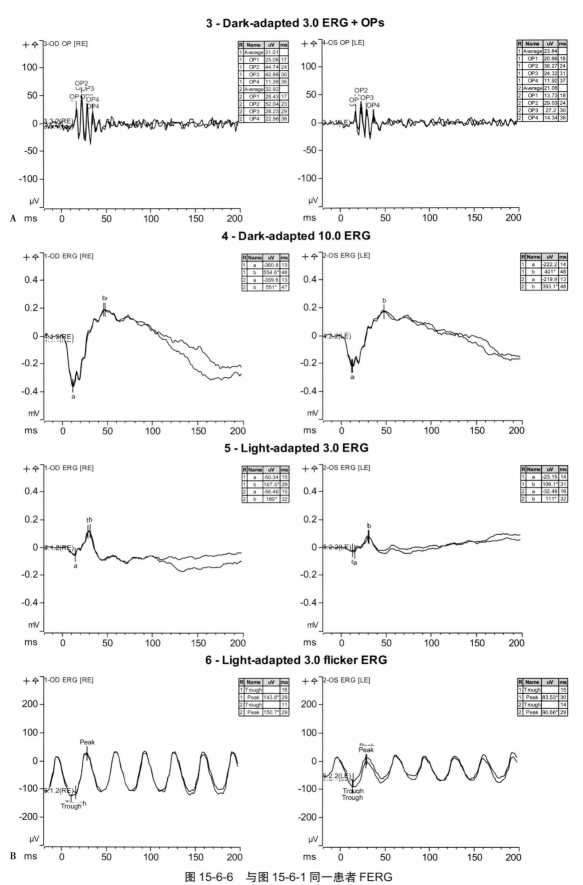

图 15-6-6 与图 15-6-1 同一患者 FERG

右眼各波幅值未见明显降低，左眼暗适应各波幅值较右眼均有轻度降低

图点评：

本例放射性视神经病变主要的特征表现为左眼 PVEP 的 P100 波幅值重度减低，峰时略延迟，而 FVEP 峰时延迟并不十分显著，再结合左眼 FERG 降低程度，可以判断左眼视功能下降主要原因在于视神经轴索严重受损。

（周　序　黄小勇）

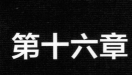

第十六章

视路及视中枢病变

第一节 视交叉病变

鞍区包括鞍内、鞍上及鞍周区域，视交叉位于鞍膈上方，其后缘为第三脑室漏斗隐窝，下方为垂体，位于颅底的蝶鞍内。视交叉与垂体之间的位置可分为四型，多数位于垂体窝上方，其中约 5% 视交叉因视神经较短位于蝶骨视神经沟内，约 12% 视交叉位置较后，位于蝶鞍膈膜上，约 79% 视交叉位置更后，其后缘位于鞍背上方，约 4% 视交叉位于鞍背之后。鞍区肿瘤可从不同方向直接压迫视交叉或因肿瘤引起视交叉腹面中央区供血发生障碍，造成双眼视力下降和视野缺损，由于远离脑组织和脑室系统，早期可仅有眼部体征而无全身神经系统症状和体征。

一、垂体腺瘤

垂体腺瘤起源于蝶鞍内脑垂体细胞，发生率较高，约占颅内肿瘤的 12%，多属良性，以中年人多见，男女比例无明显差异。瘤体直径在 1cm 以内且局限于鞍内者称微腺瘤；直径 1～3cm 突破鞍隔者称大腺瘤；直径在 3cm 以上且向鞍旁和视丘下部伸展者称为巨大腺瘤。巨大腺瘤向鞍上发展可达第三脑室内，向蝶鞍发展可累及海绵窦，伸入颅中窝。向后可长入脚间池和斜坡，向下可突破鞍底进入蝶窦内或鼻咽部。由于肿瘤生长在蝶鞍内，向上发展则压迫视交叉或视神经而造成视力、视野的改变，90% 以上的病人都有视力减退，也可为单眼视力减退，甚至造成一目或双目失明。

【病例】

女性患者，43 岁，因"视野视力下降 1 个月余"来眼科门诊就诊，眼部查体：右眼 0.4，左眼 0.2，双眼前后节检查未见明显异常。行相关检查（图 16-1-1～图 16-1-6），MRI 提示：鞍区占位，垂体腺瘤？在神经外科行"神经导航内镜下经蝶窦脑病损切除术"，术后诊断为"垂体腺瘤（无功能型）"。

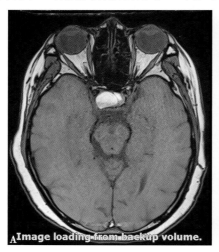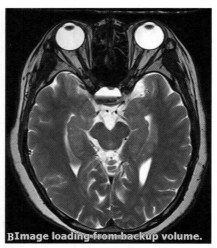

图 16-1-1 垂体腺瘤患者头颅 MRI
A. T1 加权像显示鞍区高信号；B. T2 加权像显示鞍区高信号

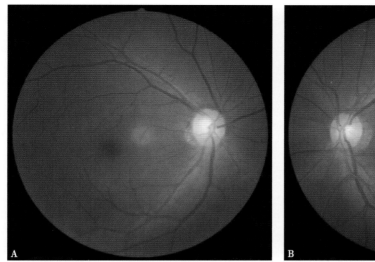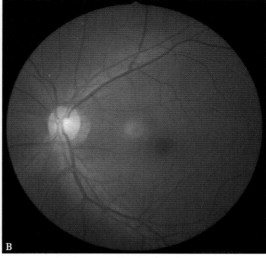

图 16-1-2 与图 16-1-1 同一患者双眼眼底照相
A. 右眼眼底未见明显异常；B. 左眼眼底未见明显异常

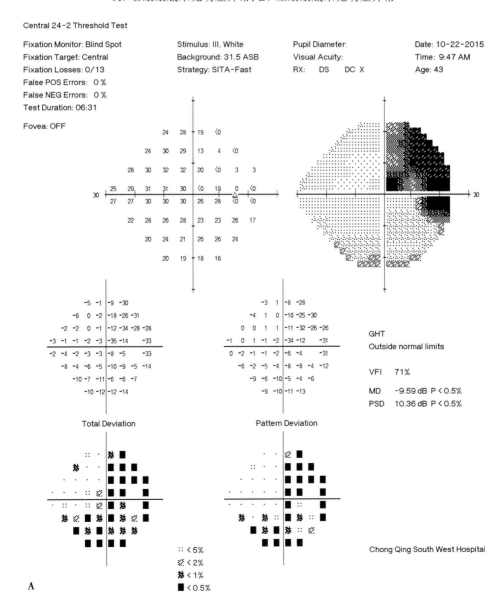

Central 24-2 Threshold Test

Fixation Monitor: Blind Spot
Fixation Target: Central
Fixation Losses: 0/13
False POS Errors: 0 %
False NEG Errors: 0 %
Test Duration: 06:31

Fovea: OFF

Stimulus: III, White
Background: 31.5 ASB
Strategy: SITA-Fast

Pupil Diameter:
Visual Acuity:
RX: DS   DC X

Date: 10-22-2015
Time: 9:47 AM
Age: 43

GHT
Outside normal limits

VFI   71%

MD   -9.59 dB P < 0.5%
PSD   10.36 dB P < 0.5%

Total Deviation

Pattern Deviation

:: < 5%
▨ < 2%
▩ < 1%
■ < 0.5%

Chong Qing South West Hospital

A

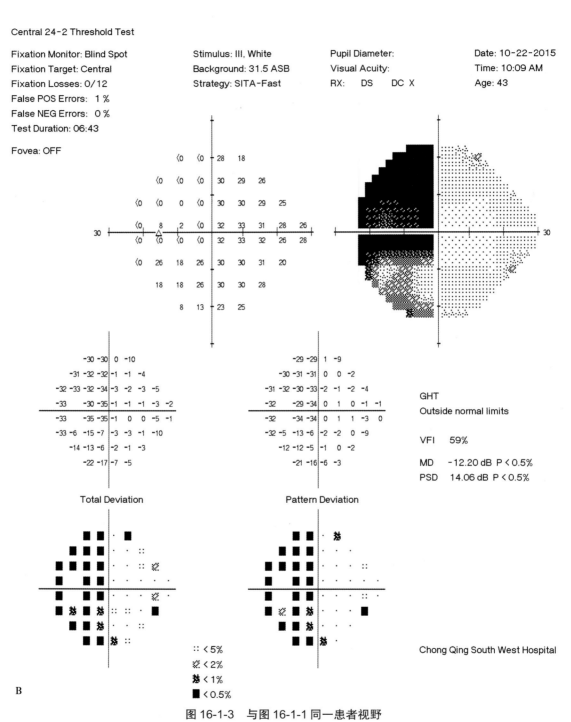

Central 24-2 Threshold Test

Fixation Monitor: Blind Spot	Stimulus: III, White
Fixation Target: Central	Background: 31.5 ASB
Fixation Losses: 0/12	Strategy: SITA-Fast

Pupil Diameter:
Visual Acuity:
RX: DS   DC X

Date: 10-22-2015
Time: 10:09 AM
Age: 43

False POS Errors: 1 %
False NEG Errors: 0 %
Test Duration: 06:43

Fovea: OFF

Total Deviation

Pattern Deviation

GHT
Outside normal limits

VFI   59%

MD   -12.20 dB P < 0.5%
PSD   14.06 dB P < 0.5%

∷ < 5%
▨ < 2%
▩ < 1%
■ < 0.5%

Chong Qing South West Hospital

B

图 16-1-3   与图 16-1-1 同一患者视野

A. 右眼颞上象限偏盲,累及小部分颞下方;B. 左眼颞上象限偏盲,累及大部分颞下方

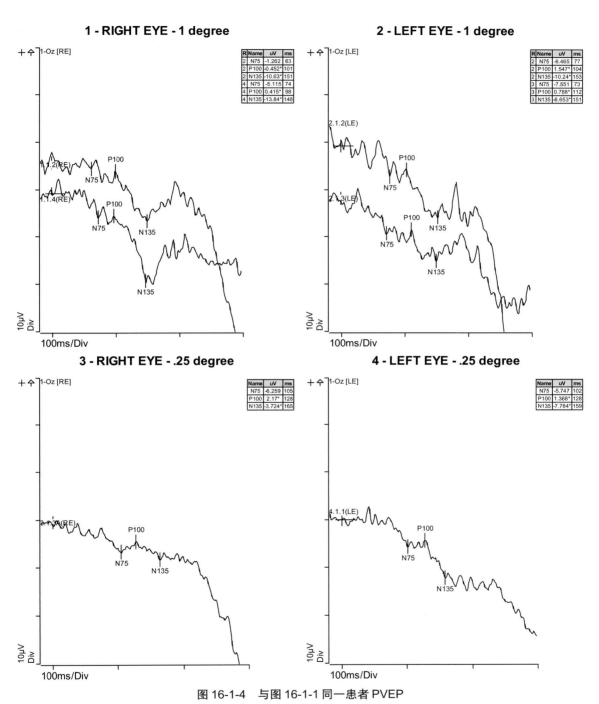

图 16-1-4　与图 16-1-1 同一患者 PVEP

1°空间频率，双眼 P100 幅值重度降低，P100 峰时未见明显延迟；15′空间频率，双眼 P100 幅值重度降低，P100 峰时轻度延迟。双眼波形稳定性好

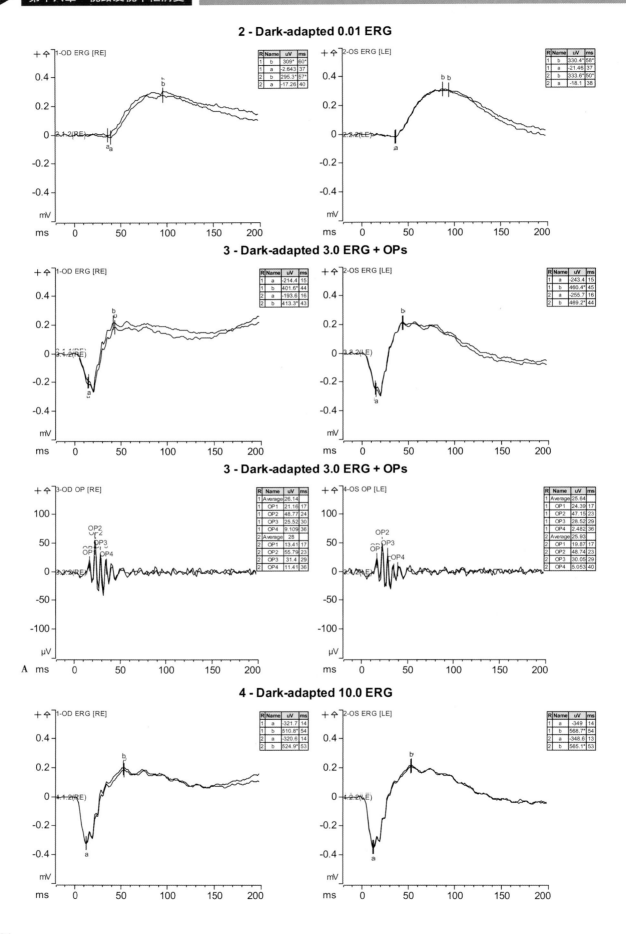

5 - Light-adapted 3.0 ERG

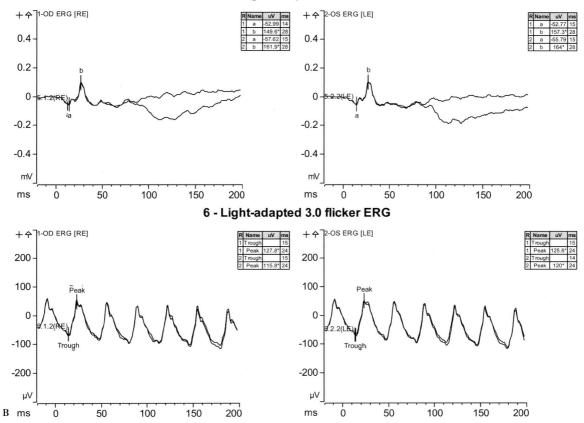

6 - Light-adapted 3.0 flicker ERG

图 16-1-5　与图 16-1-1 同一患者 FERG

各波幅值未见明显异常

1 - 0.998deg 1000mm

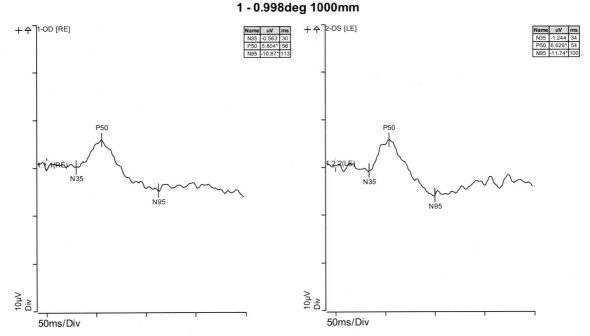

图 16-1-6　与图 16-1-1 同一患者 PERG

双眼 P50 及 N95 波幅值未见明显降低，N95/P50 比值未见明显异常

图点评：

一般垂体腺瘤多自前下向上压迫视交叉，最先损害来自两眼视网膜鼻下方的视神经纤维，引起双眼颞上象限视野缺损，当肿瘤压迫整个视交叉纤维则呈双颞侧偏盲。如肿瘤继续增大将视神经推压向上，使其上部的纤维压在大脑前动脉下，则颞上方纤维受损，出现视野鼻下象限视野缺损，最后可因颞下方纤维亦受损，而鼻上象限亦受损。在右眼按顺时针方向进行，左眼按反时针方向发展。垂体腺瘤对于电生理的影响主要导致 P100 波幅值的降低，对 FERG 无影响。

二、颅咽管瘤

颅咽管瘤是一种先天性肿瘤，该病多发于幼儿或青少年，男性较多见，依其肿瘤所在部分和大小可产生内分泌综合征和压迫征两大类。如儿童期在 15 岁前有发育障碍、智力低下，视力呈进行性减退者应考虑该病，临床上有误诊为弱视的案例，甚至有发展到脑积水有明显视盘水肿才来就诊者。

该病常发生在鞍上部视交叉后上方被压，颞下象限视野常首先受累，视野可呈象限性缺损，同向性偏盲型暗点等，无一定规律性。

视力可逐渐减退，亦可突然失明，可能因影响视交叉血液循环所致，有时因囊肿突破第三脑室，导致视力、视野有明显波动，此乃该肿瘤特征之一。多数表现原发性视神经萎缩，如肿瘤位于鞍上则可由于颅内压增高而致视盘水肿，最后发展为继发性视神经萎缩。

【病例 1】

男性患者，14 岁，因"身材矮小 7 年"至内分泌科就诊，眼部查体：右眼数指 /30cm，矫正无提高，左眼 1.0，右眼瞳孔直径 4mm，对光反应迟钝，余双眼前后节未见明显异常。完善相关检查（图 16-1-7～图 16-1-9），脑垂体 CT 提示：鞍区结节状高密度影，颅咽管瘤？转至神经外科行"神经导航下开路探查 + 鞍区肿瘤显微切除术"，术后诊断为"颅咽管瘤"。

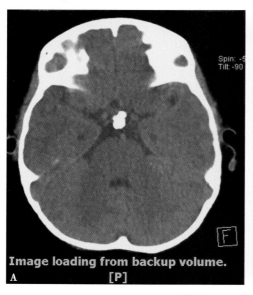
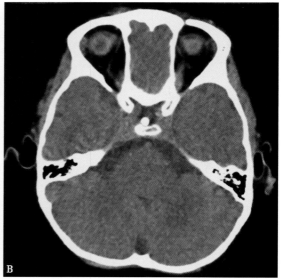

图 16-1-7 颅咽管瘤患者头颅 CT

鞍区结节状高密度影

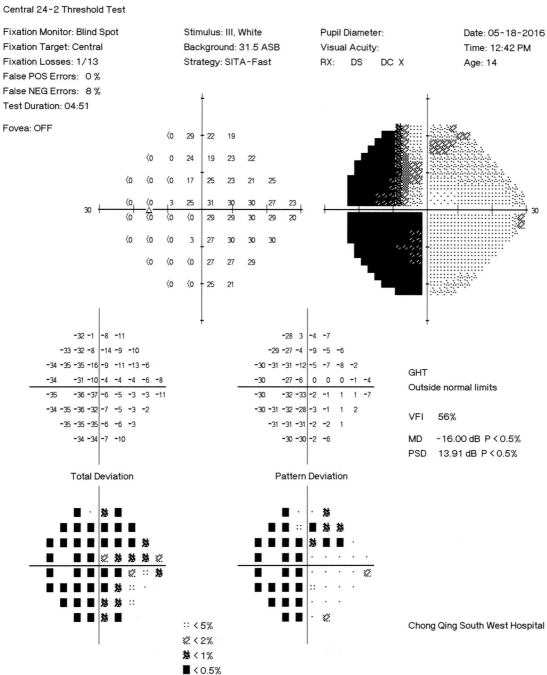

Central 24-2 Threshold Test

Fixation Monitor: Blind Spot   Stimulus: III, White   Pupil Diameter: Date: 05-18-2016

Fixation Target: Central   Background: 31.5 ASB   Visual Acuity: Time: 12:42 PM

Fixation Losses: 1/13   Strategy: SITA-Fast   RX: DS DC X   Age: 14

False POS Errors: 0 %

False NEG Errors: 8 %

Test Duration: 04:51

Fovea: OFF

GHT
Outside normal limits

VFI   56%

MD   -16.00 dB P < 0.5%

PSD   13.91 dB P < 0.5%

Total Deviation   Pattern Deviation

:: < 5%

▨ < 2%

▩ < 1%

■ < 0.5%

Chong Qing South West Hospital

图 16-1-8　与图 16-1-7 同一患者左眼视野
右眼视力差,未能行此检查,左眼颞侧偏盲

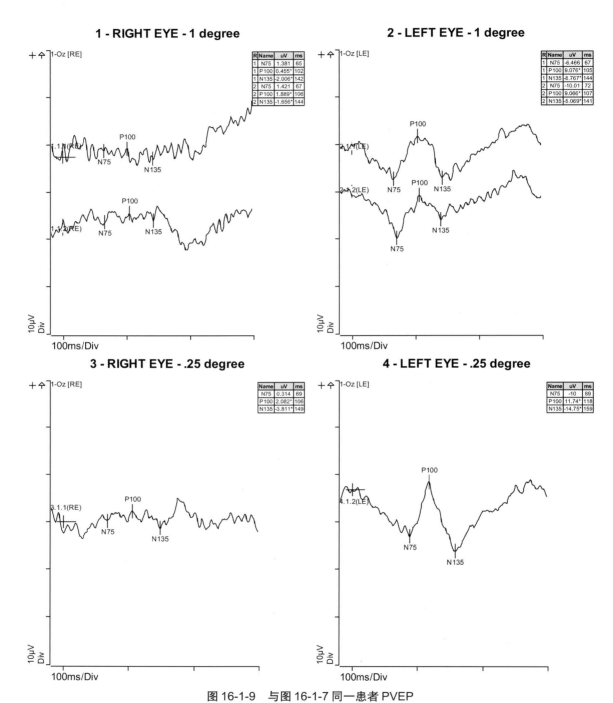

图 16-1-9 与图 16-1-7 同一患者 PVEP

1°空间频率及 15′空间频率,右眼未能诱发 P100 波形,左眼 P100 幅值轻度降低,P100 峰时未见明显延迟

【病例2】

男性患者，46 岁，因"双眼视力下降 8 个月，头痛 2 个月"于我院就诊，眼部查体：右眼数指 /10cm，左眼 0.2，眼底：双眼底视盘水肿，完善相关检查（图 16-1-10～图 16-1-13），头颅 MRI 提示：鞍上池占位，在我院神经外科行"神经导航下鞍区肿瘤显微切除术"，术后诊断为"颅咽管瘤"。

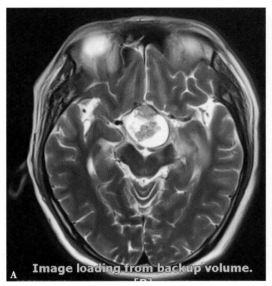
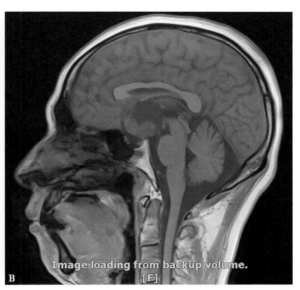

图 16-1-10　颅咽管瘤患者头颅 MRI
鞍上池占位

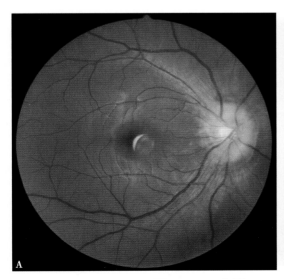
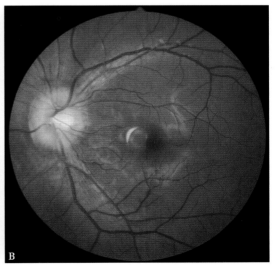

图 16-1-11　与图 16-1-10 同一患者双眼眼底照相
A、B. 双眼底视盘水肿

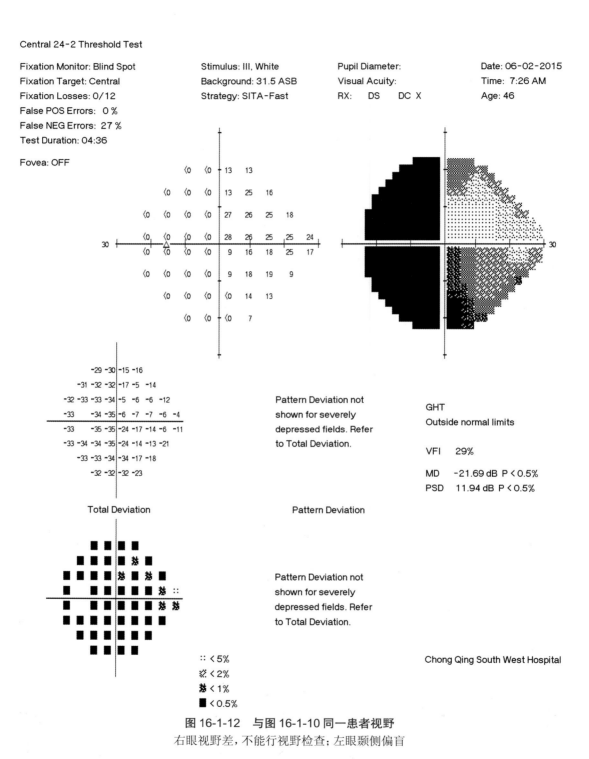

Central 24-2 Threshold Test

Fixation Monitor: Blind Spot   Stimulus: III, White   Pupil Diameter: Date: 06-02-2015
Fixation Target: Central   Background: 31.5 ASB   Visual Acuity: Time: 7:26 AM
Fixation Losses: 0/12   Strategy: SITA-Fast   RX: DS   DC X   Age: 46
False POS Errors: 0 %
False NEG Errors: 27 %
Test Duration: 04:36

Fovea: OFF

Pattern Deviation not
shown for severely
depressed fields. Refer
to Total Deviation.

GHT
Outside normal limits

VFI   29%

MD   -21.69 dB P < 0.5%
PSD   11.94 dB P < 0.5%

Total Deviation

Pattern Deviation

Pattern Deviation not
shown for severely
depressed fields. Refer
to Total Deviation.

:: < 5%
▧ < 2%
▨ < 1%
■ < 0.5%

Chong Qing South West Hospital

图 16-1-12　与图 16-1-10 同一患者视野
右眼视野差，不能行视野检查；左眼颞侧偏盲

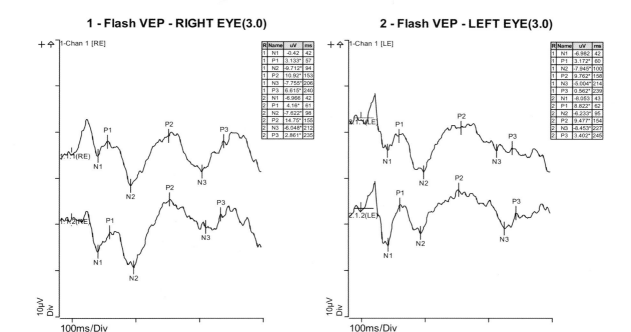

图 16-1-13　与图 16-1-10 同一患者 FVEP
双眼均能诱发 P2 波，双眼 P2 波峰均重度延迟，波形稳定

图点评：

颅咽管瘤常发生在鞍上部，视交叉后上方被压，颞下象限视野常首先受累。本例患者视野颞侧偏盲，肿瘤位于鞍上致颅内压增高从而发生视盘水肿。因对视交叉的压迫可导致 PVEP 的 P100 波幅值显著降低，FVEP 的 P2 波峰显著延迟。

第二节　视交叉以上的视路病变

一、急性枕叶脑梗死

【病例】

男性患者，43 岁，因"突发双眼视野缺损 1 个月，发现血糖升高 3 年余"于神经内科住院。眼部查体：右眼：0.25（−0.75DS/−0.50DC×40＝0.9），VOS：0.25（−0.75DS/−0.50DC×15＝0.9），双眼前后节未见明显异常。完善相关检查（图 16-2-1～图 16-2-4），头颅 MRI 提示：①右侧枕叶急性梗死灶；②右侧额叶软化灶，右侧半卵圆中心、双侧脑室旁及左侧顶叶斑片状异常信号，可能为血管起源的白质高信号，右侧下鼻甲肥厚；③头颅 MRA 未见明显异常。

Central 24-2 Threshold Test

Fixation Monitor: Blind Spot
Fixation Target: Central
Fixation Losses: 1/14
False POS Errors: 0 %
False NEG Errors: 18 %
Test Duration: 04:56

Fovea: OFF

Stimulus: III, White
Background: 31.5 ASB
Strategy: SITA-Fast

Pupil Diameter:
Visual Acuity:
RX: DS   DC X

Date: 01-14-2019
Time: 1:15 PM
Age: 43

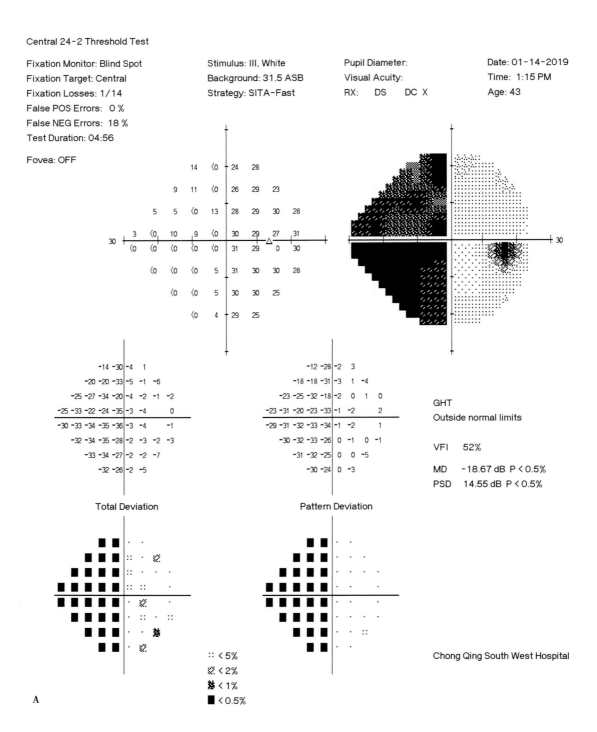

GHT
Outside normal limits

VFI   52%

MD   -18.67 dB P < 0.5%
PSD   14.55 dB P < 0.5%

Total Deviation

Pattern Deviation

∷ < 5%
▨ < 2%
▩ < 1%
■ < 0.5%

Chong Qing South West Hospital

A

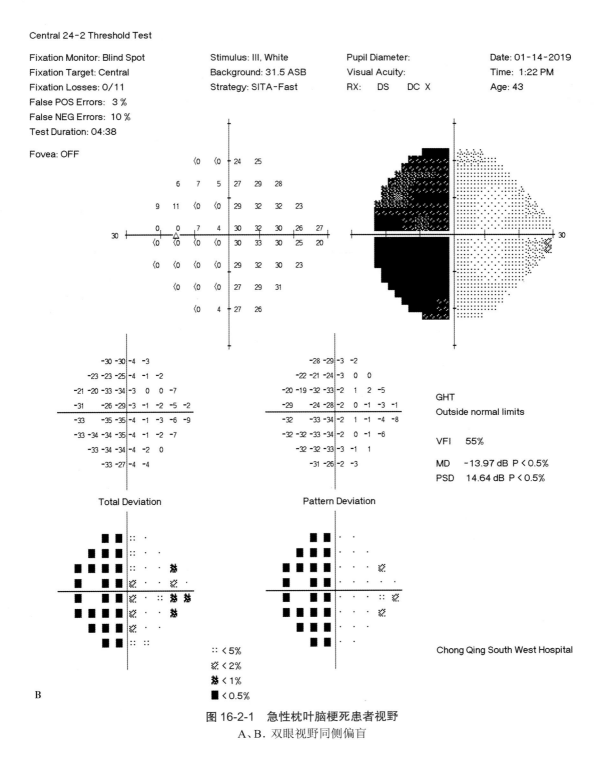

Central 24-2 Threshold Test

Fixation Monitor: Blind Spot
Fixation Target: Central
Fixation Losses: 0/11
False POS Errors: 3 %
False NEG Errors: 10 %
Test Duration: 04:38

Fovea: OFF

Stimulus: III, White
Background: 31.5 ASB
Strategy: SITA-Fast

Pupil Diameter:
Visual Acuity:
RX:　DS　DC X

Date: 01-14-2019
Time: 1:22 PM
Age: 43

Total Deviation

Pattern Deviation

GHT
Outside normal limits

VFI　55%

MD　-13.97 dB P < 0.5%
PSD　14.64 dB P < 0.5%

:: < 5%
⊠ < 2%
⊞ < 1%
■ < 0.5%

Chong Qing South West Hospital

B

图 16-2-1　急性枕叶脑梗死患者视野
A、B. 双眼视野同侧偏盲

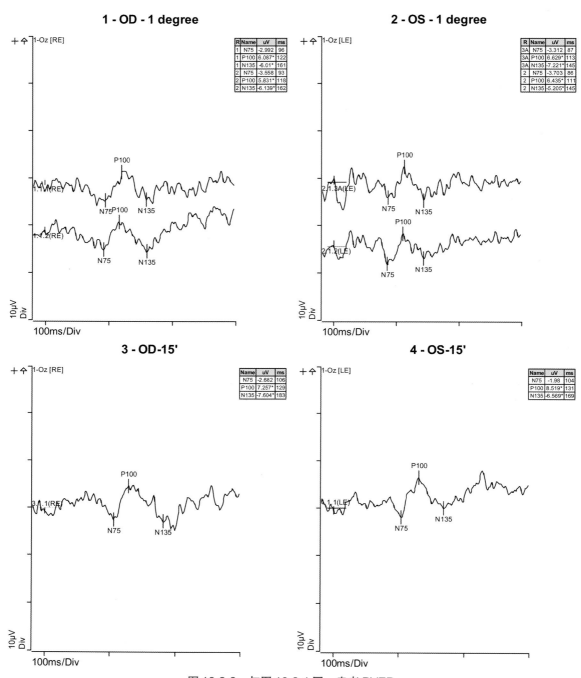

图 16-2-2　与图 16-2-1 同一患者 PVEP

双眼 P100 波幅值明显降低，P100 峰时未见明显延迟

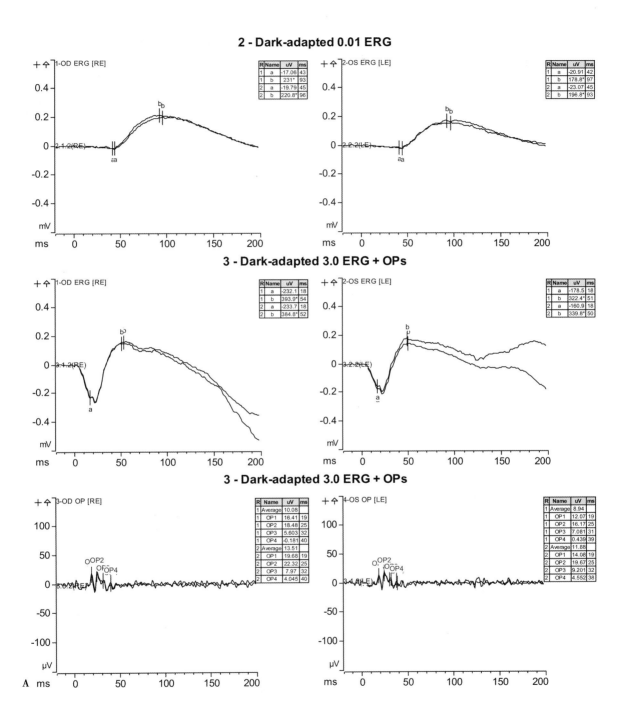

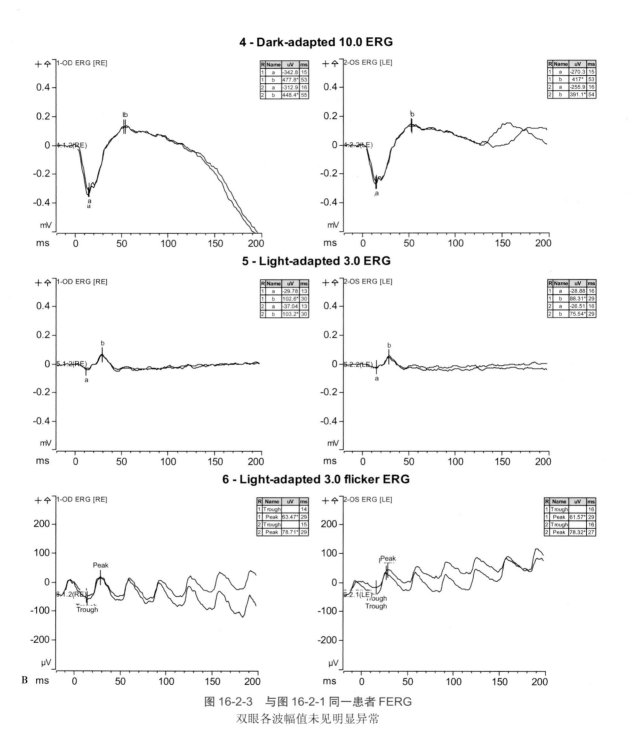

图 16-2-3　与图 16-2-1 同一患者 FERG
双眼各波幅值未见明显异常

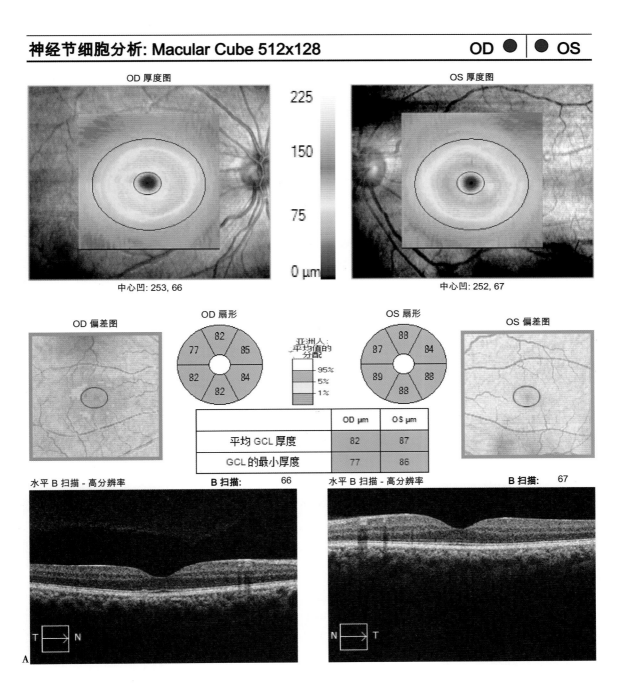

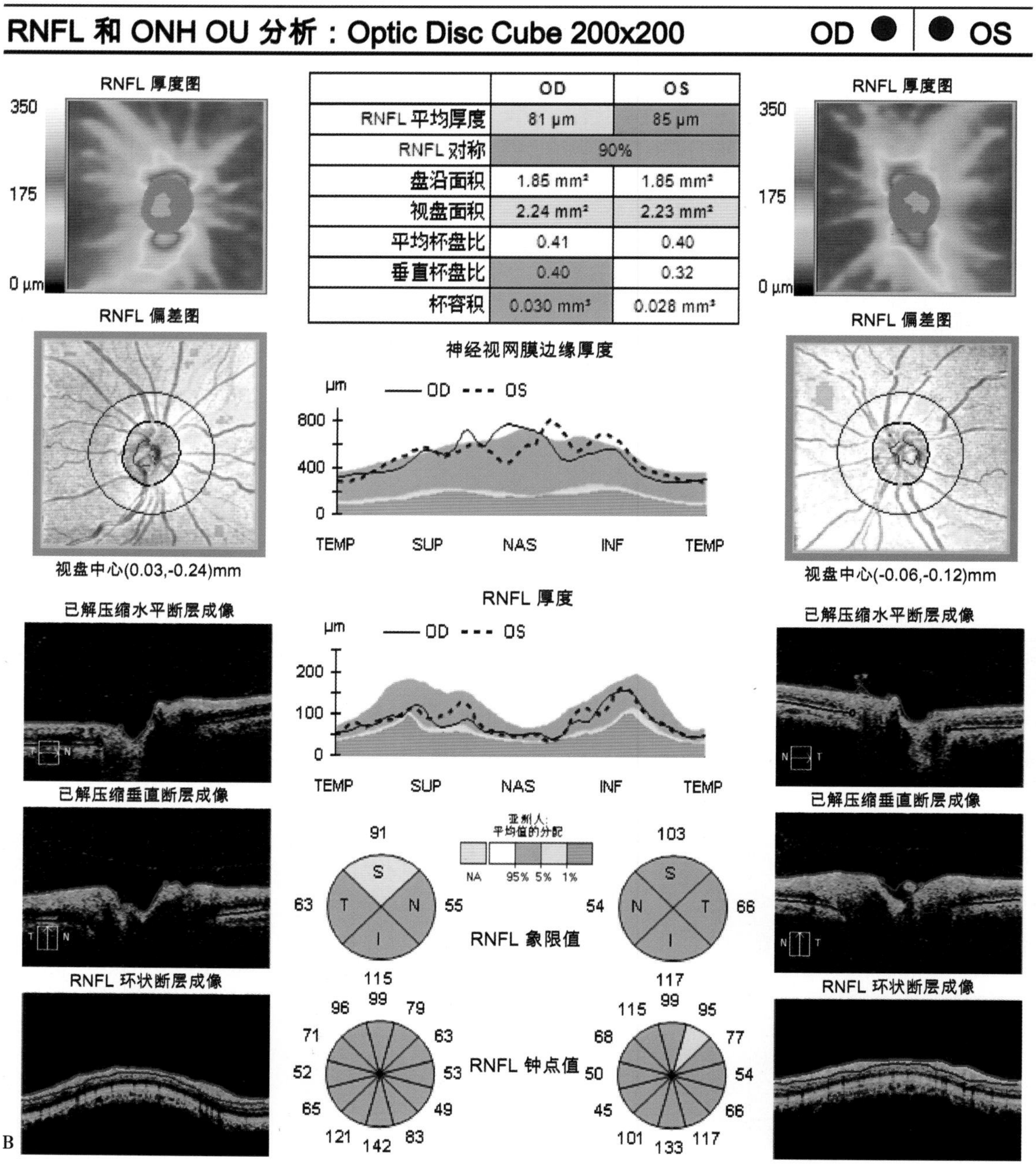

RNFL 和 ONH OU 分析：Optic Disc Cube 200x200   OD ● | ● OS

RNFL 厚度图

RNFL 偏差图

视盘中心(0.03,-0.24)mm

已解压缩水平断层成像

已解压缩垂直断层成像

RNFL 环状断层成像

B

	OD	OS
RNFL 平均厚度	81 μm	85 μm
RNFL 对称	90%	
盘沿面积	1.85 mm²	1.85 mm²
视盘面积	2.24 mm²	2.23 mm²
平均杯盘比	0.41	0.40
垂直杯盘比	0.40	0.32
杯容积	0.030 mm³	0.028 mm³

神经视网膜边缘厚度

— OD --- OS

TEMP   SUP   NAS   INF   TEMP

RNFL 厚度

— OD --- OS

TEMP   SUP   NAS   INF   TEMP

RNFL 象限值

RNFL 钟点值

亚洲人：平均值的分配
NA 95% 5% 1%

RNFL 厚度图

RNFL 偏差图

视盘中心(-0.06,-0.12)mm

已解压缩水平断层成像

已解压缩垂直断层成像

RNFL 环状断层成像

图 16-2-4　与图 16-2-1 同一患者 OCT
A、B. 双眼黄斑及视盘 OCT 未见明显异常

图点评:

枕叶脑梗死患者有双眼视野同侧偏盲,PVEP 的双眼 P100 波幅值明显降低。对 FERG 无影响。

二、急性丘脑梗死

【病例】

男性患者,59 岁,因"突发头昏伴右侧肢体无力 1 天"入院,眼部查体:右眼 0.3(+1.00DS/−1.75DC×90＝0.4),左眼 1.0,双眼晶状体混浊＋,眼底杯盘比 0.6,视网膜平伏,余未见明显异常。完善相关检查(图 16-2-5～图 16-2-9),急诊头颅 CT 提示:左侧丘脑区梗死。入院诊断:①急性左侧丘脑梗死;②高血压 2 级 很高危组;③颈总动脉斑块;④低蛋白血症;⑤低钾血症;⑥血脂异常。

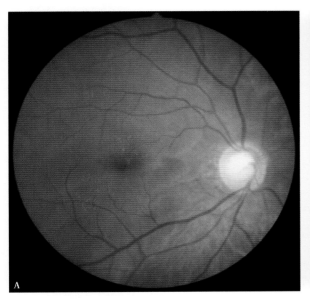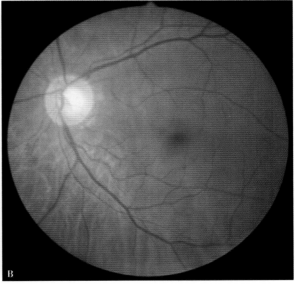

图 16-2-5 急性丘脑梗死患者眼底照相
A、B. 双眼眼底杯盘比 0.6,视网膜平伏,余未见明显异常

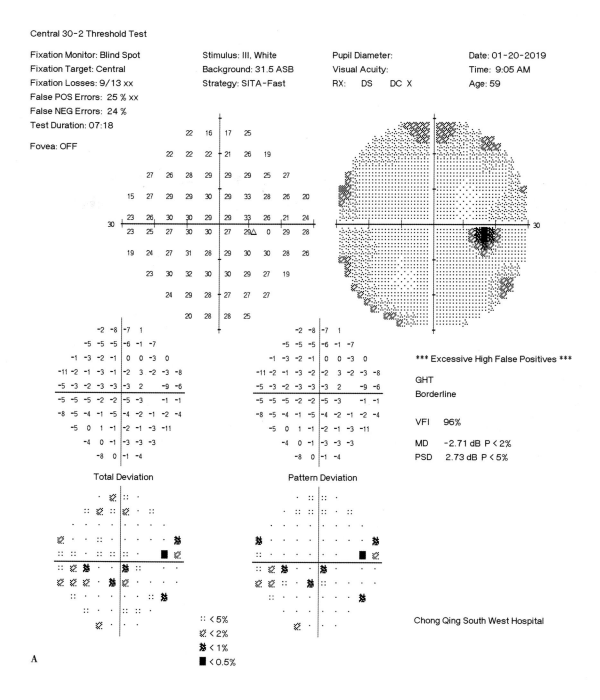

Central 30-2 Threshold Test

Fixation Monitor: Blind Spot
Fixation Target: Central
Fixation Losses: 9/13 xx
False POS Errors: 25 % xx
False NEG Errors: 24 %
Test Duration: 07:18

Fovea: OFF

Stimulus: III, White
Background: 31.5 ASB
Strategy: SITA-Fast

Pupil Diameter:
Visual Acuity:
RX:　　DS　　DC　X

Date: 01-20-2019
Time: 9:05 AM
Age: 59

```
               22  16  17  25
           22  22  22   21  26  19
       27  26  28  29   29  29  25  27
   15  27  29  29  30   29  33  28  26  20
 23  26  30  30  29   29  33  26  21  24
 23  25  27  30  30   27  29△  0  29  28
   19  24  27  31  28   29  30  30  28  26
       23  30  32  30   30  29  27  19
           24  29  28   27  27  27
               20  28   28  25
```

Total Deviation
```
        -2  -8 -7  1
      -5  -5 -5 -6 -1 -7
   -1 -3 -2 -1  0  0 -3  0
-11 -2 -1 -3 -1 -2  3 -2 -3 -8
 -5 -3 -2 -3 -3 -3  2    -9 -6
 -5 -5 -5 -2 -2 -5 -3    -1 -1
 -8 -5 -4 -1 -5 -4 -2 -1 -2 -4
   -5  0  1 -1 -2 -1 -3 -11
      -4  0 -1 -3 -3 -3
         -8  0 -1 -4
```

Pattern Deviation
```
        -2  -8 -7  1
      -5  -5 -5 -6 -1 -7
   -1 -3 -2 -1  0  0 -3  0
-11 -2 -1 -3 -2 -2  3 -2 -3 -8
 -5 -3 -2 -3 -3 -3  2    -9 -6
 -5 -5 -5 -2 -2 -5 -3    -1 -1
 -8 -5 -4 -1 -5 -4 -2 -1 -2 -4
   -5  0  1 -1 -2 -1 -3 -11
      -4  0 -1 -3 -3 -3
         -8  0 -1 -4
```

*** Excessive High False Positives ***

GHT
Borderline

VFI   96%

MD   -2.71 dB P < 2%
PSD   2.73 dB P < 5%

Chong Qing South West Hospital

:: < 5%
▨ < 2%
▩ < 1%
■ < 0.5%

A

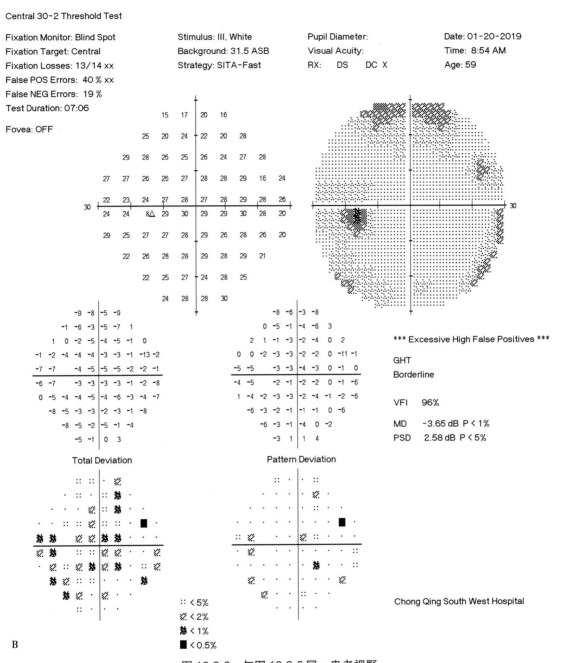

Central 30-2 Threshold Test

Fixation Monitor: Blind Spot
Fixation Target: Central
Fixation Losses: 13/14 xx
False POS Errors: 40 % xx
False NEG Errors: 19 %
Test Duration: 07:06

Fovea: OFF

Stimulus: III, White
Background: 31.5 ASB
Strategy: SITA-Fast

Pupil Diameter:
Visual Acuity:
RX:　　DS　　DC X

Date: 01-20-2019
Time: 8:54 AM
Age: 59

Total Deviation

Pattern Deviation

*** Excessive High False Positives ***

GHT
Borderline

VFI　　96%

MD　　-3.65 dB　P < 1%

PSD　　2.58 dB　P < 5%

:: < 5%
▨ < 2%
▨ < 1%
■ < 0.5%

Chong Qing South West Hospital

B

图 16-2-6　与图 16-2-5 同一患者视野
A、B. 双眼未见明显视野缺损

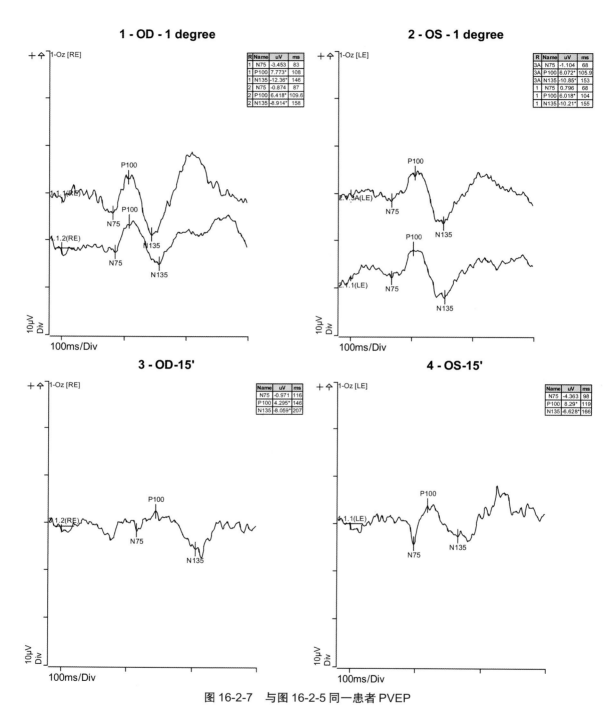

图 16-2-7 与图 16-2-5 同一患者 PVEP

1°空间频率，双眼 P100 幅值轻度降低，双眼 P100 峰时未见明显延迟，15′空间频率，双眼 P100 幅值中度降低，右眼 P100 峰时中偏重度延迟，左眼 P100 峰时未见明显延迟

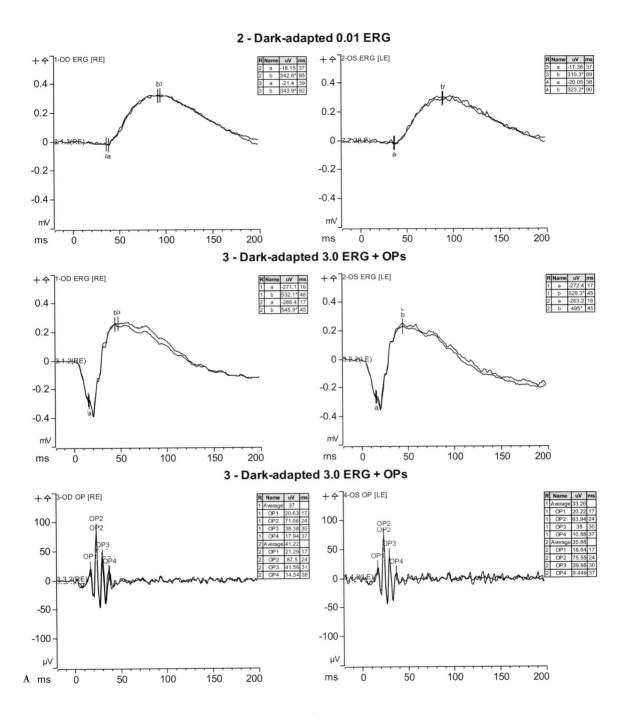

2 - Dark-adapted 0.01 ERG

3 - Dark-adapted 3.0 ERG + OPs

3 - Dark-adapted 3.0 ERG + OPs

A

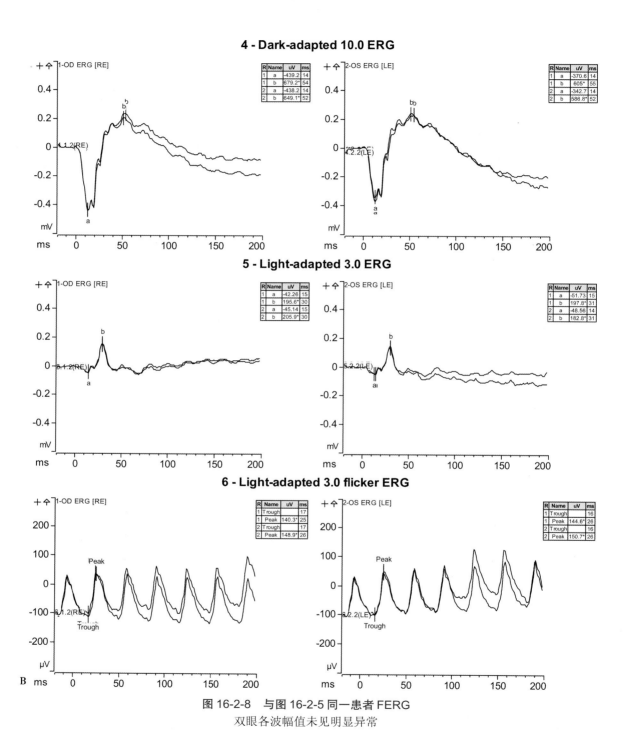

图 16-2-8 与图 16-2-5 同一患者 FERG
双眼各波幅值未见明显异常

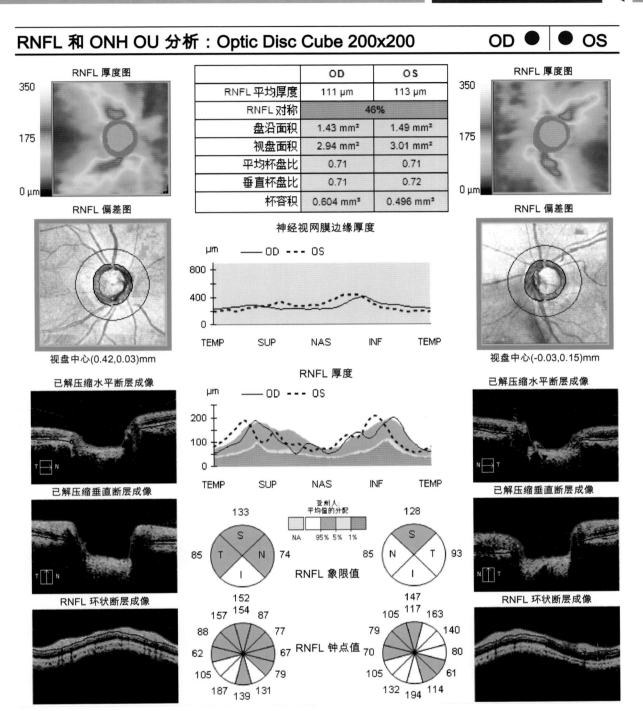

图 16-2-9　与图 16-2-5 同一患者视盘 OCT
OCT 未见明显异常

图点评:
丘脑梗死主要导致 PVEP 幅值降低,对于峰时影响不显著。对 ERG 无影响。

三、顶叶脑出血

【病例】
男性患者,39 岁,因"脑出血后双眼视野缺损 3 年"就诊,3 年前因"右侧颞顶叶脑出血,脑疝,蛛网膜下腔出血"在外院急诊全麻下行"开颅血肿清除术",术后 3 个月行"颅骨修补术"。患者 3 年前及之后随访头颅 CT 见图 16-2-10～图 16-2-13。本次就诊眼科查体：视力：右眼 1.2，左眼 1.0，双眼豹纹状眼底改变，余前后节未见明显异常。眼压：右眼：14mmHg（非接触式眼压计），左眼：11mmHg（非接触式眼压计）。视野、电生理及 OCT 检查见图 16-2-14～16-2-17。

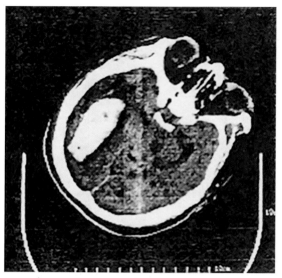

图 16-2-10　顶叶脑出血头颅 CT（2016.1.13）
右侧颞枕叶见大面积片状高密度影，11 个层面可见，最大层面约 66.0mm×30.5mm，其周围可见低密度水肿影，中线结构左移，纵裂池密度升高，右侧脑室、环池受压变窄异位，颅骨骨质未见明显异常

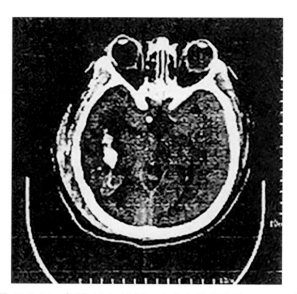

图 16-2-11　与图 16-2-10 同一患者头颅 CT（2016.01.15）
开颅术后，右侧颞枕叶脑内血肿大部分已清除，见小片状高密度影，其周围可见低密度水肿影及少许积气影，中线结构稍示左偏移，右侧侧脑室受压变窄，右侧颞顶枕骨可见手术缺如区，相应区域可见引流管影及低密度积气影

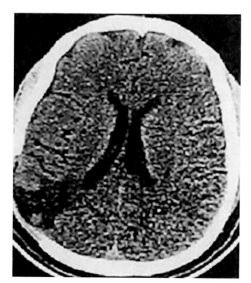

图 16-2-12　与图 16-2-10 同一患者头颅 CT（2016.04.10）
右侧颞顶叶见片状低密度区，CT 值约 8HU，未见占位征象，右侧颞顶叶颅骨部分缺如，中线结构居中

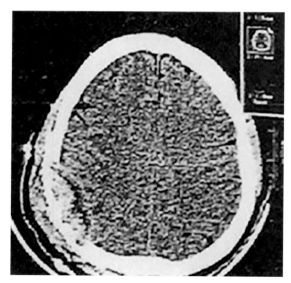

图 16-2-13　与图 16-2-10 同一患者头颅 CT（2016.05.05）
颅骨修补术后，右侧人工骨瓣下见弧形 CT 值约 50HU 稍高密度影及少许液体影，右侧颞顶叶见片状低密度影，CT 值约 11HU，密度欠均匀，右侧枕叶病灶区见类圆形稍高密度影，其内伴钙化，无明显占位效应，脑室系统无扩张，中线结构无明显异位，脑沟裂无明显变窄

Central 24-2 Threshold Test

Fixation Monitor: Blind Spot
Fixation Target: Central
Fixation Losses: 0/11
False POS Errors: 0 %
False NEG Errors: 0 %
Test Duration: 03:34

Fovea: OFF

Stimulus: III, White
Background: 31.5 ASB
Strategy: SITA-Fast

Pupil Diameter:
Visual Acuity:
RX:　　DS　　DC X

Date: 04-08-2019
Time: 11:12 AM
Age: 42

```
            ⟨0  ⟨0  21  25
        ⟨0  ⟨0  ⟨0  24  27  29
    ⟨0  ⟨0  ⟨0  ⟨0  27  25  27  29
30  ⟨0  ⟨0  ⟨0  ⟨0  29  26  15  23
    ⟨0  ⟨0  ⟨0  ⟨0  28  28  ⟨0  2
        ⟨0  ⟨0  ⟨0  25  25  26  24
            ⟨0  ⟨0  26  27  27
                ⟨0  ⟨0  27  27
```

```
     -30 -30 -7  -3
  -32 -33 -33 -6 -3   0
-32 -33 -34 -34 -5 -7 -4 -2
-30 -33 -34 -35 -35 -5 -6   -8
-31 -33 -34 -35 -36 -5 -5   -29
  -32 -34 -35 -35 -8 -7 -5 -7
   -33 -34 -34 -6 -5 -4
      -32 -32 -4 -4
```

Total Deviation

Pattern Deviation not shown for severely depressed fields. Refer to Total Deviation.

Pattern Deviation

Pattern Deviation not shown for severely depressed fields. Refer to Total Deviation.

GHT
Outside Normal Limits

VFI   39%

MD   -22.50 dB P < 0.5%
PSD   14.59 dB P < 0.5%

∷ < 5%
▨ < 2%
▩ < 1%
■ < 0.5%

A

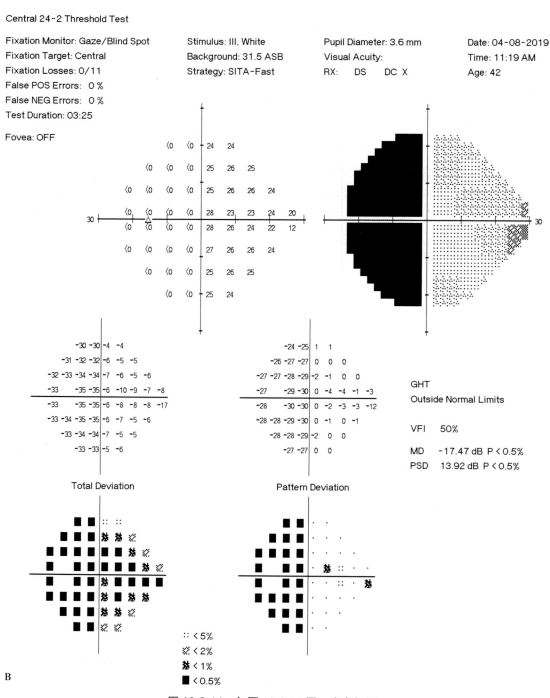

Central 24-2 Threshold Test

Fixation Monitor: Gaze/Blind Spot   Stimulus: III, White   Pupil Diameter: 3.6 mm   Date: 04-08-2019
Fixation Target: Central   Background: 31.5 ASB   Visual Acuity: Time: 11:19 AM
Fixation Losses: 0/11   Strategy: SITA-Fast   RX: DS   DC X   Age: 42
False POS Errors: 0 %
False NEG Errors: 0 %
Test Duration: 03:25

Fovea: OFF

GHT
Outside Normal Limits

VFI   50%

MD   -17.47 dB P ＜ 0.5%
PSD   13.92 dB P ＜ 0.5%

Total Deviation

Pattern Deviation

:: ＜ 5%
▨ ＜ 2%
▩ ＜ 1%
■ ＜ 0.5%

B

图 16-2-14　与图 16-2-10 同一患者视野
A、B. 双眼同侧偏盲，右眼鼻侧偏盲，左眼颞侧偏盲

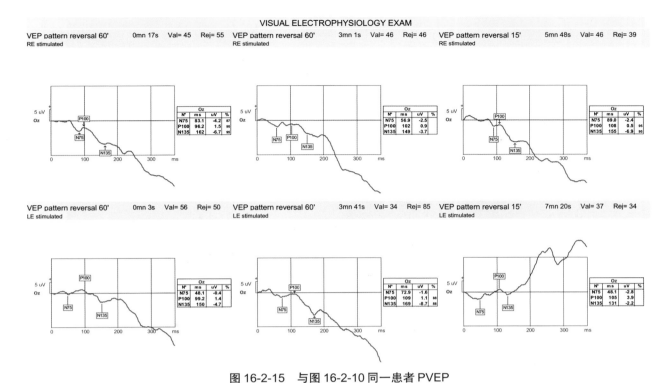

图 16-2-15　与图 16-2-10 同一患者 PVEP

1°空间频率，双眼 P100 幅值重度降低，双眼 P100 峰时未见明显延迟，15′空间频率，双眼 P100 幅值重度降低，双眼 P100 峰时未见明显延迟，波形稳定性稍欠佳

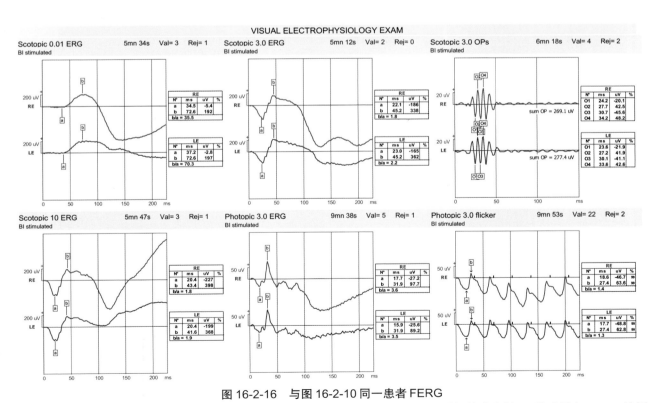

图 16-2-16　与图 16-2-10 同一患者 FERG

左眼暗适应 3.0 a 波幅值略降低；双眼明适应 3.0 a 波幅值略降低；左眼明适应 3.0 b 波幅值略降低；双眼明适应 30Hz P 波幅值轻度降低（眯眼）；双眼波形稳定性较稳定

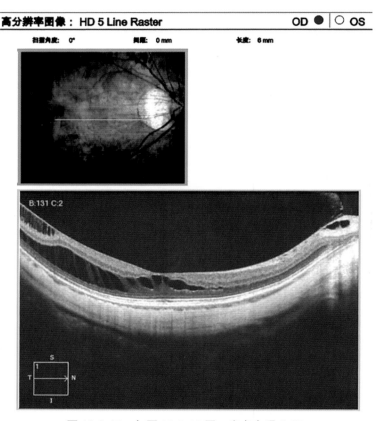

图 16-2-17　与图 16-2-10 同一患者右眼 OCT
右眼黄斑中心凹形态可见，视网膜神经上皮组织层间可见分隔样低反射区 RPE/Bruch 膜复合体组织反射光滑；右眼视盘周围 3.46mm 直径 RNFL 除下方、鼻侧及左眼上下方厚度增厚，其余各象限厚度平均值大致正常；右眼 C/D＝0.39；OCT 提示：右眼黄斑劈裂

图点评：

颞叶病变累及视放射下部纤维可引起病灶对侧视野的双眼上象限同侧偏盲。一般多系由于颞叶后部病变引起。顶叶病变累及视放射上部纤维，可引起病灶对侧的视野双眼下象限同侧偏盲。该患者视野缺损表现为右侧视野偏盲，与颞叶及顶叶病变累及的偏盲体征复合。对 PVEP 的影响主要变现为 P100 波幅值重度降低，峰时无明显影响，对 FERG 无明显影响，该患者 FERG 的改变与高度近视相关。

四、枕叶巨大脑膜瘤

【病例】

男性患者，33 岁，因"左侧枕叶巨大脑膜瘤切除术后视野缺损 7 年"就诊。眼部查体：右眼 1.0，左眼 1.0，双眼前后节未见明显异常。眼压：右眼 20mmHg（非接触式眼压计），左眼 14mmHg（非接触式眼压计）。完善相关检查后（图 16-2-18A），诊断为左侧枕叶巨大脑膜瘤。患者行"脑膜瘤切除术"，术后各项检查见图 16-2-19～图 16-2-22。

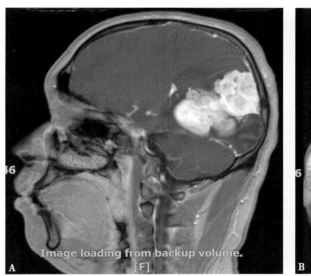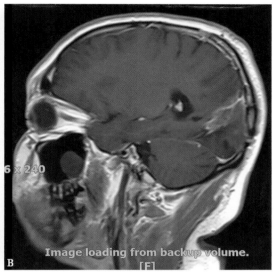

图 16-2-18 左侧枕叶巨大脑膜瘤患者手术前后头颅 MRI
A. 脑膜瘤切除术前 MRI 显示左侧枕叶占位性病变；B. 脑膜瘤切除术后 MRI 显示病变切除干净

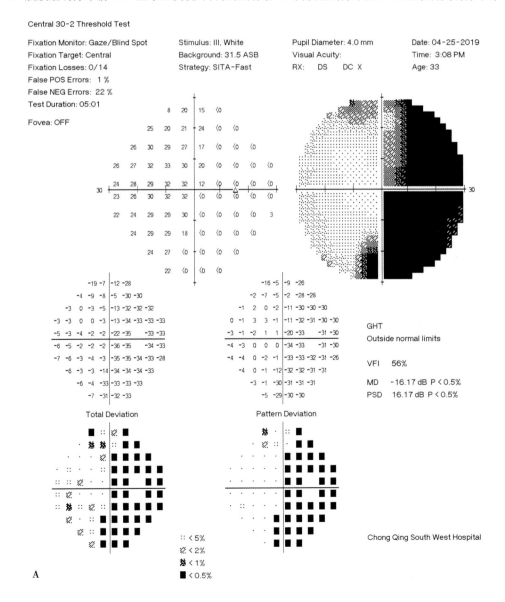

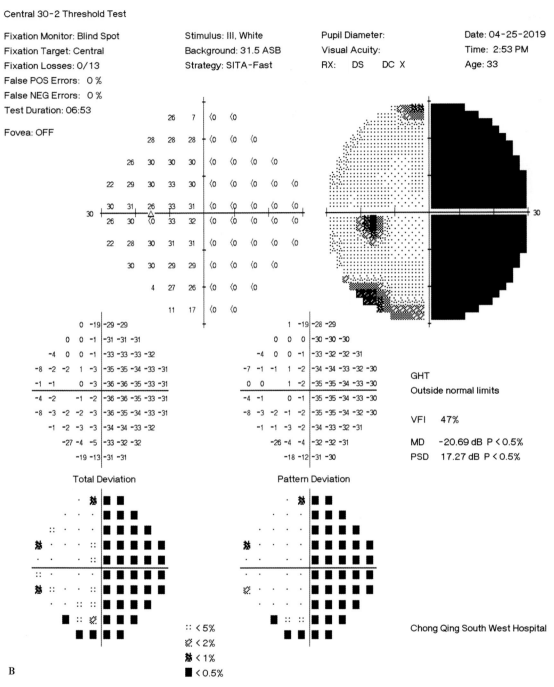

Central 30-2 Threshold Test

Fixation Monitor: Blind Spot
Fixation Target: Central
Fixation Losses: 0/13
False POS Errors: 0 %
False NEG Errors: 0 %
Test Duration: 06:53

Fovea: OFF

Stimulus: III, White
Background: 31.5 ASB
Strategy: SITA-Fast

Pupil Diameter:
Visual Acuity:
RX: DS DC X

Date: 04-25-2019
Time: 2:53 PM
Age: 33

GHT
Outside normal limits

VFI   47%

MD   -20.69 dB P < 0.5%
PSD   17.27 dB P < 0.5%

Total Deviation

Pattern Deviation

∷ < 5%
⊠ < 2%
▨ < 1%
■ < 0.5%

Chong Qing South West Hospital

B

图 16-2-19　与图 16-2-18 同一患者术后视野
A. 右眼颞侧偏盲；B. 左眼鼻侧偏盲

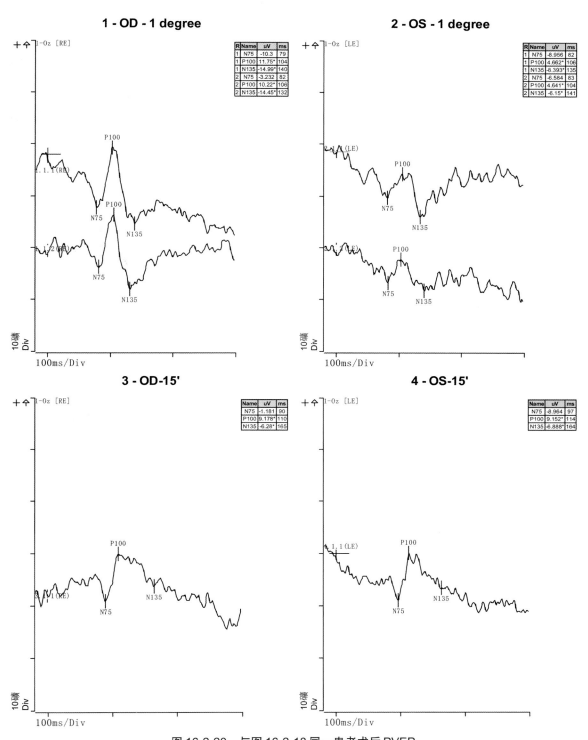

图 16-2-20　与图 16-2-18 同一患者术后 PVEP

左眼 1° 空间频率 P100 波幅值中度降低，余未见明显异常

1 - 0.998deg 1000mm

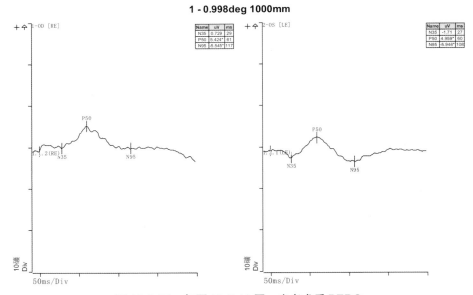

图 16-2-21　与图 16-2-18 同一患者术后 PERG
双眼 P50 波未见明显异常，N95 波幅值轻度降低，N95/P50 比值轻度降低

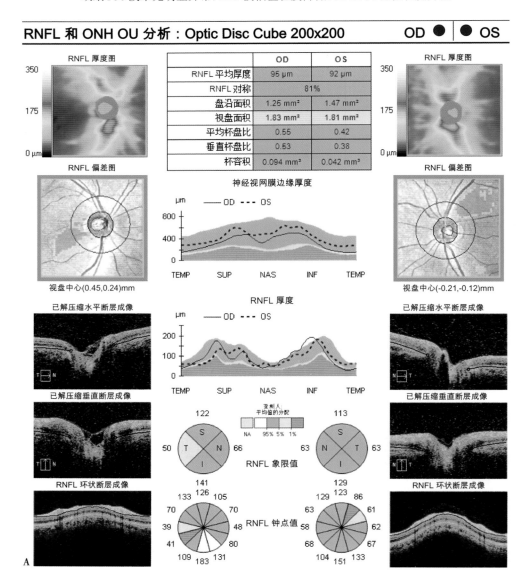

A

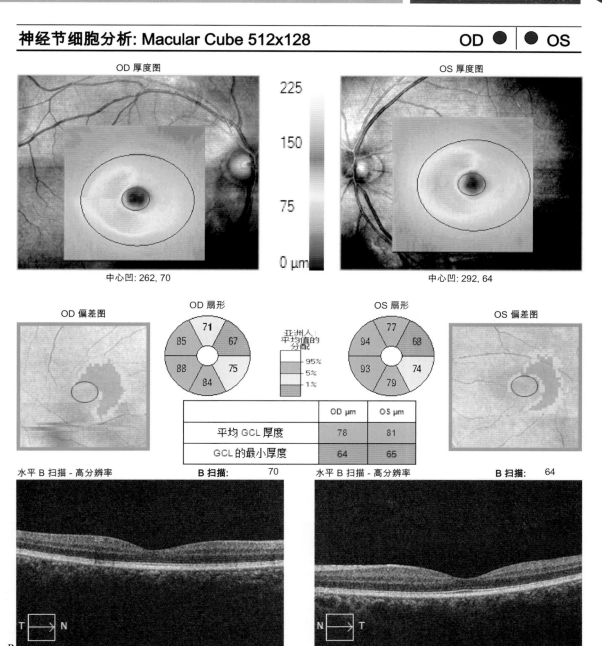

图 16-2-22　与图 16-2-18 同一患者术后 OCT

A．双眼黄斑中心凹形态可见，视网膜神经上皮组织层间未见明显异常高低反射，RPE/Bruch 膜复合体组织反射光滑。双眼黄斑区视网膜节细胞 - 内丛状层各象限厚度平均值均大致正常；B．双眼视盘周围 3.46mm 直径 RNFL 各象限厚度平均值大致正常，右眼 C/D＝0.63，左眼 C/D＝0.60

图点评：

枕叶是皮质中枢位于两侧大脑枕叶皮质的纹状区，每一侧的纹状区代表对侧一半视野，周部的颞侧新月形的缺损，该患者为左侧枕叶受损，有双眼右侧同向偏盲，PVEP 的左眼 1°空间频率 P100 波幅值中度降低。PERG 影响较小。

（黄小勇　彭鸿瀚）

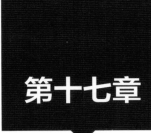

第十七章

小 儿 眼 病

第一节　Leber 先天性黑矇

【临床特征】

Leber 先天性黑矇（Leber congenital amaurosis）是常染色体隐性遗传疾病，出生后早期发现视力严重丧失，主要表现眼球震颤、斜视、视力发育明显低于正常儿童。查体瞳孔对光反应减弱、消失，早期眼底可基本正常，后期可见视网膜色素性颗粒样改变、黄斑缺损样萎缩，还可能有视盘苍白、小动脉变细及色素改变。患儿常伴有高度远视，年长儿童可有白内障和圆锥角膜，典型电生理 FERG 为微波或熄灭型。

【病例】

患儿，女，2 岁，家长主诉患儿自幼双眼看不见。眼底检查见双眼视网膜缺少湿润光泽，颜色晦暗，色素沉积，视网膜动脉变细。验光：右眼 +7.00DS，左眼 +6.50DS。经检查后（图 17-1-1～图 17-1-3），诊断：双眼 Leber 先天性黑矇，双眼屈光不正。

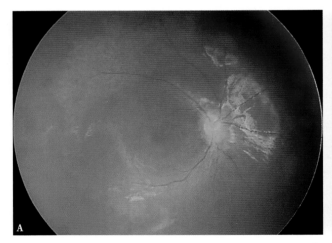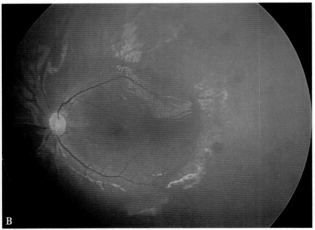

图 17-1-1　Leber 先天性黑矇双眼眼底照相
A. B. 双眼视网膜缺少湿润光泽，颜色晦暗，色素沉积，视网膜动脉变细

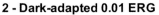

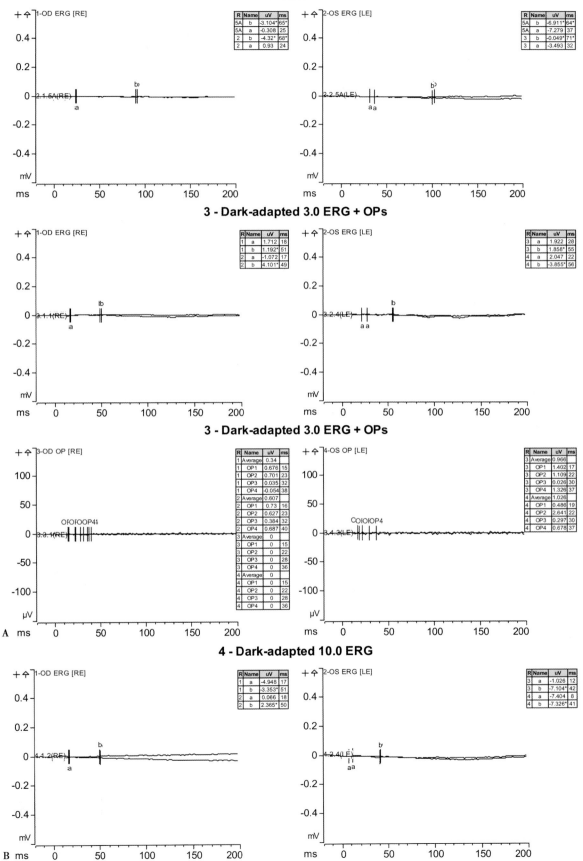

5 - Light-adapted 3.0 ERG

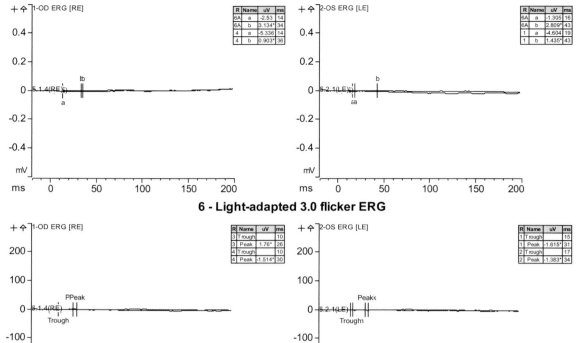

图 17-1-2　与图 17-1-1 同一患者 FERG

双眼各波形呈熄灭型

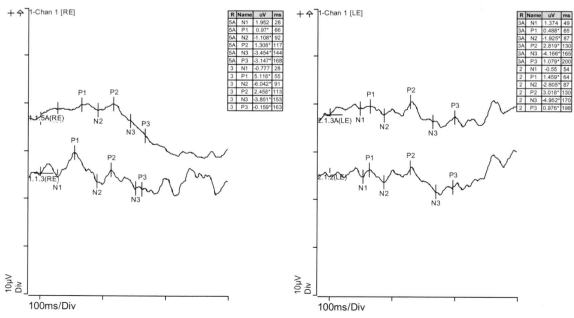

图 17-1-3　与图 17-1-1 同一患者 FVEP

双眼能诱发 P2 波，P2 波波幅明显降低

图点评：

先天性黑矇，是一种少见的婴幼儿先天性盲的遗传性视网膜疾病。ERG 表现为 a、b 波平坦甚至消失，FVEP 可能具有较低的 P2 波。具有诊断意义。

第二节 视网膜色素变性

【临床特征】

视网膜色素变性（retinitis pigmentosa，RP）是一种弥漫性视网膜营养不良，在临床和遗传上可分为多种类型。最初主要影响视杆细胞，后期视锥细胞也发生退行性变。可为散发、常染色体显性遗传或性连锁隐性遗传，是感光细胞 - 色素上皮复合体的原发性异常。常染色体显性遗传者青少年时视力大部分正常，性连锁遗传或常染色体隐性遗传者早期就有中心视力下降。夜盲为最常见症状，眼底改变的典型三联征：视网膜动脉变细，视网膜骨细胞样色素沉着，视盘蜡样苍白，但早期阶段可能完全不出现或不完全出现。可伴有白内障、黄斑囊样水肿等；FERG：早期暗适应反应下降，后期明适应也下降，最终波形熄灭。视野：中周部环形暗点，向周边及中央扩散。

【病例】

患儿，男，6 岁，家长诉患儿夜间视物模糊。眼底检查见除黄斑区外的视网膜颜色青灰，RPE 萎缩，中周部及周边部可见视网膜色素沉着。验光检查：右眼：−2.25DS/−2.00DC×10=0.1，左眼：−2.75DS/−2.75DC×175=0.15。经检查后（图 17-2-1～图 17-2-3），诊断：双眼视网膜色素变性，双眼屈光不正。该患儿基因检测提示为 *RPEF4* 基因发生突变。

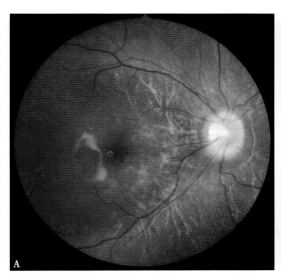
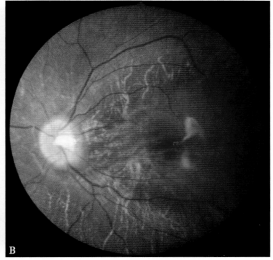

图 17-2-1 视网膜色素变性患者双眼眼底照相

A、B. 除黄斑区外的视网膜颜色青灰，RPE 萎缩，部分脉络膜血管硬化，中周部及周边部可见视网膜色素沉着

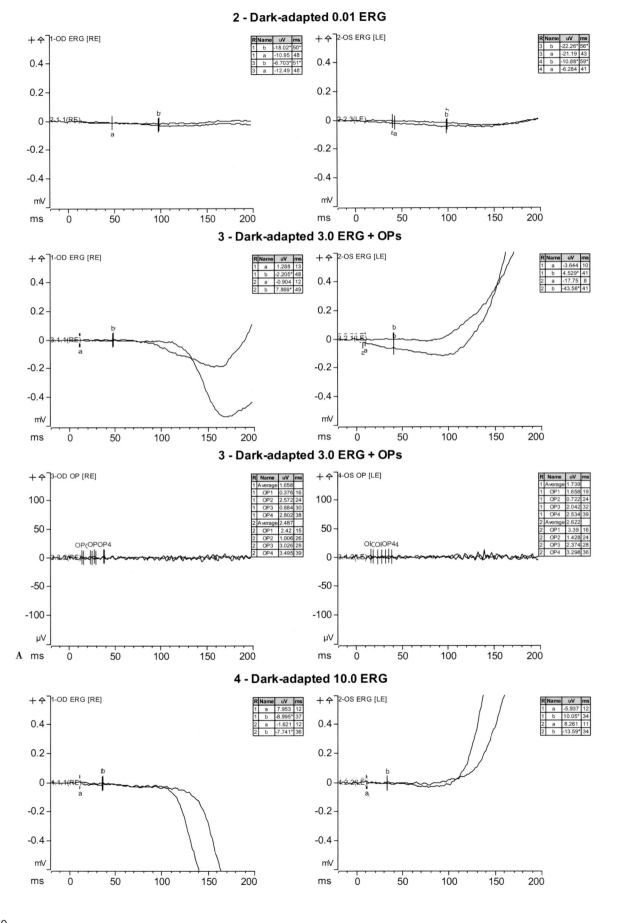

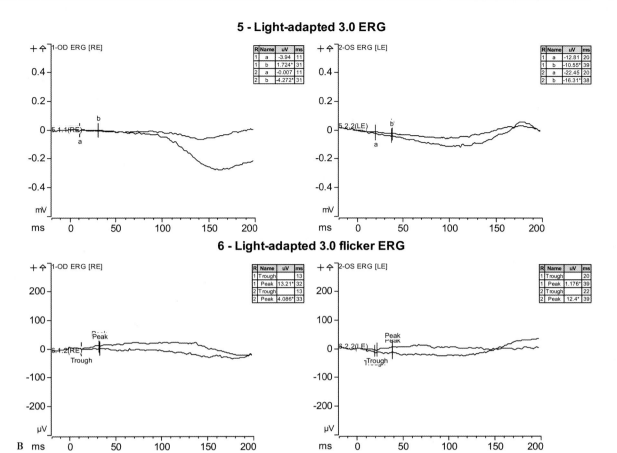

图 17-2-2 与图 17-2-1 同一患者 FERG
双眼明暗和最大混合反应均呈熄灭型

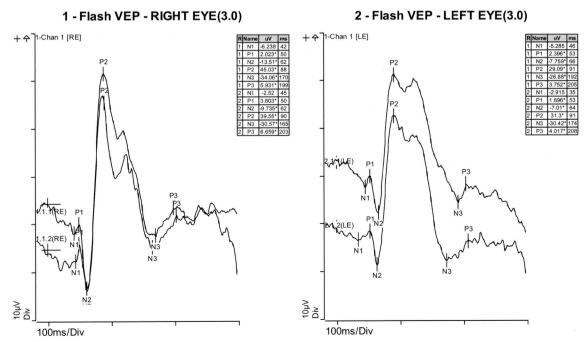

图 17-2-3 与图 17-2-1 同一患者 FVEP
双眼均能诱发 P2 波，峰时无显著延迟

图点评：

FERG 是客观判断 RP 患者视网膜功能不可缺少的方法。典型的原发 RP 患者早期出现 a、b 波振幅显著降低，暗适应比明适应下降更为明显。中晚期患者为熄灭型或是重度降低。

第三节　视锥细胞营养不良

【临床特征】

视锥细胞营养不良（progressive cone dystrophy）主要为常染色体显性遗传，也有常染色体隐性遗传，主要影响视锥感光系统。常见症状为双眼进行性视力下降、畏光、辨色困难和中心视野缺损。眼底早期表现为后极部色素点状分布伴弥漫性色素颗粒，晚期为典型的"牛眼"样色素上皮萎缩，中央以圆形不连续的萎缩区域。FERG：单次闪光明视 ERG 与明视闪烁 ERG 表现为明视反应降低或消失，暗视反应通常正常。自发荧光见黄斑区斑驳样强荧光，荧光造影晚期出现"牛眼"样改变时表现为中央弱荧光，周围强荧光。

【病例】

患儿，9 岁，主诉双眼视力进行性下降 1 年余，眼底检查见双眼黄斑区色素点状分布，自发荧光可见黄斑区有斑驳样强荧光。验光：右眼 −5.75DS ＝ 0.3，左眼 −5.50DS ＝ 0.3。经检查后（图 17-3-1～图 17-3-4），诊断：双眼视锥细胞营养不良，双眼屈光不正。

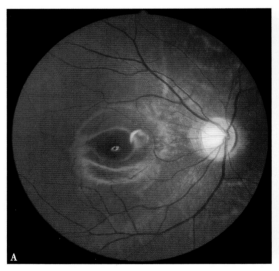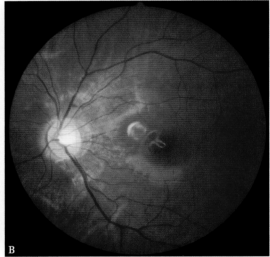

图 17-3-1　视锥细胞营养不良患者双眼眼底照相

A、B. 双眼黄斑区色素点状分布

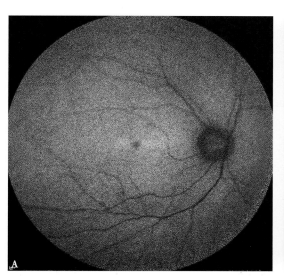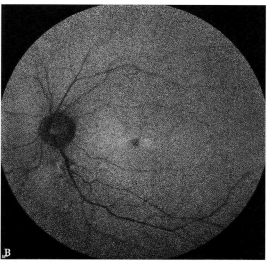

图 17-3-2　与图 17-3-1 同一患者自发荧光

A、B. 双眼黄斑区斑驳样强荧光

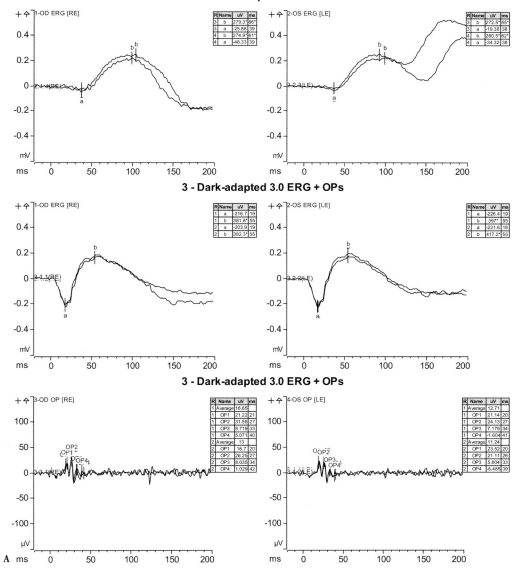

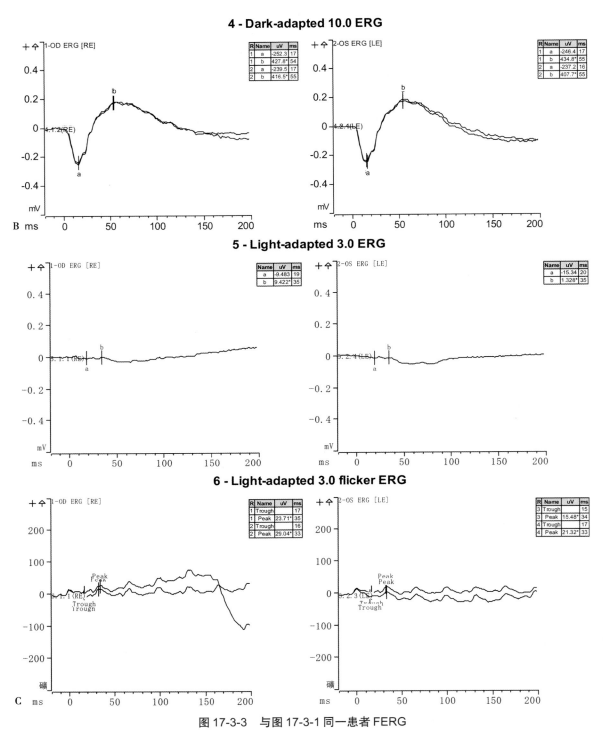

图 17-3-3　与图 17-3-1 同一患者 FERG
明适应闪光 ERG 表现为反应降低或消失,暗适应 ERG 基本正常

Multifocal ERG

Right

Traces

Retinal View
me103h4md75 2017-07-11 16-14-12 Right

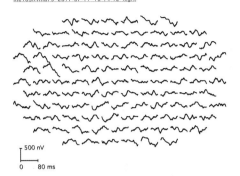

500 nV

0   80 ms

3D

Retinal View
me103h4md75 2017-07-11 16-14-12 Right

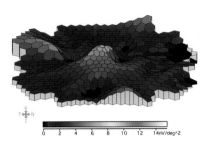

0 2 4 6 8 10 12 14nV/deg^2

Response Densities Ring Ratios

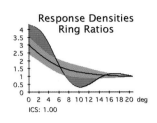

ICS: 1.00

Implicit Times Ring Ratios

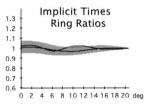

Ring

Retinal View

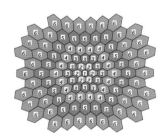

A1

R

me103h4md75 2017-07-11 16-14-12 Right
SW Normals Reference(7,me103h4md75,Left,C1)
SW Normals Reference(7,me103h4md75,Right,C1)

P1

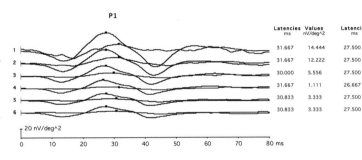

	Latencies ms	Values nV/deg^2	Latencies ms	Values nV/deg^2
1	31.667	14.444	27.500	40.000
2	31.667	12.222	27.500	28.889
3	30.000	5.556	27.500	21.111
4	31.667	1.111	26.667	17.778
5	30.833	3.333	27.500	14.444
6	30.833	3.333	27.500	13.333

20 nV/deg^2

0 10 20 30 40 50 60 70 80 ms

Multifocal ERG

Right

Retinal View
me103h4md75 2017-07-11 16-14-12 Right

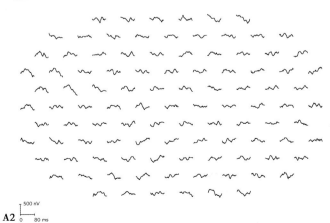

A2   500 nV

0   80 ms

Multifocal ERG

Left

Traces

Retinal View
me103h4md75 2017-07-11 16-20-47 Left

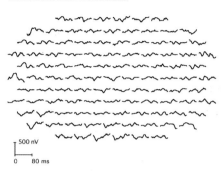

3D

Retinal View
me103h4md75 2017-07-11 16-20-47 Left

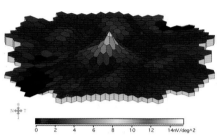

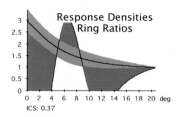

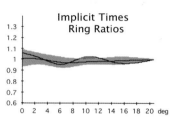

Ring

Retinal View

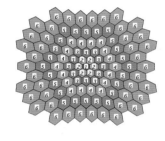

B1

L

me103h4md75 2017-07-11 16-20-47 Left
SW Normals Reference(7,me103h4md75,Left,C1)
SW Normals Reference(7,me103h4md75,Right,C1)

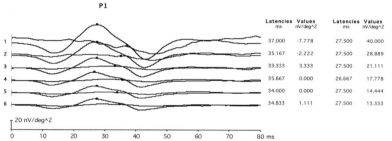

	Latencies ms	Values nV/deg^2	Latencies ms	Values nV/deg^2
1	37.000	-7.778	27.500	40.000
2	35.167	-2.222	27.500	28.889
3	33.333	3.333	27.500	21.111
4	35.667	0.000	26.667	17.778
5	34.000	0.000	27.500	14.444
6	34.833	1.111	27.500	13.333

Multifocal ERG
Left

Retinal View
me103h4md75 2017-07-11 16-20-47 Left

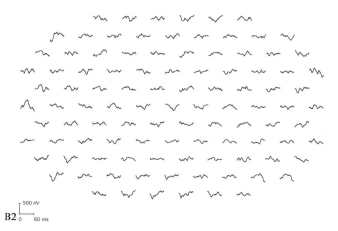

B2

图 17-3-4　与图 17-3-1 同一患者 mfERG

A. 右眼 1~2 环幅值中重度降低，余各环幅值重度减低；B. 左眼幅值普遍重度减低

图点评:

视锥细胞营养不良是累及视锥细胞功能的遗传性视网膜变性类疾病,电生理检查通常是明适应ERG与明适应闪烁ERG表现为明适应反应降低或消失,暗适应ERG通常正常。mfERG表现为各环幅值降低。

第四节　遗传性黄斑营养不良

【临床特征】

遗传性黄斑营养不良(Stargardt's disease)多为常染色体隐性遗传,也可见显性遗传报道,常在20岁以前双眼发病,早期轻度中心视力下降,后期视力明显减退。早期眼底改变为黄斑中心凹反光消失,逐渐出现特征性的分散黄色斑点,位于视网膜色素上皮层,进一步发展为黄斑周围视网膜色素上皮点状萎缩区,呈"铜锤"状椭圆形病灶,周围可环绕斑点。辅助检查:

● 荧光素眼底血管造影:脉络膜淹没征;多发的、不与斑点精确吻合的不规则强荧光点和黄斑窗样缺损性强荧光;自发荧光可见病变部位对应的弱荧光,周围见点状强荧光。

● 视网膜电图:明适应反应正常或轻微异常,暗适应反应正常,黄斑区功能下降。

● 视野:中心视野缩小和环形暗点。

● 色觉:轻微红绿色觉损害。

● 眼电图:早期正常,后期Arden比低于正常。

【病例】

患儿,女,10岁,主诉双眼视力下降,眼底检查见双眼黄斑中心凹反光消失,视网膜色素上皮点状萎缩,呈"铜锤"状椭圆形病灶,周围散在黄色斑点。经检查后(图17-4-1~图17-4-5),诊断:双眼遗传性黄斑营养不良。

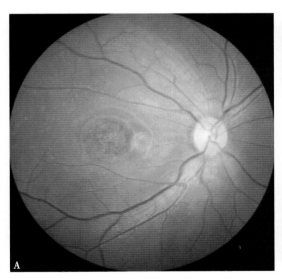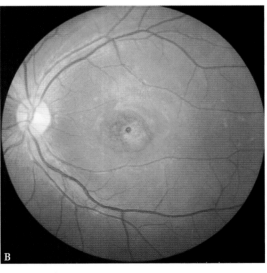

图 17-4-1　Stargardt病双眼眼底照相

A、B. 双眼黄斑中心凹反光消失,视网膜色素上皮点状萎缩,呈"铜锤"状椭圆形病灶,周围散在黄色斑点

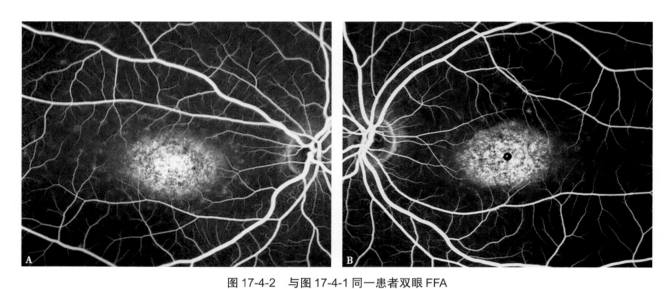

图 17-4-2 与图 17-4-1 同一患者双眼 FFA
A、B. 双眼脉络膜背景荧光暗，黄斑窗样缺损性强荧光，后极部斑驳点状强弱荧光交织

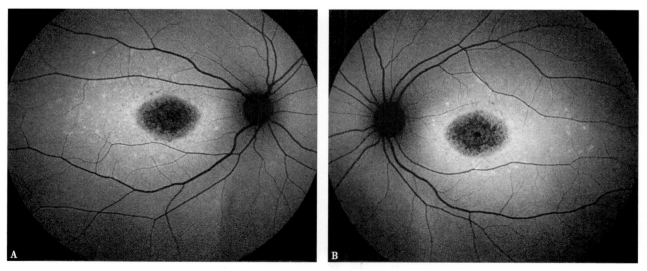

图 17-4-3 与图 17-4-1 同一患者眼底自发荧光
A、B. 双眼黄斑区椭圆形弱荧光，周围可见散在斑点状强荧光

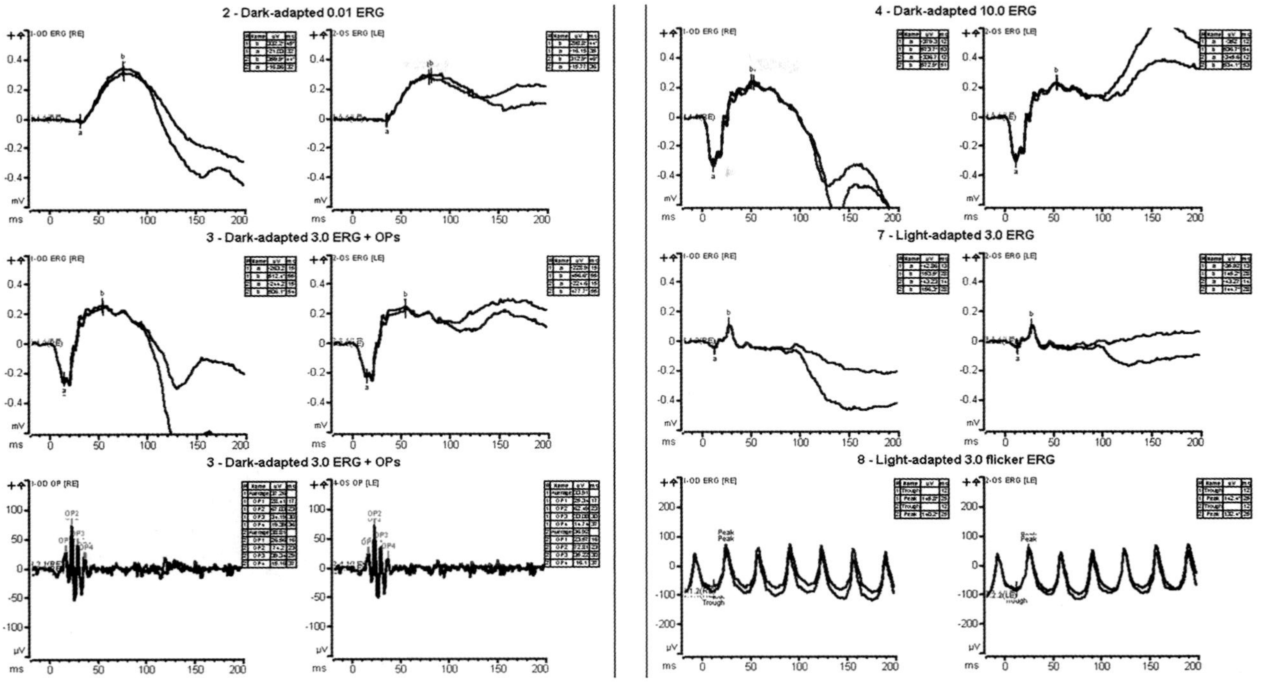

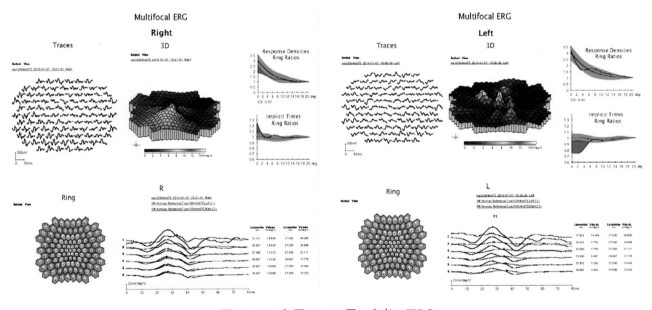

图 17-4-4　与图 17-4-1 同一患者 FERG
双眼明暗适应反应基本正常

图 17-4-5　与图 17-4-1 同一患者 mfERG
1～6 各环反应均降低

图点评：

　　Stargardt 病早期，患者眼底表现为黄斑变性，但已有广泛的视锥细胞、视杆细胞受损的患者 ERG 可表现为明适应反应正常或轻微异常，暗适应反应正常。多数患者的 EOG 略低于正常。

第五节 先天性静止性夜盲

【临床特征】

先天性静止性夜盲（congenital stationary night blindness，CSNB）是一种少见的遗传性视网膜病变，以先天性非进行性夜盲为临床特点，患者均自幼发病，白昼视力正常，夜盲无进展，患者常因伴有近视而出现视力下降，也可合并眼球震颤或斜视。一些患者可出现豹纹状眼底，视盘倾斜及视盘盘周萎缩。

基于视觉电生理的改变，分为 Schubert-Bomschein 型（负相型）和 Riggs 型。

Schubert-Bomschein 型患者暗适应白光 ERG 的 a 波正常或接近正常，b 波振幅显著下降低于基线甚至消失，b 波和 a 波的振幅比 <1，又称为负相波。随着刺激光强度增加，a 波振幅增加而 b 波无变化。

Riggs 型表现为暗适应白光刺激的 ERG a 波和 b 波振幅均下降，但是 b 波的振幅通常大于 a 波的振幅，不呈"负相波"。Riggs 型患者虽然暗适应 ERG 异常，但明适应 ERG 基本正常。

【病例】

6 岁男性儿童，自诉自幼双眼夜间视力差。眼底检查见双眼呈豹纹改变，双眼视盘倾斜，颞侧可见脉络膜萎缩弧，黄斑 OCT 未见明显异常。验光检查：右眼：−8.50DS/−1.00DC×145＝0.3，左眼：−7.75DS/−1.25DC×45＝0.5。FERG 提示双眼暗适应下 b 波降低，经检查后（图 17-5-1～图 17-5-5），诊断为双眼先天性静止性夜盲，双眼屈光不正。

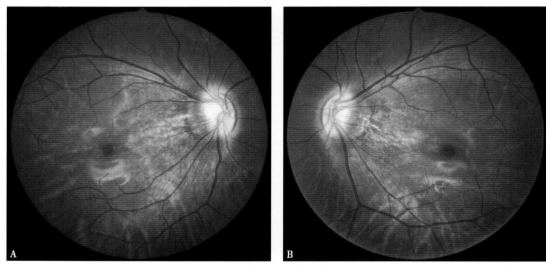

图 17-5-1　先天性静止性夜盲患者双眼眼底检查
A、B. 双眼呈豹纹改变，视盘倾斜及视盘盘周萎缩

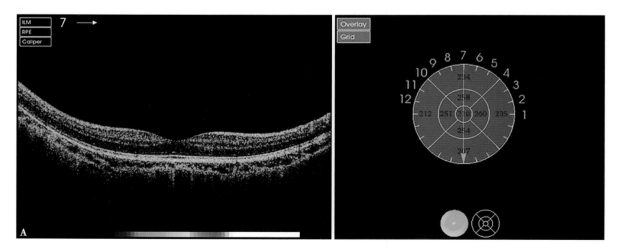

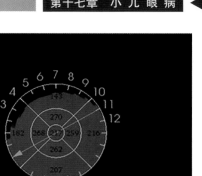
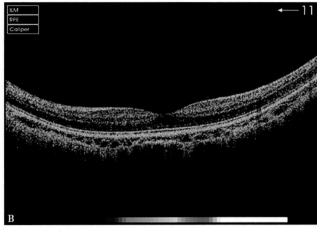

图 17-5-2　与图 17-5-1 同一患者的双眼黄斑 OCT
双眼黄斑未见明显异常，双眼视力矫正不能到达正常

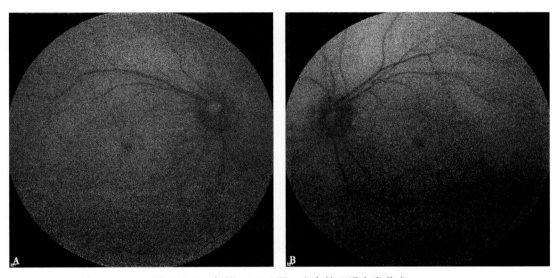

图 17-5-3　与图 17-5-1 同一患者的双眼自发荧光
A、B. 双眼未见明显异常

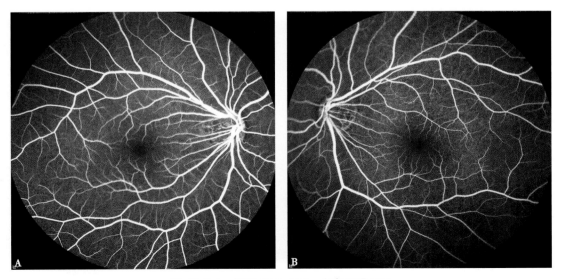

图 17-5-4　与图 17-5-1 同一患者双眼 FFA
A、B. 双眼未见明显异常

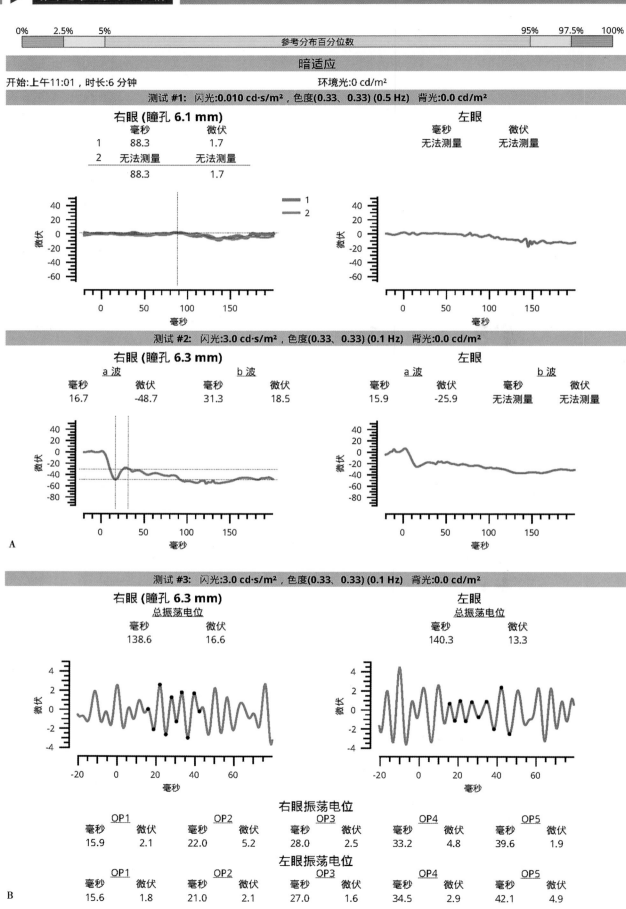

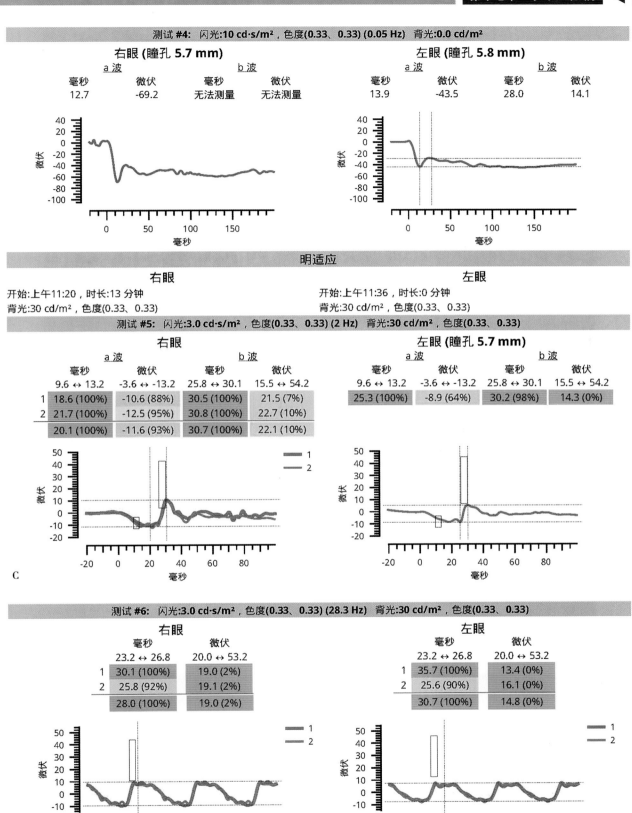

图 17-5-5　与图 17-5-1 同一患者 FERG

双眼暗适应下 b 波降低

图点评:

先天性静止性夜盲,暗适应曲线异常,ERG 的暗视 a 波和 b 波下降甚至无波,或是 a 波正常、b 波降低甚至出现负波反应。

第六节 弱　　视

【临床特征】

弱视(amblyopia)分为屈光不正性弱视,斜视性弱视,屈光参差性弱视以及形觉剥夺性弱视。眼底结构无异常。

【病例】

患儿 10 岁,自幼双眼视力差,查体:验光:右眼:+2.25DS/−4.25DC×175=0.4,左眼:+1.50DS/−3.75DC×180=0.4,眼底检查及黄斑 OCT 未见异常,经检查后(图 17-6-1～图 17-6-4),诊断为:双眼屈光不正性弱视。

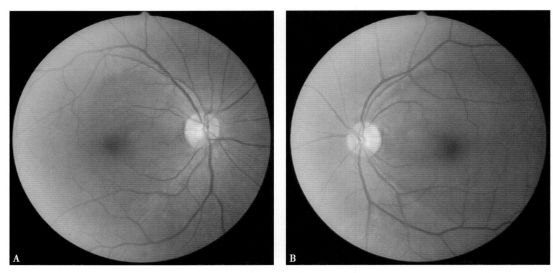

图 17-6-1　双眼屈光不正性弱视双眼眼底照相
A、B. 双眼未见异常

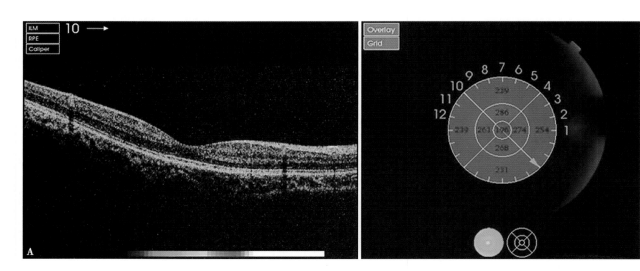

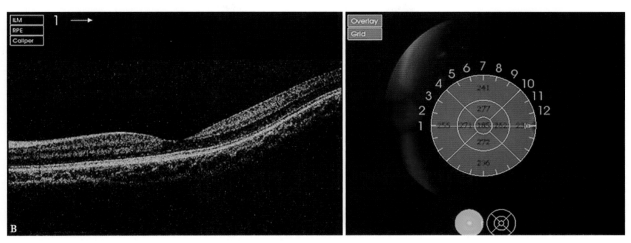

图 17-6-2　与图 17-6-1 同一患者双眼黄斑 OCT

A、B. 双眼黄斑 OCT 未见异常

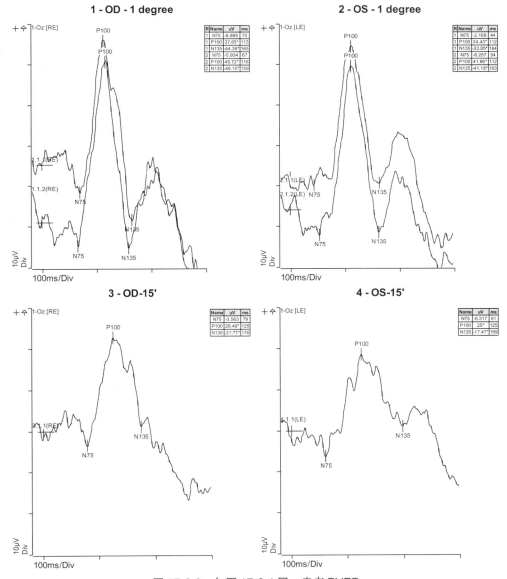

图 17-6-3　与图 17-6-1 同一患者 PVEP

双眼 P100 波峰时稍延长,幅值稍降低

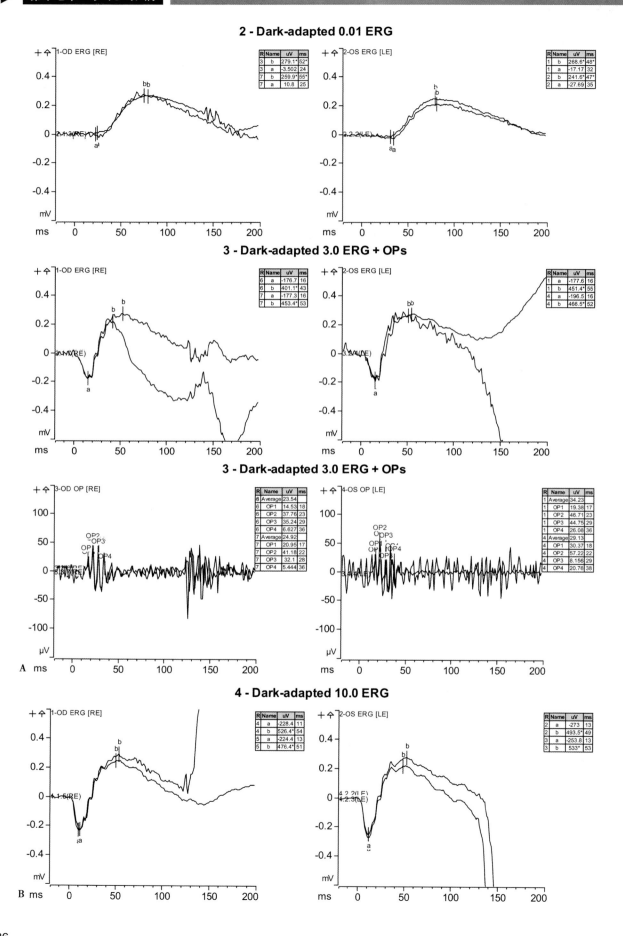

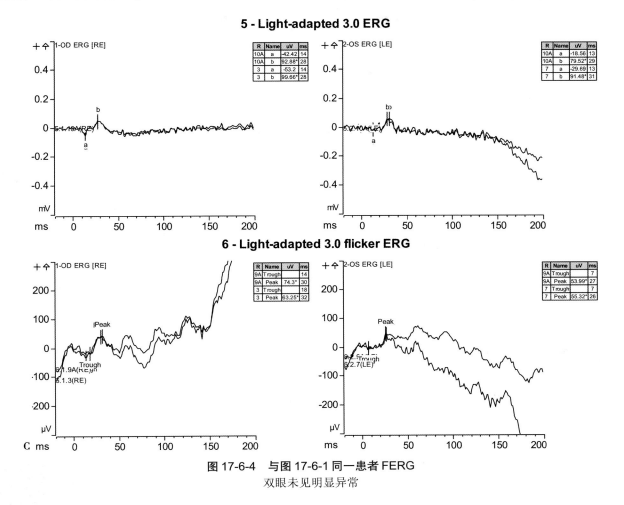

图 17-6-4　与图 17-6-1 同一患者 FERG
双眼未见明显异常

图点评：

弱视是单眼或双眼最佳矫正视力低于正常，而未能发现与该视力差相对应的眼球器质性改变。其电生理检查表现主要有 PVEP 潜伏期延长，振幅下降，FERG 基本正常。

第七节　儿童视神经炎

【临床特征】

儿童视神经炎（pediatric optic neuritis，PON）是不同于成人视神经炎的特殊类型，两者比较儿童发病率低，双眼发病率高，常以视盘炎为表现，一般起病急剧。

儿童视神经炎临床表现有：

1. 双眼或单眼视力突然下降。

2. 眼球或是眼周痛。

3. 单眼相对性瞳孔传导阻滞（RAPD）或双眼瞳孔变大，对光反射迟钝或消失。

4. 视盘水肿或正常。

5. VEP 潜伏期延长和幅值下降，甚至无法引发 P2 波。

6. 色觉障碍。

7. 视野检查　旁中心或中心暗点（配合的大龄儿童）。

辅助检查：

1. 头颅 MRI　排除颅内占位性病变，如视神经胶质瘤、颅咽管瘤等；是否存在脱髓鞘病变，预测多发性硬化的发生率。

2．胸部 X 片　排除类肉瘤病和结核。

3．血压检查　排除恶性高血压。

4．血液检查　血常规、TORCH、输血前三项、自身免疫指标。

5．脊髓的 MRI　排除视神经脊髓炎。

6．腰穿行脑脊液检查　排除颅内高压、脑膜炎、脑炎。

实验室检查：

AQP4 IgG 阳性提示视神经脊髓炎，MOG 抗体阳性在复发的儿童视神经炎中常见。

【病例】

患者，男，10 岁，主诉双眼视力突然下降至看不见，眼底见双眼视盘高度水肿，血管迂曲，视盘表面可见出血灶（图 17-7-1），FFA 提示双眼视盘荧光渗漏（图 17-7-2），OCT 提示双眼黄斑区水肿（图 17-7-3），FVEP 提示 P2 波振幅降低（图 17-7-4），MRI 提示颅内及眶内未见明显异常（图 17-7-5），诊断为双眼视盘炎。经激素冲击治疗后 3 个月复查眼底和 FVEP 见图 17-7-6、图 17-7-7。

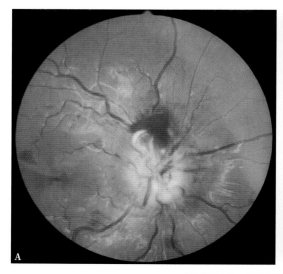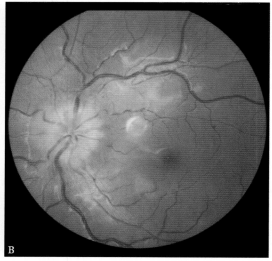

图 17-7-1　双眼急性视盘炎眼底照相

A、B．双眼视盘高度水肿，血管迂曲，视盘表面可见出血灶

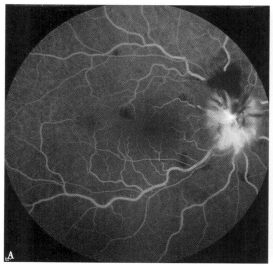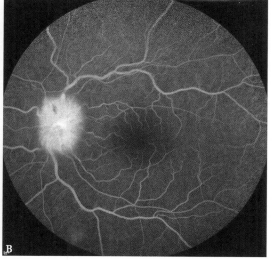

图 17-7-2　与图 17-7-1 同一患儿 FFA

A、B．双眼视盘荧光渗漏

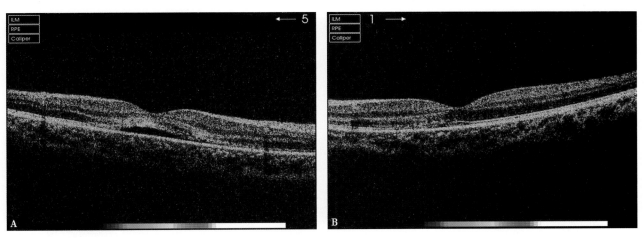

图 17-7-3　与图 17-7-1 同一患儿 OCT

A、B. 双眼黄斑区水肿

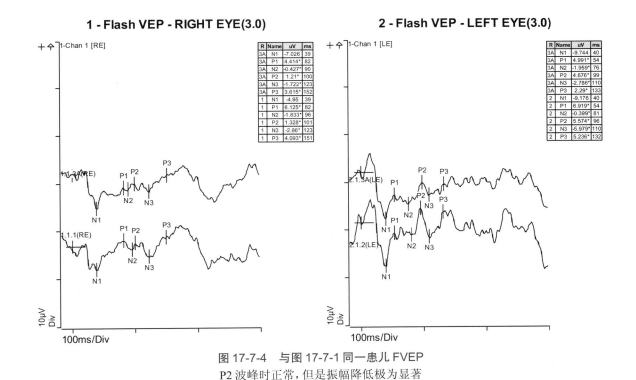

图 17-7-4　与图 17-7-1 同一患儿 FVEP

P2 波峰时正常，但是振幅降低极为显著

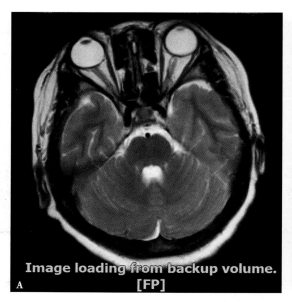
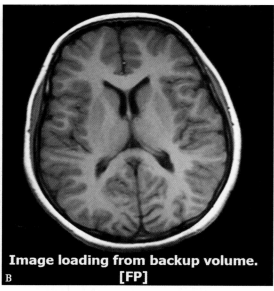

图 17-7-5　与图 17-7-1 同一患儿颅脑及眼眶 MRI
未见明显异常

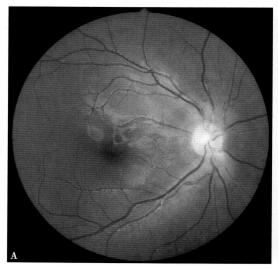
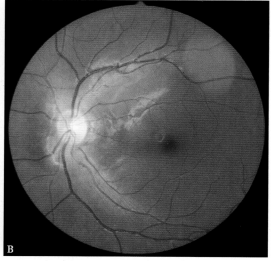

图 17-7-6　患儿经激素冲击治疗后 3 个月复查眼底照相
A、B. 视盘水肿消退，双眼视力均提高至 1.0

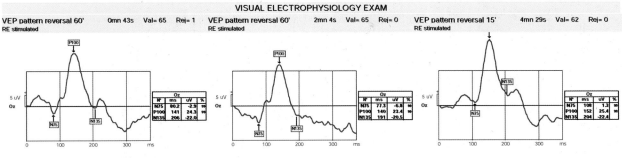

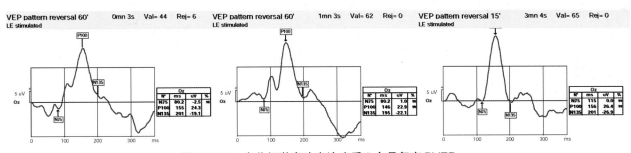

图 17-7-7　患儿经激素冲击治疗后 3 个月复查 PVEP

1°空间频率及 15″空间频率 P100 波幅值均正常,但峰时仍有延迟

图点评:

儿童视神经炎相对成人较少,多为双眼,对激素敏感,预后相对较好。其电生理检查主要有 FVEP 潜伏期延长,振幅下降,FERG 基本正常。

(齐冬梅　余　涛　阴正勤)

第十八章

早产儿视网膜病变

【概述】

早产儿视网膜病变（retinopathy of prematurity，ROP）是早产儿和低体重出生儿尚未发育成熟的视网膜在各种因素影响下发生的一种异常新生血管和纤维组织增生性视网膜病变。严重者可导致患儿视力丧失，是世界儿童致盲首要原因。

【相关临床概念】

依据临床表现，国际 ROP 分期委员会制定了 ROP 国际分类法（international classification of retinopathy，ICROP），以标准术语来描述眼底分区（Ⅰ、Ⅱ、Ⅲ区）、病变范围（累及钟点方位数）和严重程度（1～5 期）。

附加病变（plus disease）：指后极部至少 2 个象限出现视网膜血管扩张、迂曲，玻璃体可有混浊。存在附加病变用"+"在病变分期期数旁表示。

阈值病变（threshold disease）：指Ⅰ区和Ⅱ区的 3 期 +，相邻病变连续至少 5 个钟点，或累计达 8 个钟点，是必须治疗的病变。

阈值前病变：分为"1 型阈值前病变"和"2 型阈值前病变"。1 型阈值前病变包括Ⅰ区伴有附加病变的任何一期病变、Ⅰ区不伴有附加病变的 3 期病变、Ⅱ区伴有附加病变的 2 期或 3 期病变；2 型阈值前病变包括Ⅰ区不伴有附加病变的 1、2 期病变，Ⅱ区不伴有附加病变的 3 期病变。

急进型后极部 ROP（aggressive posterior ROP，AP-ROP）：病变发生在后极部，通常位于Ⅰ区，常累及 4 个象限，嵴可不明显，血管短路不仅发生于视网膜有血管和无血管交界处，也可以发生于视网膜内，病变进展迅速，可不按典型的 1 至 3 期的规律进展，常伴有严重的附加病变。

【病例 1】

女性患儿，矫正胎龄 36 周进行眼底筛查，孕 31 周出生，出生体重 1400g，双胎之大，剖宫产。眼底照相及电生理检查见图 18-0-1，图 18-0-2。

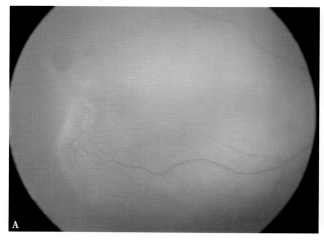

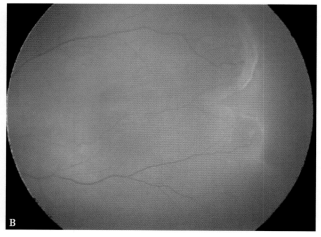

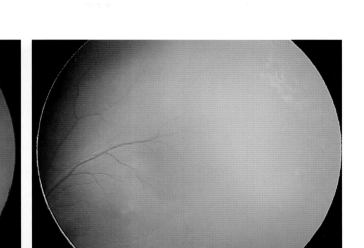

图 18-0-1 ROP 患儿治疗前后双眼眼底像

A、B. 双眼眼底像，矫正胎龄 36 周，视网膜平伏，视网膜血管扩张、迂曲，双眼颞侧（右眼约 7 点至 12 点，左眼 1 点至 6 点）Ⅱ区嵴上纤维血管组织增殖明显（A 为右眼，B 为左眼），双眼Ⅱ区的 3 期 + 病变，累及 5 个钟点，达到阈值病变诊断标准；
C、D. 双眼激光光凝术后 4 周眼底像，矫正胎龄 41 周，附加病变消失，嵴消退，光凝斑分布好，部分融合

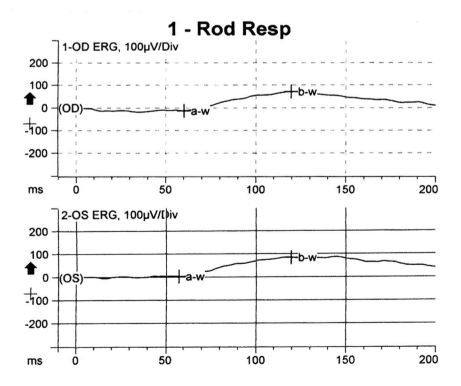

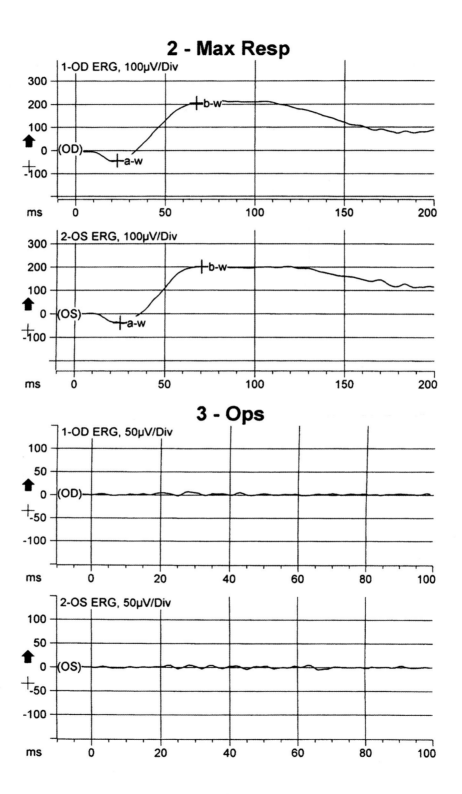

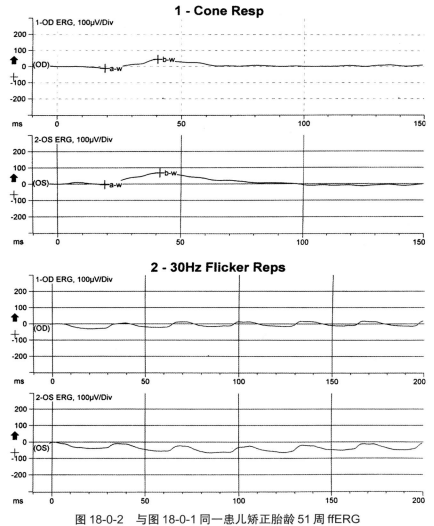

图 18-0-2　与图 18-0-1 同一患儿矫正胎龄 51 周 ffERG

检查方法为视网膜受全视野（Ganzfeld）的闪光刺激。结果显示，双眼视杆细胞反应 b 波振幅小于
100μV，峰时正常；双眼最大混合反应 a 波振幅约为 50μV，b 波振幅约为 200μV，a 波峰时约 25ms，
b 波峰时约为 75ms，b/a 比值约为 4；双眼 OPs 振荡电位子波数量减少，P2 波振幅降低；双眼视锥
细胞反应 a 波振幅小于 40μV，峰时约为 25ms，b 波振幅小于 100μV，峰时约为 75ms；双眼 30Hz 闪
烁光反应 P2 波振幅重度降低

图点评：

　　激光光凝是 ROP 阈值病变和 1 型阈值前病变明确的治疗方法。该例 ROP 阈值病变患儿于激光光凝
治疗后病变消退，但从患儿的 ffERG 检查可见双眼 ERG 五项反应各波振幅均有下降，提示其视网膜视锥
细胞和视杆细胞反应均有下降，可能与早产儿视网膜发育未完全或激光治疗相关。

【病例 2】

　　女性患儿，孕 29^{+2} 周出生，出生体重 1 100g，双胎之小，顺产。矫正胎龄 37 周筛查时诊断为急进型后
极部 ROP（AP-ROP），行双眼贝伐单抗玻璃体注药，矫正胎龄 38 周再行双眼视网膜激光光凝术，矫正胎
龄 41 周因病变进展，玻璃体积血，再行双眼玻璃体切除手术，病情稳定，持续随诊观察至今（图 18-0-3～
图 18-0-6）。

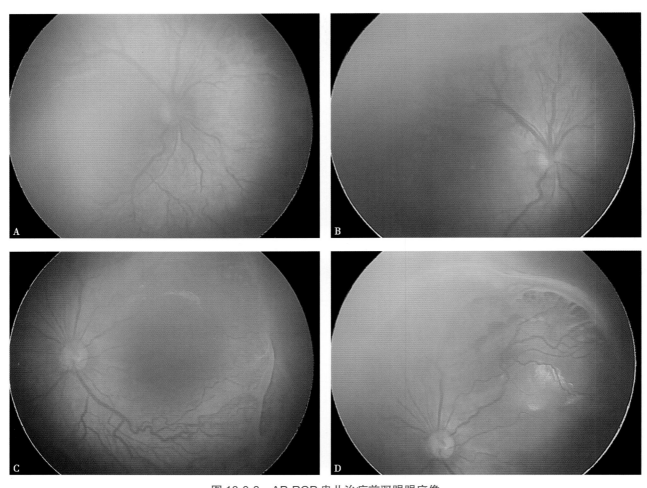

图 18-0-3　AP-ROP 患儿治疗前双眼眼底像

A～D. 双眼眼底像，矫正胎龄 37 周筛查眼底像，双眼视网膜血管高度迂曲扩张，左眼视盘颞上方可见片状视网膜前出血，双眼底全周见嵴样隆起，嵴上有纤维血管组织增生，侵及 I 区（A、B 为右眼，C、D 为左眼）

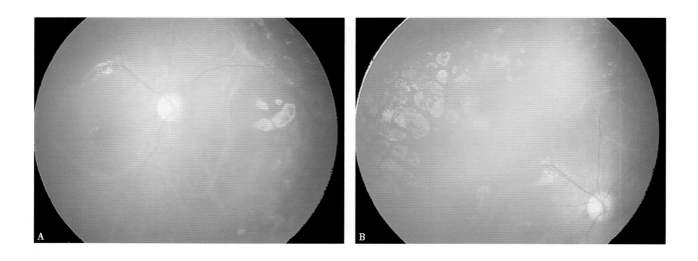

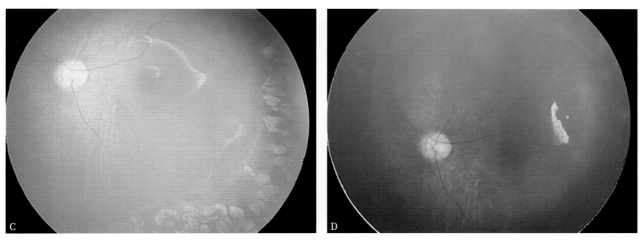

图 18-0-4　与图 18-0-3 同一患儿治疗后双眼眼底像

A～D 为同一患者双眼行玻璃体切除术后 8 个月后眼底像（A、B 为右眼，C、D 为左眼），附加病变消失，嵴消退，光凝斑分布良好，融合

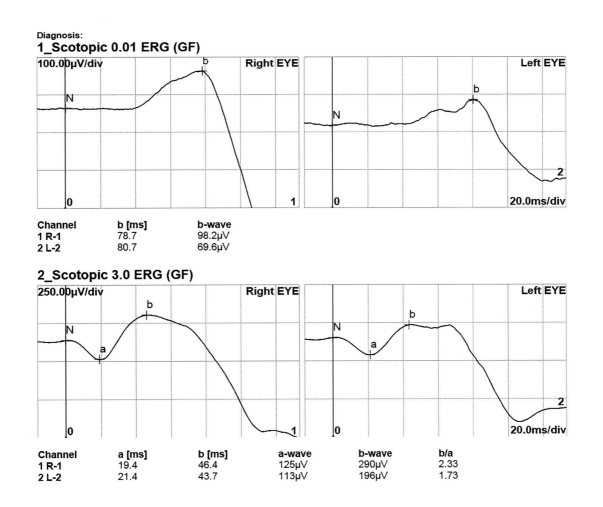

4_Scotopic 3.0 Oscillatory Potential ERG (GF)

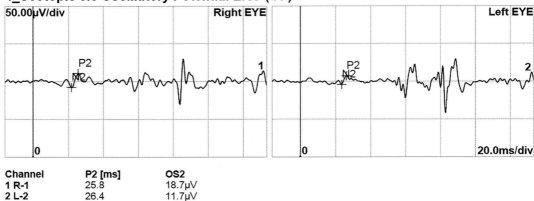

Channel	P2 [ms]	OS2
1 R-1	25.8	18.7μV
2 L-2	26.4	11.7μV

5_Photopic 3.0 ERG (GF)

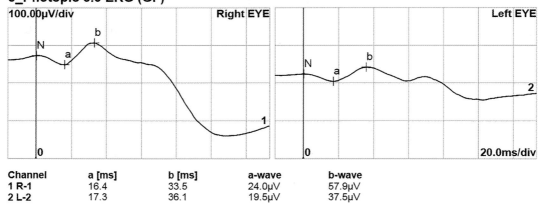

Channel	a [ms]	b [ms]	a-wave	b-wave
1 R-1	16.4	33.5	24.0μV	57.9μV
2 L-2	17.3	36.1	19.5μV	37.5μV

6_Photopic 3.0 Flicker 30Hz ERG (GF)

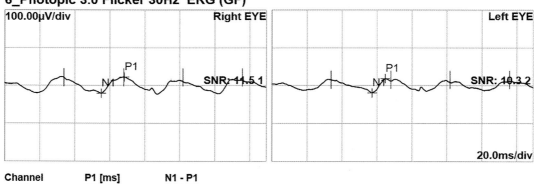

Channel	P1 [ms]	N1 - P1
1 R-1	68.7	43.1μV
2 L-2	65.2	37.9μV

图 18-0-5　与图 18-0-3 同一患儿 10 岁双眼 ffERG 结果

检查方法为视网膜受全视野（Ganzfeld）的闪光刺激。结果显示，视杆细胞反应右眼 b 波振幅 98.2μV，峰时 78.7ms，左眼 b 波振幅 69.6μV，峰时 80.7ms；最大混合反应右眼 a 波振幅约为 125μV，峰时为 19.4ms，b 波振幅约为 290μV，峰时为 46.4ms，b/a 为 2.33，左眼 a 波振幅约为 113μV，峰时为 21.4ms，b 波振幅约为 196μV，峰时为 43.7ms，b/a 为 1.73；双眼 Ops 振荡电位子波数量减少，右眼 P2 波振幅为 18.7μV，峰时为 25.8ms，左眼 P2 波振幅为 11.7μV，峰时为 26.4ms；视锥细胞反应右眼 a 波振幅 24μV，峰时 16.4ms，b 波振幅 57.9μV，峰时 33.5ms，左眼 a 波振幅 19.5μV，峰时 17.3ms，b 波振幅 37.5μV，峰时 36.1ms；30Hz 闪烁光反应右眼 P1 波振幅 43.1μV，峰时 68.7ms，左眼 P1 波振幅 37.9μV，峰时 65.2ms

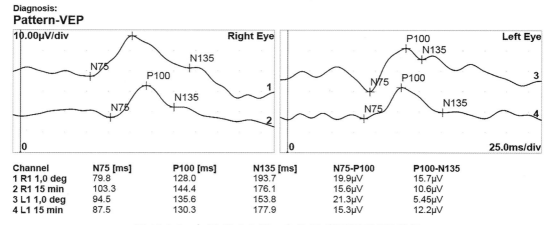

图 18-0-6　与图 18-0-3 同一患儿 10 岁双眼 PVEP 结果

双眼 PVEP 的 1° 和 15′ 空间频率 P100 振幅基本正常，峰时轻度延迟

图点评：

AP-ROP 患儿病情进展迅速，治疗效果比较差。该患儿经过抗 VEGF 药物、激光及玻璃体切除治疗，附加病变消退，病情得以控制，眼底解剖结构也得以保持。从该患儿 10 岁时的 PVEP 及 ffERG 检查结果可见双眼 PVEP 基本正常，ERG 五项反应各波形振幅均中度降低，提示患儿视神经通路正常，视锥细胞和视杆细胞反应下降。

【病例 3】

女性患儿，孕 26 周出生，出生体重 750g，双胎之大，顺产。筛查时诊断为双眼阈值病变，矫正胎龄 41 周行双眼冷凝治疗，病情稳定，持续随诊观察至今（图 18-0-7，图 18-0-8）。

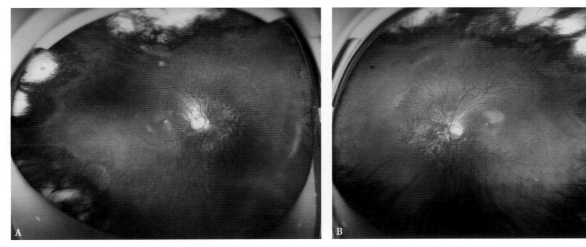

图 18-0-7　ROP 阈值病变患儿 16 岁时的双眼眼底像

A、B. 双眼周边可见冷凝斑融合

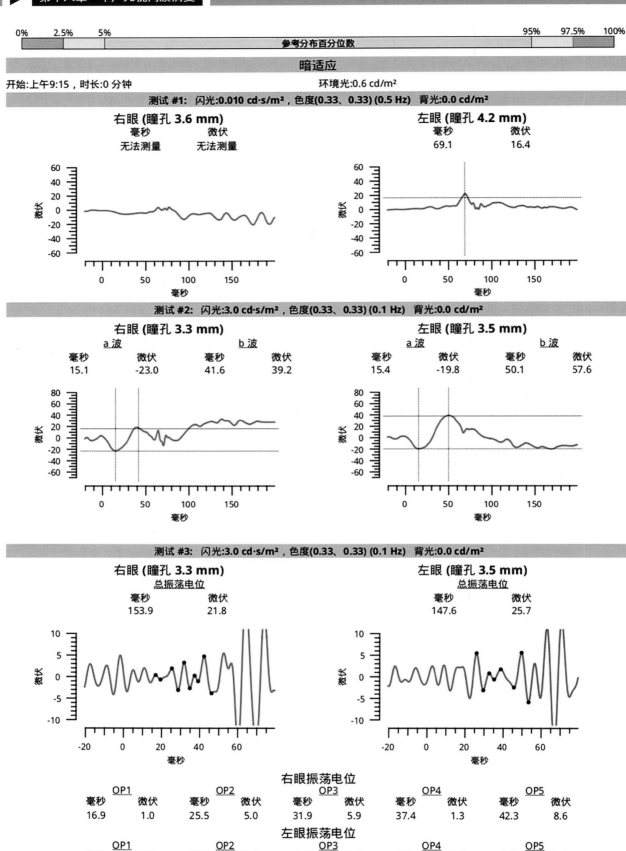

参考分布百分位数

暗适应

开始:上午9:15 , 时长:0 分钟　　　　　　　　　　　　　　环境光:0.6 cd/m²

测试 #1: 闪光:0.010 cd·s/m² , 色度(0.33、0.33) (0.5 Hz) 背光:0.0 cd/m²

右眼 (瞳孔 3.6 mm)		左眼 (瞳孔 4.2 mm)	
毫秒	微伏	毫秒	微伏
无法测量	无法测量	69.1	16.4

测试 #2: 闪光:3.0 cd·s/m² , 色度(0.33、0.33) (0.1 Hz) 背光:0.0 cd/m²

右眼 (瞳孔 3.3 mm)				左眼 (瞳孔 3.5 mm)			
a 波		b 波		a 波		b 波	
毫秒	微伏	毫秒	微伏	毫秒	微伏	毫秒	微伏
15.1	-23.0	41.6	39.2	15.4	-19.8	50.1	57.6

测试 #3: 闪光:3.0 cd·s/m² , 色度(0.33、0.33) (0.1 Hz) 背光:0.0 cd/m²

右眼 (瞳孔 3.3 mm)		左眼 (瞳孔 3.5 mm)	
总振荡电位		总振荡电位	
毫秒	微伏	毫秒	微伏
153.9	21.8	147.6	25.7

右眼振荡电位

OP1		OP2		OP3		OP4		OP5	
毫秒	微伏	毫秒	微伏	毫秒	微伏	毫秒	微伏	毫秒	微伏
16.9	1.0	25.5	5.0	31.9	5.9	37.4	1.3	42.3	8.6

左眼振荡电位

OP1		OP2		OP3		OP4		OP5	
毫秒	微伏	毫秒	微伏	毫秒	微伏	毫秒	微伏	毫秒	微伏
26.1	8.6	32.8	1.4	38.8	4.2	49.8	11.5		

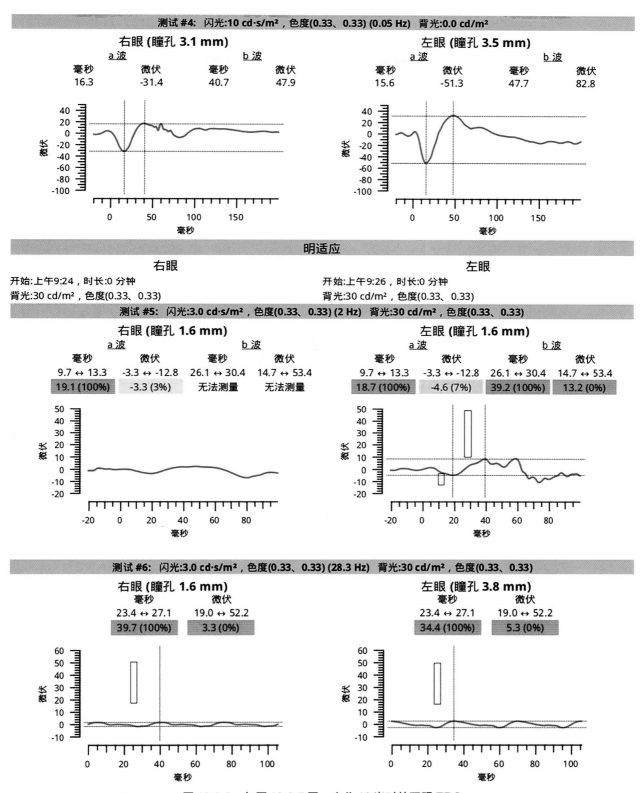

图 18-0-8 与图 18-0-7 同一患儿 16 岁时的双眼 ERG

检查仪器为 LKC 手持电生理检查系统。结果显示视杆细胞反应右眼无法测量，左眼 b 波振幅 16.4μV，峰时 69.1ms；最大混合反应右眼 a 波振幅约为 23μV，峰时为 15.1ms，b 波振幅约为 39.2μV，峰时为 41.6ms，b/a 为 1.70；左眼 a 波振幅约为 19.8μV，峰时为 15.4ms，b 波振幅约为 57.6μV，峰时为 50.1ms，b/a 为 2.91；Ops 振荡电位，右眼 P2 波振幅为 5.0μV，峰时为 25.5ms，左眼 P2 波振幅为 1.4μV，峰时为 32.8ms；视锥细胞反应右眼 a 波振幅 31.4μV，峰时 16.3ms，b 波振幅 47.9μV，峰时 40.7ms；左眼 a 波振幅 51.3μV，峰时 15.6ms，b 波振幅 82.8μV，峰时 47.7ms

图点评:

冷凝治疗曾是ROP阈值病变的标准治疗方法之一,ROP阈值病变经冷凝治疗后病变消退,后极部视网膜解剖结构得以维持。从该患儿的ERG检查结果可见双眼ERG各波振幅均有降低,提示双眼视网膜视锥细胞和视杆细胞反应下降。

(马大卉　张国明)

第十九章

屈光性视力下降

第一节 屈 光 参 差

【临床特征】

两眼的屈光状态不一致者，称为屈光参差（anisometropia）。一般来说，人的两眼屈光状态普遍存在轻度的差异，完全一致者很罕见。屈光参差有很多类型，表现为两眼屈光性质的不同。临床上把屈光参差分为生理性和病理性，两者的划分是以全国儿童弱视斜视防治学组提出的统一试行诊断标准，即两眼屈光度相差为球镜≥1.50D 或柱镜≥1.00D 者为病理性屈光参差。

在一定的年龄范围内，人眼普遍具有远视度数不断减轻、近视度数不断发展的发育规律，故如果两眼在远视的消减程度或近视的发展进展不同，就可引起屈光参差。先天因素者，出生时就有明显的两眼眼轴发育不平衡或两眼的屈光状态不对称；另外，眼外伤、眼部手术也可造成后天性屈光参差。由于两眼的调节矛盾和成像大小不等，继而出现单眼视功能障碍、单眼抑制，造成立体视破坏，双眼交替注视，可能导致视疲劳症状和屈光参差性弱视、斜视。电生理检查可见弱视眼 PVEP 峰时延长及振幅下降。

【病例】

患者雷某，男，12 岁，小瞳验光右眼 −14.25DS/−2.75DC×10 = 0.15；左眼 −4.50DS/−0.75DC×163 = 1.0，眼轴右眼 28.64mm，左眼 24.59mm，外斜 10°。注视性质：右眼旁中心注视，左眼中心注视。角膜曲率：右眼 44.76@91，43.15@1；左眼 45.0@83，43.1@177。眼压右眼 19.5mmHg，左眼 21mmHg。诊断：屈光参差，右眼弱视、外斜视。完善检查后行右眼 LASIK 手术，术前 PVEP 检查如图 19-1-1，术后 6 个月 PVEP 检查如图 19-1-2，术后 30 个月 PVEP 检查如图 19-1-3。

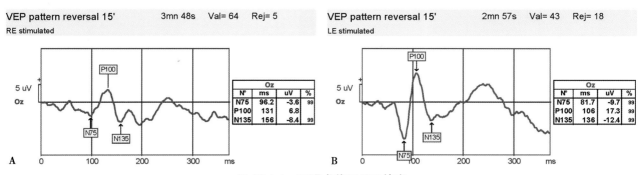

图 19-1-1 双眼术前 PVEP 检查

右眼 P100 波峰时延迟约 31ms，幅值偏低；左眼 P100 波峰时延迟约 6ms，幅值正常

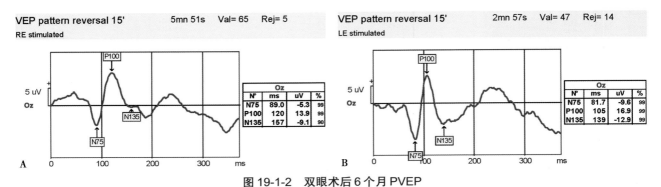

图 19-1-2 双眼术后6个月 PVEP

术后6个月右眼 P100 波峰时延迟约 20ms，幅值偏低（幅值略高于术前7.1uv）；左眼 P100 波峰时延迟约 5ms，幅值正常，同术前

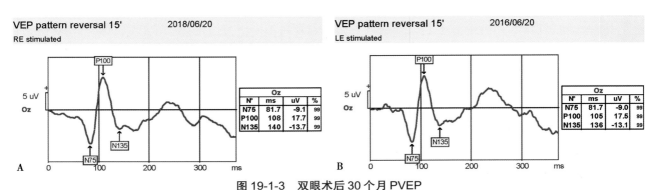

图 19-1-3 双眼术后30个月 PVEP

右眼 P100 波峰时延迟约 8ms，幅值正常（较术前峰时明显降低 23ms，幅值提升 10.9uv）；左眼 P100 波峰时延迟约 5ms，幅值正常，同术前

图点评：

在本病例诊疗随访过程中可见，术前患眼（右眼）反应幅值低仅约 6.8μV，峰时延迟至约 131ms，术后 30 个月，幅值增大到与对侧眼（左眼）持平，峰时 108ms 已处于正常范围。PVEP 对屈光参差性弱视患者的术前功能评估和术后随访具有重要作用。

第二节　轻中度近视

【临床特征】

轻中度近视（myopia）包括：①轻度近视：近视度 <−3.00D（300 度）；②中度近视：近视度 >−3.00D（300 度）且 <−6.00D（600 度）。

【病例1】

24 岁女性，因"双眼视物模糊十余年，要求近视手术"来我院就诊。视力：右眼 0.01（−4.75DS/−1.00DC×10 = 1.0），左眼：0.01（−4.00DS/−1.00DC×180 = 1.0），散瞳后检查双眼前后节未见明显异常。经各项检查后（图 19-2-1～图 19-2-5），诊断为：双眼屈光不正。

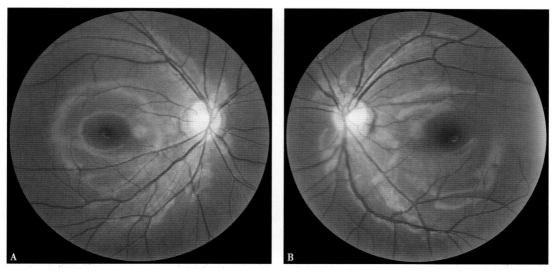

图 19-2-1 双眼屈光不正患者双眼眼底照相
A、B. 双眼正常眼底

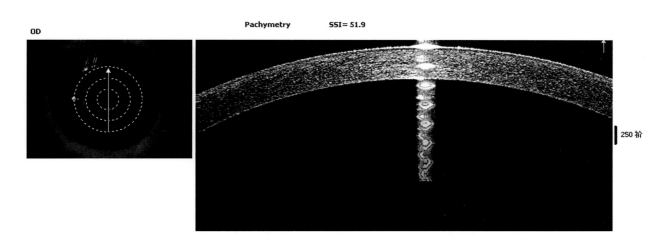

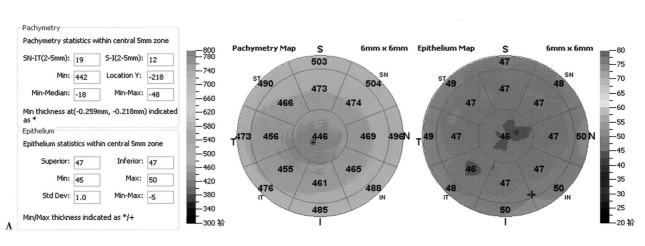

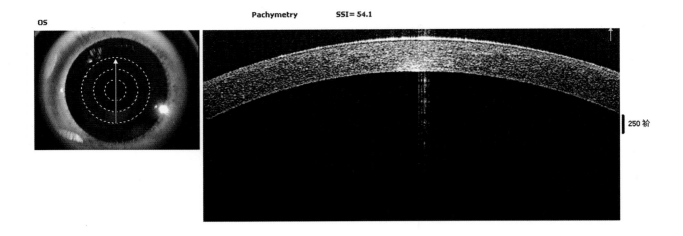

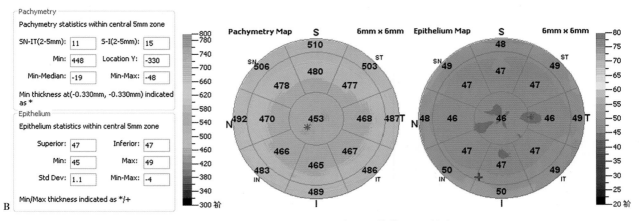

图 19-2-2 与图 19-2-1 同一患者双眼前节 OCT 检查
A. 右眼角膜厚度：446μm；B. 左眼角膜厚度：453μm

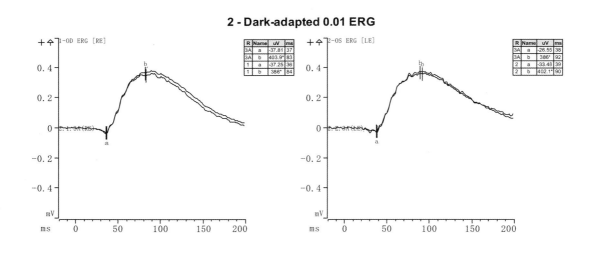

3 - Dark-adapted 3.0 ERG + OPs

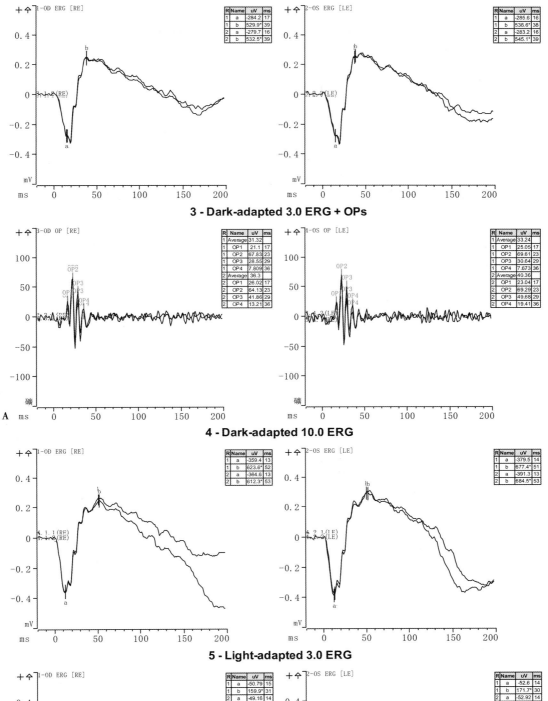

R	Name	uV	ms
1	a	-284.2	17
1	b	529.9*	39
2	a	-279.7	16
2	b	532.5*	39

R	Name	uV	ms
1	a	-285.6	16
1	b	538.6*	38
2	a	-283.2	16
2	b	545.1*	39

3 - Dark-adapted 3.0 ERG + OPs

R	Name	uV	ms
1	Average	31.32	
1	OP1	21.1	17
1	OP2	67.83	23
1	OP3	28.55	29
1	OP4	7.809	36
2	Average	36.3	
2	OP1	26.02	17
2	OP2	64.13	23
2	OP3	41.86	29
2	OP4	13.21	36

R	Name	uV	ms
1	Average	33.24	
1	OP1	25.05	17
1	OP2	69.61	23
1	OP3	30.64	29
1	OP4	7.673	36
2	Average	40.36	
2	OP1	23.04	17
2	OP2	69.29	23
2	OP3	49.68	29
2	OP4	19.41	36

A

4 - Dark-adapted 10.0 ERG

R	Name	uV	ms
1	a	-359.4	13
1	b	623.6*	52
2	a	-364.6	13
2	b	612.3*	53

R	Name	uV	ms
1	a	-379.5	14
1	b	677.4*	51
2	a	-391.3	13
2	b	684.5*	53

5 - Light-adapted 3.0 ERG

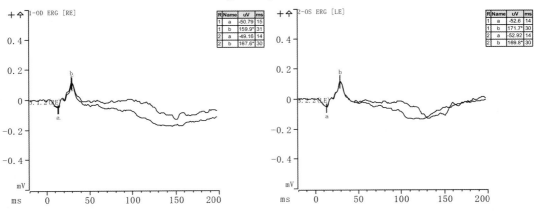

R	Name	uV	ms
1	a	-50.79	15
1	b	159.9*	31
2	a	-49.16	14
2	b	167.6*	30

R	Name	uV	ms
1	a	-52.6	14
1	b	171.7*	30
2	a	-52.92	14
2	b	169.8*	30

6 - Light-adapted 3.0 flicker ERG

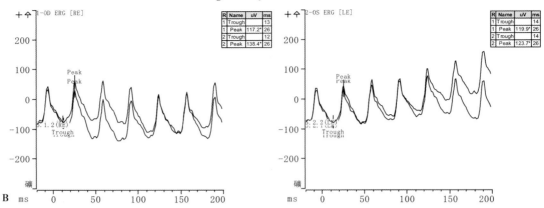

图 19-2-3 与图 19-2-1 同一患者双眼 FERG 检查

双眼六项反应均正常

Multifocal ERG

Right

Traces

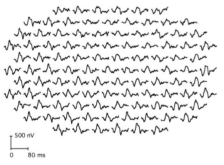

3D

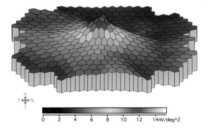

Response Densities Ring Ratios

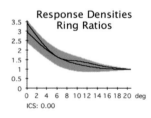

Implicit Times Ring Ratios

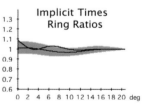

Ring

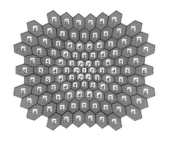

R

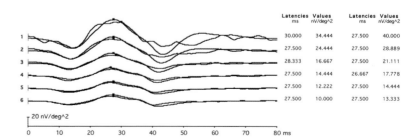

A

Multifocal ERG

Left

Traces

Retinal View
me103h4md75 2019-01-17 15-25-11 Left

500 nV

0   80 ms

3D

Retinal View
me103h4md75 2019-01-17 15-25-11 Left

S
N   T
I

0   2   4   6   8   10   12   14nV/deg^2

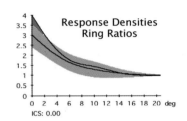

Response Densities Ring Ratios

0   2   4   6   8 10 12 14 16 18 20 deg
ICS: 0.00

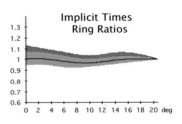

Implicit Times Ring Ratios

0   2   4   6   8 10 12 14 16 18 20 deg

Ring

Retinal View

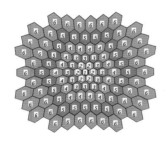

B

L

me103h4md75 2019-01-17 15-25-11 Left
SW_Normals Reference(7,me103h4md75,Left,C1)
SW_Normals Reference(7,me103h4md75,Right,C1)

P1

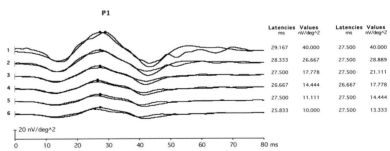

	Latencies ms	Values nV/deg^2	Latencies ms	Values nV/deg^2
1	29.167	40.000	27.500	40.000
2	28.333	26.667	27.500	28.889
3	27.500	17.778	27.500	21.111
4	26.667	14.444	26.667	17.778
5	27.500	11.111	27.500	14.444
6	25.833	10.000	27.500	13.333

20 nV/deg^2

0   10   20   30   40   50   60   70   80 ms

图 19-2-4 与图 19-2-1 同一患者双眼 mfERG 检查
A、B. 双眼振幅密度普遍略微降低,右眼相较于左眼稍显著(A 为右眼,B 为左眼)

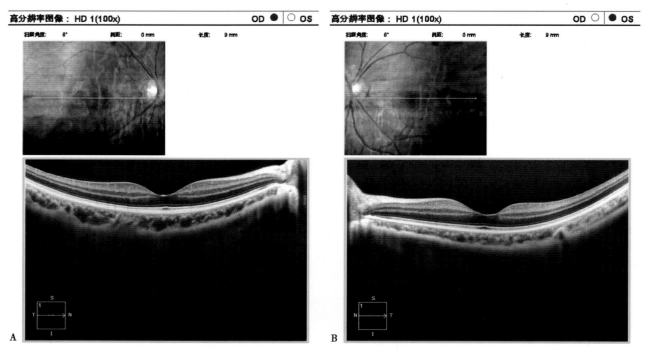

图 19-2-5　与图 19-2-1 同一患者双眼黄斑 OCT 检查

双眼正常黄斑结构（A 为右眼，B 为左眼）

图点评:

中低度屈光不正患者,一般视敏度、黄斑形态、FERG 反应正常的情况下,mfERG 反应有可能会有略微降低,其原因可能由于自身发育导致。

【病例 2】

37 岁女性,因"双眼视物模糊近 20 年,要求近视手术"来我院就诊。视力:右眼 0.02(-3.50DS/-0.25DC×45＝1.0),左眼 0.01(-4.00DS/-0.75DC×10＝0.9),散瞳后检查双眼前节未见明显异常,眼底视网膜呈豹纹状眼底改变。经各项检查后(图 19-2-6～图 19-2-9),诊断为:双眼屈光不正。

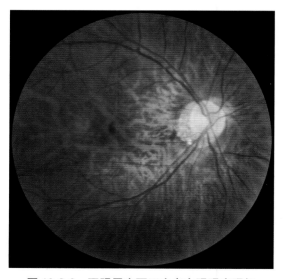

图 19-2-6　双眼屈光不正患者右眼眼底照相

右眼豹纹状眼底改变

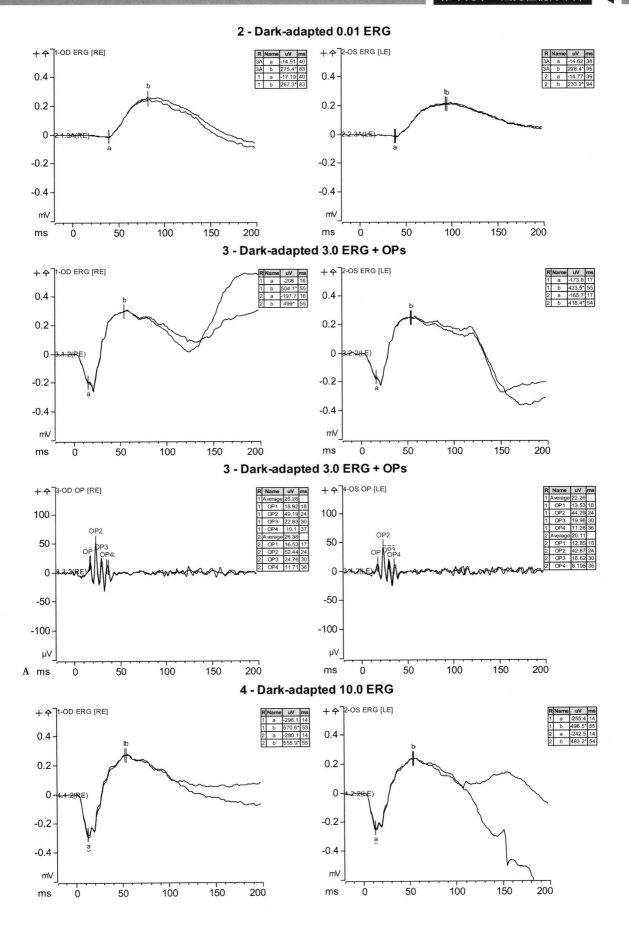

2 - Dark-adapted 0.01 ERG

3 - Dark-adapted 3.0 ERG + OPs

3 - Dark-adapted 3.0 ERG + OPs

4 - Dark-adapted 10.0 ERG

5 - Light-adapted 3.0 ERG

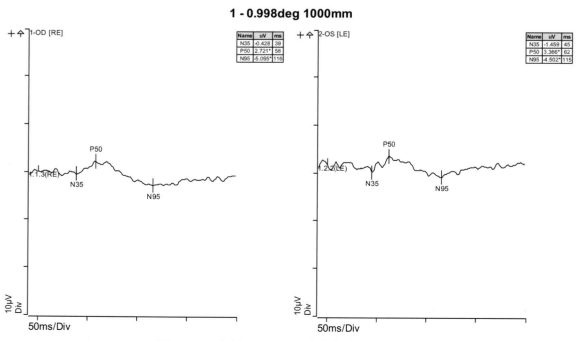

1-OD ERG [RE]

R	Name	uV	ms
1	a	-46.71	15
1	b	129*	30
2	a	-39.43	15
2	b	121.5*	29

2-OS ERG [LE]

R	Name	uV	ms
1	a	-30.49	14
1	b	101.9*	30
2	a	-35.17	15
2	b	105.4*	30

6 - Light-adapted 3.0 flicker ERG

1-OD ERG [RE]

R	Name	uV	ms
1	Trough		13
1	Peak	104.8*	26
2	Trough		14
2	Peak	108.3*	26

2-OS ERG [LE]

R	Name	uV	ms
1	Trough		15
1	Peak	84.17*	27
2	Trough		14
2	Peak	87.63*	27

图 19-2-7　与图 19-2-6 同一患者右眼 FERG 检查

右眼 FERG 六项反应均正常

1 - 0.998deg 1000mm

1-OD [RE]

Name	uV	ms
N35	-0.428	39
P50	2.721*	58
N95	-5.095*	116

2-OS [LE]

Name	uV	ms
N35	-1.459	45
P50	3.366*	62
N95	-4.502*	115

图 19-2-8　与图 19-2-6 同一患者右眼 PERG 检查

P50 和 N95 波幅值未见明显降低

Multifocal ERG

Right

Traces

Retinal View

me103h4md75_2018-12-29_10-31-36_Right

3D

Retinal View

me103h4md75_2018-12-29_10-31-36_Right

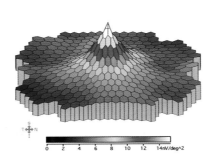

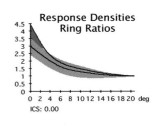

**Response Densities
Ring Ratios**

ICS: 0.00

**Implicit Times
Ring Ratios**

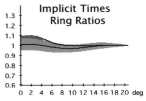

Ring

Retinal View

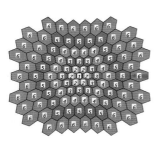

R

me103h4md75_2018-12-29_10-31-36_Right

SW_Normals_Reference(7,me103h4md75,Left,C1)

SW_Normals_Reference(7,me103h4md75,Right,C1)

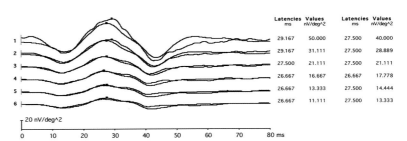

	Latencies ms	Values nV/deg^2	Latencies ms	Values nV/deg^2
1	29.167	50.000	27.500	40.000
2	29.167	31.111	27.500	28.889
3	27.500	21.111	27.500	21.111
4	26.667	16.667	26.667	17.778
5	26.667	13.333	27.500	14.444
6	26.667	11.111	27.500	13.333

图 19-2-9　与图 19-2-6 同一患者右眼 mfERG 检查

振幅密度未见明显降低

图点评：

中低度屈光不正患者，即使眼底伴有豹纹状改变，只要视网膜发育正常，视功能则正常。此病例与上一病例共同说明，在轻中度屈光不正患者中，其 mfERG 异常与否并不取决于屈光度数高低。

第三节　高　度　近　视

【定义】

高度近视（high myopia）指近视度 >−6.00D（600 度），常引起玻璃体和眼底的退行性病变，多与遗传因素有关。

【病因】

高度近视眼多属于轴性近视，眼球前后轴伸长，其伸长几乎限于后极部。故常表现眼球较突出，前房较深，瞳孔大而反射较迟钝。高度近视病人会出现暗适应功能降低。

【临床特征】

高度近视眼，因眼轴的过度伸长，可引起眼底的退行性改变：①豹纹状眼底；②视盘周围的脉络膜萎缩；③黄斑部可形成不规则的、单独或融合的白色萎缩斑，有时可见出血，此外，在黄斑部附近偶见小的圆形出血，称为 Foster-Fuchs 斑；④后巩膜葡萄肿；⑤锯齿缘囊样变性。

【病例 1】

30 岁女性，因"双眼视物模糊 10 年，要求近视手术"来我院就诊。视力：右眼 0.01（−7.50DS/−0.75DC×110 = 0.9），左眼 0.01（−7.50DS/−0.25DC×85 = 0.9），散瞳后检查双眼前后节未见明显异常。眼轴长度：26.7mm，左眼：26.55mm。经各项检查后（图 19-3-1～图 19-3-5），诊断为：双眼高度近视。

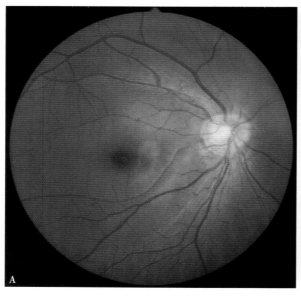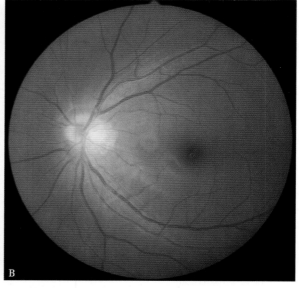

图 19-3-1　双眼高度近视患者双眼眼底照相
A、B. 双眼正常眼底

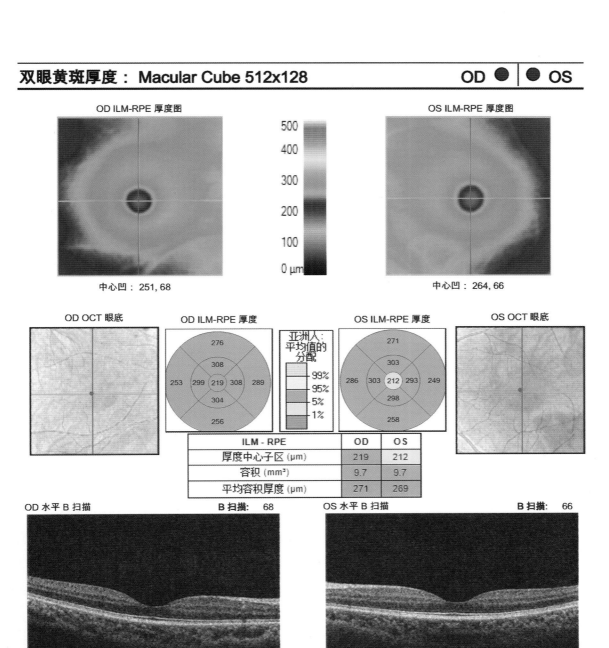

图 19-3-2　与图 19-3-1 同一患者双眼黄斑 OCT 检查
双眼未见明显异常（A 为右眼，B 为左眼）

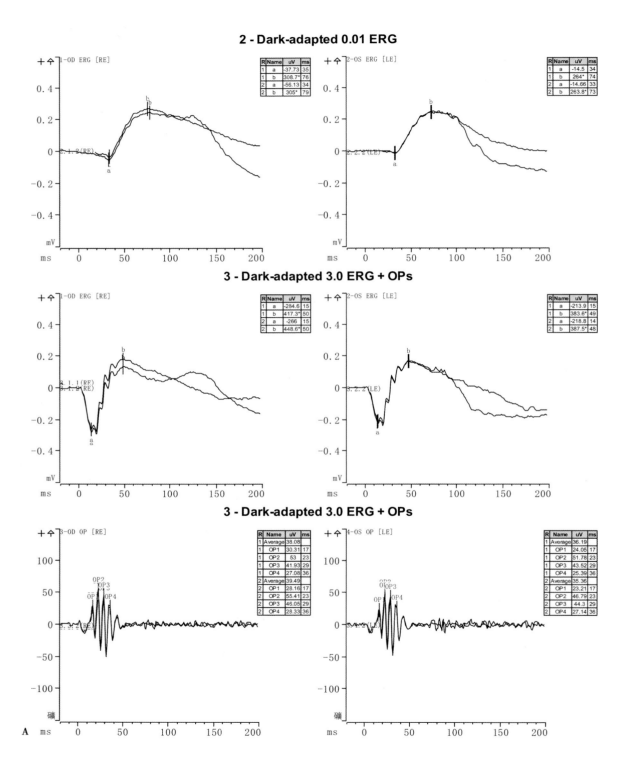

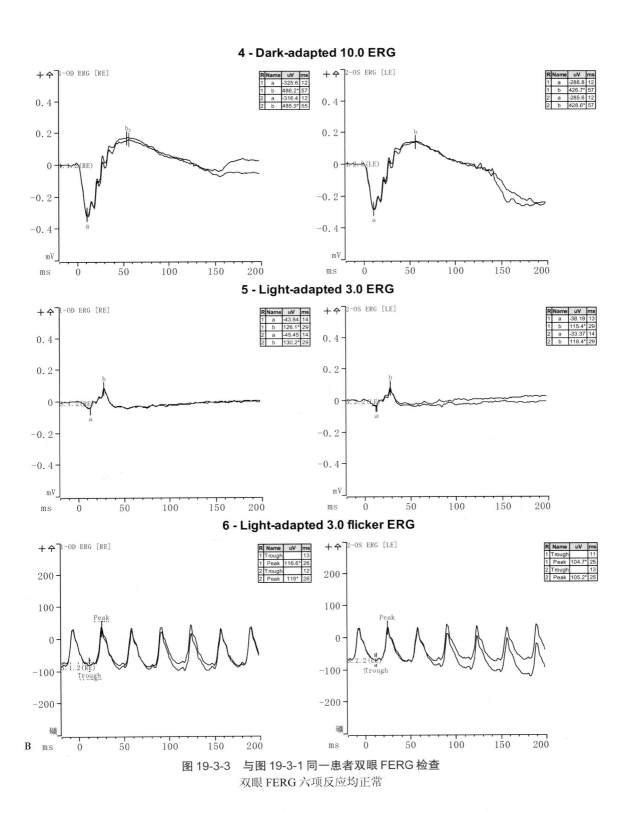

图 19-3-3　与图 19-3-1 同一患者双眼 FERG 检查
双眼 FERG 六项反应均正常

1 - 0.998deg 1000mm

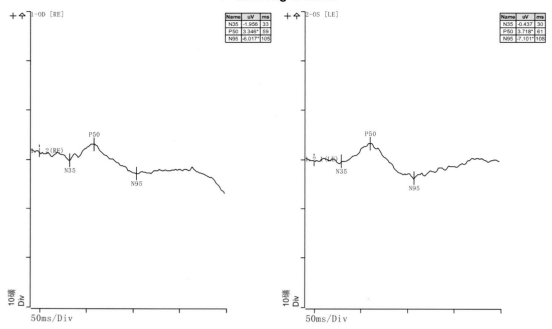

Name	uV	ms
N35	-1.956	33
P50	3.346*	59
N95	-6.017*	105

Name	uV	ms
N35	-0.437	30
P50	3.718*	61
N95	-7.101*	108

图 19-3-4 与图 19-3-1 同一患者双眼 PERG 检查
P50 和 N95 波幅值未见明显降低

Multifocal ERG

Right

Traces

3D

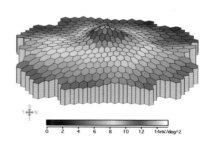

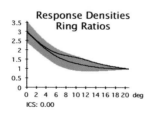

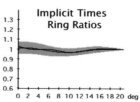

Ring

R

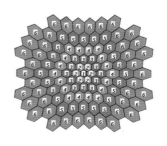

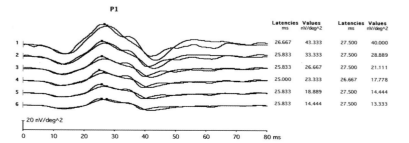

A

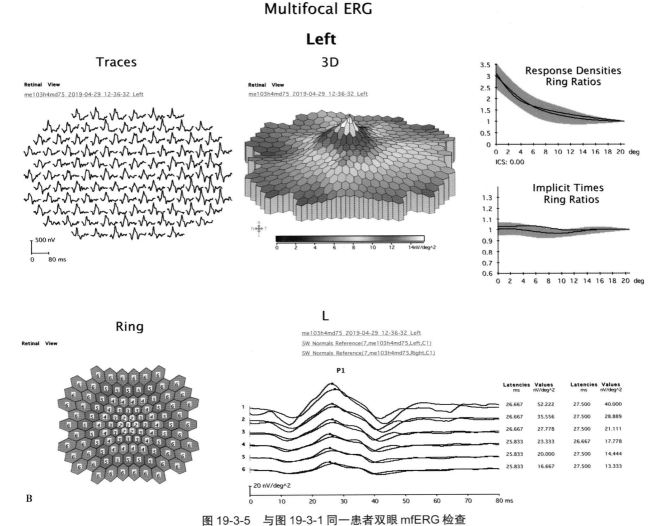

图 19-3-5　与图 19-3-1 同一患者双眼 mfERG 检查

A. 右眼最中心环振幅密度相较于左眼略降低,但仍然在正常范围;B. 左眼振幅密度正常

图点评:

高度近视患者,规律配镜矫正视力,视网膜发育正常者各项视网膜功能亦正常。

【病例2】

19 岁男性,因"双眼视物模糊 3 年,要求近视手术"来我院就诊。视力:右眼 0.03(-8.75DS/-1.50DC×175=1.0),左眼 0.03(-9.50DS/-1.00DC×170=1.0),散瞳后检查双眼前后节未见明显异常。眼轴:右眼 26.88mm,左眼 26.95mm。经各项检查后(图 19-3-6～图 19-3-12),诊断为:双眼高度近视。

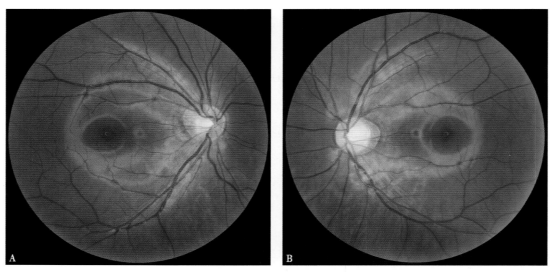

图 19-3-6 双眼高度近视患者双眼眼底检查

A、B. 双眼正常眼底

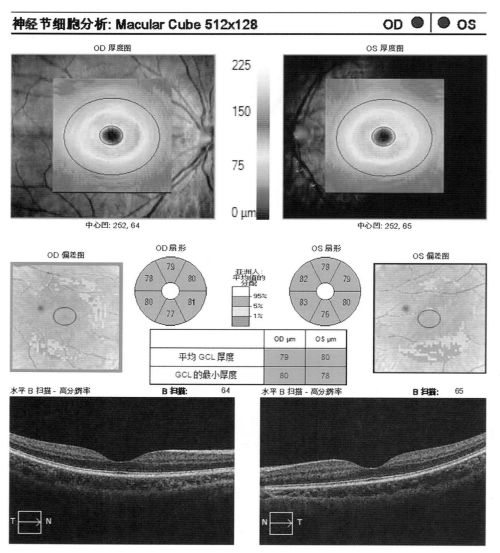

图 19-3-7 与图 19-3-6 同一患者双眼黄斑 OCT 检查

未见明显异常（A 为右眼，B 为左眼）

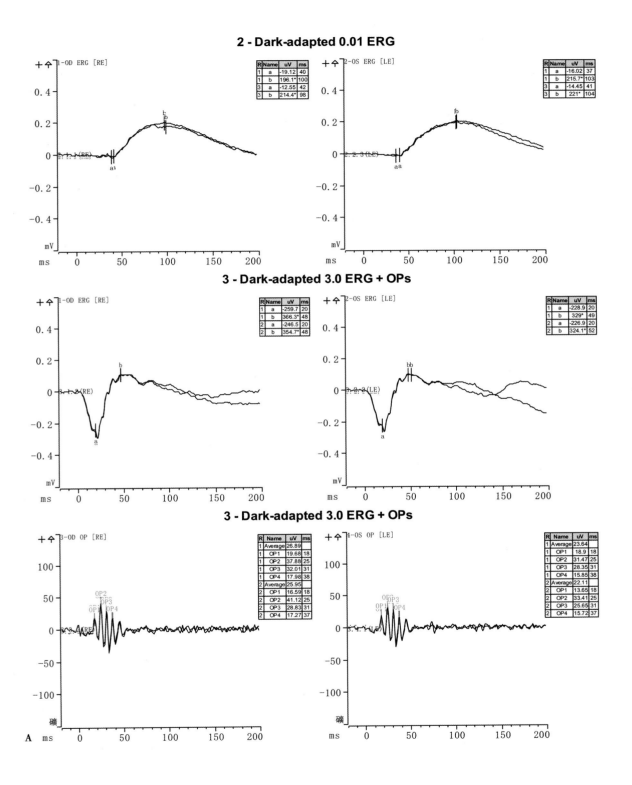

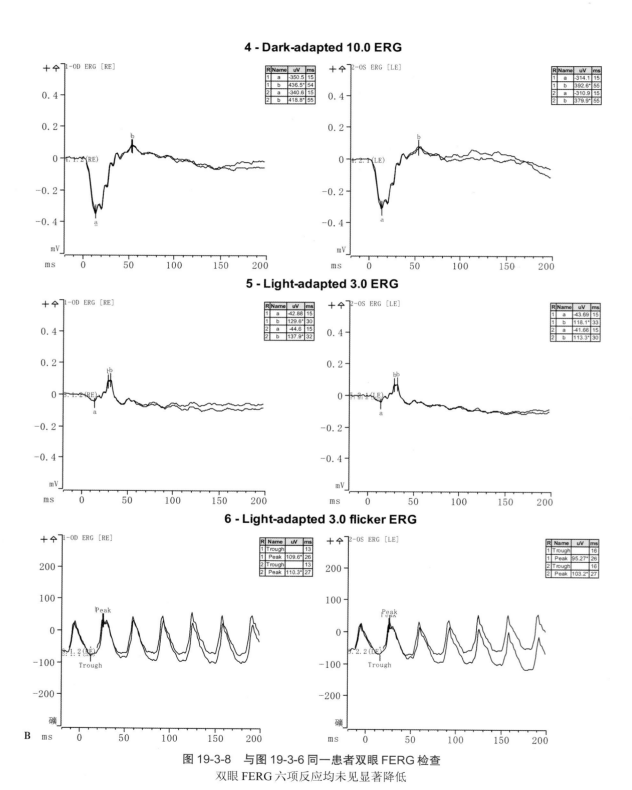

图 19-3-8　与图 19-3-6 同一患者双眼 FERG 检查

双眼 FERG 六项反应均未见显著降低

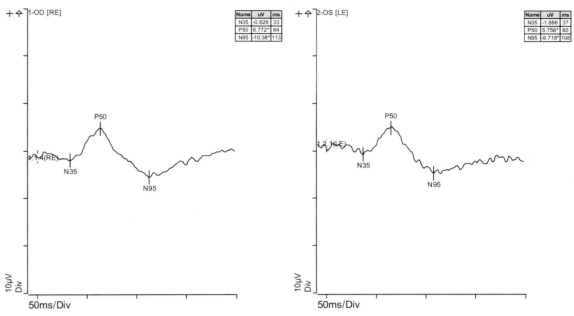

1 - 0.998deg 1000mm

Name	uV	ms
N35	-0.826	33
P50	6.772*	64
N95	-10.38*	113

Name	uV	ms
N35	-1.886	37
P50	5.756*	65
N95	-9.718*	108

图 19-3-9　与图 19-3-6 同一患者双眼 PERG 检查
P50 和 N95 波幅值未见明显降低

Multifocal ERG

Right

Traces

Retinal View
me103h4md75 2019-01-25 10-46-16 Right

500 nV
0　　80 ms

3D

Retinal View
me103h4md75 2019-01-25 10-46-16 Right

0　2　4　6　8　10　12　14nV/deg^2

Response Densities
Ring Ratios
ICS: 0.00

Implicit Times
Ring Ratios

Ring

Retinal View

R

me103h4md75 2019-01-25 10-46-16 Right
SW Normals Reference(7,me103h4md75,Left,C1)
SW Normals Reference(7,me103h4md75,Right,C1)

	Latencies ms	Values nV/deg^2	Latencies ms	Values nV/deg^2
1	28.333	54.444	27.500	40.000
2	28.333	36.667	27.500	28.889
3	26.667	25.556	27.500	21.111
4	26.667	21.111	26.667	17.778
5	27.500	17.778	27.500	14.444
6	26.667	16.667	27.500	13.333

20 nV/deg^2

0　10　20　30　40　50　60　70　80 ms

A

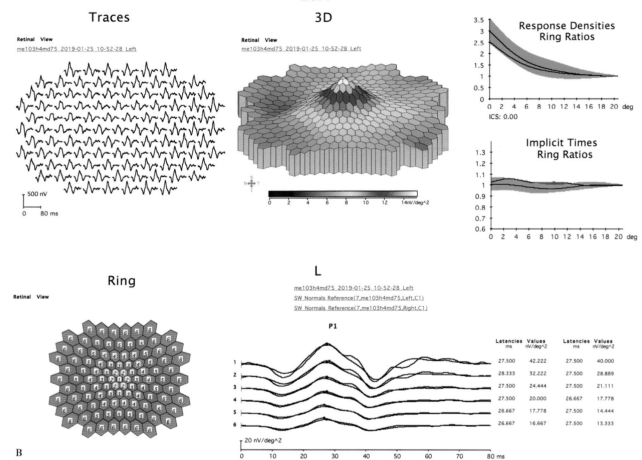

Multifocal ERG

Left

Traces   **3D**

Retinal View
me103h4md75 2019-01-25 10-52-28 Left

Retinal View
me103h4md75 2019-01-25 10-52-28 Left

500 nV
0 80 ms

Response Densities Ring Ratios
ICS: 0.00

Implicit Times Ring Ratios

0 2 4 6 8 10 12 14mV/deg^2

Ring   **L**

Retinal View

me103h4md75 2019-01-25 10-52-28 Left
SW Normals Reference(7,me103h4md75,Left,C1)
SW Normals Reference(7,me103h4md75,Right,C1)

P1

	Latencies ms	Values nV/deg^2	Latencies ms	Values nV/deg^2
1	27.500	42.222	27.500	40.000
2	28.333	32.222	27.500	28.889
3	27.500	24.444	27.500	21.111
4	27.500	20.000	26.667	17.778
5	26.667	17.778	27.500	14.444
6	26.667	16.667	27.500	13.333

20 nV/deg^2

0 10 20 30 40 50 60 70 80 ms

B

图 19-3-10　与图 19-3-6 同一患者双眼 mfERG 检查

A、B. 双眼振幅密度未见明显降低（A 为右眼，B 为左眼）

1 - Flash VEP - RIGHT EYE(3.0)   **2 - Flash VEP - LEFT EYE(3.0)**

1-Chan 1 [RE]

R	Name	uV	ms
1	N1	-7.753	51
1	P1	0.234*	55
1	N2	-2.998*	66
1	P2	17.7*	113
1	N3	-10.96*	151
1	P3	3.236*	169
2	N1	-7.351	51
2	P1	0.266*	56
2	N2	-3.462*	68
2	P2	18.64*	112
2	N3	-10.1*	154
2	P3	3.441*	173

1-Chan 1 [LE]

R	Name	uV	ms
1	N1	-9.416	47
1	P1	4.925*	65
1	N2	0.976*	75
1	P2	11.69*	102
1	N3	-8.993*	135
1	P3	7.887*	194
2	N1	-7.813	43
2	P1	4.699*	62
2	N2	0.942*	72
2	P2	11.88*	102
2	N3	-8.613*	132
2	P3	6.788*	195

10μV/Div   10μV/Div

100ms/Div   100ms/Div

图 19-3-11　与图 19-3-6 同一患者双眼 FVEP 检查

双眼 FVEP 反应未见显著延迟

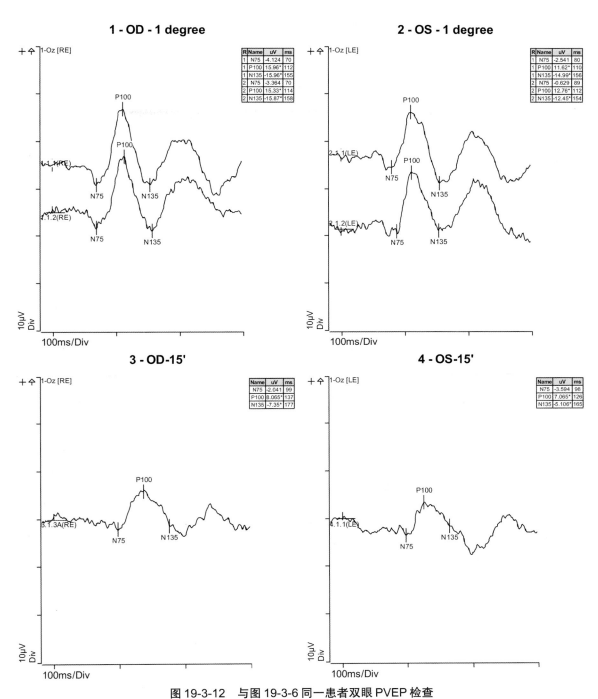

图 19-3-12 与图 19-3-6 同一患者双眼 PVEP 检查

1°空间频率其 P100 反应未见显著异常；15′空间频率双眼 P100 幅值轻度降低

图点评：

病理性近视黄斑的退行性改变，使得黄斑功能受损，以致外界信息的传入受到障碍，精细视觉功能反应降低，表现为 PVEP 的 15′空间频率 P100 幅值降低。

第四节 超高度近视

【定义】

超高度近视是指近视度数在 1 000 度以上的近视。

【临床特征】

超高度近视可能引发如视网膜脱离、白内障、黄斑出血和黄斑变性、玻璃体液化变性、青光眼等诸多并发症，也称为恶性近视。

【病例 1】

19 岁男性，因"双眼视物模糊 6 年，要求近视手术"来我院就诊。视力：右眼 0.05（-10.75DS＝1.0），左眼 0.05（-10.50DS＝1.0），散瞳后检查双眼前后节未见明显异常。眼轴：右眼：27.82mm，左眼：27.45mm。经各项检查后（图 19-4-1～图 19-4-5）诊断为：双眼超高度近视。

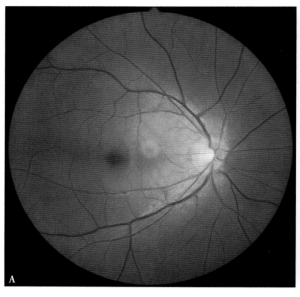
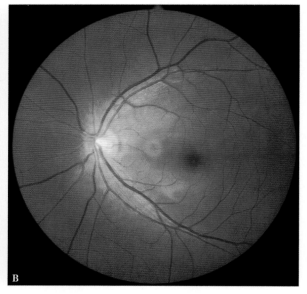

图 19-4-1　双眼超高度近视患者双眼眼底照相

A、B. 双眼正常眼底

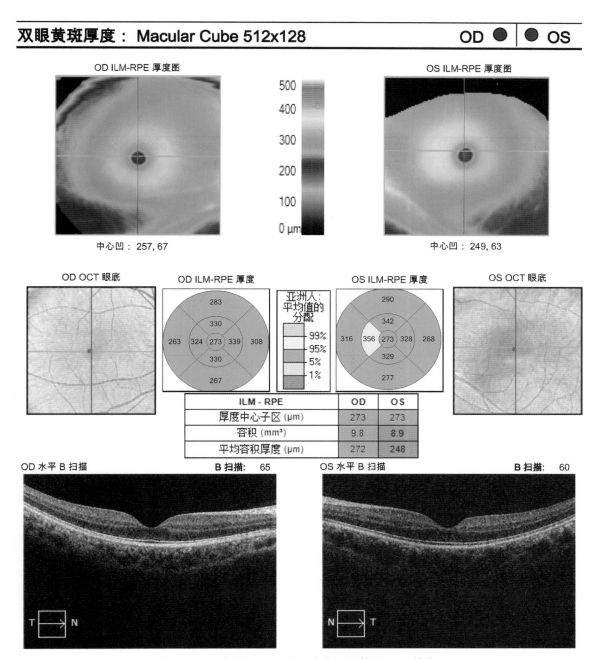

图 19-4-2　与图 19-4-1 同一患者双眼黄斑 OCT 检查

双眼黄斑部未见明显异常（A 为右眼，B 为左眼）

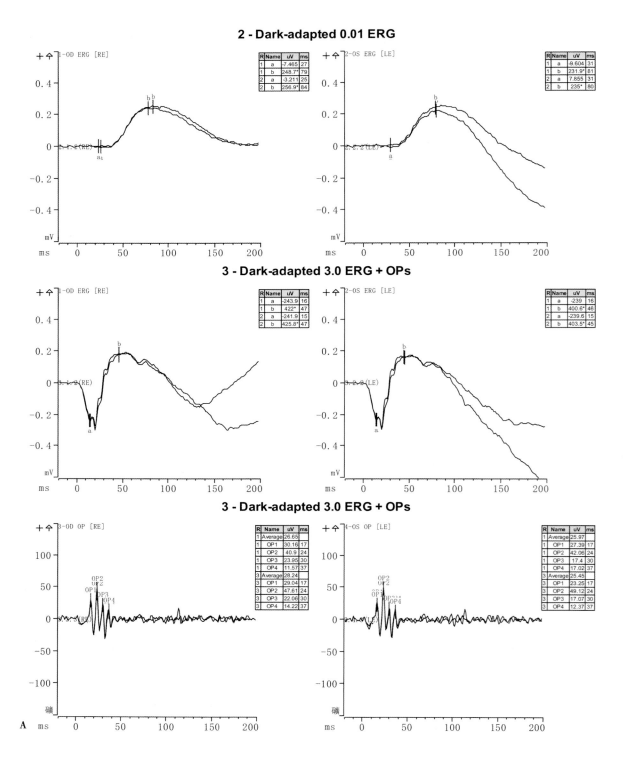

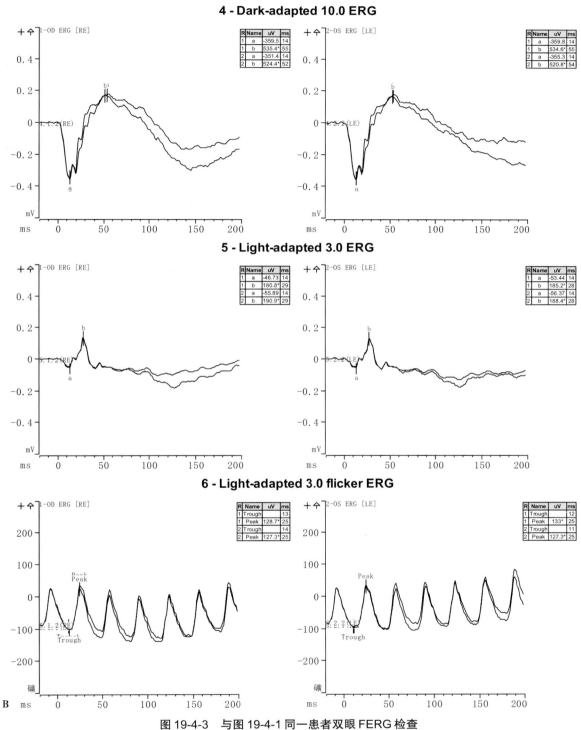

4 - Dark-adapted 10.0 ERG

1-OD ERG [RE]

R	Name	uV	ms
1	a	-359.5	14
1	b	535.4*	55
2	a	-351.4	14
2	b	524.4*	52

2-OS ERG [LE]

R	Name	uV	ms
1	a	-359.8	14
1	b	534.6*	55
2	a	-355.3	14
2	b	520.8*	54

5 - Light-adapted 3.0 ERG

1-OD ERG [RE]

R	Name	uV	ms
1	a	-46.73	14
1	b	180.8*	29
2	a	-55.89	14
2	b	190.9*	29

2-OS ERG [LE]

R	Name	uV	ms
1	a	-53.44	14
1	b	185.2*	28
2	a	-56.37	14
2	b	188.4*	28

6 - Light-adapted 3.0 flicker ERG

1-OD ERG [RE]

R	Name	uV	ms
1	Trough		13
1	Peak	128.7*	25
2	Trough		14
2	Peak	127.3*	25

2-OS ERG [LE]

R	Name	uV	ms
1	Trough		12
1	Peak	133*	25
2	Trough		11
2	Peak	127.3*	25

B

图 19-4-3　与图 19-4-1 同一患者双眼 FERG 检查

A、B. 双眼 FERG 六项反应正常

Multifocal ERG

Right

Traces

Retinal View
me103h4md75 2019-06-20 11-00-03 Right

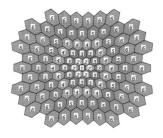

500 nV

0   80 ms

3D

Retinal View
me103h4md75 2019-06-20 11-00-03 Right

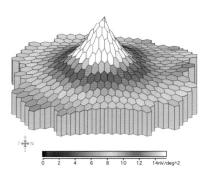

0   2   4   6   8   10   12   14nV/deg^2

Response Densities Ring Ratios

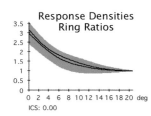

ICS: 0.00

Implicit Times Ring Ratios

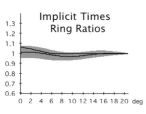

Ring

Retinal View

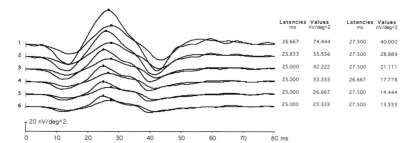

R

me103h4md75 2019-06-20 11-00-03 Right
SW Normals Reference(7,me103h4md75,Left,C1)
SW Normals Reference(7,me103h4md75,Right,C1)

	Latencies ms	Values nV/deg^2	Latencies ms	Values nV/deg^2
1	26.667	74.444	27.500	40.000
2	25.833	55.556	27.500	28.889
3	25.000	42.222	27.500	21.111
4	25.000	33.333	26.667	17.778
5	25.000	26.667	27.500	14.444
6	25.000	23.333	27.500	13.333

20 nV/deg^2

0   10   20   30   40   50   60   70   80 ms

A

Multifocal ERG

Left

Traces

Retinal View
me103h4md75 2019-06-20 11-06-52 Left

500 nV

0   80 ms

3D

Retinal View
me103h4md75 2019-06-20 11-06-52 Left

N←→T

0 2 4 6 8 10 12 14nV/deg^2

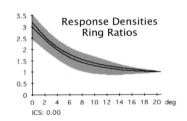

Response Densities
Ring Ratios

ICS: 0.00

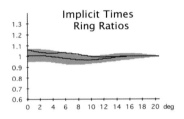

Implicit Times
Ring Ratios

Ring

Retinal View

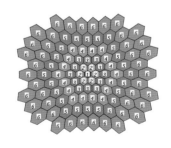

B

L

me103h4md75 2019-06-20 11-06-52 Left
SW Normals Reference(7,me103h4md75,Left,C1)
SW Normals Reference(7,me103h4md75,Right,C1)

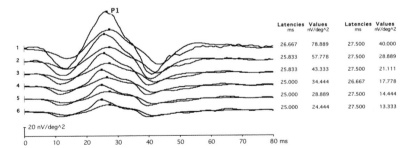

	Latencies ms	Values nV/deg^2	Latencies ms	Values nV/deg^2
1	26.667	78.889	27.500	40.000
2	25.833	57.778	27.500	28.889
3	25.833	43.333	27.500	21.111
4	25.000	34.444	26.667	17.778
5	25.000	28.889	27.500	14.444
6	25.000	24.444	27.500	13.333

20 nV/deg^2

0   10   20   30   40   50   60   70   80 ms

图 19-4-4　与图 19-4-1 同一患者双眼 mfERG 检查
双眼振幅密度未见明显降低（A 为右眼，B 为左眼）

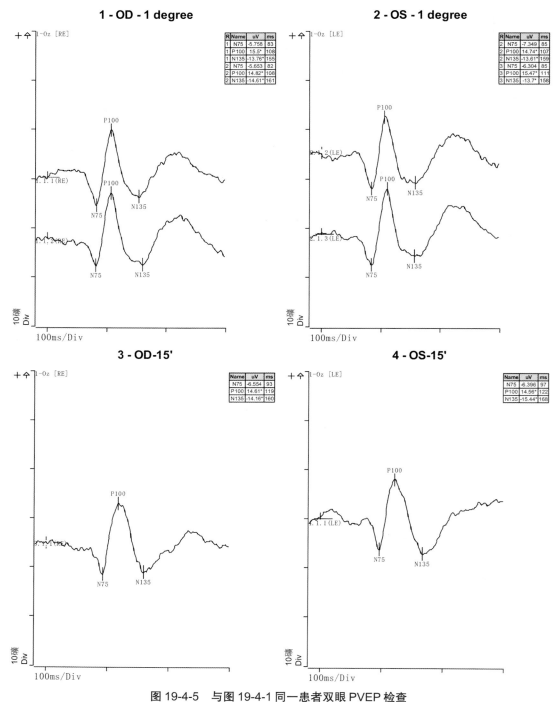

图 19-4-5　与图 19-4-1 同一患者双眼 PVEP 检查
1°及 15′空间频率,双眼 P100 波幅值均未见明显降低,峰时未见明显延迟

图点评:

超高度近视患者,眼轴明显增长,眼底未出现病理性改变者,电生理检查也可完全正常。

【病例2】

36 岁男性,因"双眼视物模糊 15 年,要求近视手术"来我院就诊。视力:右眼 0.01(−16.00DS/−0.75DC×165＝0.6),左眼 0.01(−15.75DS/−1.50DC×155＝0.4),散瞳后检查双眼前节未见明显异常,双眼底豹纹状眼底改变,视盘颞侧可见脉络膜萎缩弧。双眼眼轴:右眼:29.50mm,左眼:29.69mm。经各项检查后(图 19-4-6～图 19-4-11),诊断为:双眼超高度近视。

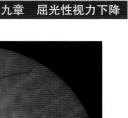

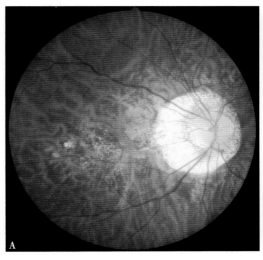

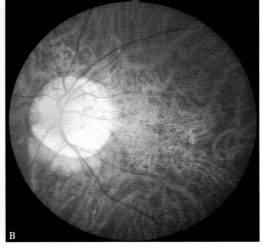

图 19-4-6　双眼超高度近视患者双眼眼底照相

A、B. 双眼豹纹状眼底改变，视盘颞侧可见脉络膜萎缩弧

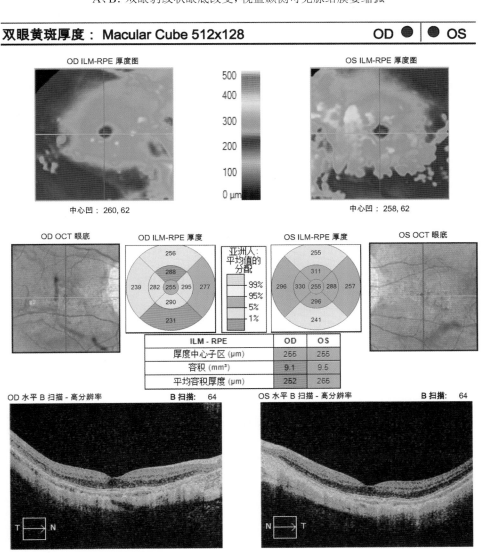

图 19-4-7　与图 19-4-6 同一患者双眼黄斑 OCT 检查

右眼黄斑中心凹形态可见，RPE/Bruch 膜复合体组织反射不光滑，局部椭圆体带及 RPE 组织反射缺失；左眼黄斑中心凹形态可见，RPE/Bruch 膜复合体组织反射不光滑

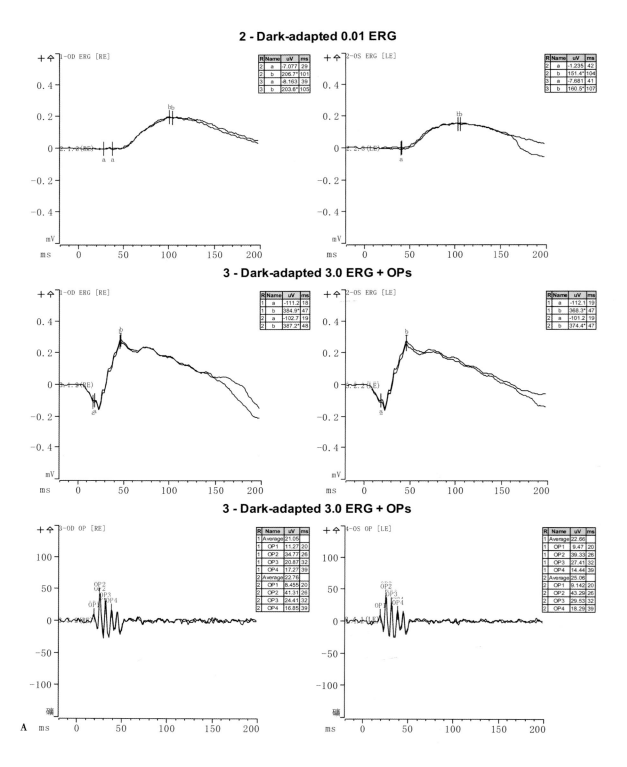

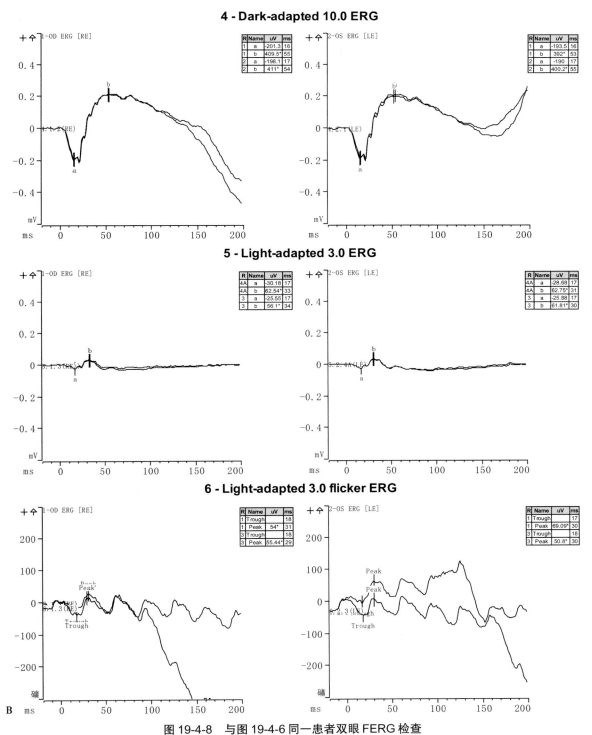

4 - Dark-adapted 10.0 ERG

5 - Light-adapted 3.0 ERG

6 - Light-adapted 3.0 flicker ERG

图 19-4-8 与图 19-4-6 同一患者双眼 FERG 检查

双眼暗适应反应中暗适应 3.0 的 a 波反应轻度降低，余未见显著降低，明适应反应均中度降低

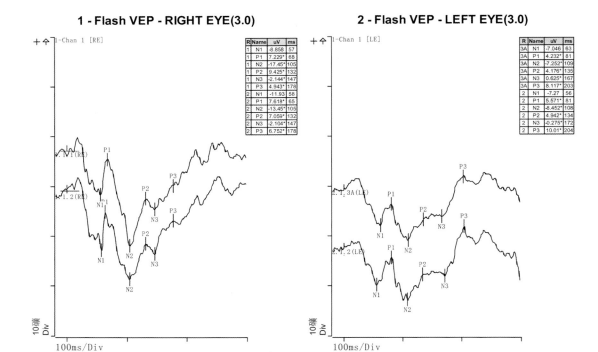

图 19-4-9　与图 19-4-6 同一患者双眼 FVEP 检查
双眼均能诱发 P2 波，峰时略延迟

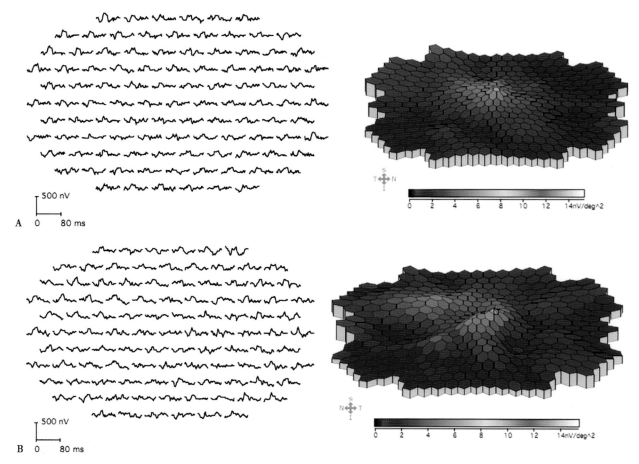

图 19-4-10　与图 19-4-6 同一患者双眼 mfERG 检查
A、B. 双眼振幅密度普遍重度降低（A 为右眼，B 为左眼）

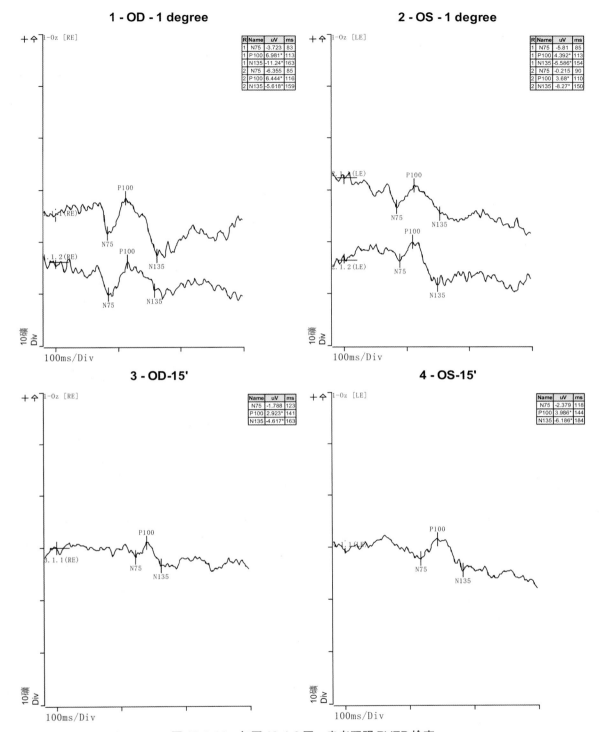

1 - OD - 1 degree

R	Name	uV	ms
1	N75	-3.723	83
1	P100	6.981*	113
1	N135	-11.24*	163
2	N75	-6.355	85
2	P100	6.444*	116
2	N135	-5.618*	159

2 - OS - 1 degree

R	Name	uV	ms
1	N75	-5.81	85
1	P100	4.392*	113
1	N135	-5.586*	154
2	N75	-0.215	90
2	P100	3.68*	110
2	N135	-8.27*	150

3 - OD-15'

Name	uV	ms
N75	-1.788	123
P100	2.923*	141
N135	-4.617*	163

4 - OS-15'

Name	uV	ms
N75	-2.379	118
P100	3.986*	144
N135	-6.186*	184

图 19-4-11　与图 19-4-6 同一患者双眼 PVEP 检查
双眼 1° 空间频率，P100 波幅值中度降低，峰时轻度延迟；15' 空间频率，P100 波幅值中偏重度降低，峰时中度延迟

图点评：
　　超高度近视患者，随着屈光度加深，眼轴增长，脉络膜血管出现退行性改变引起视细胞外层的营养障碍，使视网膜的感光细胞功能改变，视网膜的损害程度外层较内层明显加重。其全视野的视锥系统反应（包括黄斑区：mfERG 和 PVEP15' 反应）均显著降低。

【病例3】

41岁女性,因"双眼视物模糊30年,要求近视手术"来我院就诊。视力:右眼0.02(−21.75DS/−2.75DC×15=0.3),左眼0.02(−23.00DS/−2.75DC×180=0.3),散瞳后检查双眼前节未见明显异常,双眼底豹纹状眼底改变,视盘颞侧可见大片脉络膜萎缩弧。双眼眼轴:右眼:30.52mm,左眼:30.71mm。经各项检查后(图19-4-12～图19-4-18),诊断为:双眼超高度近视。

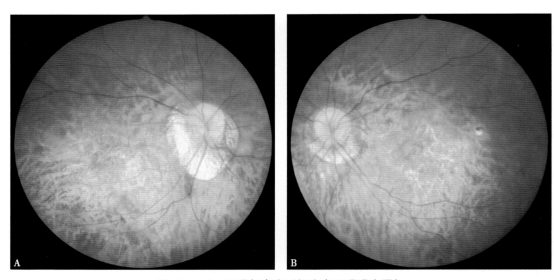

图19-4-12 双眼超高度近视患者双眼眼底照相
A、B. 双眼豹纹状眼底改变,视盘颞侧可见脉络膜萎缩弧

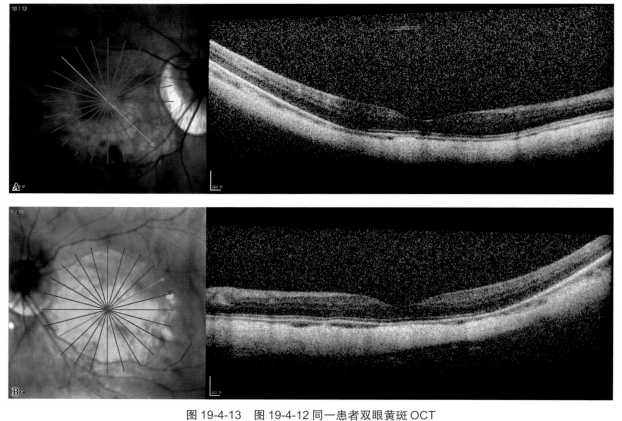

图19-4-13 图19-4-12同一患者双眼黄斑OCT
A、B. 双眼黄斑区视网膜后凸,中心凹形态变浅,RPE/Brunch复合体带反射不均匀(A为右眼,B为左眼)

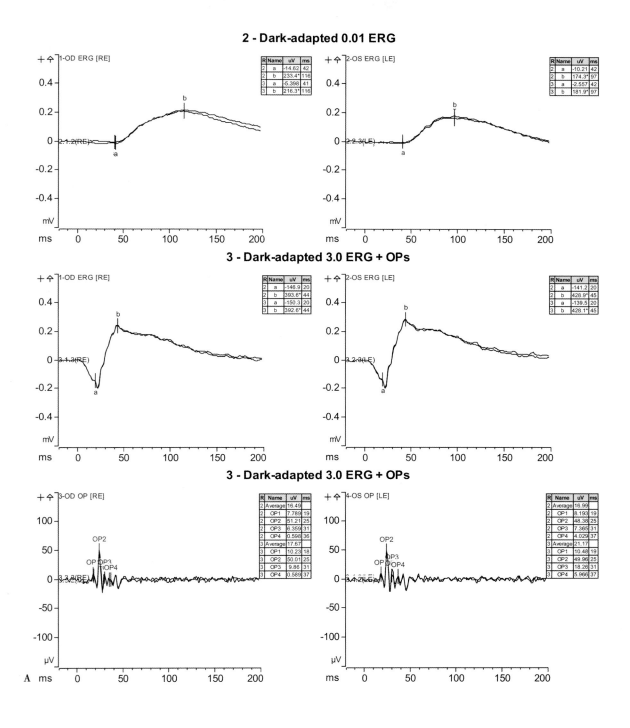

2 - Dark-adapted 0.01 ERG

3 - Dark-adapted 3.0 ERG + OPs

3 - Dark-adapted 3.0 ERG + OPs

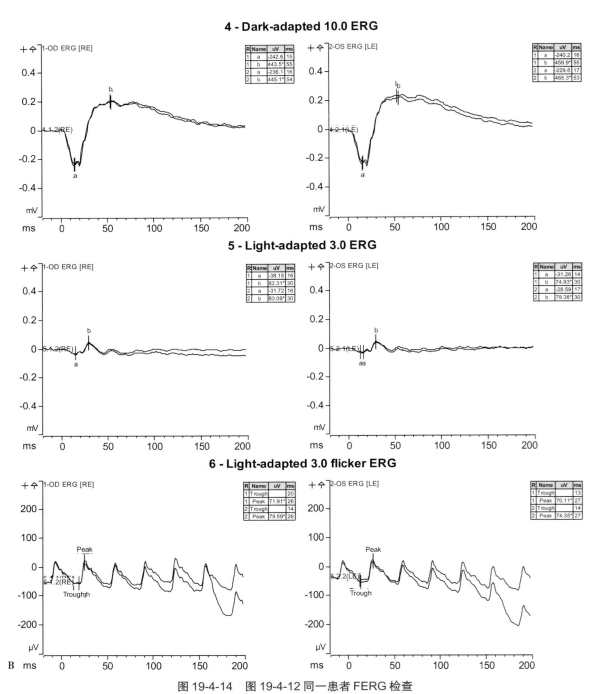

图 19-4-14　图 19-4-12 同一患者 FERG 检查

双眼 FERG 反应中暗适应 3.0 的 a 波反应轻度降低, 余未见显著降低, 明适应反应均轻度降低

1 - 0.998deg 1000mm

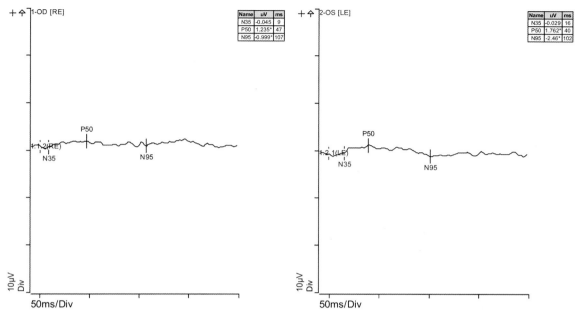

图 19-4-15　图 19-4-12 同一患者 PERG 检查

右眼 P50 波幅值中偏重度降低，幅值重度降低；左眼 P50 波幅值中度降低，幅值重度降低

1 - Flash VEP - RIGHT EYE(3.0)　　　　**2 - Flash VEP - LEFT EYE(3.0)**

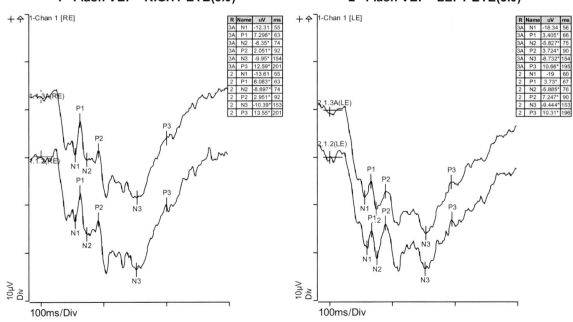

图 19-4-16　图 19-4-12 同一患者 FVEP 检查

双眼均能诱发 P2 波，峰时未见显著延迟

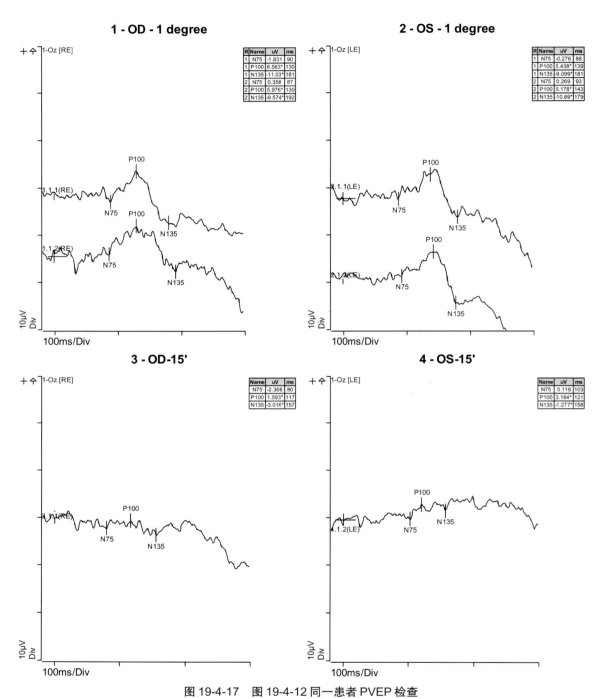

图 19-4-17 图 19-4-12 同一患者 PVEP 检查

1°空间频率,双眼 P100 波幅值中度降低,峰时中度延迟;15′空间频率,双眼 P100 波幅值重度降低,右眼峰时未见明显延迟,左眼峰时略延迟

Multifocal ERG

Right

Traces

Retinal View
me103h4md75 2018-12-25 12-04-52 Right

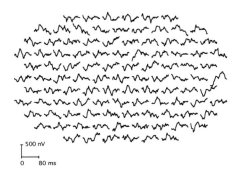

500 nV

0   80 ms

3D

Retinal View
me103h4md75 2018-12-25 12-04-52 Right

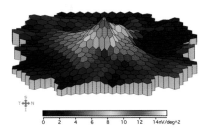

0 2 4 6 8 10 12 14nV/deg^2

Response Densities Ring Ratios

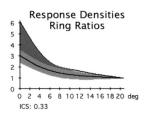

0 2 4 6 8 10 12 14 16 18 20 deg
ICS: 0.33

Implicit Times Ring Ratios

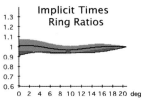

0 2 4 6 8 10 12 14 16 18 20 deg

Ring

Retinal View

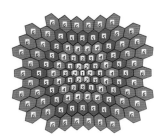

A

R

me103h4md75 2018-12-25 12-04-52 Right
SW Normals Reference(7,me103h4md75,Left,C1)
SW Normals Reference(7,me103h4md75,Right,C1)

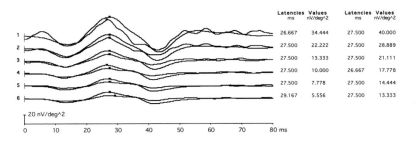

	Latencies ms	Values nV/deg^2	Latencies ms	Values nV/deg^2
1	26.667	34.444	27.500	40.000
2	27.500	22.222	27.500	28.889
3	27.500	13.333	27.500	21.111
4	27.500	10.000	26.667	17.778
5	27.500	7.778	27.500	14.444
6	29.167	5.556	27.500	13.333

20 nV/deg^2

0   10   20   30   40   50   60   70   80 ms

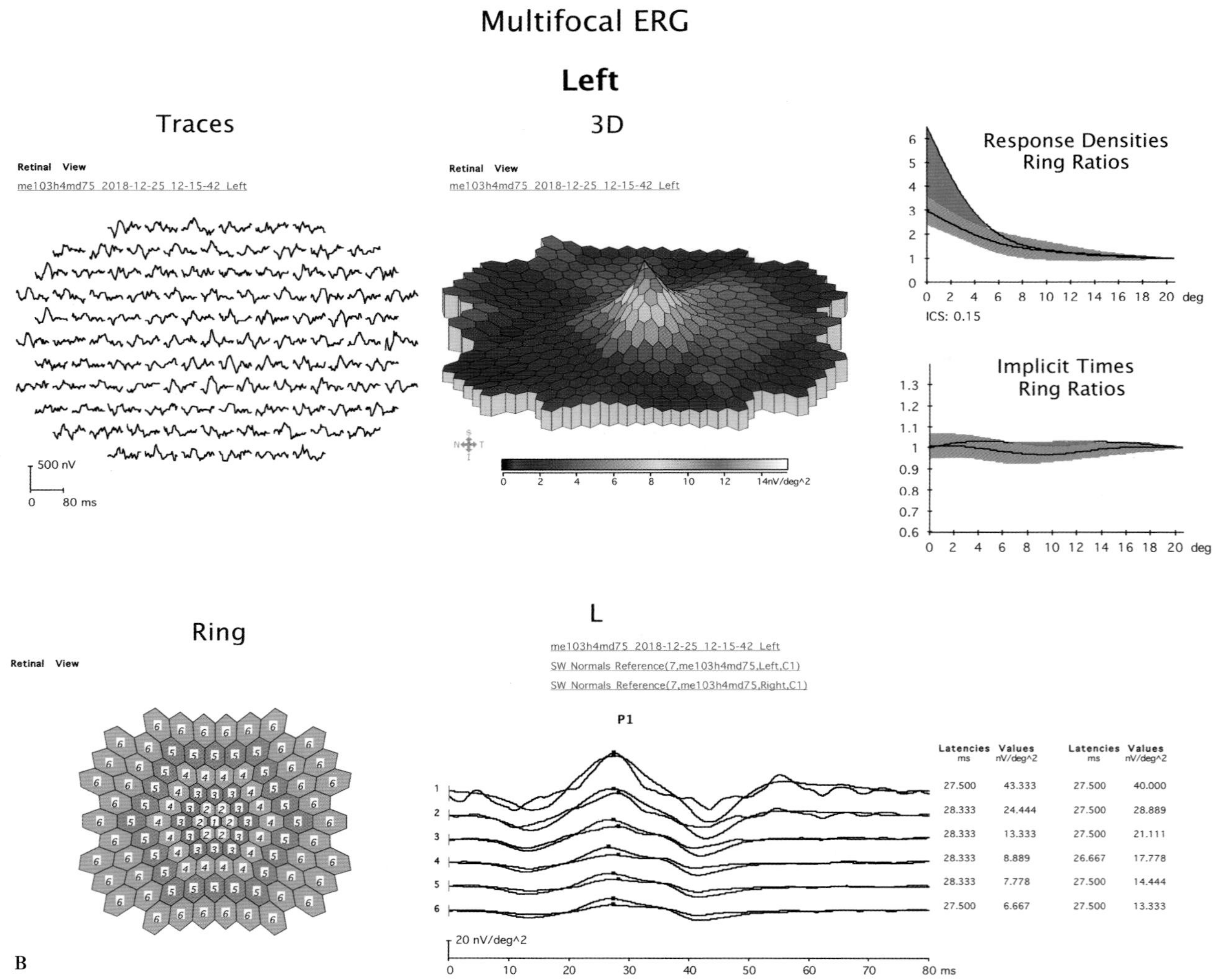

图 19-4-18 图 19-4-12 同一患者 mfERG 检查

A. 右眼：1～2 环轻度降低，3～4 环轻中度降低，余中度降低；B. 左眼：1～2 环振幅密度未见明显降低，3 环轻中度降低，余各环中度降低

图点评：

超高度近视患者，眼轴增长，视网膜变薄，黄斑中心凹变浅，RPE/Brunch 复合体带反射不均匀，从结构上提示感光细胞退变。mfERG 各波反应密度皆降低以及 P100 波的改变从功能上印证了视觉通路传导的退变。

（谢 晶 张辰星）

第二十章

非器质性视力下降

第一节 伪 盲

【定义】

伪盲是指受检者为达到某种目的,而假装视力减退或失明的临床"疾病",在其外眼及眼底各项检查中均不能查到视力减退的客观依据。患者往往谎称实际为健康的一眼或双眼视力高度减退或完全"失明",以达到逃避工作,推诿责任,或享受病人所特有福利与照顾等目的。伪盲者常夸大视力损伤程度,主观视力及其他检查比预估要差,最佳矫正视力与眼部客观状态不相符。准确识别和治疗伪盲,对维护社会公平与正义、节约社会资源与社会成本、减少经济损失、促进家庭与社会和谐有重要意义。

【临床特征】

伪盲眼在客观检查时,一般无任何病征,其瞳孔直接、间接对光反射灵敏。伪盲检查临床上常用方法有观察瞳孔对光反射、障碍阅读法、视动性眼球震颤法、加正球镜单双眼视力法、同视机检查法,以及电生理检查法等。其中电生理检查最为客观,视觉诱发电位检查,观察峰值与峰时的数值,通过记录到的最高空间频率或者对功能曲线振幅的多元分析来判断客观视力,这是目前被公认为最精确、客观、可靠的伪盲检查法,对于伪盲的判断具有重要意义。

【病例】

男性患者,42 岁,双眼石灰轻度烧伤 2 个月后,患者自诉双眼视物不见,要求出具相关病历用以评残。查视力右眼无光感,左眼眼前手动,光定位不准。可见角膜上皮基本完整,层间少许散在异物,层间安静,未见炎性浸润和感染征象,角膜透明,前房清亮,未见炎性反应,虹膜纹理清,瞳孔对光反应灵敏,晶状体透明。双眼底视盘边界清楚,色泽红润。小瞳验光:右眼 +1.00DS/−1.00DC×80 = 手动 /15cm;左眼 +0.50DS/−0.75DC×140 = 手动 /15cm。经各项检查(图 20-1-1～图 20-1-8),诊断伪盲。

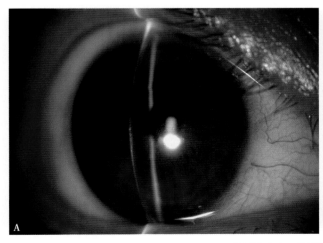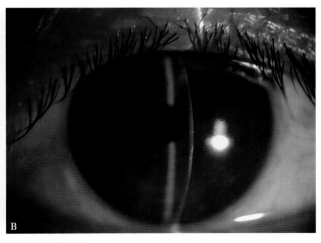

图 20-1-1 伪盲患者双眼前节照相

A、B. 双眼角膜层间少许散在异物(检查时患者配合差)

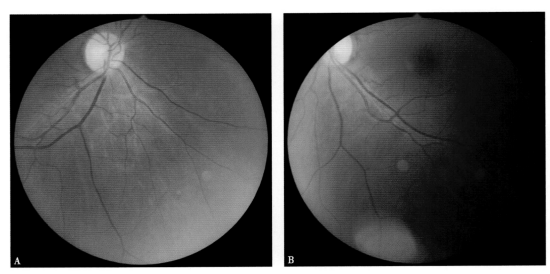

图 20-1-2　与图 20-1-1 同一患者双眼底照相

A、B. 双眼未见异常（检查时患者配合差）

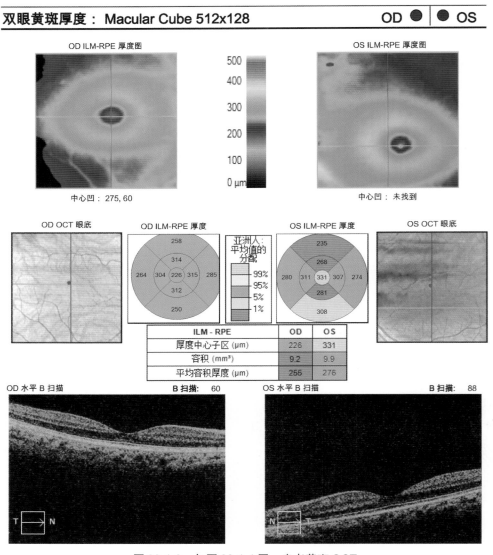

图 20-1-3　与图 20-1-1 同一患者黄斑 OCT

双眼黄斑中心凹形态可见，视网膜神经上皮组织层间未见明显异常高低反射，RPE/Bruch 膜复合体组织反射光滑

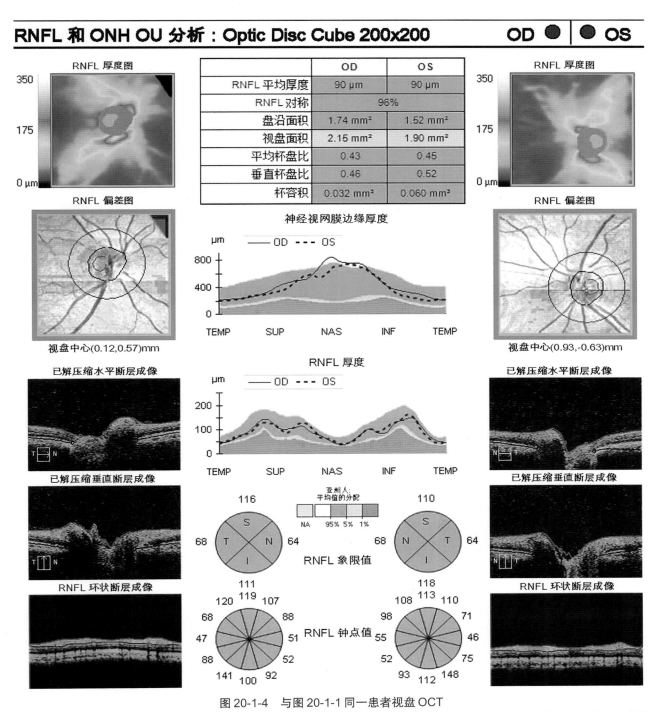

图 20-1-4 与图 20-1-1 同一患者视盘 OCT

双眼视乳头周围 3.46mm 直径 RNFL 各象限厚度平均值大致正常,右眼 C/D = 0.46,左眼 C/D = 0.52(患者主观配合差,成像质量差)

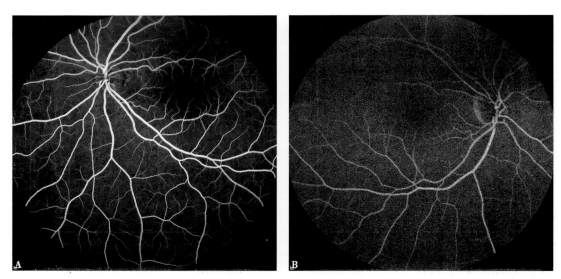

图 20-1-5　与图 20-1-1同一患者双眼 FFA

左眼 A-RCT 正常（13s），检查时自述双眼疼痛无法睁开，仅拍摄到部分视网膜组织，所拍摄区域未见明显异常荧光（检查时患者睁眼困难，配合度不佳）

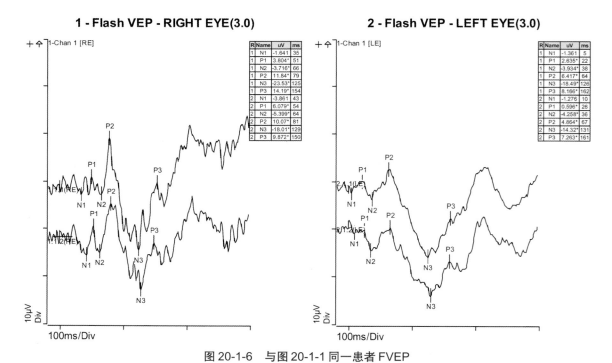

图 20-1-6　与图 20-1-1同一患者 FVEP
双眼各波形在正常范围

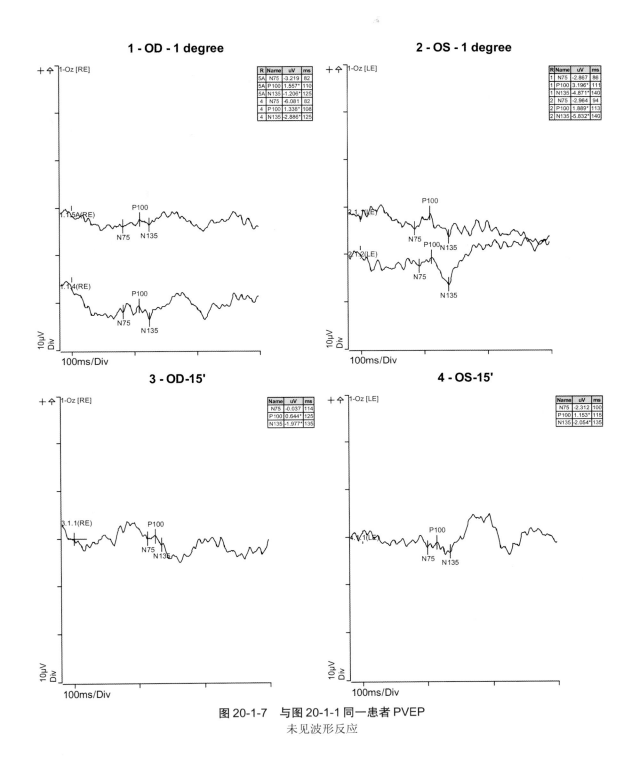

图 20-1-7　与图 20-1-1 同一患者 PVEP
未见波形反应

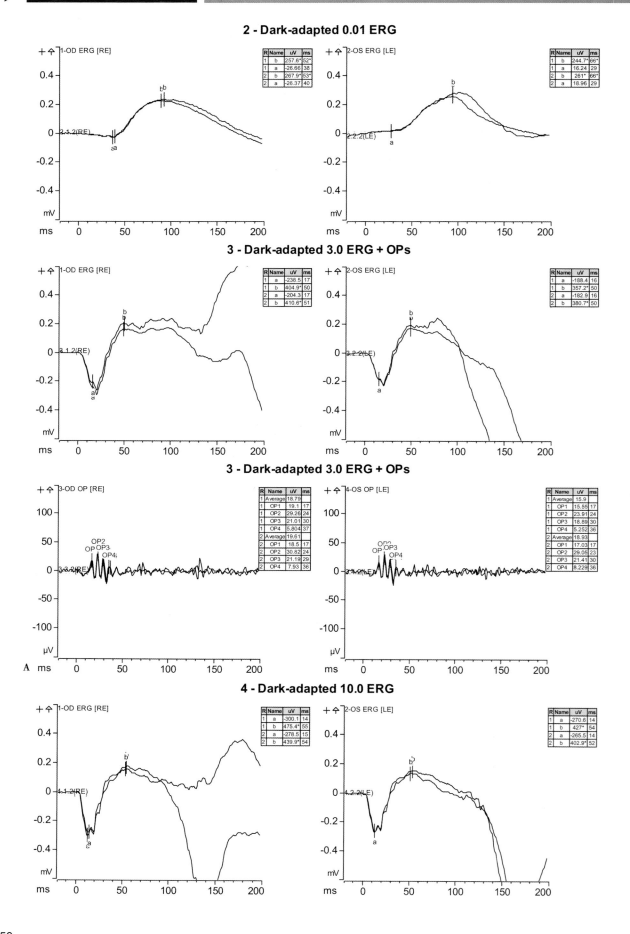

5 - Light-adapted 3.0 ERG

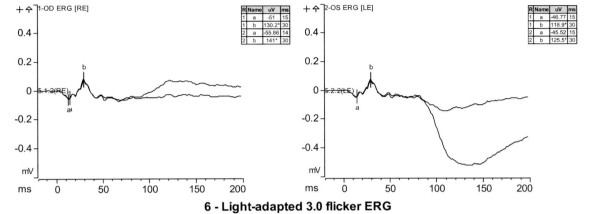

6 - Light-adapted 3.0 flicker ERG

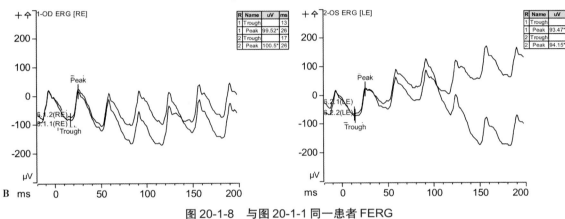

图 20-1-8　与图 20-1-1 同一患者 FERG
双眼各波形在正常范围

图点评：

FVEP 的 P2 波延迟时间未见异常。FERG 双眼波形稳定，暗适 0.01、暗适 3.0、暗适 3.0 震荡 OP2 波、暗适 10.0s、明适 3.0、明适 30Hz 各波形幅值均未见降低。PVEP 未见明显波形反应，因为患者故意不配合检查，不注视棋盘格，无法检测出正常波形，但是 FVEP 和 FERG 仍然能诱发正常反应。这种 PVEP 和 FVEP 以及 FERG 的巨大反差刚好是伪盲的确切证据。

第二节　癔症性视功能障碍

【定义】

癔症性视功能障碍是在强烈精神刺激下，大脑皮质层视觉投射区出现局部抑制，而产生的视功能障碍。好发于 7～14 岁的青少年，女性占 72%，男性占 28%。大多数表现为视力下降，少部分患者表现为复视、色盲、异物感、眼球或眼眶剧痛、调节痉挛或麻痹、眼睑痉挛等。

【临床特征】

双眼或单眼突然出现视力下降甚至失明，但无行动障碍，走进诊室时仍能避开桌椅板凳。患者往往有精神创伤史，47% 出现视野异常，表现为中心暗点或视敏度弥漫性降低甚至视野缺损。部分患者复视图检查有重影表现，各方位复视程度一致。OCT 检查黄斑及视神经纤维正常，荧光素眼底血管造影显示正常，颅脑 CT 扫描无异常改变。有研究发现癔症性视功能障碍患者的大脑枕叶 O1、O2 和顶叶 C3、C4、P3、P4 区域出现功能障碍。癔症性视功能障碍患者视觉电生理检查没有发现异常，这是鉴别诊断的重要依据。

【病例1】

　　患者，女，7岁，看不清黑板3天，视力右眼0.2，左眼0.1，小瞳验光右眼：-0.25DS=0.2，左眼 -0.25DS=0.1，眼压：右眼 14mmHg，左眼 15mmHg。双眼角膜透明，晶状体透明，眼底未见异常。电生理检查如图20-2-1～图20-2-3。经暗示治疗后，视力立即恢复正常，诊断为癔症。

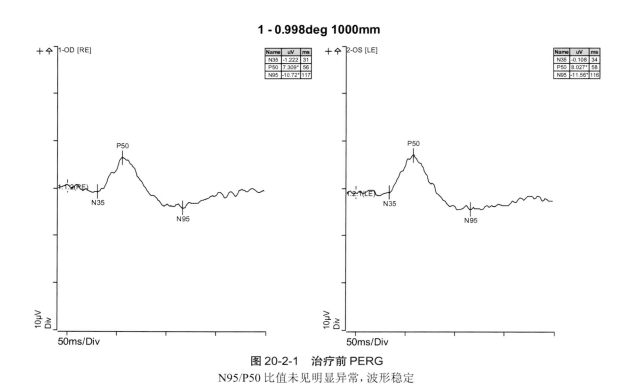

图 20-2-1　治疗前 PERG
N95/P50 比值未见明显异常，波形稳定

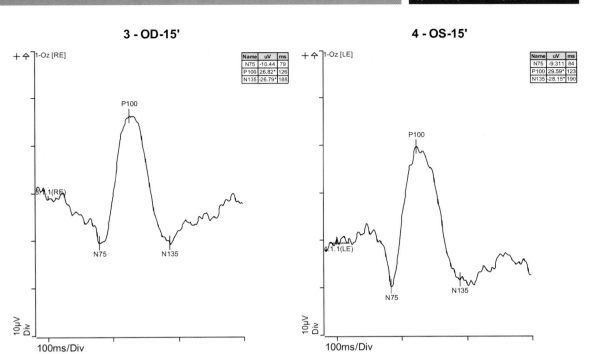

图 20-2-2　治疗前 PVEP

P100 幅值未见明显降低，P100 峰时未见明显延迟

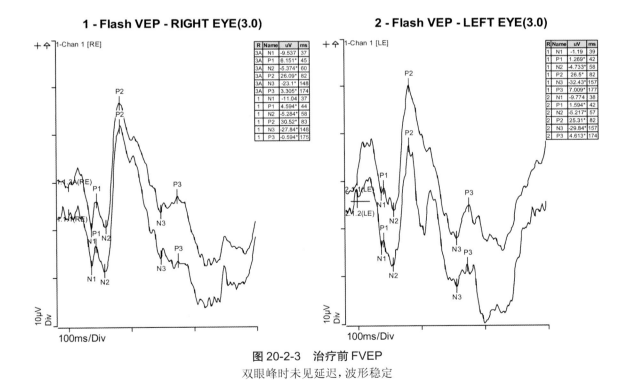

图 20-2-3　治疗前 FVEP

双眼峰时未见延迟，波形稳定

图点评：

　　癔症性视功能障碍各组织无器质性病变，电生理各项指标均在正常范围，这是该病诊断的重要依据。PVEP 可见 1°和 15′ 空间频率 P100 幅值未见明显降低，P100 峰时未见明显延迟；FVEP 检查时能诱发出 P2 波，峰时未见延迟，波形稳定；PERG 可见 P50 波幅值未见明显降低，N95 波幅值未见明显降低，N95/P50 比值未见明显异常，波形稳定。

进一步了解病史，发现该患者非常喜欢同学的新眼镜，并告知家长自己视力下降了，需要配戴眼镜。结合电生理结果拟诊断癔症性视功能障碍，随即进行试验性暗示治疗，视力立即提高。暗示治疗后小瞳验光：右眼 −0.25DS ＝ 1.0，左眼 −0.25DS ＝ 1.0。电生理各指标均在正常范围内（图 20-2-4～图 20-2-7）。

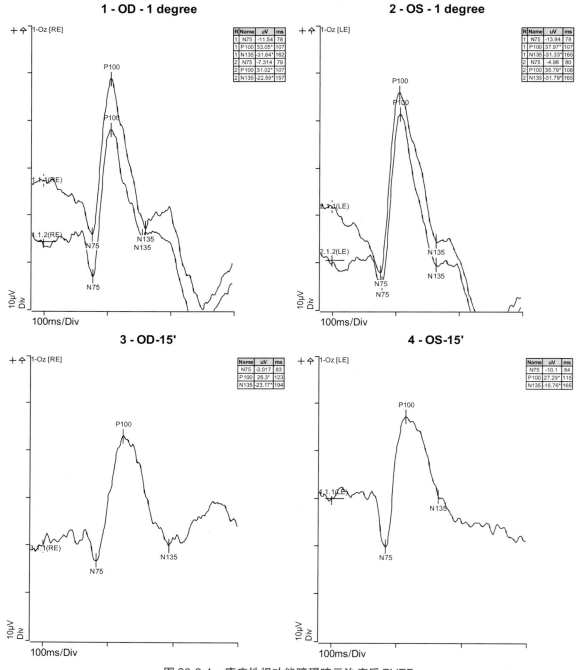

图 20-2-4　癔症性视功能障碍暗示治疗后 PVEP
P100 幅值未见明显降低，P100 峰时未见明显延迟

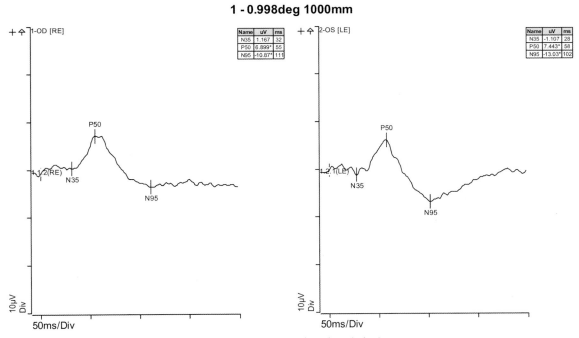

1 - Flash VEP - RIGHT EYE(3.0)

R	Name	uV	ms
1	N1	-4.766	37
1	P1	3.467*	45
1	N2	-3.792*	60
1	P2	19.17*	81
1	N3	-24.29*	155
1	P3	11.21*	177
2	N1	-3.29	37
2	P1	2.342*	41
2	N2	-5.333*	60
2	P2	17.49*	81
2	N3	-18.78*	155
2	P3	9.779*	183

2 - Flash VEP - LEFT EYE(3.0)

R	Name	uV	ms
1	N1	-5.716	38
1	P1	4.701*	49
1	N2	-2.324*	57
1	P2	22.37*	82
1	N3	-19.06*	168
1	P3	1.323*	175
2	N1	-1.454	37
2	P1	3.021*	47
2	N2	-3.038*	56
2	P2	23.79*	83
2	N3	-28.24*	157
2	P3	1.716*	174

图 20-2-5 癔症性视功能障碍暗示治疗后 FVEP
双眼峰时未见延迟，波形稳定

1 - 0.998deg 1000mm

Name	uV	ms
N35	1.167	32
P50	6.899*	55
N95	-10.87*	111

Name	uV	ms
N35	-1.107	28
P50	7.443*	58
N95	-13.03*	102

图 20-2-6 癔症性视功能障碍暗示治疗后 PERG
双眼 N95/P50 比值未见明显异常

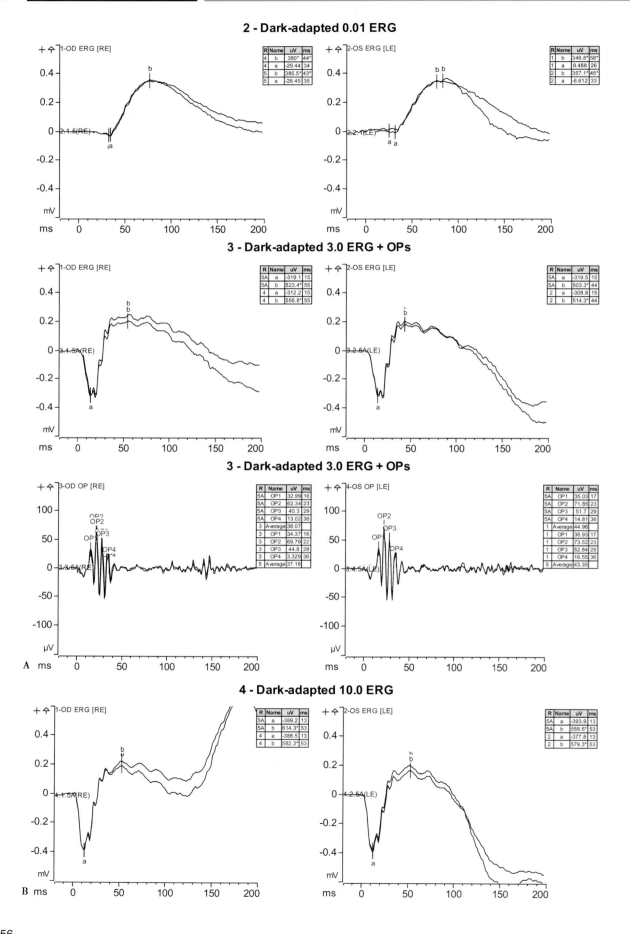

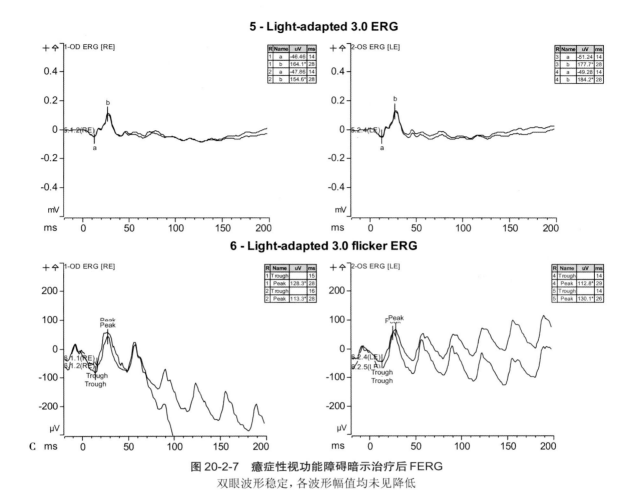

图 20-2-7 癔症性视功能障碍暗示治疗后 FERG

双眼波形稳定,各波形幅值均未见降低

图点评:

该患者认为好朋友戴眼镜很可爱,期望自己也戴上漂亮的眼镜,但父母不会同意,这就是内心冲突,导致癔症性视功能障碍的发生。暗示治疗后电生理各项指标均在正常范围。PVEP 可见 1° 和 15′ 空间频率 P100 幅值未见明显降低,P100 峰时未见明显延迟;FVEP 检查时能诱发出 P2 波,峰时未见延迟,波形稳定;PERG 可见 P50 波幅值未见明显降低,N95 波幅值未见明显降低,N95/P50 比值未见明显异常,波形稳定。FERG 双眼波形稳定,暗适应 0.01、暗适应 3.0、暗适应 3.0 震荡 OP2 波、暗适应 10.0s、明适应 3.0、明适应 30Hz 各波形幅值均未见降低。在癔症患者的诊疗中,PVEP 是不可或缺的电生理检查。在检查过程中,患者可能会述说不能看清视标的情况,此时检查者需要告诉患者只需要平视正前方刺激屏幕即可。其 PVEP 结果具有出波迅速(采集约 10 次即可出现较稳定波形),波形平滑稳定,幅值较高的特点。

【病例2】

患者,男,10 岁,双眼视力下降 2 个月,视力:右眼 0.1,左眼 0.1,眼压:右眼:12mmHg,左眼:14mmHg。双眼角膜透明,晶状体透明,眼底未见异常(图 20-2-8),小瞳验光右眼 −0.25DS=0.1,左眼 −0.25DS=0.1,OCT 显示双眼视盘 3.40mm 直径 RNFL 厚度各象限平均值大致正常,经各项检查(图 20-2-8~图 20-2-12)诊断为癔症。

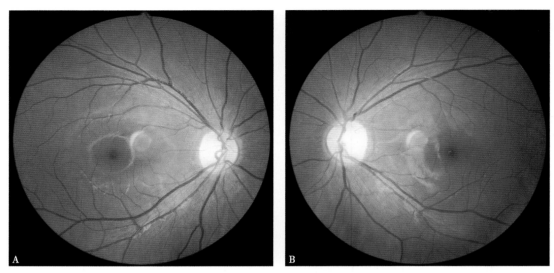

图 20-2-8　癔症性视功能障碍患者双眼眼底照相
A、B. 双眼眼底未见明显异常

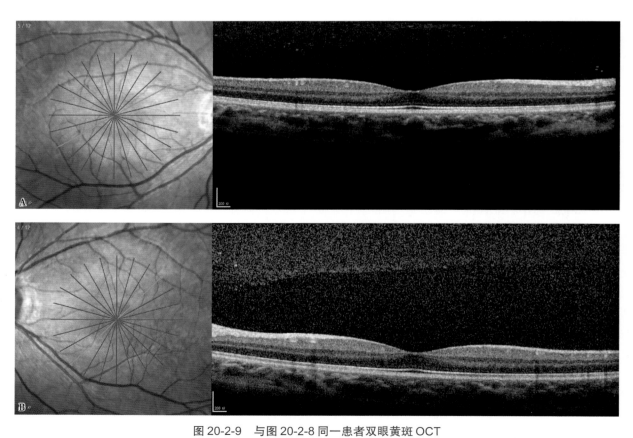

图 20-2-9　与图 20-2-8 同一患者双眼黄斑 OCT
A、B. 双眼黄斑区内界膜前反射不光滑，中心凹形态可见，黄斑区视网膜各组织未见明显异常反射

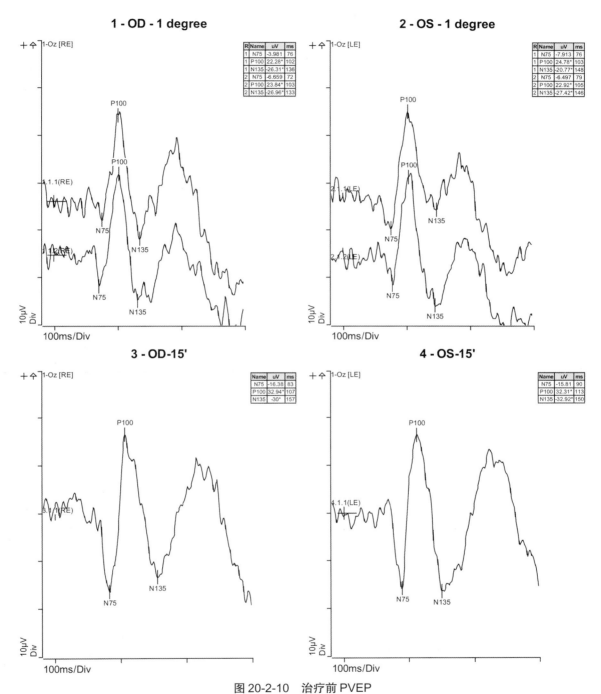

图 20-2-10 治疗前 PVEP
双眼 P100 幅值未见明显降低，P100 峰时未见明显延迟

1 - 0.998deg 1000mm

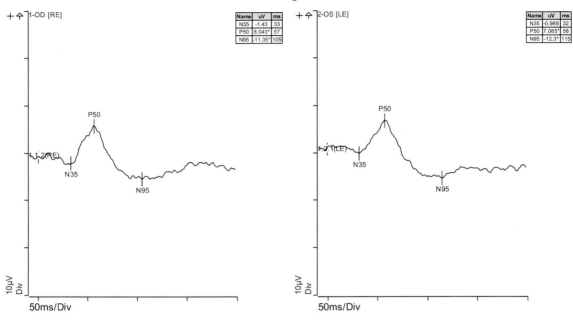

图 20-2-11　治疗前 PERG

双眼 N95/P50 比值未见明显异常，波形稳定

2 - Dark-adapted 0.01 ERG

3 - Dark-adapted 3.0 ERG + OPs

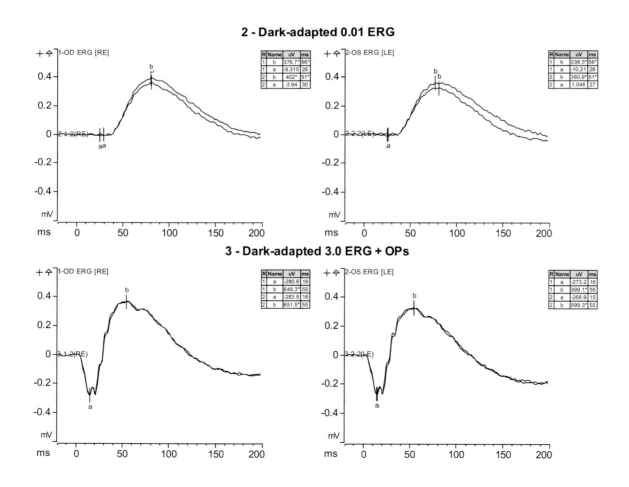

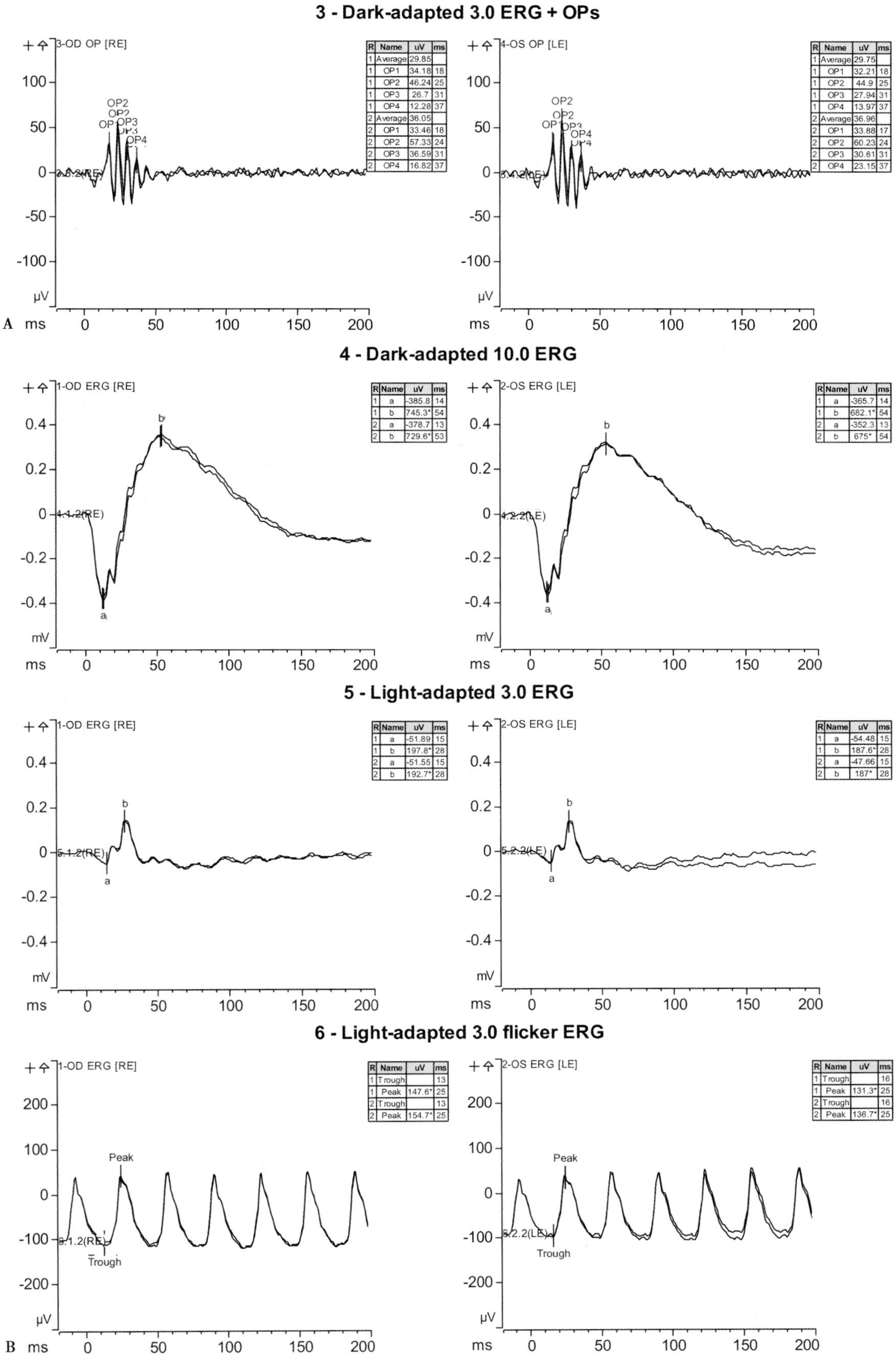

3 - Dark-adapted 3.0 ERG + OPs

3-OD OP [RE]

R	Name	uV	ms
1	Average	29.85	
1	OP1	34.18	18
1	OP2	46.24	25
1	OP3	26.7	31
1	OP4	12.28	37
2	Average	36.05	
2	OP1	33.46	18
2	OP2	57.33	24
2	OP3	36.59	31
2	OP4	16.82	37

4-OS OP [LE]

R	Name	uV	ms
1	Average	29.75	
1	OP1	32.21	18
1	OP2	44.9	25
1	OP3	27.94	31
1	OP4	13.97	37
2	Average	36.96	
2	OP1	33.88	17
2	OP2	60.23	24
2	OP3	30.61	31
2	OP4	23.15	37

4 - Dark-adapted 10.0 ERG

1-OD ERG [RE]

R	Name	uV	ms
1	a	-385.8	14
1	b	745.3*	54
2	a	-378.7	13
2	b	729.6*	53

2-OS ERG [LE]

R	Name	uV	ms
1	a	-365.7	14
1	b	682.1*	54
2	a	-352.3	13
2	b	675*	54

5 - Light-adapted 3.0 ERG

1-OD ERG [RE]

R	Name	uV	ms
1	a	-51.89	15
1	b	197.8*	28
2	a	-51.55	15
2	b	192.7*	28

2-OS ERG [LE]

R	Name	uV	ms
1	a	-54.48	15
1	b	187.6*	28
2	a	-47.66	15
2	b	187*	28

6 - Light-adapted 3.0 flicker ERG

1-OD ERG [RE]

R	Name	uV	ms
1	Trough		13
1	Peak	147.6*	25
2	Trough		13
2	Peak	154.7*	25

2-OS ERG [LE]

R	Name	uV	ms
1	Trough		16
1	Peak	131.3*	25
2	Trough		16
2	Peak	136.7*	25

图 20-2-12　治疗前 FERG

双眼各波形幅值均未见降低

图点评：

该患者父母常年在外地务工，爷爷在家负责看管孩子，隔代教育导致情感交流不畅，患者学习和生活中情绪无法释放，导致癔症性视功能障碍的发生，电生理各项指标均在正常范围。PVEP 可见 1° 和 15′ 空间频率 P100 幅值未见明显降低，P100 峰时未见明显延迟；PERG 可见 P50 波幅值未见明显降低，N95 波幅值未见明显降低，N95/P50 比值未见明显异常，波形稳定。FERG 双眼波形稳定，暗适应 0.01、暗适应 3.0、暗适应 3.0 震荡 OP2 波、暗适应 10.0s、明适应 3.0、明适应 30Hz 各波形幅值均未见降低。暗示治疗后视力立即提高，小瞳验光：右眼 +0.25DS＝1.0，左眼 +0.25DS＝1.0。

【病例 3】

患者，男，6 岁，摔伤后双眼视力下降 1 个月，视力右眼 0.3，左眼 0.2，眼压：右眼 15mmHg，左眼 14mmHg。双眼角膜透明，晶状体透明，眼底未见异常，小瞳验光：右眼：+0.50DS/−0.50DC×130＝0.4，左眼 +0.50DS＝0.3。各项检查见图 20-2-13～图 20-2-17，经暗示治疗后，视力立即恢复正常，诊断为癔症。

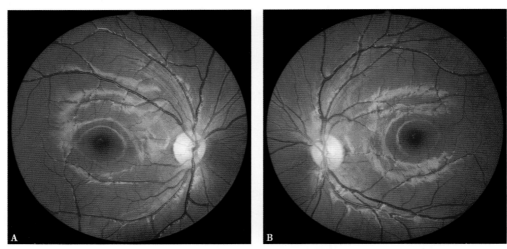

图 20-2-13　癔症性视功能障碍患者双眼眼底照相

A、B. 双眼眼底未见异常

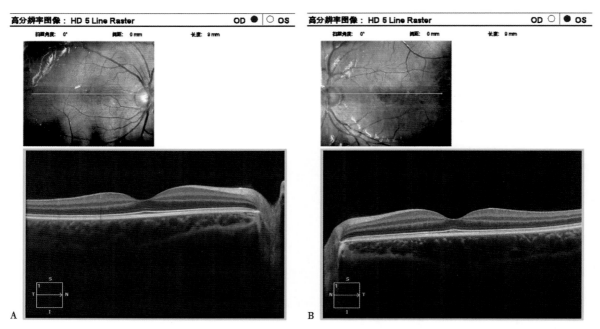

图 20-2-14　与图 20-2-13 同一患者双眼黄斑 OCT

A、B. 双眼黄斑中心凹形态可见，视网膜神经上皮组织层间未见明显异常高低反射，RPE/Bruch 膜复合体组织反射光滑

Central 24-2 Threshold Test

Fixation Monitor: Blind Spot
Fixation Target: Central
Fixation Losses: 5/12 xx
False POS Errors: 18 % xx
False NEG Errors: N/A
Test Duration: 07:02

Fovea: OFF

Stimulus: III, White
Background: 31.5 ASB
Strategy: SITA-Fast

Pupil Diameter:
Visual Acuity:
RX: DS   DC X

Date: 09-25-2018
Time: 8:29 AM
Age: 6

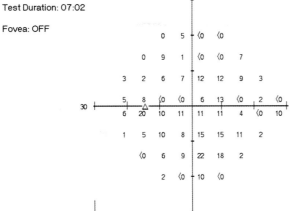

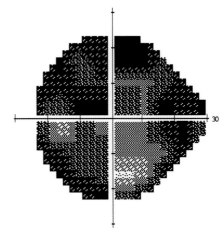

```
        0   5  ⟨0  ⟨0
    0   9   1  ⟨0  ⟨0   7
3   2   6   7  12  12   9   3
5   8  ⟨0  ⟨0   6  13  ⟨0   2  ⟨0
6  20  10  11  11  11   4  ⟨0  10
1   5  10   8  15  15  11   2
   ⟨0   6   9  22  18   2
        2  ⟨0  10  ⟨0
```

```
            -30 -26 -33 -33
        -32 -24 -32 -35 -35 -25
    -29 -31 -27 -28 -23 -23 -24 -30
    -28     -37 -37 -30 -23 -36 -31 -33
    -27     -25 -24 -24 -24 -30 -35 -21
-32 -29 -25 -27 -20 -19 -22 -31
    -35 -27 -24 -12 -15 -31
        -31 -34 -22 -34
```

Pattern Deviation not
shown for severely
depressed fields. Refer
to Total Deviation.

*** Excessive High False Positives ***

GHT
Outside normal limits

VFI   19%

MD   -27.56 dB P < 0.5%
PSD   6.03 dB P < 0.5%

Total Deviation

Pattern Deviation

Pattern Deviation not
shown for severely
depressed fields. Refer
to Total Deviation.

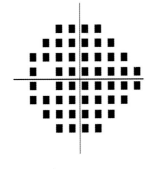

:: < 5%
▧ < 2%
▦ < 1%
■ < 0.5%

Chong Qing South West Hospital

A

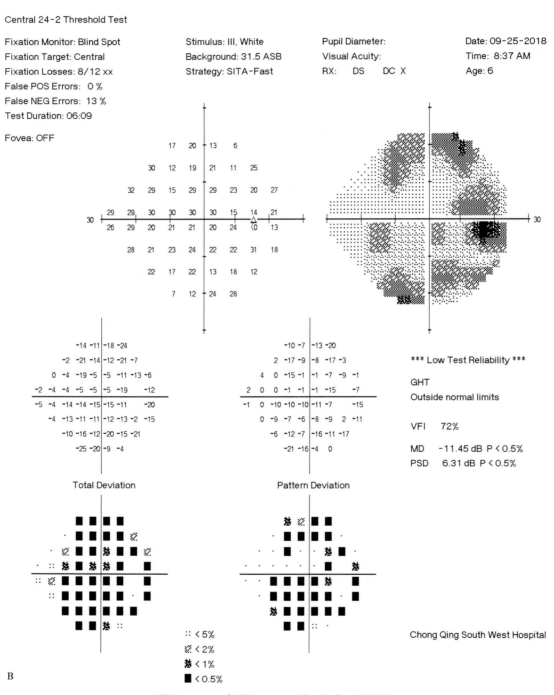

Central 24-2 Threshold Test

Fixation Monitor: Blind Spot Stimulus: III, White Pupil Diameter: Date: 09-25-2018
Fixation Target: Central Background: 31.5 ASB Visual Acuity: Time: 8:37 AM
Fixation Losses: 8/12 xx Strategy: SITA-Fast RX: DS DC X Age: 6
False POS Errors: 0 %
False NEG Errors: 13 %
Test Duration: 06:09

Fovea: OFF

Total Deviation

Pattern Deviation

*** Low Test Reliability ***

GHT
Outside normal limits

VFI   72%

MD   -11.45 dB P < 0.5%
PSD   6.31 dB P < 0.5%

:: < 5%
⊠ < 2%
▨ < 1%
■ < 0.5%

Chong Qing South West Hospital

B

图 20-2-15 与图 20-2-13 同一患者双眼视野
A. 右眼视野：生理盲点相连的上方及下方部分视野缺损；B. 左眼视野：残存下方部分不规则视野

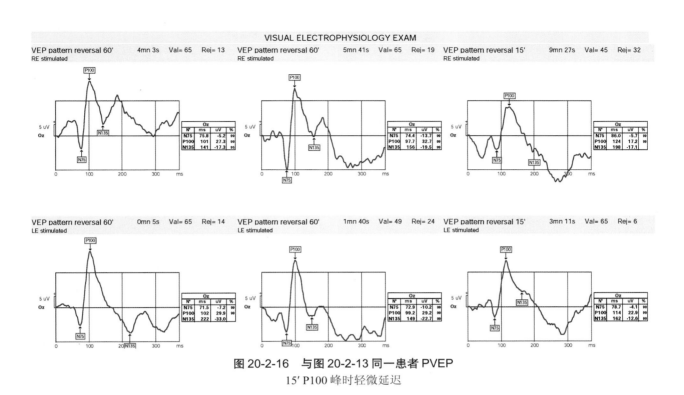

图 20-2-16　与图 20-2-13 同一患者 PVEP

15′ P100 峰时轻微延迟

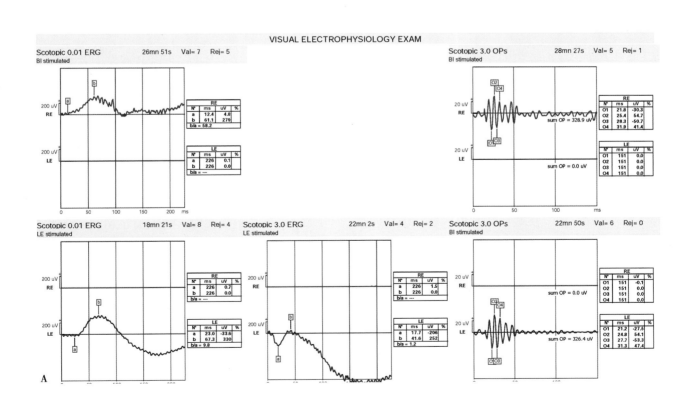

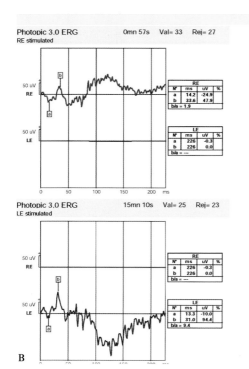

VISUAL ELECTROPHYSIOLOGY EXAM

图 20-2-17　与图 20-2-13 同一患者 FERG
右眼暗适应 3.0 和双眼明适应 30Hz 闪烁光,波形未能顺利采集

图点评:

该患者从摩托车上摔下来,受到惊吓,当地医院反复检查治疗视力不能提高,给患者暗示眼睛已摔伤,且很严重,VEP 和 ERG 指标未见明显异常,提示可能为癔症性视功能障碍。PVEP 可见 1°空间频率 P100 幅值未见明显降低,P100 峰时未见明显延迟,15′ P100 峰时轻微延迟;患者做 FERG 时配合较差,右眼暗适应 3.0 和双眼明适应 30Hz 闪烁光波形未能顺利采集,其余波形未见显著异常。暗示治疗后视力立即提高,小瞳验光右眼 PL→0.9,左眼 PL→1.0。

暗示疗法是利用语言或非语言的手段,引导求治者顺从,被动地接受医务人员的意见,从而达到治疗目的的一种心理治疗方法。经暗示治疗后癔症性视功能异常患者视力立即恢复正常。其治疗重点是语言暗示,刺激方式可以多种,比如泪小点扩张器刺激颞侧皮肤、静脉注射 10% 葡萄糖注射液、配戴平光眼镜等。除了暗示治疗,还需要找到患者精神创伤因素,今后尽可能避免再次接触。研究显示精神创伤因素包括留守儿童缺少父母关爱(22%),被父母各种原因训斥(22%),单亲家庭缺失父爱或母爱(22%),自我暗示想要戴眼镜(9%),老师施加学习压力过大(19%),同学欺凌(6%)。

（刘　波　张辰星）

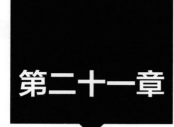

第二十一章

眼眶相关病变

第一节　甲状腺相关性眼病

【概述】

甲状腺相关性眼病（thyroid associated ophthalmopathy，TAO）是一种与内分泌有关的免疫性疾病。过去有多种命名，如"内分泌性突眼"、"甲状腺突眼"、"Graves 眼病"、"眼型 Graves 病"等。近年也有学者建议称为"甲状腺相关免疫性眼科病变"。发病机制至今尚未完全阐明，但已公认属于自身免疫或器官免疫性疾病。甲状腺相关性眼病一般不影响全视野闪光视网膜电图结果，而在 PVEP 结果上显示为不同程度的幅值降低和峰时延迟，在 PERG 结果上由于高眼压可能导致视神经节细胞层功能受损而显示为 N95/P50 比值降低。

【临床特征】

病变主要累及眼眶的横纹肌、平滑肌、脂肪组织、泪腺及结缔组织，以及继发病变，使之临床表现复杂和多样。自主症状有眼部干涩或疼痛、畏光、流泪、充血。临床上主要表现为两种类型，眼部发病时有或无甲状腺功能亢进症，前者以眶脂肪水肿为主，糖皮质激素治疗效果明显，但病情易反复，发生眼眶软组织纤维化较晚；后者影像显示眼外肌肿大为特征，对糖皮质激素治疗反应较差，早期可出现眶内软组织纤维化。

眼部主要临床表现如下：

1. 眼睑征　主要包括眼睑回缩和上睑迟落，前者表现为睑裂开大，暴露上方部分巩膜；后者表现为眼球下转时上睑不能随之下落，暴露上方巩膜。

2. 眼球突出　多为双眼，但可先后发生。

3. 眼球运动障碍　TAO 引起最常见眼外肌病变，导致眼外肌水肿、炎细胞浸润，纤维化。

4. 角膜病变　眶压增高、眼球突出，眼睑闭合不全发生暴露性角膜炎、角膜溃疡甚至穿孔。

5. 视神经病变　眶内水肿、眶压增高致视神经受压，视力下降，严重者仅存光感、视盘水肿或苍白。

6. 全身症状　急躁、脉搏加快、消瘦、食欲增加、手震颤等。

【病例 1】

患者，男，54 岁，因"双眼肿、前突 8 个月余，双眼视物重影 3 个月余"入院。既往史：确诊"甲状腺功能亢进症"8 个月余，确诊"甲状腺结节"5 个月余，药物治疗中。曾因"左肾结石"在全麻下行"左侧经尿道输尿管软镜钬激光碎石术 + 左侧输尿管镜下 J 管更换术 + 左侧输尿管镜检查术"。余（-）。个人史、婚育史、家族史无特殊。

专科情况：右眼视力：裸眼 0.3，矫正 -1.25DS/-0.50DC×85 = 0.7，左眼视力：裸眼 0.12，矫正 -2.50DS/-0.50DC×160 = 0.9。右眼球轻度突出，33cm 照影：眼球正位，右眼上转 -3、外转 -2，下转、内转可，上睑迟落，眼睑闭合可，结膜充血 +，余前后节（-）。左眼球轻度突出，33cm 照影：眼球内斜 5°、上转 -2、外转 -1，下转、内转可，上睑迟落，眼睑闭合可，结膜充血 +，余前后节（-）。右眼眼压：26mmHg（非接触式眼压计），左眼眼压：31mmHg（非接触式眼压计）。右眼眶压 +，左眼眶压 +。

诊断：①双眼甲状腺相关眼病；②双眼继发性高眼压；③双眼屈光不正；④甲状腺功能亢进症；⑤甲状腺结节。

入院后行全身激素治疗，用药前辅助检查见图 21-1-1～图 21-1-9。

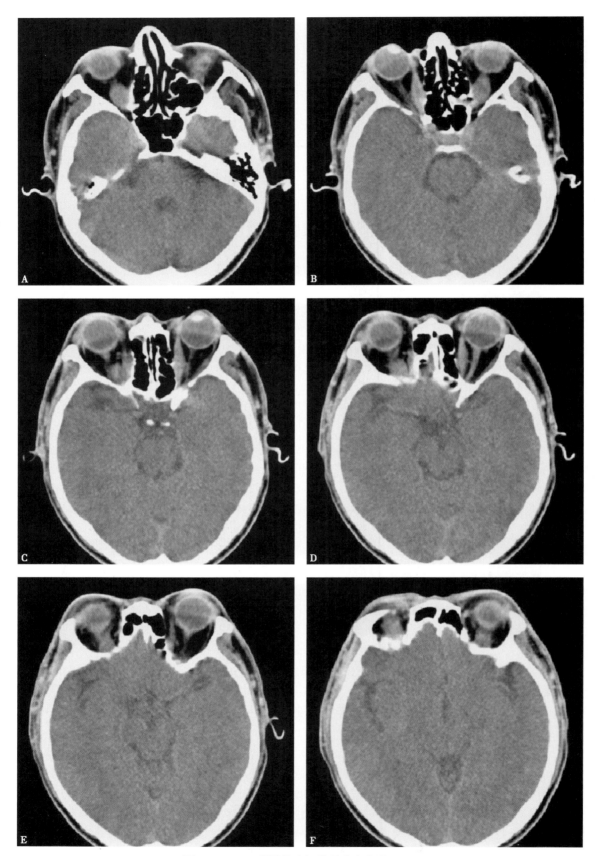

图 21-1-1 双眼甲状腺相关眼病患者眼眶 CT

A. 右眼下直肌肌腹梭形增粗；B. 右眼内直肌、左眼下直肌肌腹梭形增粗；C. 双眼内直肌肌腹梭形增粗；D. 右眼上
直肌、左眼内直肌肌腹梭形增粗；E. 右眼上直肌提上睑肌复合体肌腹增粗；F. 双眼上直肌提上睑肌复合体肌腹增粗

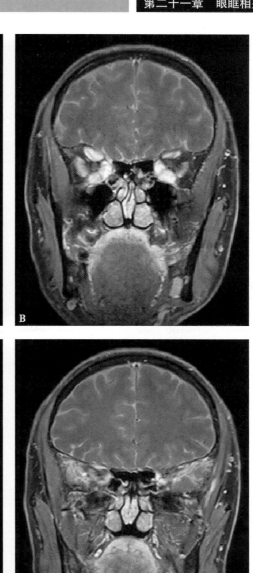

图 21-1-2　与图 21-1-1 同一患者眼眶增强 MRI

A～D. 双眼内直肌、上直肌提上睑肌复合体、下直肌及右侧上斜肌肌腹呈梭形增粗，明显强化，从 A 到 D 依次示连续冠状位扫描从前往后直至眶尖，眶尖部较拥挤、以右侧为重

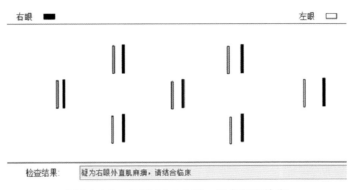

图 21-1-3　与图 21-1-1 同一患者复视检查

检查示明显水平复视，轻微垂直复视

双眼黄斑厚度： Macular Cube 512x128 OD 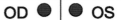 | OS

OD ILM-RPE 厚度图

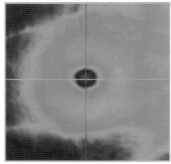

中心凹： 251, 62

OS ILM-RPE 厚度图

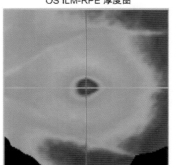

中心凹： 256, 64

OD OCT 眼底

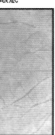

OD ILM-RPE 厚度

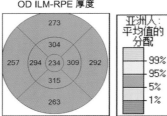

亚洲人：
平均值的
分配
99%
95%
5%
1%

OS ILM-RPE 厚度

OS OCT 眼底

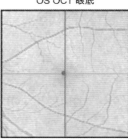

ILM - RPE	OD	OS
厚度中心子区 (μm)	234	240
容积 (mm²)	9.8	9.4
平均容积厚度 (μm)	272	262

OD 水平 B 扫描 B 扫描： 62

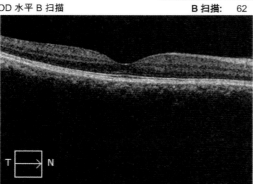

OS 水平 B 扫描 B 扫描： 64

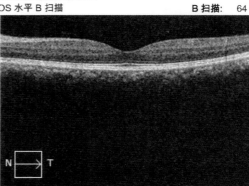

A

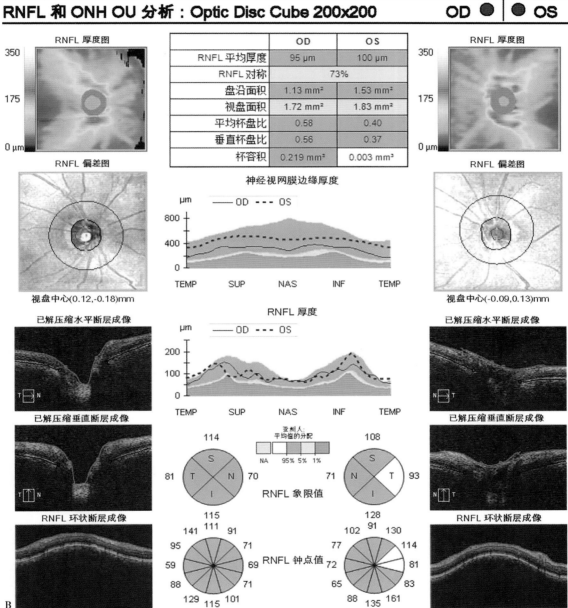

图 21-1-4　与图 21-1-1 同一患者黄斑、视盘 OCT

A. 双眼黄斑中心凹形态可见,黄斑区视网膜组织层间未见明显异常无反射区;B. 双眼视乳头周围 3.46mm 直径 RNFL 各象限厚度平均值大致正常,右眼 C/D = 0.56,左眼 C/D = 0.37

Central 30-2 Threshold Test

Fixation Monitor: Blind Spot   Stimulus: III, White   Pupil Diameter: Date: 11-21-2018
Fixation Target: Central   Background: 31.5 ASB   Visual Acuity: Time: 10:02 AM
Fixation Losses: 1/13   Strategy: SITA-Fast   RX: DS   DC X   Age: 54
False POS Errors: 2 %
False NEG Errors: 6 %
Test Duration: 06:11

Fovea: OFF

```
              27  27  18  19
          24  26  27  26  21  19
      27  27  26  29  28  24  21  25
  15  23  26  29  30  30  31  26  25  23
  18  22  27  30  32  31  31  24  29  27
30                                        30
  17  25  26  24  30  32  32  0   29  26
  16  24  22  26  28  28  28  28  29  25
      22  26  25  27  27  27  29  28
          18  23  26  23  27  27
              25  25  26  21
```

```
        1   2  -7 -6                         2   3  -6 -4
    -3  -2  -1 -1 -6 -7                  -2  -1   1  0 -5 -6
 -1 -2  -3  -1 -2 -5 -7 -3             0 -1  -2   0  0 -3 -6 -2
-12 -6 -4 -3 -1 -1  0 -4 -4 -6       -11 -5 -3  -1  0  1 -3 -3 -5
-10 -8 -5 -3 -1 -2 -1    -1 -2        -9 -7 -4  -2  0  0     1 -1
-10 -5 -6 -8 -3 -1  0    -1 -4        -9 -4 -4  -7 -2  0  1     0 -2
-11 -6 -9 -6 -4 -5 -4 -3 -2 -5       -10 -5 -8  -5 -3 -4 -3 -2  0 -4
 -6 -5 -6 -5 -4 -4 -2 -2              -5 -3 -4  -4 -3 -3 -1 -1
   -10 -6 -4 -7 -3 -3                    -9 -5 -3 -6 -2 -2
       -3 -3 -3 -8                          -2 -2 -2 -7
```

Total Deviation   Pattern Deviation

GHT
Outside normal limits

VFI   94%

MD   -4.06 dB P < 1%
PSD   2.98 dB P < 5%

:: < 5%
▨ < 2%
▩ < 1%
■ < 0.5%

Chong Qing South West Hospital

A

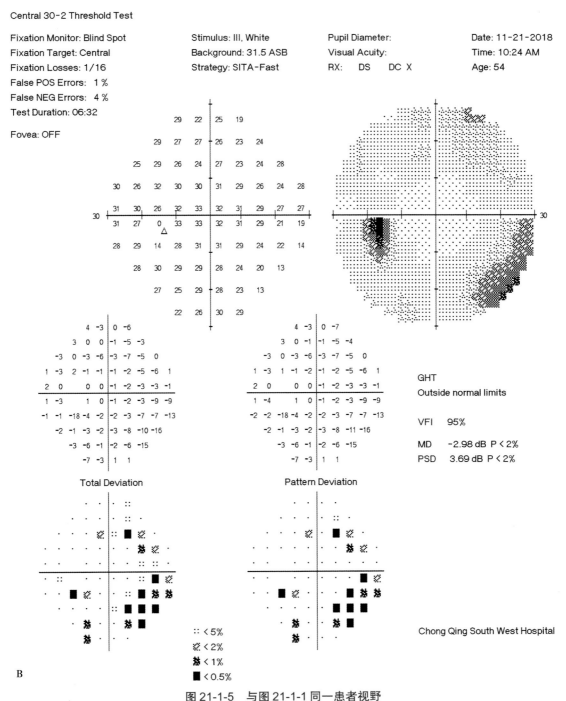

Central 30-2 Threshold Test

Fixation Monitor: Blind Spot
Fixation Target: Central
Fixation Losses: 1/16
False POS Errors: 1 %
False NEG Errors: 4 %
Test Duration: 06:32

Fovea: OFF

Stimulus: III, White
Background: 31.5 ASB
Strategy: SITA-Fast
RX: DS   DC X

Pupil Diameter:
Visual Acuity:

Date: 11-21-2018
Time: 10:24 AM
Age: 54

GHT
Outside normal limits

VFI   95%

MD   -2.98 dB P < 2%
PSD   3.69 dB P < 2%

Total Deviation

Pattern Deviation

:: < 5%
⣿ < 2%
⣿ < 1%
■ < 0.5%

Chong Qing South West Hospital

B

图 21-1-5　与图 21-1-1 同一患者视野
A. 右眼鼻侧局限性视野缺损；B. 左眼生理盲点扩大及鼻侧局限性视野缺损

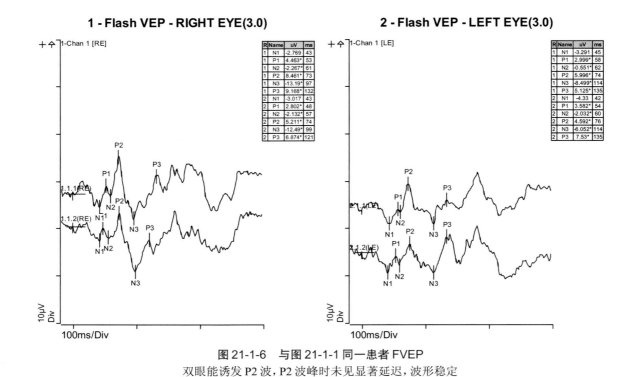

1 - Flash VEP - RIGHT EYE(3.0)

R	Name	uV	ms
1	N1	-2.769	43
1	P1	4.463*	53
1	N2	-2.267*	61
1	P2	8.461*	73
1	N3	-13.19*	97
1	P3	9.168*	132
2	N1	-3.017	43
2	P1	2.802*	48
2	N2	-2.132*	57
2	P2	5.211*	74
2	N3	-12.49*	99
2	P3	6.874*	121

2 - Flash VEP - LEFT EYE(3.0)

R	Name	uV	ms
1	N1	-3.291	45
1	P1	2.999*	58
1	N2	-0.551*	62
1	P2	5.996*	74
1	N3	-8.499*	114
1	P3	5.125*	135
2	N1	-4.33	42
2	P1	3.582*	54
2	N2	-2.032*	60
2	P2	4.592*	76
2	N3	-6.052*	114
2	P3	7.53*	135

图 21-1-6　与图 21-1-1 同一患者 FVEP
双眼能诱发 P2 波，P2 波峰时未见显著延迟，波形稳定

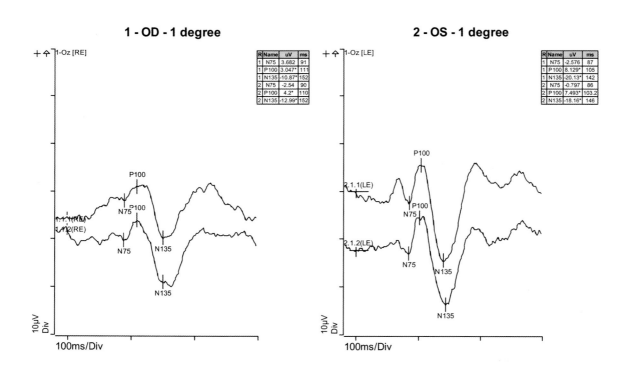

1 - OD - 1 degree

R	Name	uV	ms
1	N75	3.682	91
1	P100	3.047*	111
1	N135	-10.87*	152
2	N75	-2.54	90
2	P100	4.2*	110
2	N135	-12.99*	152

2 - OS - 1 degree

R	Name	uV	ms
1	N75	-2.576	87
1	P100	8.129*	105
1	N135	-20.13*	142
2	N75	-0.797	86
2	P100	7.493*	103.2
2	N135	-18.16*	146

674

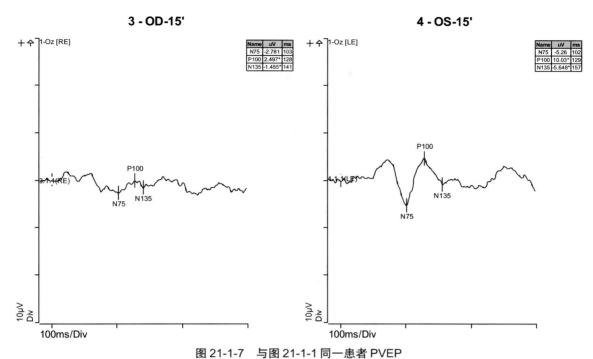

图 21-1-7　与图 21-1-1 同一患者 PVEP
右眼 P100 幅值中重度降低,峰时轻度延迟,左眼大致正常,波形均稳定

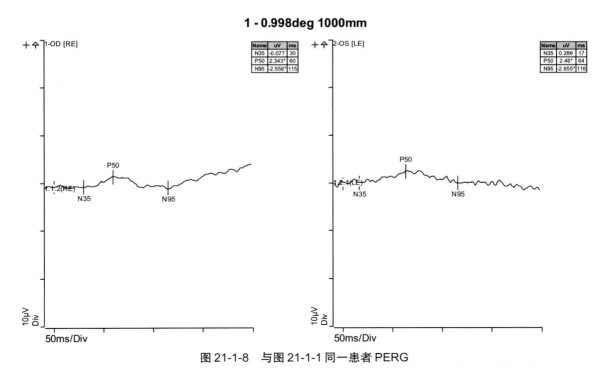

图 21-1-8　与图 21-1-1 同一患者 PERG
P50 波:双眼幅值未见明显降低;N95 波:双眼幅值重度降低,N95/P50 比值:双眼降低,双眼波形均稳定

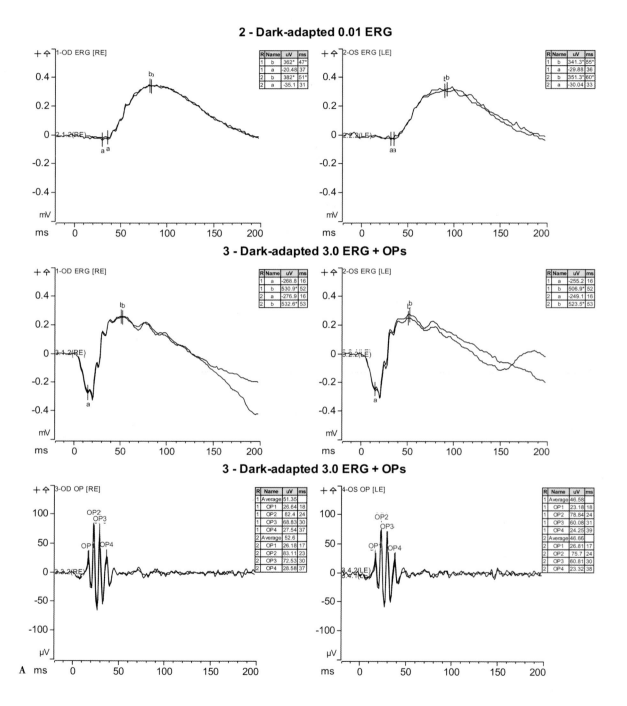

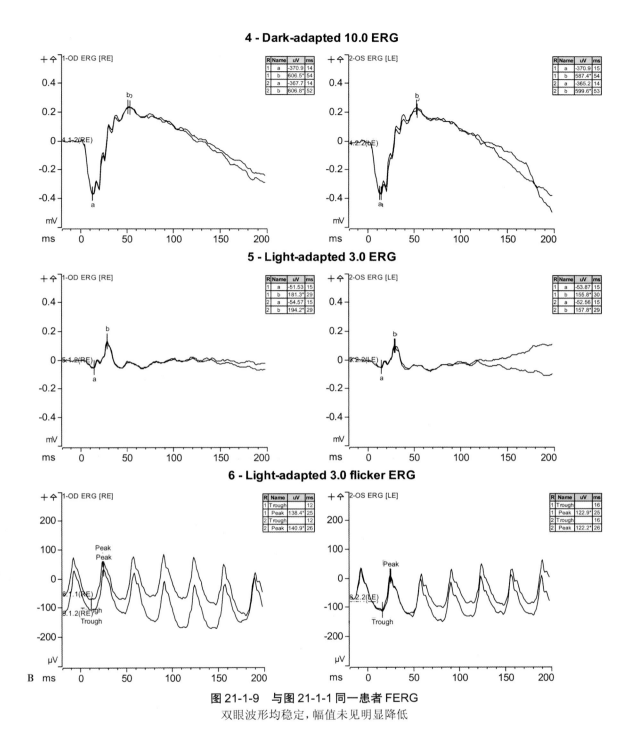

图 21-1-9 与图 21-1-1 同一患者 FERG

双眼波形均稳定,幅值未见明显降低

图点评:

甲状腺相关眼病患者双眼眶压增高常导致双眼眼压继发升高,当开始明显影响视功能时,电生理在 PVEP 和 PERG 可见异常,出现 PVEP 15°空间频率幅值明显降低,或者 PERG 的 N95 波幅值明显降低。该患者电生理 FERG 显示正常,提示全视网膜功能较好。PERG 显示 N95 幅值重度降低,提示神经节细胞层功能降低。PVEP 显示右眼 P100 幅值中重度降低,左眼幅值降低不显著。结合其 FVEP 的 P2 峰时双眼对称且正常,电生理提示:其视神经功能降低,原因与继发性高眼压和视神经受压迫有关。

【病例 2】

患者女，44 岁，因"左眼视力下降伴眼球突出 10 个月余"入院。既往在外院曾诊断为"双眼眶炎性假瘤"、"双眼甲状腺相关性眼病"，曾行激素治疗后症状有缓解。但后又反复。发现糖尿病 1 年，平素口服"盐酸二甲双胍缓释片"，血糖控制可，余（-）。

专科情况：右眼视力：0.8，矫正视力：-0.50DC×100=0.8；左眼视力：0.5，矫正视力：-0.75DC×95=0.6。右眼：正位，眼球轻度突出，上眼睑水肿 +，上睑迟落，眼睑闭合可，眼球运动自如不受限，前后节（-）。左眼：眼球较对侧突出，上眼睑水肿 ++，上睑迟落，眼睑闭合不全，露白 4mm；眼球运动上转 -3、下转 -3、外转 -2、内转 -1，结膜充血 +；角膜上皮少量点状脱落；前房轴深 4CT，周边前房 >1/3CT，Tyn（-）；瞳孔直径 3mm，形状圆，直接对光反应灵敏，余内眼结构（-）。眼压：右眼：21mmHg，左眼：32mmHg。眶压：右眼 +，左眼：++。

诊断：①双眼甲状腺相关性眼病；②左眼继发性高眼压；③双眼屈光不正；④2 型糖尿病。

入院后查甲状腺功能正常，经内分泌科会诊排除甲状腺功能异常疾病，予以口服降血糖药治疗，行全身激素治疗，激素治疗前辅助检查见图 21-1-10～图 21-1-14。

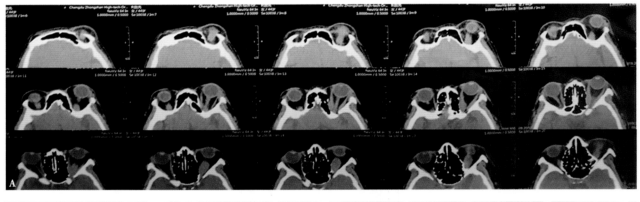

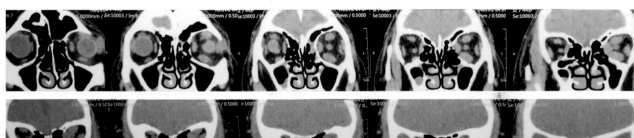

图 21-1-10　双眼甲状腺相关性眼病患者眼眶 CT
左侧上直肌提上睑肌复合体、内直肌、下直肌、外直肌肌腹梭形增粗，于眶尖处压迫视神经，分别从水平位、冠状位连续扫描显示眶内病变

双眼黄斑厚度： Macular Cube 512x128

OD ● | ● OS

OD ILM-RPE 厚度图

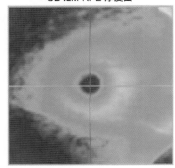

中心凹： 255, 65

OS ILM-RPE 厚度图

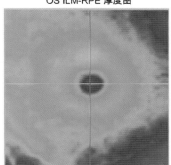

中心凹： 268, 61

	500
	400
	300
	200
	100
	0 μm

OD OCT 眼底

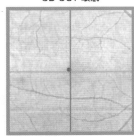

OD ILM-RPE 厚度 / OS ILM-RPE 厚度

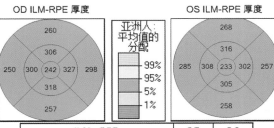

亚洲人：平均值的分配
- 99%
- 95%
- 5%
- 1%

OS OCT 眼底

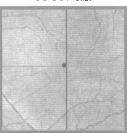

ILM - RPE	OD	OS
厚度中心子区 (μm)	242	233
容积 (mm²)	9.7	9.7
平均容积厚度 (μm)	270	270

OD 水平 B 扫描 　　　　B 扫描： 65

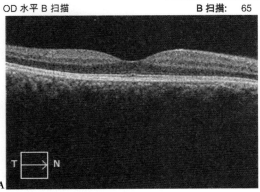

A

OS 水平 B 扫描 　　　　B 扫描： 61

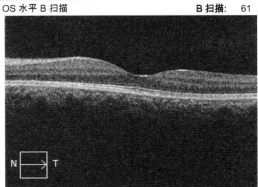

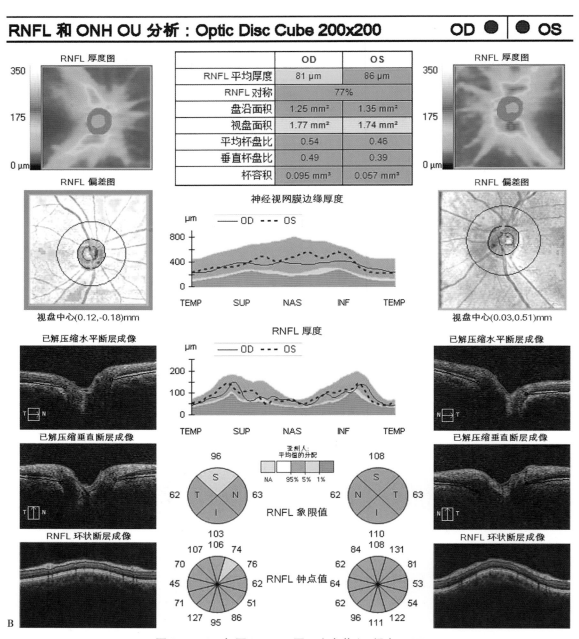

图 21-1-11　与图 21-1-10 同一患者黄斑、视盘 OCT

A. 双眼黄斑中心凹形态可见，视网膜组织层间未见明显异常高低反射；B. 双眼视盘周围 3.46mm 直径 RNFL 各象限厚度平均值大致正常，右眼 C/D = 0.49，左眼 C/D = 0.39

Central 30-2 Threshold Test

Fixation Monitor: Blind Spot	Stimulus: III, White
Fixation Target: Central	Background: 31.5 ASB
Fixation Losses: 1/13	Strategy: SITA-Fast
False POS Errors: 0 %	
False NEG Errors: 0 %	
Test Duration: 04:49	
Fovea: OFF	

Pupil Diameter:	Date: 12-05-2018
Visual Acuity:	Time: 8:33 AM
RX: DS DC X	Age: 44

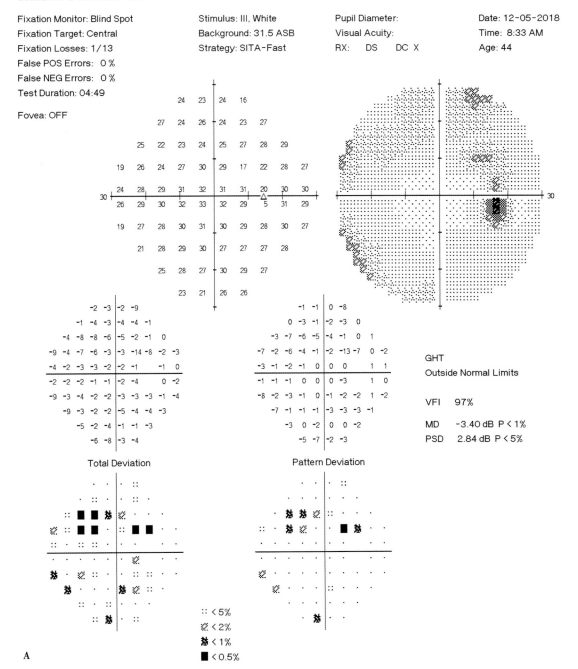

GHT
Outside Normal Limits

VFI   97%

MD   -3.40 dB P < 1%
PSD   2.84 dB P < 5%

Total Deviation

Pattern Deviation

∷ < 5%
▨ < 2%
▓ < 1%
■ < 0.5%

A

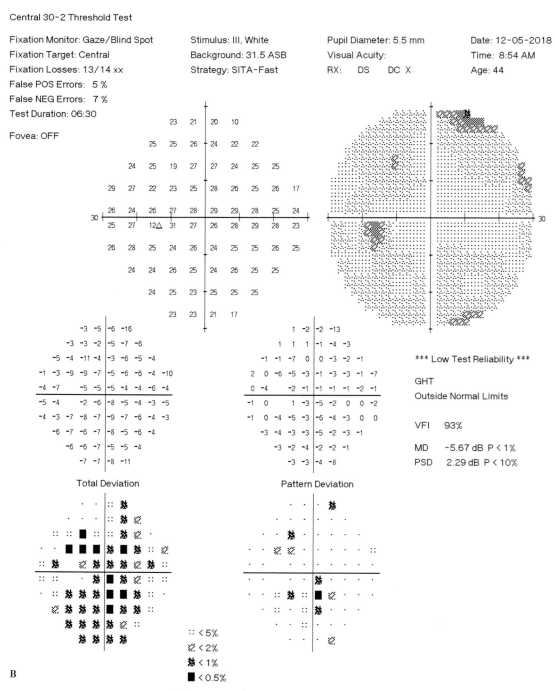

Central 30-2 Threshold Test

Fixation Monitor: Gaze/Blind Spot　　Stimulus: III, White　　　Pupil Diameter: 5.5 mm　　Date: 12-05-2018
Fixation Target: Central　　　　　　 Background: 31.5 ASB　　Visual Acuity:　　　　　　　　Time: 8:54 AM
Fixation Losses: 13/14 xx　　　　　 Strategy: SITA-Fast　　　RX:　　DS　　DC　X　　　　Age: 44
False POS Errors: 5 %
False NEG Errors: 7 %
Test Duration: 06:30

Fovea: OFF

```
            23  21  20  10
        25  25  26  24  22  22
    24  25  19  27  27  24  25  25
29  27  22  23  25  28  26  25  26  17
    26  24  26  27  28  29  29  28  25  24
30  25  27  12△ 31  27  26  28  29  28  23   30
    26  28  25  24  26  24  25  25  26  25
        24  24  26  25  24  26  25
            24  25  23  25  25  25
                23  23  21  17
```

```
    -3  -5  -6 -16                          1  -2  -2 -13
    -3  -3  -2  -5  -7  -6                   1   1   1  -1  -4  -3
 -5 -4 -11 -4  -3  -6  -5  -4            -1  -1  -7   0   0  -3  -2  -1
-1 -3 -9 -9 -7  -5  -6  -6  -4 -10        2   0  -6  -5  -3  -1  -3  -3  -1  -7
-4 -7    -5 -5  -5  -4  -4  -6  -4        0  -4     -2  -1  -1  -1  -1  -2  -1
-5 -4    -2 -6  -8  -5  -4  -3  -5       -1   0      1  -3  -5  -2   0   0  -2
-4 -3 -7 -8 -7  -9  -7  -6  -4  -3       -1   0  -4  -5  -3  -6  -4  -3   0   0
   -6 -7 -6 -7  -8  -5  -6  -4              -3  -4  -3  -3  -5  -2  -3  -1
      -6 -6 -7  -5  -5  -4                     -3  -2  -4  -2  -2  -1
         -7 -7  -8 -11                            -3  -3  -4  -8
```

Total Deviation　　　　　　　　　Pattern Deviation

*** Low Test Reliability ***

GHT
Outside Normal Limits

VFI　　　93%

MD　　　-5.67 dB P < 1%
PSD　　　2.29 dB P < 10%

```
::  < 5%
▨  < 2%
▩  < 1%
■  < 0.5%
```

B

图 21-1-12　与图 21-1-10 同一患者视野

A. 右眼生理盲点扩大及鼻上方旁中心暗点；B. 左眼生理盲点相连的相对暗点及鼻下方中心暗点，左眼多次检查，仍提示固视丢失率高

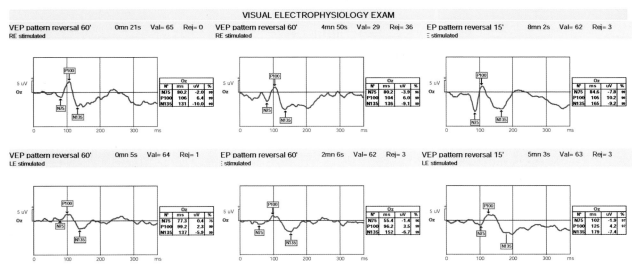

图 21-1-13　与图 21-1-10 同一患者 PVEP

1°空间频率：右眼 P100 幅值中度降低，P100 峰时正常，左眼 P100 幅值重度降低，P100 峰时正常；15°空间频率：右眼正常，左眼 P100 幅值中偏重度降低，P100 峰时正常。波形均稳定

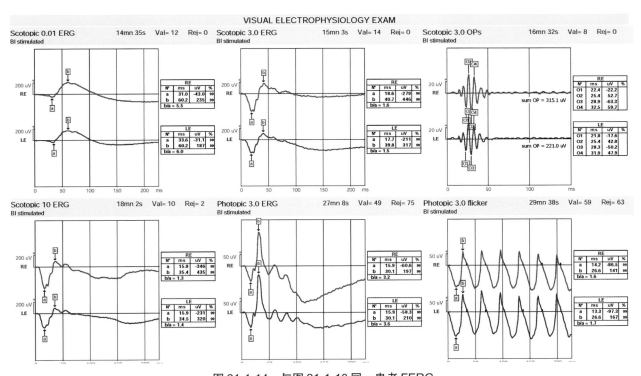

图 21-1-14　与图 21-1-10 同一患者 FERG

右眼大致正常，左眼部分反应略降低，双眼波形均稳定

图点评：

PVEP 显示右眼 P100 幅值降低不显著，左眼幅值中重度降低但峰时正常，提示左眼继发性高眼压已导致视神经功能降低，这与眼眶 CT 左眼视神经受压、左眼较右眼突出和视野损害重于右眼完全符合、相互印证。电生理 FERG 显示大致正常，提示全视网膜功能较好，尤其是 OPs 反应尚高，提示其糖尿病对视网膜损害有限。

第二节　眼眶炎性假瘤

【概述】

眼眶炎性假瘤（orbital inflammatory pseudo tumor）属于眼眶非特异性炎症，因病变外观类似肿瘤，故称为炎性假瘤。临床比较常见，多发于成年人，无明显性别和种族差异。基本的病理学改变是炎症细胞浸润，纤维组织增生、变性等。病因尚不明确，普遍认为是一种非特异免疫反应性疾病。眼眶炎性假瘤一般不影响全视野闪光视网膜电图结果，而在 FVEP、PVEP 结果上显示为不同程度的幅值降低和峰时延迟。

【临床特征】

炎性假瘤按病理组织学分型，分为淋巴细胞浸润型眼眶炎性假瘤、纤维组织增生型眼眶炎性假瘤和混合型眼眶炎性假瘤 3 种，不同类型的眼眶炎性假瘤其临床表现各异。按病变主要侵犯的部位来划分，眼眶炎性假瘤又可分为肌炎、泪腺炎、视神经周围炎、弥漫性眼眶炎症、眼眶炎性肿块等。肌炎型 CT 扫描可见眼外肌止点条状增粗，此特征可与甲状腺相关眼病相鉴别。泪腺炎患者上睑缘呈 S 形水肿。因此，眼眶炎性假瘤的临床表现多样，但它们共同的特征是均具有炎症和占位双重效应。

淋巴细胞浸润型眼眶炎性假瘤早期炎症表现突出，经治疗或病情自行控制后，部分病例预后较好。纤维增生型眼眶炎性假瘤的患者，发病初期炎症表现不明显，但病程进展快，眶内软组织迅速纤维化，眶压增高呈实体感，有明显的眼球运动障碍、复视，对药物治疗和放射治疗均不甚敏感。混合型眼眶炎性假瘤的临床表现介于二者之间。

【病例 1】

患者男，55 岁，因"双眼痒，伴双眼球突出 8 年"入院。既往史：硅肺病史 10 年，慢性支气管炎 3 年，风湿性心脏病 1 年，余（-）。专科情况：右眼视力：0.8，矫正视力：$-0.25DS/-0.25DC \times 125 = 1.0^{-1}$；左眼视力：0.1，矫正视力：$-2.50DS/-2.25DC \times 90 = 0.5^{-1}$。右眼：眼球轻度突出，眼球运动上转 -1，前后节（-）。左眼：眼球轻度突出，眼球运动上转 -1，结膜充血 +，晶状体混浊 +～++，余内眼结构（-）。右眼压：11mmHg，左眼压：14mmHg。双眼眶压正常。

诊断：①双眼眶肌炎型炎性假瘤；②双眼屈光不正；③屈光参差；④硅肺二期；⑤慢性支气管炎；⑥风湿性心脏病；⑦心律失常；⑧心房颤动。

入院后查甲状腺功能正常，经相关科室会诊后无激素使用绝对禁忌，予以全身激素治疗，激素治疗前辅助检查见图 21-2-1～图 21-2-4。

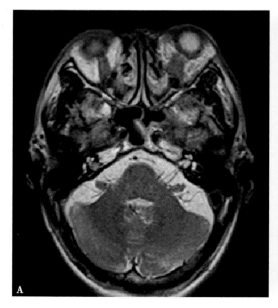
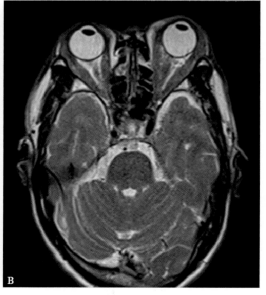

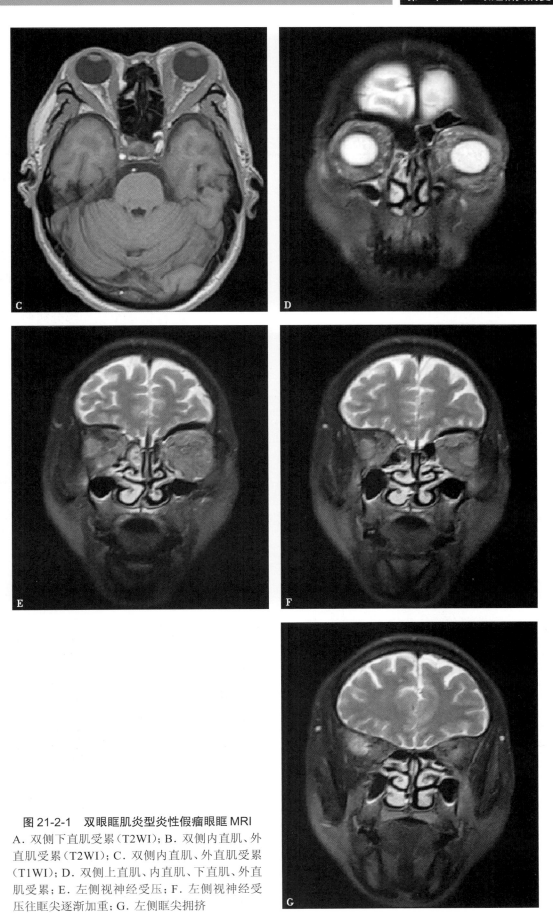

图 21-2-1　双眼眶肌炎型炎性假瘤眼眶 MRI
A. 双侧下直肌受累（T2WI）；B. 双侧内直肌、外直肌受累（T2WI）；C. 双侧内直肌、外直肌受累（T1WI）；D. 双侧上直肌、内直肌、下直肌、外直肌受累；E. 左侧视神经受压；F. 左侧视神经受压往眶尖逐渐加重；G. 左侧眶尖拥挤

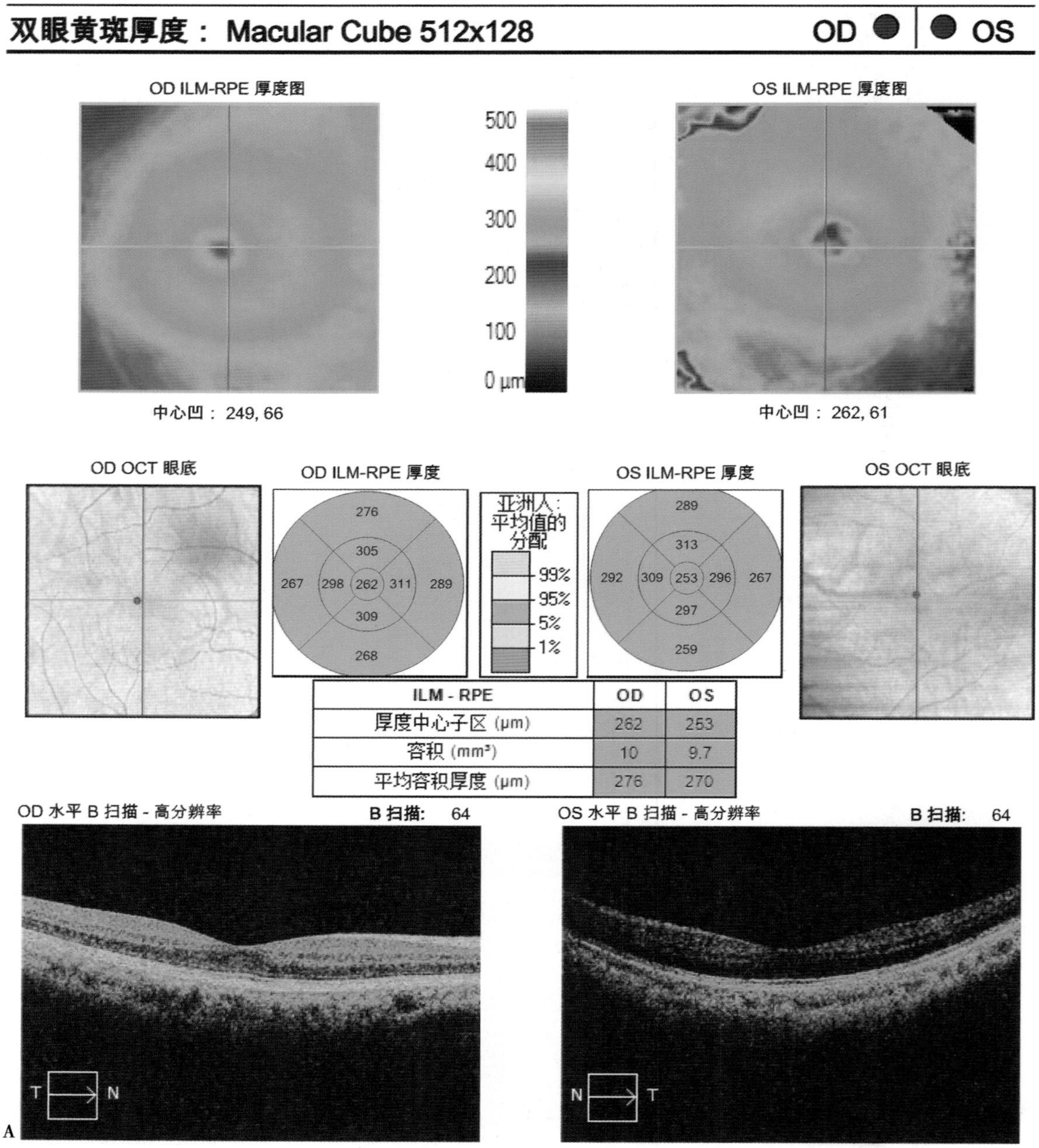

双眼黄斑厚度： Macular Cube 512x128　　　　OD ● | ● OS

OD ILM-RPE 厚度图

中心凹：249, 66

OS ILM-RPE 厚度图

中心凹：262, 61

OD OCT 眼底	OD ILM-RPE 厚度	亚洲人：平均值的分配	OS ILM-RPE 厚度	OS OCT 眼底

OD ILM-RPE 厚度图盘：
- 276
- 305
- 267　298　262　311　289
- 309
- 268

OS ILM-RPE 厚度图盘：
- 289
- 313
- 292　309　253　296　267
- 297
- 259

亚洲人：平均值的分配
- 99%
- 95%
- 5%
- 1%

ILM - RPE	OD	OS
厚度中心子区 (µm)	262	253
容积 (mm³)	10	9.7
平均容积厚度 (µm)	276	270

OD 水平 B 扫描 - 高分辨率　　　　B 扫描： 64

OS 水平 B 扫描 - 高分辨率　　　　B 扫描： 64

A

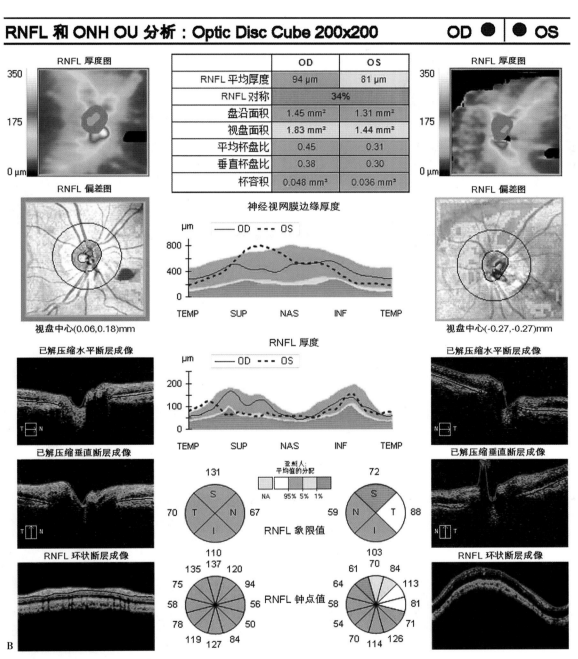

图 21-2-2 与图 21-2-1 同一患者黄斑、视盘 OCT

A. 双眼黄斑中心凹形态可见，视网膜神经上皮组织层间未见明显异常高低反射，RPE/Bruch 膜复合体组织反射光滑；B. 双眼视盘周围 3.46mm 直径 RNFL 除左眼上方厚度平均值变薄，颞侧厚度值稍增厚外，其余各象限厚度平均值大致正常；右眼 C/D＝0.38，左眼 C/D＝0.3

VISUAL ELECTROPHYSIOLOGY EXAM

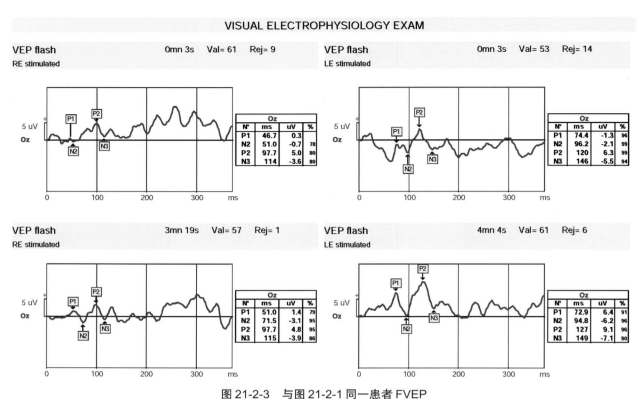

图 21-2-3　与图 21-2-1 同一患者 FVEP
双眼能诱发 P2 波，右眼峰时未见显著延迟，左眼峰时较右眼中度延迟。双眼波形稳定

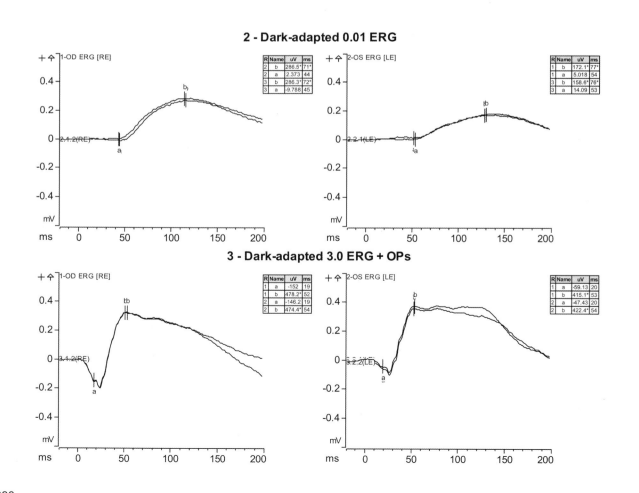

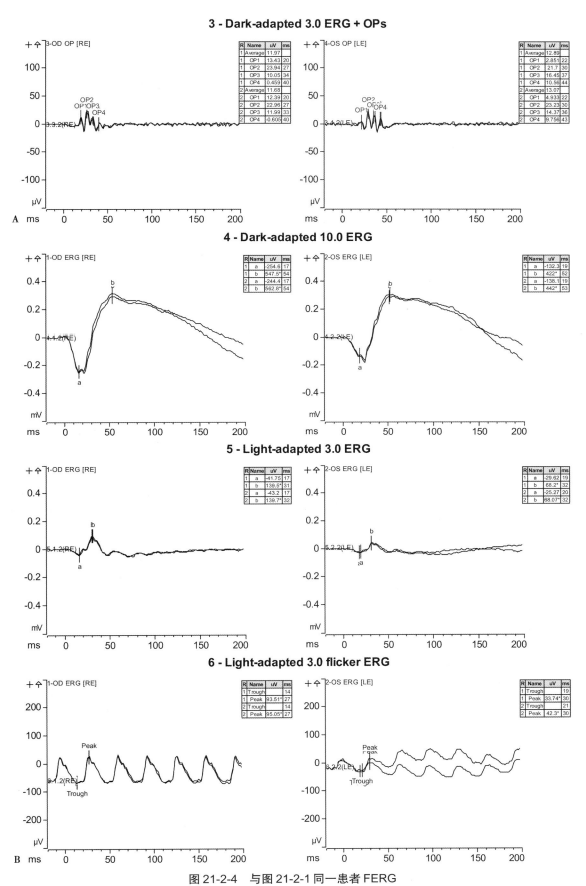

图 21-2-4　与图 21-2-1 同一患者 FERG

暗适应 0.01：右眼大部分反应正常，左眼各项反应不同程度较右眼降低；双眼波形均稳定

图点评:

FVEP 显示双眼能诱发 P2 波,右眼峰时未见显著延迟,左眼峰时较右眼中度延迟,与眼眶 MRI 提示左侧眼外肌肿胀压迫视神经重于右侧相吻合。FERG 显示右眼大部分反应正常,提示全视网膜功能较好;左眼暗适应 0.01 时 b 波幅值较右眼显著降低,增大闪光强度后在暗适应 10.0 时左眼反应有显著增大,提示屈光介质浑浊减弱了刺激光对左眼视网膜的刺激。左眼明适应反应有显著降低提示两种原因:①屈光介质浑浊程度对刺激光影响左眼高于右眼;②左眼视锥功能整体降低。

【病例 2】

患者女,44 岁,因"双眼睑肿胀 3 年余"入院。既往在外院诊断为"双眼眶炎性假瘤",予全身激素治疗有效,后又复发。余(-)。专科情况:视力:右眼 0.8,矫正视力 0.50DC×145=1.0,左眼 0.8,矫正视力 +0.50DS/-1.00DC×27=1.0;33cm 照影:左眼注视,右眼外斜约 10°;33cm 照影,右眼注视,左眼外斜约 10°;右眼上转 -3,外转 -1,余各方向运动自如不受限,左眼上转 -2,余各方向运动自如不受限,双眼睑肿胀 ++,泪腺区可触及大小约 1cm×1cm 光滑包块,质软,界欠清,可推动,无压痛,上下睑未见下垂、倒睫、内翻。双眼眼内结构未见明显异常。右眼压:15mmHg(非接触式眼压计),左眼压:16mmHg(非接触式眼压计)。右眼眶压 +,左眼眶压 +。

诊断:双眼眶炎性假瘤。

入院后予以全身激素治疗,治疗前辅助检查见图 21-2-5~图 21-2-8。

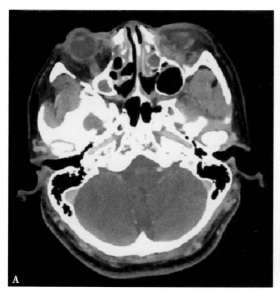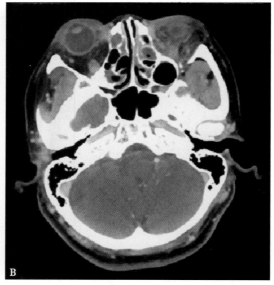

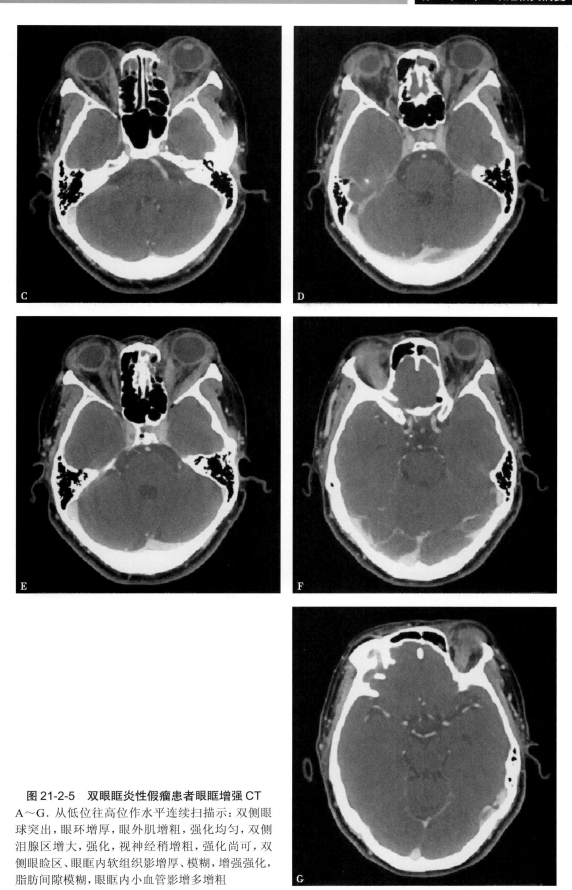

图 21-2-5 双眼眶炎性假瘤患者眼眶增强 CT

A～G. 从低位往高位作水平连续扫描示：双侧眼球突出，眼环增厚，眼外肌增粗，强化均匀，双侧泪腺区增大，强化，视神经稍增粗，强化尚可，双侧眼睑区、眼眶内软组织影增厚、模糊，增强强化，脂肪间隙模糊，眼眶内小血管影增多增粗

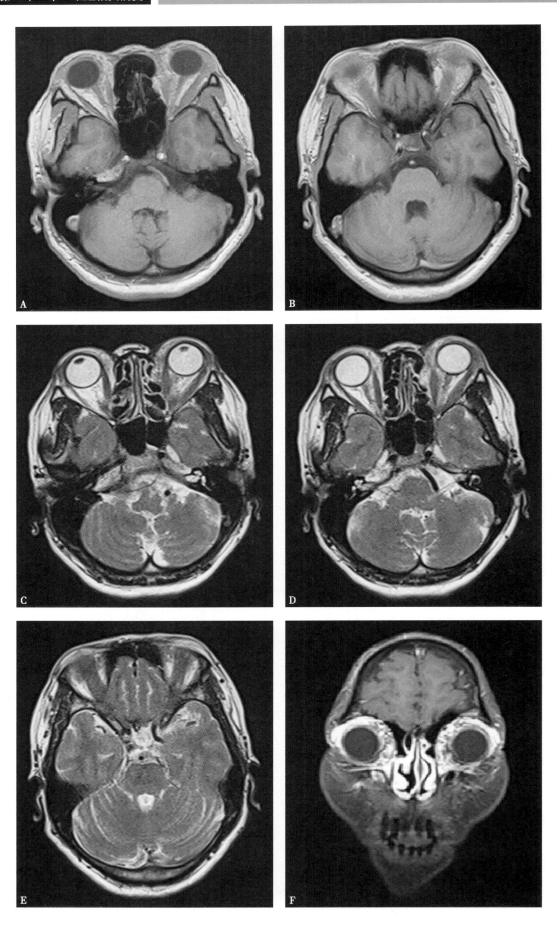

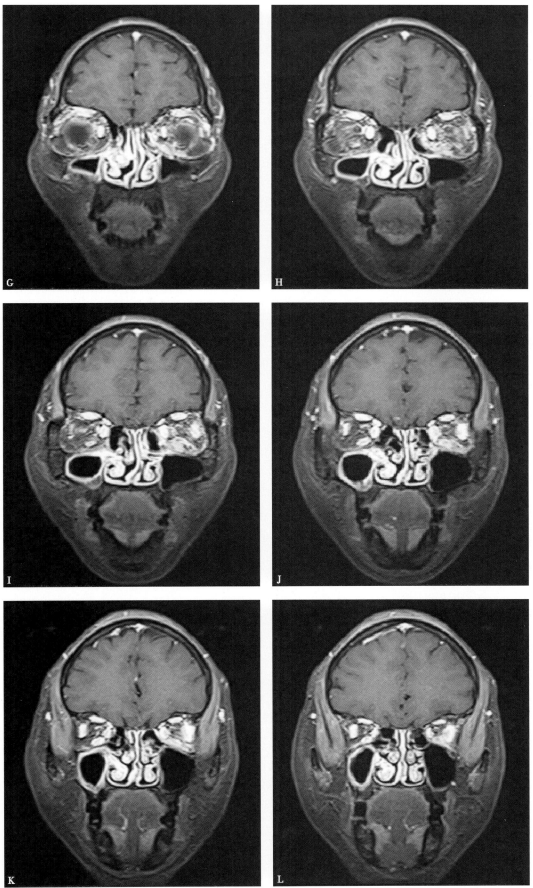

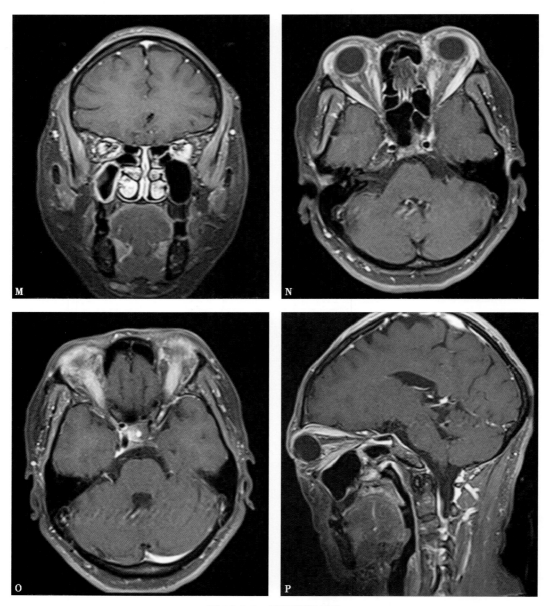

图 21-2-6　眼眶增强 MRI

双侧眼球突出，眼环稍增厚，眼外肌增粗，上直肌明显，均匀强化，双侧泪腺区增大，强化，视神经信号、强化尚可，双侧眼睑区、眼眶内软组织影增厚，眼眶内小血管影增多增粗，眶内脂肪间隙见斑片强化影

A. 双眼内外直肌受累（T1WI）；B. 双眼上直肌受累（T1WI）；C. 双眼内外直肌受累（T2WI，层面 1）；D. 双眼内外直肌受累（T2WI，层面 2）；E. 双眼上直肌受累（T2WI）；F. 双侧泪腺区增大，强化；G. 双眼上、内直肌受累；H. 双眼上、下、内直肌受累；I. 双眼上、下、内、外直肌受累（层面 1）；J. 双眼上、下、内、外直肌受累（层面 2）；K. 继续往眶尖冠扫（层面 1）；L. 继续往眶尖冠扫（层面 2）；M. 继续往眶尖冠扫（层面 3）；N. 受累肌肉、泪腺、眶内眶周软组织；O. 受累上直肌、眶顶软组织；P. 受累上直肌、下直肌，两者中间为视神经

双眼黄斑厚度：Macular Cube 512x128　　　　OD ● │ ● OS

OD ILM-RPE 厚度图　　　　　　　　　　　　OS ILM-RPE 厚度图

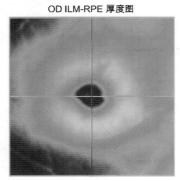

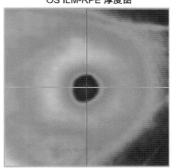

500
400
300
200
100
0 μm

中心凹：247, 64　　　　　　　　　　　　　　中心凹：253, 66

OD OCT 眼底　　　OD ILM-RPE 厚度　　　　OS ILM-RPE 厚度　　　OS OCT 眼底

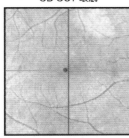

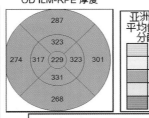

亚洲人：
平均值的
分配
99%
95%
5%
1%

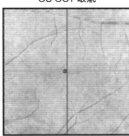

OD ILM-RPE 厚度:
287
323
274　317　229　323　301
331
268

OS ILM-RPE 厚度:
291
322
298　323　222　309　272
311
273

ILM - RPE	OD	OS
厚度中心子区 (μm)	229	222
容积 (mm³)	10.2	10.2
平均容积厚度 (μm)	283	282

OD 水平 B 扫描 - 高分辨率　　　　B 扫描：64　　　OS 水平 B 扫描 - 高分辨率　　　B 扫描：64

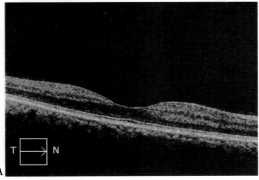

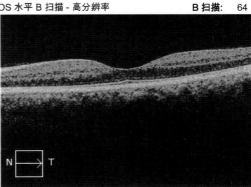

A

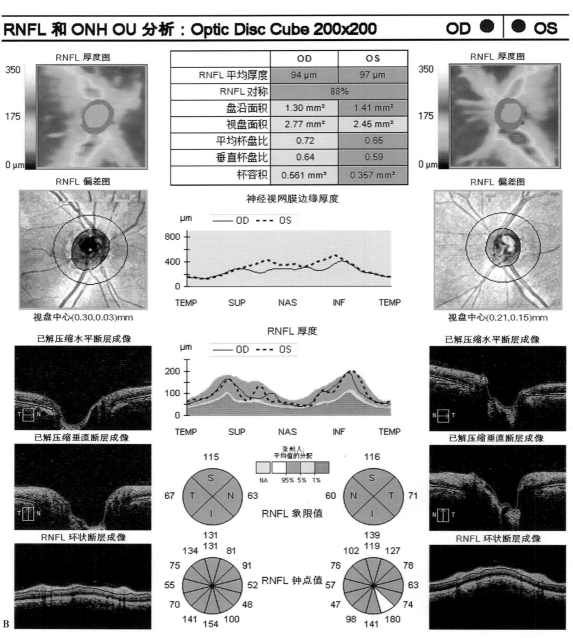

图 21-2-7 与图 21-2-5 同一患者双眼黄斑、视盘 OCT

A. 双眼黄斑中心凹形态可见，视网膜神经上皮组织层间未见明显异常高低反射，RPE/Bruch 膜复合体组织反射光滑；B. 双眼视盘周围 3.46mm 直径 RNFL 各象限厚度平均值大致正常；右眼 C/D = 0.64，左眼 C/D = 0.59

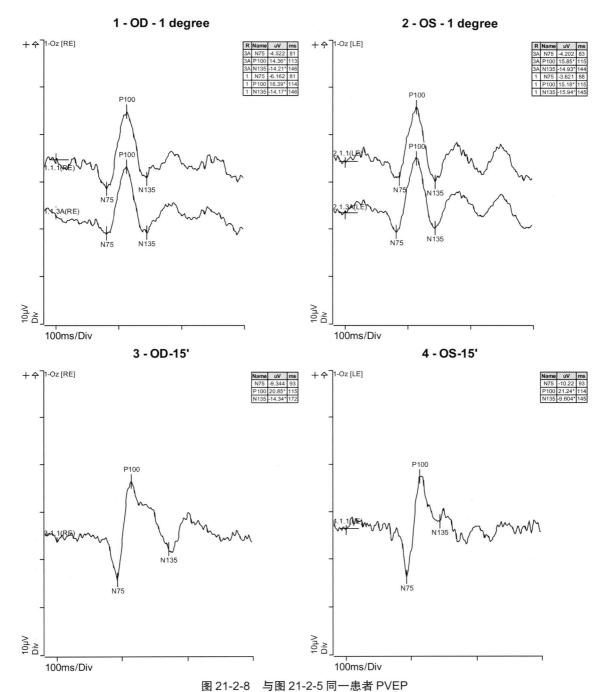

图 21-2-8　与图 21-2-5 同一患者 PVEP

1°空间频率：双眼 P100 幅值未见明显降低，P100 峰时未见明显延迟；15°空间频率：双眼 P100 幅值未见明显降低，P100 峰时未见明显延迟；波形均稳定

图点评：

　　影像学检查显示双眼眶内广泛软组织炎症，但未影响眼部房水静脉回流，所以未引起眼压升高，视力、OCT 和 PVEP 均未见明显异常，眶尖部未形成视神经压迫，提示临床应结合形态功能等多种检查，综合判断病情，指导治疗。

第三节 脉络膜黑色素瘤

【临床特征】

脉络膜黑色素瘤（choroidal melanoma，CM）是一种最常见的眼内恶性肿瘤，可以发生于脉络膜的任何部位，但常见于眼的后极部，单眼发病，双眼发病罕见，临床上其生长有两种方式：①局限性；②弥漫性。多见于50～60岁，95%以上患者是携带蓝/绿色虹膜的白色人种，男性略多于女性，其5年生存率为17%～53%，表现多样，并发症多。其特点是恶性程度高、易侵袭转移、预后极差，严重威胁患者的视力和生命。目前对于CM的分子遗传学研究虽然取得了一定进展，但其作用机制、调节机制以及转移机制等方面尚未完全阐明。CM的发生和发展涉及多因素、多阶段、多基因变异积累及相互作用的复杂过程。

【病例】

患者女性，61岁，因"右眼视力下降伴视物遮挡8个月"入院。视力：右眼：手动/30cm，9方位光定位准，前节（－），眼底（见眼底照相）：视盘变形，边界欠清，上方偏颞侧可见不规则包块隆起，包块累及黄斑区（图21-3-1）。左眼前后节（－），右眼19.0mmHg（非接触式眼压计），左眼18mmHg（非接触式眼压计），其他眼科检查结果见图21-3-2～图21-3-6。全身其余检查未见明显异常，诊断：右眼脉络膜黑色素瘤。

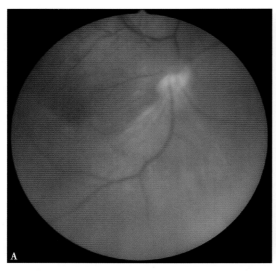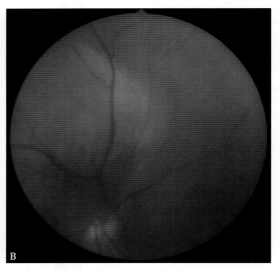

图 21-3-1 右眼脉络膜黑色素瘤患者右眼眼底照相

A、B. 右眼颞侧上方可见隆起包块

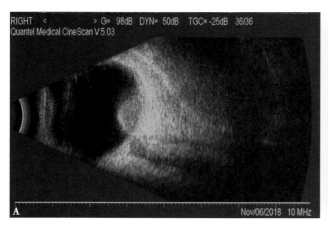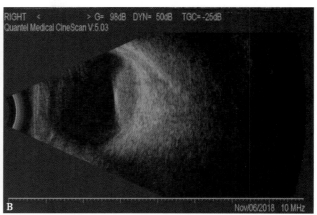

图 21-3-2 与图 21-3-1 同一患者右眼 B 超

上方偏颞侧见扁平隆起回声，内回声均匀，大约9.3mm×4.3mm×4.6mm大小，周边见膜状隆起回声

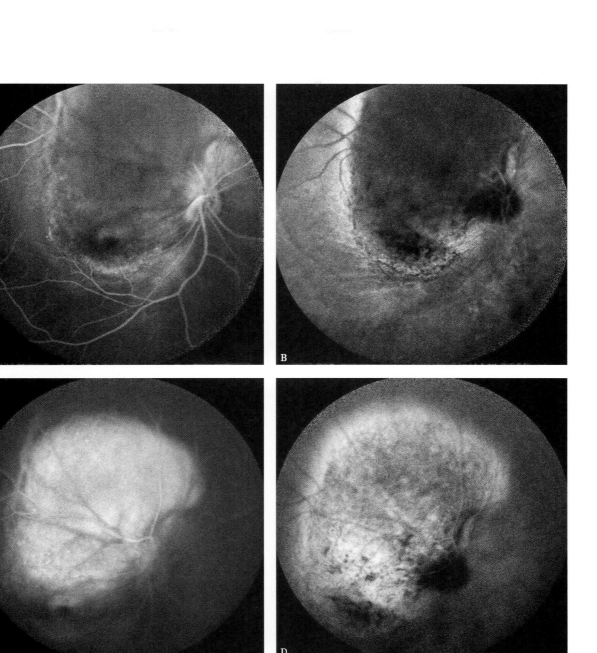

图 21-3-3　与图 21-3-1 同一患者双眼 FFA

右眼视盘边界及黄斑拱环结构不清,黄斑区及其上方见大范围隆起病灶,其内早期呈斑驳强荧光,后期荧光弥漫增强扩大

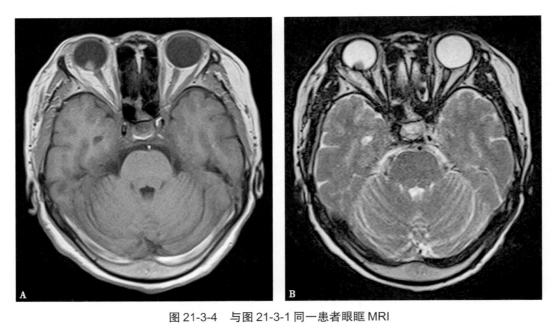

图 21-3-4　与图 21-3-1 同一患者眼眶 MRI
A、B. 扫及层面右侧眼球壁后方可见结节状短 T1 短 T2 信号影,提示肿瘤可能,考虑脉络膜黑色素瘤?

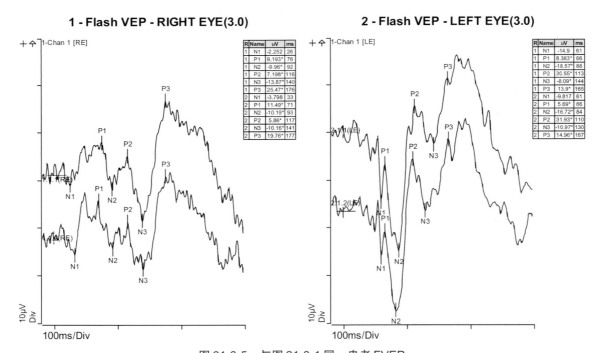

图 21-3-5　与图 21-3-1 同一患者 FVEP
双眼峰时正常,提示双眼视神经传导功能基本正常

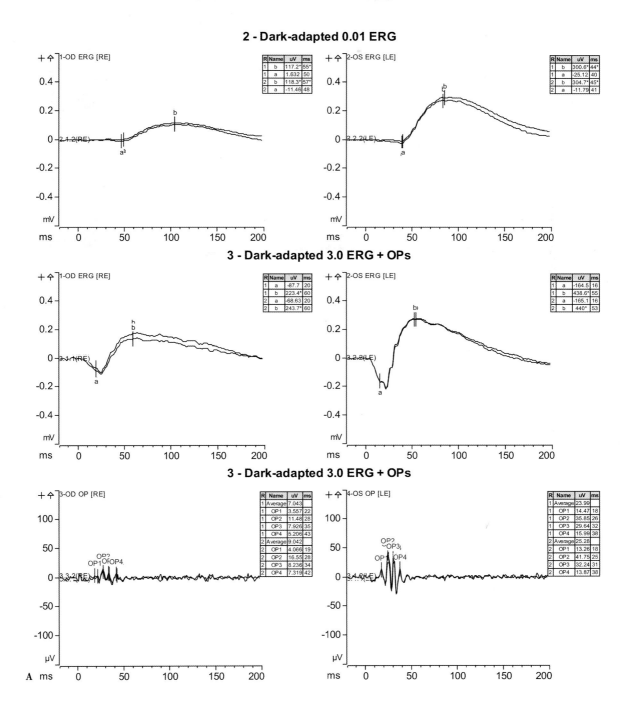

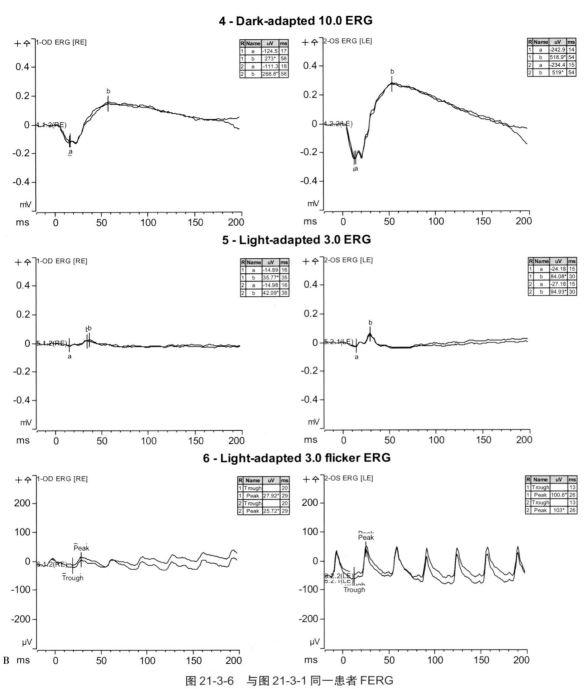

4 - Dark-adapted 10.0 ERG

R	Name	uV	ms
1	a	-124.5	17
1	b	273*	58
2	a	-111.3	18
2	b	268.8*	58

R	Name	uV	ms
1	a	-242.9	14
1	b	518.9*	54
2	a	-234.4	15
2	b	519*	54

5 - Light-adapted 3.0 ERG

R	Name	uV	ms
1	a	-14.89	16
1	b	35.77*	35
2	a	-14.98	16
2	b	42.09*	38

R	Name	uV	ms
1	a	-24.18	15
1	b	84.08*	30
2	a	-27.18	15
2	b	94.93*	30

6 - Light-adapted 3.0 flicker ERG

R	Name	uV	ms
1	Trough		20
1	Peak	27.92*	29
2	Trough		20
2	Peak	25.72*	29

R	Name	uV	ms
1	Trough		13
1	Peak	100.6*	26
2	Trough		13
2	Peak	103*	26

图 21-3-6 与图 21-3-1 同一患者 FERG

对照左眼（正常眼）右眼暗适应 0.01 重度降低，随刺激光增强，当暗适应 3.0 时，a、b 波中度降低的同时 OPs 重度降低，当暗适应 10.0 时，a、b 波幅值比左眼中度降低，提示可能存在白内障屈光介质遮挡，但遮挡因素并不是幅值降低的主要因素，其视网膜功能自身有显著降低，同时明适应反应重度降低

图点评：

脉络膜黑色素瘤患者通过电生理检查提示：因肿瘤侵犯视网膜循环功能以及内层视网膜功能存在中度及重度降低，这也证明了脉络膜黑色素瘤患者的视网膜血供屏障存在受损及异常，因此尽早诊断、治疗具有非常重要意义，能避免肿瘤进一步扩散或通过血液转移，降低肿瘤复发率及治疗率。

第四节　眼眶海绵状血管瘤

【临床特征】

眼眶海绵状血管瘤（cavernous hemangioma）是原发于眶内最常见的一种良性肿瘤，约占眼眶肿瘤的10%～23%，生长速度缓慢，是继甲状腺相关眼病后引起眼球突出的第二位原因，在中青年较多见，无明显性别差异，在病理学上被认为是一种血管错构瘤，并非真正的肿瘤。病因：尚不明确，根据肿瘤的原发部位的不同，而出现的首发症状也不同。多发于肌肉圆锥内，故多表现轴性眼球突出；肿瘤压迫眼球后极部引起眼底改变，也可致屈光改变、视力下降；位于眶尖压迫视神经可较轻引起视力下降、原发性视神经萎缩；肿瘤较大时可致眼球运动障碍。

【病例】

患者男，41岁，因骑自行车时不慎摔伤头部，于医院就诊，行头部CT发现左眼眶内占位性病变，视力：右眼0.25，左眼0.06，左眼球向正前方突出，突出度为16mm。右眼突出度为13cm，眼球活动基本不受限，眼位正，眼睑无明显压痛，双眼眼底未见明显异常，经各项检查（图21-4-1～图21-4-3），诊断为：左眼眶海绵状血管瘤。

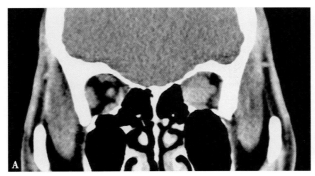
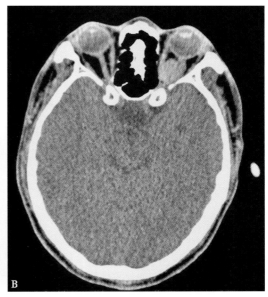

图21-4-1　左眼眶海绵状血管瘤患者眼眶CT检查

A、B. 左侧眼眶球后视神经内侧可见一卵圆形结节影，紧贴视神经并推压呈弧形改变，与周围组织分界清晰，大小约为1.6cm×1.3cm×1.4cm，左侧眶内球后结节状异常密度影，考虑良性病变可能，血管瘤？

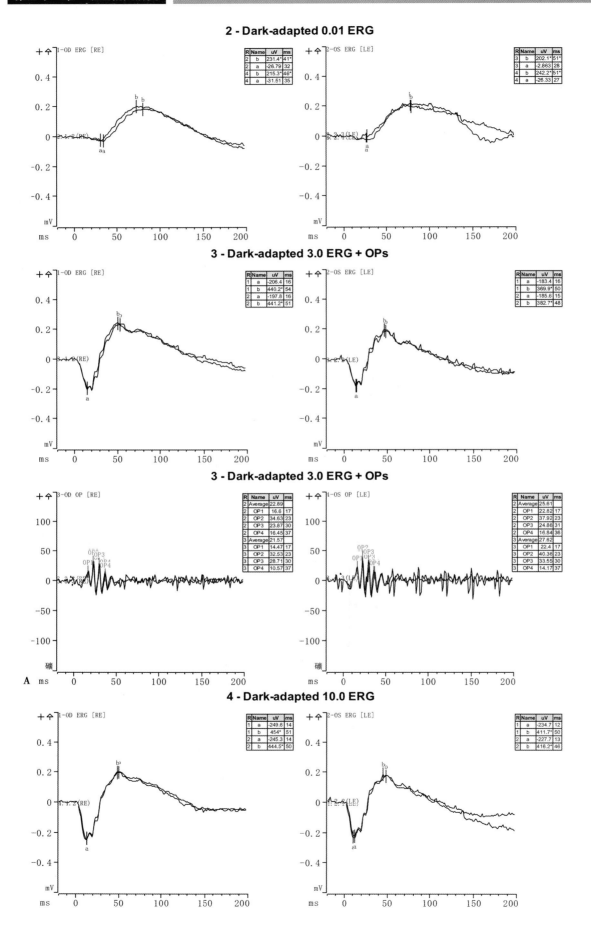

5 - Light-adapted 3.0 ERG

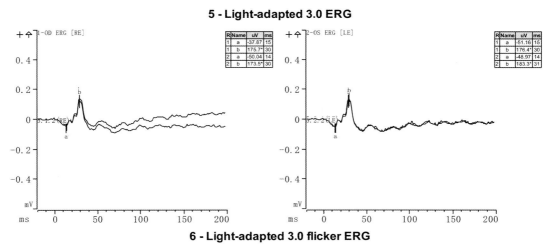

R	Name	uV	ms
1	a	-37.87	15
1	b	175.7*	30
2	a	-50.04	14
2	b	173.5*	30

R	Name	uV	ms
1	a	-51.16	15
1	b	176.4*	30
2	a	-48.97	14
2	b	183.3*	31

6 - Light-adapted 3.0 flicker ERG

R	Name	uV	ms
2	Trough		12
2	Peak	136.6*	29
3	Trough		15
3	Peak	136.5*	29

R	Name	uV	ms
2	Trough		12
2	Peak	136.5*	29
3	Trough		14
3	Peak	133*	29

图 21-4-2　与图 21-4-1 同一患者 FERG
双眼 FERG 正常

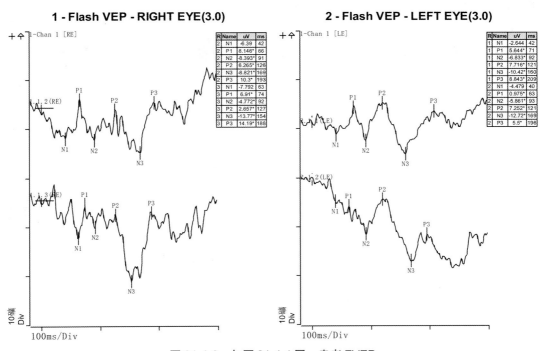

1 - Flash VEP - RIGHT EYE(3.0)　　**2 - Flash VEP - LEFT EYE(3.0)**

R	Name	uV	ms
2	N1	-6.39	42
2	P1	8.146*	66
2	N2	-8.393*	91
2	P2	6.265*	126
2	N3	-8.821*	169
2	P3	10.3*	193
3	N1	-7.792	63
3	P1	6.91*	74
3	N2	-4.772*	92
3	P2	2.657*	127
3	N3	-13.77*	154
3	P3	14.19*	188

R	Name	uV	ms
1	N1	-2.644	42
1	P1	5.644*	71
1	N2	-6.833*	92
1	P2	7.716*	121
1	N3	-10.42*	160
1	P3	8.843*	209
2	N1	-4.479	40
2	P1	0.975*	63
2	N2	-5.861*	93
2	P2	7.252*	121
2	N3	-12.72*	169
2	P3	5.5*	196

图 21-4-3　与图 21-4-1 同一患者 FVEP
双眼 P2 峰时正常

图点评：

眼眶海绵状血管瘤属良性病变，一般发现比较缓慢，早中期对于眼内视神经及视网膜无明显侵犯及损伤，因此电生理检查波形基本正常，无特殊指征。

第五节 眼眶淋巴瘤

【临床特征】

眼眶淋巴瘤基本上大多为非霍奇金淋巴瘤淋巴结外病变，约占淋巴瘤病人的 0.01%。可发生于结膜、泪腺或球后，多并发于中枢神经系统淋巴瘤。发病年龄 30～90 岁，平均 60 岁，常为无痛性突眼、眼部软组织肿胀、水肿，扪及软组织结节，视力损害较少。

【病例】

患者，女性，因"发现右眼肿胀 5 个月，明显增大 1 个月余"入院，专科情况：右眼视力：0.5，左眼视力：0.4，右眼眼睑肿胀，上方眉弓下眼眶可触及硬性包块，向眶内延伸，活动度差，无明显红肿压痛，眼球向下方移位，向上方活动轻度受限。双眼眼底未见明显异常。经各项检查（图 21-5-1～图 21-5-3），诊断为：右眼眶淋巴瘤。

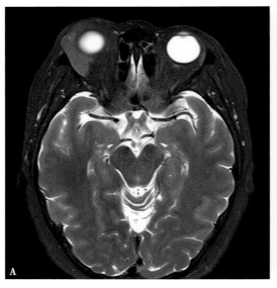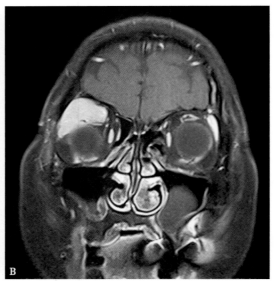

图 21-5-1 右眼眶淋巴瘤患者眼眶 MRI 检查

A、B. 右侧泪腺区见类圆形长 T1 长 T2 信号影，形态欠规则，边界欠清，增强后，可见明显强化，右眼受压外凸，眼眶骨质未见明显异常，考虑泪腺区淋巴瘤

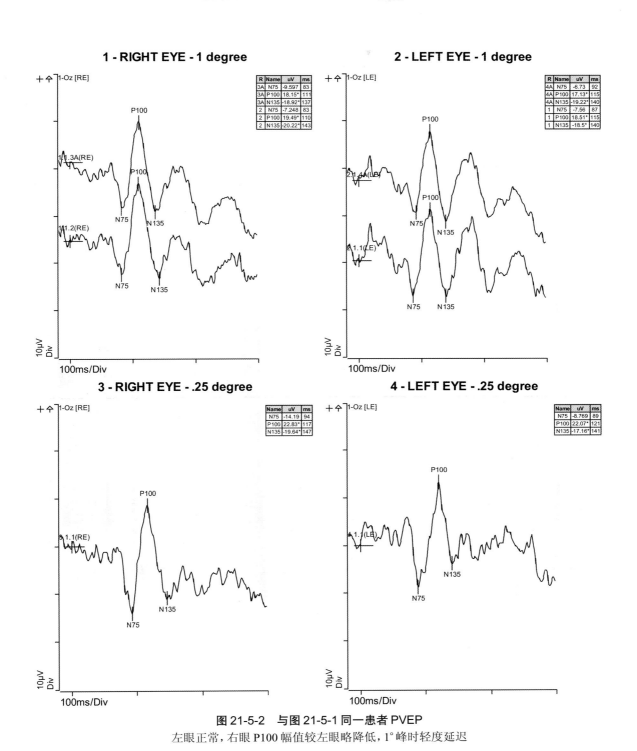

图 21-5-2　与图 21-5-1 同一患者 PVEP

左眼正常，右眼 P100 幅值较左眼略降低，1°峰时轻度延迟

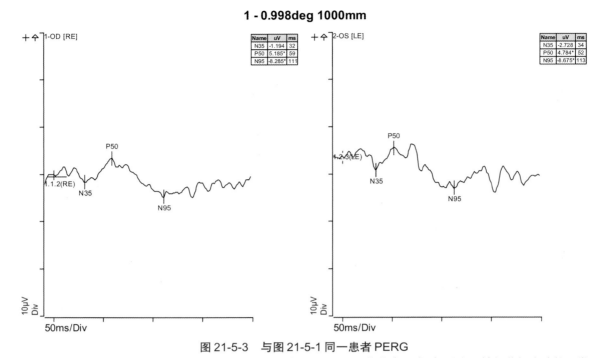

1 - 0.998deg 1000mm

图 21-5-3　与图 21-5-1 同一患者 PERG
左眼正常，右眼 P50、N95 反应低于左眼但在正常范围且 N95/P50 比值基本正常，提示右眼神经节细胞功能正常

图点评：

　　眼眶淋巴瘤对于眼内及视神经侵犯属于晚期表现，前期对视觉功能影响有限，电生理检查结果基本正常，无明显特征性表现。在眼眶病变中，部分患者由于病变导致眼眶肌肉变大、变硬，这可能对电生理检查产生两个影响，其一会因为睁眼幅度小而导致幅值低，其二会因为患者试图努力睁眼而导致眼眶肌肉紧张，肌电干扰增大，反应波形平滑度降低，幅值准确性降低。在此种情况下，需要检查者耐心沟通，必要时可以使用医用胶布上提上睑检查，在每个检查小节结束后，放松胶布给予患者充分休息后再继续检查，方可得到准确结果。

第六节　眼眶视神经鞘瘤

【临床特征】

　　神经鞘瘤是由周围神经的鞘膜细胞形成的良性肿瘤，又称施万细胞瘤。眶内分布有第Ⅲ、Ⅳ、Ⅵ对脑神经和第Ⅴ对脑神经的第一、二支，这些神经的轴突外被覆神经鞘细胞，均可发生神经鞘瘤。该肿瘤是眶内较常见的良性肿瘤，成年人好发。

【病例】

　　患者，男，61 岁，因发现左眼球突出伴视力下降 3 个月入院。专科情况：视力：右眼 0.8，左眼 0.6，左眼球向正前方突出，突出度为 15mm。右眼突出度为 13cm，眼球活动基本不受限，眼位正位，眼睑无明显压痛。双眼眼底未见明显异常。眼压：右眼：15.2mmHg（非接触式眼压计），左眼：15mmHg（非接触式眼压计）。右眼眶压正常，左眼眶压：+。经各项检查（图 21-6-1，图 21-6-2），诊断为左眼眶视神经鞘瘤。

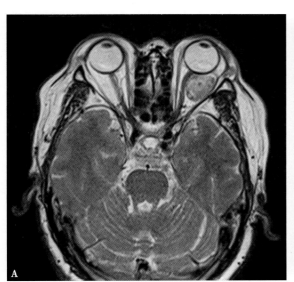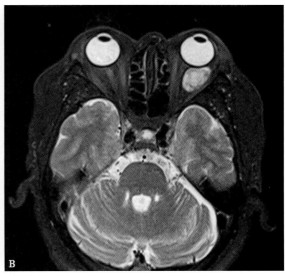

图 21-6-1　左眼眶视神经鞘瘤患者眼眶 MRI 检查
左眼肌锥内间隙占位，考虑肿瘤

1 - 0.998deg 1000mm

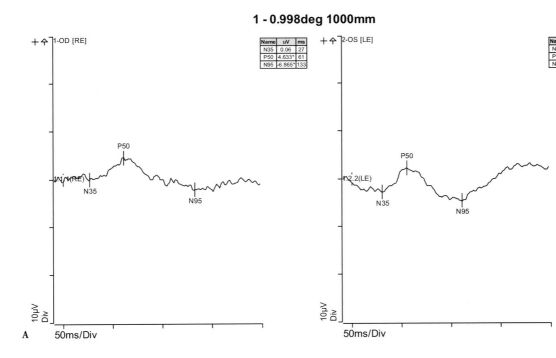

Name	uV	ms
N35	0.06	27
P50	4.633*	61
N95	-6.865*	133

Name	uV	ms
N35	-2.795	31
P50	5.114*	56
N95	-6.963*	111

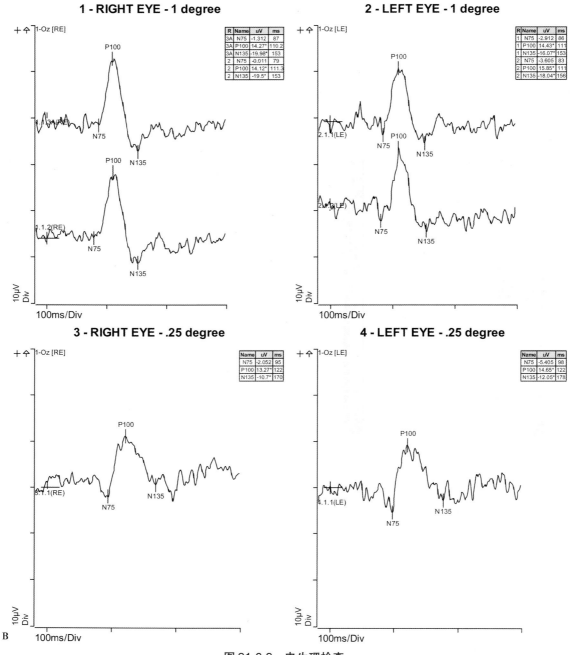

图 21-6-2 电生理检查
A. 双眼 PERG 正常；B. 双眼 PVEP 正常

图点评：

眼眶视神经鞘瘤属于良性肿瘤，一般包绕视神经外生长，未侵犯视神经，因此电生理检查无明显视神经及视网膜损伤，对于该疾病的诊断无特征性意义。

第七节 眼眶脂肪瘤

【临床特征】

眼眶脂肪瘤多发生于成年人，多单侧眼眶发病。由于肿瘤少发于肌锥内，所以眼球突出为非轴性。位于眶上部者眼球突向前下方，位于眶外侧者眼球突向前内侧，一般无疼痛感觉。

【病例】

患者，男性，52 岁，因"左眼球逐渐突出 10 个月余，加重 5 个月"入院。专科情况：视力：右眼 0.1，左眼 0.1，左眼球向正前方突出，眼球突出度：23mm，外转 −2，上转 −1，下转 −1，内转到位。眼睑肿胀 +，未触及明显包块，眼睑闭合不全 3mm，双眼眼底等未见明显异常。眼压：右眼：16mmHg（非接触式眼压计），左眼：9.0mmHg（非接触式眼压计）。眶压：右眼正常，左眼 T++。经各项检查（图 21-7-1～图 21-7-3），诊断：左眼眶脂肪瘤。

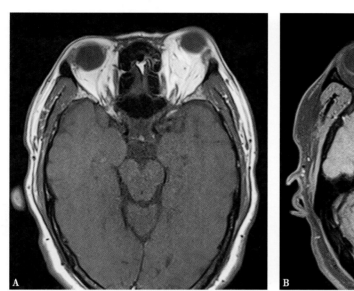
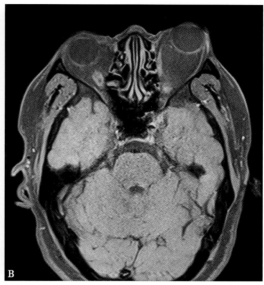

图 21-7-1　左眼眶脂肪瘤患者眼眶 MRI 检查

左眼球突出，左侧球后间隙脂肪增多，见结节状稍短 T1 信号，其内信号欠均匀，大小约 2.6cm×2.0cm，边界光整左侧眼眶占位，球后脂肪瘤

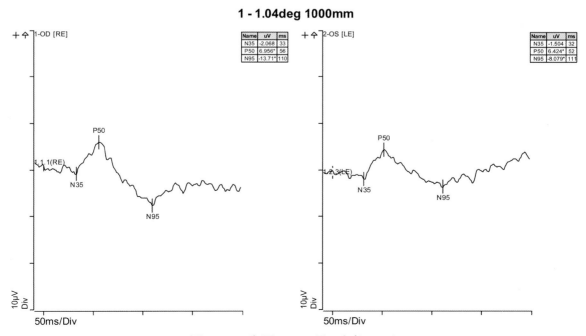

图 21-7-2　与图 21-7-1 同一患者 PERG

右眼正常，左眼 P50 正常但 N95 幅值比右眼轻度降低，提示左眼神经节细胞功能可能受损

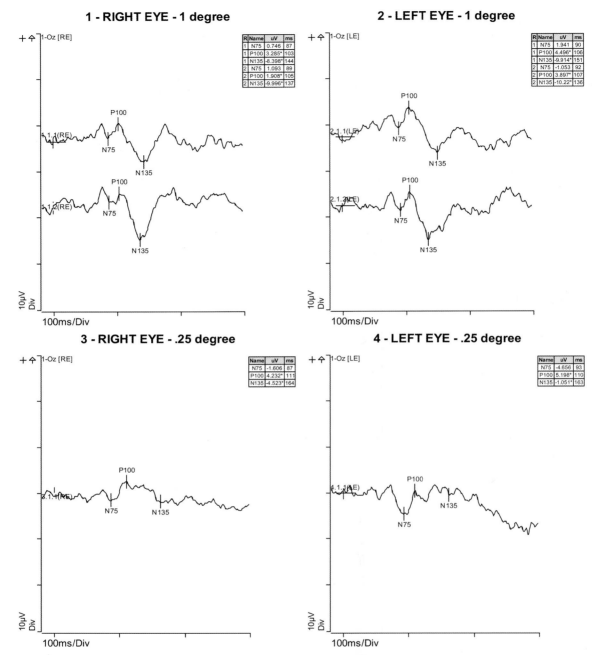

图 21-7-3　与图 21-7-1 同一患者 PVEP

双眼反应中重度降低,峰时正常,结合其右眼 PERG 正常的现象,怀疑其视网膜后续神经传导功能受损(神经轴索受损)

图点评:

　　眼眶脂肪瘤属良性肿瘤,在眼眶内弥漫性生长,因此对于视神经及视网膜存在压迫作用,因而会导致眼球及视神经结构变形,电生理结果往往提示视神经及网膜后续传导功能出现障碍,如手术能完全切除干净,解除压迫,视神经及网膜功能常能恢复正常。因此,PVEP 和 PERG 组合检查对此类患者的术前功能评估和术后功能随访尤其重要。

(郑　莎　张朝斌)

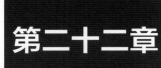

第二十二章

动物视觉电生理

【概述】

视觉电生理是评价人类和动物模型视功能的重要指标。相对于人类可以通过视力表等检测视觉功能，动物的视觉功能大多采用视觉行为学和视觉电生理等方法进行检测。视觉电生理包括视网膜电图、视觉诱发电位等，具有客观、定量、无创等优势，是检测动物视功能的重要指标。视觉电生理可反映视网膜、视皮层以及视觉通路的功能，对视觉电生理的数据分析还可反映出视网膜中不同细胞的功能。更为重要的是，视觉电生理检测为非侵袭性的检查方法，是能反复多次测量的客观的定量评价指标，在视觉系统出现结构和功能改变之前即可在视觉电生理上有所反映。因而视觉电生理在评价动物视功能中得到广泛的应用。

第一节　啮齿类动物

【动物模型】

小鼠和大鼠为啮齿类哺乳动物，因为其繁殖快，遗传背景纯，与人类基因同源性达 98% 以上，是常用的实验动物。小鼠的视网膜结构和人类存在差异，小鼠视网膜中不存在黄斑结构，视锥细胞散在分布于整个视网膜中。

【示例】

我们采用小动物眼底成像仪观察正常 C57 小鼠视网膜结构，在出生后 30 天的 C57 小鼠中可见发育良好的视网膜，呈淡红色，眼底血管形态正常，厚度较均匀（图 22-1-1）。OCT 扫描后可见视网膜结构分层较清楚，厚度大约在 206～226μm 之间，均值为 216μm±10μm（图 22-1-2）。将小鼠固定在操作台上，正确安放电极（图 22-1-3），可以获得正常小鼠的 FEGR 波形图（图 22-1-4）。

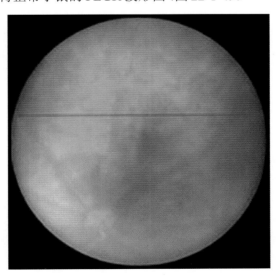

图 22-1-1　C57 小鼠眼底照相

眼底结构与人类不同，特别体现在黄斑部位，小鼠没有明显的黄斑区存在

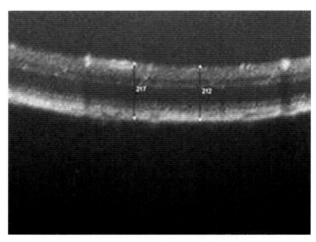

图 22-1-2　C57 小鼠眼底 OCT

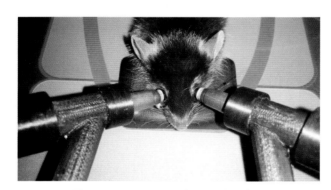

图 22-1-3　C57 小鼠电极安放示意图

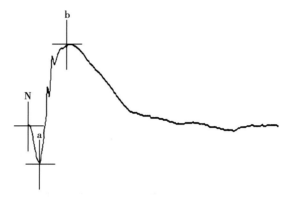

图 22-1-4　C57 小鼠 FERG 正常波形图

FERG 波形一般具有负向 a 波、正向 b 波、重叠在 b 波上升支的一组有节律的小波

图点评：

本部分实验使用的为全视野视网膜电图（FERG），它是一种复合电反应，可以检测视网膜内所有神经元电活动总和，包括视网膜感光细胞以及下游相关的神经元（不包括神经节细胞）。使用的电极有：记录电极（角膜电极，置于大鼠双眼角膜处）；参考电极（角膜电极互为对侧眼参考电极）；黑色为接地电极（尾巴根部）。

第二节　灵长类动物

【动物模型】

灵长类动物，如猕猴、食蟹猴、恒河猴进化史与人类相近，整个视觉系统的结构和功能与人类非常相似，作为眼科实验动物模型被广泛应用，本研究观察了猕猴眼底、OCT、视网膜电图，为进一步将猕猴作为眼科实验动物提供数据支持。

【示例】

猕猴眼底结构与人类相似，特别体现在黄斑部位，其黄斑区存在中央凹结构，位于视盘颞侧，视盘边界清楚，色淡红；血管走行及充盈状态正常，动静脉比约为 2:3；视网膜平伏，黄斑中央凹反光可见（图 22-2-1）。OCT 扫描可见猕猴视网膜显微结构与人类相近，黄斑区中央凹位于视盘颞侧，结构清晰，视网膜各层结构未见明显异常（图 22-2-2）。猕猴禁食 6h 后，进行麻醉，固定到操作台上，正确安放电极（图 22-2-3），进行不同条件下的 FERG 电生理检测，得到相应的波形（图 22-2-4）。

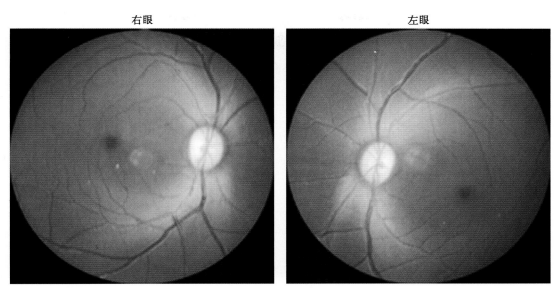

图 22-2-1　猕猴眼底照相

眼底结构与人类相似，特别体现在黄斑部位

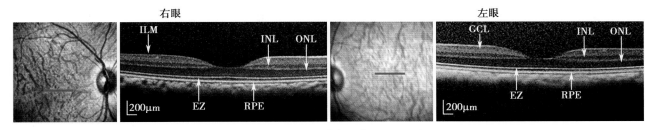

图 22-2-2　猕猴眼底 OCT

GCL：节细胞层；INL：内核层；ONL：外核层；EZ：椭圆体带；RPE：色素上皮层

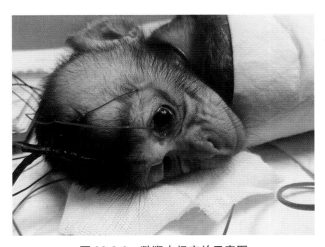

图 22-2-3　猕猴电极安放示意图

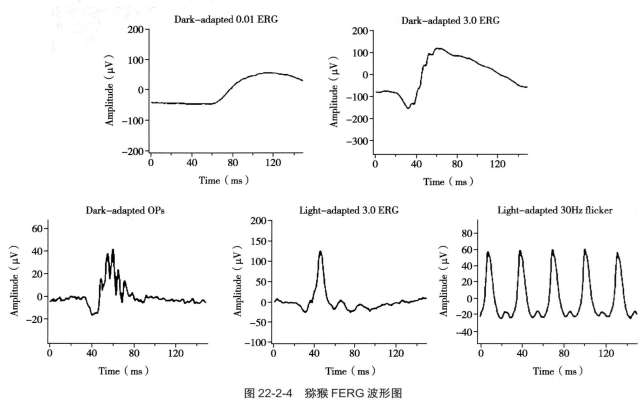

图 22-2-4　猕猴 FERG 波形图

暗适应 0.01ERG 视杆细胞反应波形表现为不明显的 a 波及缓慢上升的 b 波，b 波峰时较短。暗适应 3.0ERG 最大混合反应波形由负向 a 波及正向 b 波组成，a、b 波峰时较短，a、b 波振幅较低。猕猴与人类暗适应 OPs 波形相似，但 OS2 波明显振幅降低。猕猴的明适应 3.0ERG 以及明适应 30HZ 震荡电位与人相似，无明显不同

图点评：

在进行实验之前，先用复方托吡卡胺滴眼液散瞳，并在暗室环境下暗适应 30 分钟，放置参考电极于双眼的外眦部，接地电极接于前额正中（可用小儿开睑器张开双眼睑），用盐酸奥布卡因滴眼液双眼表面麻醉后，滴加羟甲基纤维素钠于角膜接触电极后放入双眼，与角膜完全接触，保证在检查过程中角膜接触电极无松动、滑落及金箔镀层遮挡瞳孔现象。

第三节　其他大动物

【动物模型】

小型猪因为其性温驯，适应力强，易饲养，繁殖快常常作为细胞移植动物模型，本研究观察了小型猪眼底、OCT、视网膜电图，为进一步为小型猪作为眼科实验动物提供数据支持。

【示例】

小型猪视网膜平伏，视盘及血管结构清晰，无明显的黄斑中心（图 22-3-1）。小型猪视网膜各层显微结构与人类相似，但无黄斑样结构（图 22-3-2）。固定小型猪后，正确安装电极，可以记录到不同刺激条件下的视网膜电图（图 22-3-3）。

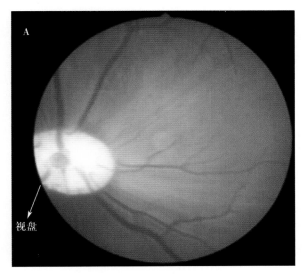

图 22-3-1　小型猪眼底照相

眼底结构与人类相似,但无黄斑样结构

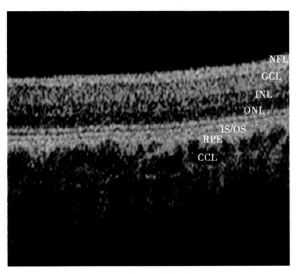

图 22-3-2　小型猪眼底 OCT

GCL:节细胞层;INL:内核层;ONL:外核层;EZ:椭圆体带;RPE:色素上皮层

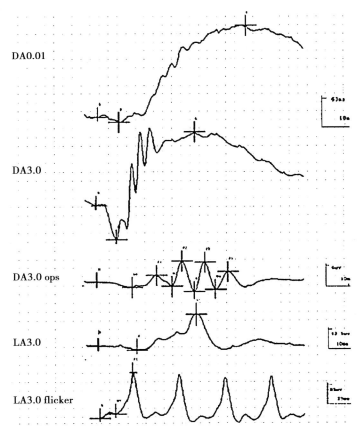

图 22-3-3　小型猪 FERG 波形图

小型猪暗适应 0.01ERG 视杆细胞反应波形表现为不明显的 a 波及缓慢上升的 b 波,b 波峰时较长。暗适应 3.0ERG 最大混合反应波形由负向 a 波及正向 b 波组成,a 波峰时较短,b 波峰时较长。小型猪暗适应 Ops 波中,OS2 波振幅较低。小型猪的明适应 3.0ERG 与灵长类动物相比,a、b 峰时延长,振幅降低。其明适应 30HZ 震荡电位振幅与灵长类差异明显

图点评：

将小型猪置入自制的实验固定箱内，对侧眼用黑眼罩完全遮蔽。当瞳孔散大约 7mm 时滴加体积分数 1% 甲基纤维素，然后安放角膜接触电极，参考电极置于外睑缘尾侧 5mm 处皮下，地电极置于两眼之间的鼻骨中部皮下，暗适应 30min 后开始记录 FERG。

（徐海伟　翁传煌　何军材）